Revisão e Preparação para Concursos e Provas de Título de Especialização em PEDIATRIA

Revisão e Preparação para Concursos e Provas de Título de Especialização em PEDIATRIA

6ª Edição

Sara S. Viessman, MD
Medical Director
Center for Educational Development and Support
Lehigh Valley Hospital and Health Network
Allentown, Pennsylvania

Martin I. Lorin, MD
Professor of Pediatrics
Department of Pediatrics
Baylor College of Medicine
Houston, Texas

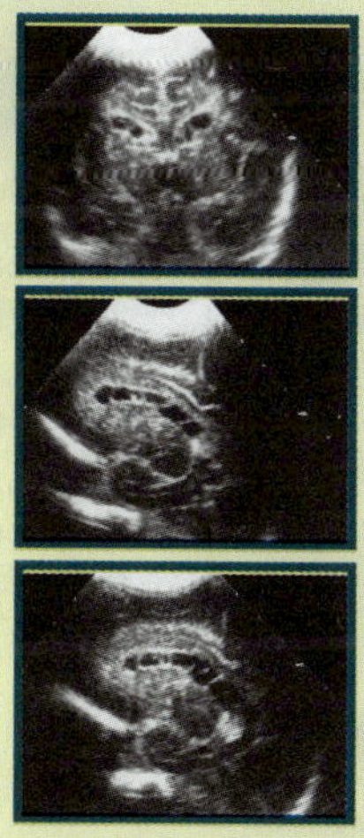

REVINTER

Revisão e Preparação para Concursos e Provas de Título de Especialização em Pediatria, Sexta Edição

ISBN 85-372-0039-5

Tradução:
RAYMUNDO MARTAGÃO GESTEIRA
Professor de Pediatria da Universidade Federal do Rio de Janeiro
Associate Member, American Academy of Pediatrics

Nota: A medicina é uma ciência em constante evolução. À medida que novas pesquisas e experiências ampliam os nossos conhecimentos, são necessárias mudanças no tratamento clínico e medicamentoso. Os autores e o editor fizeram verificações junto a fontes que se acredita sejam confiáveis, em seus esforços para proporcionar informações acuradas e, em geral, de acordo com os padrões aceitos no momento da publicação. No entanto, em vista da possibilidade de erro humano ou mudanças nas ciências médicas, nem os autores e o editor nem qualquer outra parte envolvida na preparação ou publicação deste livro garantem que as instruções aqui contidas são, em todos os aspectos, precisas ou completas, e rejeitam toda a responsabilidade por qualquer erro ou omissão ou pelos resultados obtidos com o uso das prescrições aqui expressas. Incentivamos os leitores a confirmar as nossas indicações com outras fontes. Por exemplo e em particular, recomendamos que verifiquem as bulas em cada medicamento que planejam administrar para terem a certeza de que as informações contidas nesta obra são precisas e de que não tenham sido feitas mudanças na dose recomendada ou nas contra-indicações à administração. Esta recomendação é de particular importância em conjunto com medicações novas ou usadas com pouca freqüência.

Título original
Appleton & Lange Review of Pediatrics, Sixth Edition

Livraria e Editora REVINTER Ltda.
Rua do Matoso, 170 – Tijuca
20270-135 – Rio de Janeiro – RJ
Tel.: (21) 2563-9700 – Fax: (21) 2563-9701
livraria@revinter.com.br – www.revinter.com.br

Prefácio

A dedicação à saúde da criança possibilita ao médico exercer um forte impacto sobre a sociedade do amanhã. Conforme disse Jonas Salk, "As crianças são as mensagens que nós enviamos para um futuro que jamais iremos ver". Para desempenhar um papel no tratamento de uma criança, os estudantes de medicina e os médicos deverão empenhar-se até a excelência. Um importante aspecto deste compromisso é o da aquisição continuada de conhecimentos.

Embora os conhecimentos adquiridos em conjunto ao tratamento do paciente persistam como o modelo do aprendizado médico, as outras modalidades são absolutamente essenciais. Este texto é destinado a suplementar a sua instrução em pediatria. Organizado em 11 capítulos de perguntas, respostas e correspondentes explicações, deverá ser uma fonte de informação e de conhecimentos para você. Apesar de, em pediatria, uma substancial soma de conhecimentos ficar sob a custódia da memória; quando possível, você deverá esforçar-se para entender, em vez de memorizar, as informações apresentadas.

O Capítulo 1 é um aquecimento da prática de exame que poderá ajudá-lo a avaliar a sua capacidade de usar os testes. Os Capítulos 2 ao 9 são organizados por tópicos e proporcionam uma oportunidade para revisar e avivar os seus conhecimentos pediátricos básicos. No Capítulo 10, a apresentação de casos, seguida de uma série de perguntas, destina-se a testar a sua capacidade em aplicar aqueles conhecimentos aos problemas clínicos. Prática de Testes (Capítulo 11) é amostra de exame pediátrico que cobre uma larga faixa de áreas de tópicos.

Ocasionalmente, você encontrará uma nota entre colchetes [*Nota:*...]. Estas notas, geralmente, são pertinentes à construção de perguntas e de técnicas para a resposta ao exame de múltiplas escolhas. Embora não exista substituto para o conhecimento e o entendimento, é reconhecido que a capacidade de executar o exame é uma legítima habilidade acadêmica e é apropriado que você fortaleça a sua perícia a este respeito.

Almejamos que você possa aprender o máximo com a leitura deste livro, tanto quanto os autores e os editores obtiveram na sua preparação, e que a sua aquisição exceda o seu alcance.

Sara S. Viessman, MD

Esta edição é dedicada a todas as pessoas que lutam para melhorar a vida das crianças.

Desejo agradecer à minha família, Ron, Peter, Beth e Hanna, que são fontes sinergéticas de alegria para mim; meus pais, Jan e Tony, e minhas irmãs Beth, Julie e Jennie, cujo apoio é constante e sólido; meus sobrinhos e sobrinhas, cujas inclinações eu acompanho com orgulho; meus amigos, que me fazem rir; meus pacientes e seus pais, que me proporcionaram ensinamentos sobre a vida; meus estudantes, residentes, mentores e colegas, cuja busca pela excelência é inspirativa; e cada contribuinte, à cuja contribuição e amizade sou igualmente agradecida.

Agradeço aos editores e a todos da McGraw-Hill e da ITC, em especial a Catherine Johnson, Jack Farrell, Ben Kolstad e Waseem Andrabi. Seus apoios foram profissionais e prazerosos!

Obrigada a vocês, John VanBrakle, MD, e Michael Consuelos, MD, pela revisão e comentários esclarecidos sobre os Capítulos 3 e 4.

Finalmente, quero agradecer ao Dr. Lorin, o original e único autor das cinco primeiras edições deste livro, por me ter dado a oportunidade e o apoio para co-editar a presente edição. A intensidade com a qual ele transmite as novas informações serve como um excelente modelo de auto-aprendizado, adotado por muitos dos seus residentes e estudantes. Em resultado das centenas de estudantes com os quais ele tem trabalhado, a sua influência positiva sobre os cuidados dispensados às crianças está em expansão. Seu prazer de ensinar só é excedido pela sua alegria de viver. Felizmente, ele é contagioso.

Colaboradores

JOSEPH Y. ALLEN, MD
Instructor
Section of Emergency Medicine
Department of Pediatrics
Baylor College of Medicine
Houston, Texas

R. BLAINE EASLEY, MD
Clinical Fellow
Division of Pediatric Anesthesiology and Critical Care Medicine
Department of Anesthesiology/Critical Care Medicine
The Johns Hopkins University
Baltimore, Maryland

Z. LEAH HARRIS, MD
Assistant Professor
Fellowship Director, Pediatric Critical Care
Division of Pediatric Anesthesiology and Critical Care Medicine
Department of Anesthesiology/Critical Care Medicine
The Johns Hopkins University
Baltimore, Maryland

MARY ANNE JACKSON, MD
Professor of Pediatrics
University of Missouri – Kansas City School of Medicine
Kansas City, Missouri
Chief
Section of Pediatric Infectious Disease
Children's Mercy Hospital
Kansas City, Missouri

CATALINA M. KERSTEN, MD
Assistant Professor of Pediatrics
Clerkship Director
Department of Child Health
University of Missouri – Columbia
Columbia, Missouri

JEFFREY G. MICHAEL, DO
Assistant Professor of Pediatrics
University of Missouri – Kansas City School of Medicine
Kansas City, Missouri
Physician
Department of Emergency Medicine
Children's Mercy Hospital
Kansas City, Missouri

TIMOTHY A. O'CONNOR, MD
Medical Director, Intensive Care Nursery
Boone Hospital Center
Columbia, Missouri

SHIV SOMESHWAR, MD
Assistant Professor
Clinic Director, General Pediatrics
Department of Pediatrics
West Virginia University
Morgantown, West Virginia

EMILY A. THORELL, MD
Assistant Professor of Pediatrics
University of Missouri – Kansas City School of Medicine
Attending Physician
Children's Mercy Hospital
Kansas City, Missouri

JOSEPH D. TOBIAS, MD
Vice Chair
Department of Anesthesiology
Chief
Division of Pediatric Anesthesiology/Pediatric Clinical Care
Russell and Mary Sheldon Chair of Pediatric Intensive Care Medicine
University of Missouri – Columbia
Columbia, Missouri

MARK A. WARD, MD
Assistant Professor of Pediatrics
Associate Director, Pediatric Housestaff Education
Baylor College of Medicine
Houston, Texas

Sumário

Revisão e Preparação para Concursos e Provas de Título de Especialização em PEDIATRIA

CAPÍTULO 1

Questões para Aquecimento da Memória e da Habilidade na Execução do Exame

Sara S. Viessman, MD

Neste livro, a maioria das questões encerra explicações que começam com uma letra representando a resposta correta. Entretanto, no presente capítulo, várias das questões e algumas das respostas começam com uma chave para lhe ajudar a analisar não só a pergunta, mas também a abordagem para respondê-la. As questões sobre tratamento de casos estão dispersas por todo o campo à medida que as perguntas progridem das fáceis para as mais difíceis.

Este capítulo deve ser estudado sem restrição de tempo. Proceda no seu próprio ritmo, despendendo o maior tempo possível para cada pergunta.

Questões

ORIENTAÇÕES (Questões 1 a 28): Nesta seção, cada um dos itens numerados ou afirmativas incompletas é seguido das respostas ou do término da afirmativa. Selecione a ÚNICA resposta ou afirmação letrada que é a MELHOR em cada caso.

Dicas: As questões 1 e 2 são simples e diretas, cada uma com apenas uma possível resposta correta. Para este tipo de pergunta você pode realmente responder antes de olhar as escolhas. Tente. Depois leia as escolhas para verificar se sua resposta está ali. Finalmente, revise todas as outras escolhas para ter certeza de que nenhuma é melhor do que a selecionada por você.

1. Você acabou de diagnosticar uma criança de três anos como tendo fibrose cística. Os pais estão preocupados quanto a futuras gestações. Você pode explicar a eles que o tipo de transmissão genética da fibrose cística é

(A) autossômico-dominante
(B) autossômico-recessiva
(C) ligada ao X recessiva
(D) ligada ao X dominante
(E) autossômico-recessiva em algumas famílias e ligada ao X em outras

2. A doença de Lyme é contraída por

(A) ingestão de frutas com casca
(B) ingestão de fruta estragada
(C) beber água contaminada
(D) mordida de carrapato
(E) picada de mosquito

Dicas: Diferentemente das duas questões precedentes, a resposta à Questão 3 não pode ser antecipada antes de olhar a lista das respostas sugeridas, porque existem várias possíveis soluções à afirmativa. Não obstante, a questão é simples e direta.

3. A doença de mínima alteração

(A) é a causa mais comum de síndrome nefrótica na infância
(B) tem o pico de incidência nas crianças entre dez e quinze anos de idade
(C) geralmente resulta em estágio terminal de doença renal
(D) é caracterizada por lipídios e colesterol normais no soro
(E) responde mal aos corticosteróides

Dicas: Quando você ler uma questão, preste atenção às palavras-chave. A Questão 4 encerra as palavras-chave "mais prováveis".

4. Você prescreveu fenitoína (Dilantina) para um menino de doze anos com epilepsia de início recente. Entre os efeitos colaterais seguintes, qual o mais provável de ocorrer neste paciente?

(A) síndrome linfomatosa
(B) fenômeno de Raynaud
(C) insuficiência hepática aguda
(D) hiperplasia gengival
(E) atrofia óptica

5. Neonatos de mães que usaram *crack* de cocaína estão em maior risco de

(A) anemia
(B) infarto cerebral
(C) hipercalcemia
(D) macrossomia
(E) pós-maturidade

6. Você examina um estudante universitário de 18 anos que apresenta uma história de cinco dias de febre, dor de garganta e fadiga. O exame físico revela tonsilite exsudativa com aumento e sensibilidade bilateral dos linfonodos cervicais posteriores. O baço é palpável a 3 cm abaixo do rebordo costal. O agente mais provável da doença deste paciente é

(A) *Streptococcus* beta-hemolítico do grupo A
(B) adenovírus
(C) *Toxoplasma gondii*
(D) vírus Epstein-Barr
(E) *Corynebacterium diphtheriae*

Dicas: Nas Questões 7 e 8 use um qualificador negativo, "todos... EXCETO". Este tipo de pergunta foi eliminado da maioria dos testes padronizados. Por isso, o resto deste livro não apresenta questões com qualificadores negativos. Estas duas questões são somente para seu conhecimento de poder superar este tipo em um exame.

7. A infecção intra-uterina pelo citomegalovírus (CMV) tem se mostrado em associação com todos entre os seguintes, EXCETO

(A) retardamento mental
(B) surdez
(C) cegueira
(D) icterícia
(E) obstrução intestinal

8. A análise cromossômica de um dos seus pacientes revelou cariótipo 47, XXY. Você prevê que o paciente poderá ter todas as seguintes características, EXCETO

(A) testículos pequenos e defeituosos
(B) ginecomastia
(C) baixa estatura, com pernas desproporcionalmente longas
(D) inteligência subnormal
(E) microcefalia

9. Qual dos seguintes é fator de risco para a síndrome da aspiração meconial?

(A) meningite neonatal
(B) cardiopatia congênita
(C) fibrose cística
(D) sofrimento fetal
(E) fístula traqueoesofágica

10. Um menino de 12 anos com diabete melito juvenil em níveis de glicemia mal controlados. Está seguindo a dieta da ADA e recebendo uma injeção diária de uma mistura de insulina regular e de HPN na mesma seringa antes do desjejum. O registro da sua glicose revela níveis regularmente normais durante a manhã e no início da tarde, um pouco baixos no final da tarde e muito altos após o jantar. Você decide

(A) aumentar a dose da insulina regular
(B) aumentar a dose da insulina NPH
(C) administrar a insulina regular e a NPH em ampolas separadas
(D) aumentar para duas injeções por dia
(E) diminuir a quantidade de carboidratos na refeição matinal

11. Qual das seguintes afirmativas referentes à imunização contra *Haemophilus influenzae* tipo b (Hib) é a correta?

(A) é só indicada para crianças em alto-risco
(B) as atuais vacinas Hib disponíveis podem ser administradas eficazmente já aos dois meses de idade
(C) as crianças que manifestaram reação alérgica ao ovo não devem tomar vacina Hib
(D) é recomendado que a vacina Hib conjugada não seja administrada a crianças com história de reação à imunização DPT
(E) é recomendável que a vacina Hib conjugada seja dada como dose única sem reforço

12. A principal vantagem da nova vacina de coqueluche acelular é a de que

(A) é mais imunogênica
(B) é menos dispendiosa
(C) tem menos efeitos colaterais

(D) requer menos doses
(E) pode ser combinada com a vacina da varicela

13. É recomendável que os pequenos lactentes durmam na posição supina em vez de na prona. Isto é baseado em dados sugestivos de que a posição prona expõe a uma incidência maior de

(A) atraso na erupção dos dentes decíduos
(B) refluxo gastresofagiano e aspiração
(C) macrognatia
(D) estrabismo
(E) morte súbita infantil

14. A administração de mel a lactentes com menos de seis meses de idade tem mostrado associação com

(A) anafilaxia
(B) hipernatremia
(C) botulismo infantil
(D) icterícia
(E) listeriose

15. A mãe de um lactente sadio de seis meses pretende votar ao trabalho e suspender a amamentação ao seio no próximo mês e pede seu conselho sobre como ela deve proceder. A criança era alimentada somente ao seio, sem suplementação de mamadeira e sem sólidos. Você a aconselha que deva

(A) continuar a amamentar, mesmo que impeça seu retorno ao trabalho
(B) alimentar a criança com uma fórmula infantil comercial
(C) alimentar a criança com leite de vaca integral não modificado
(D) alimentar o lactente com fórmula ou com leite de vaca somente em xícara, evitando o uso de mamadeira
(E) interromper o leite e introduzir cereais seguidos de legumes, frutas, carnes e depois ovos

16. Você acaba de examinar um recém-nascido a termo, masculino, sadio, e não achou anormalidades. Ao falar com a mãe, ela pergunta se deve ou não ser feita a circuncisão na criança. Na sua conversa com a mãe poderá ser mais apropriado explicar-lhe que a circuncisão pode ser seguida de

(A) menor incidência de infecções do trato urinário no lactente e um decréscimo da incidência de câncer do pênis no adulto
(B) menor incidência de infecções do trato urinário no lactente e aumento da incidência de câncer do pênis no adulto
(C) maior incidência de infecções do trato urinário no lactente e decréscimo da incidência do câncer do pênis no adulto
(D) aumento da incidência de infecções de trato urinário na infância e aumento da incidência do câncer do pênis no adulto
(E) nenhuma alteração na incidência de infecção do trato urinário nem do câncer do pênis

17. A mãe ouve atenciosamente e parece considerar a informação que você deu. A seguir, ela lhe pergunta se você, pessoalmente, recomenda a circuncisão para o filho dela. Você deverá replicar que a rotina da circuncisão neonatal é

(A) medicamente indicada
(B) medicamente indicada, mas os pais devem ter conhecimento dos riscos, que incluem hemorragia, infecção e cicatrizes
(C) não é indicada medicamente
(D) não é medicamente indicada e é seguida de certos riscos, mas a decisão final deve ser tomada pelos pais, na base da sua preferência pessoal
(E) não é medicamente indicada, e você pessoalmente aconselha contra ela

18. Um lactente de três meses é apresentado devido à deficiência de crescimento e insuficiente aumento de peso. Não há história de vômito nem diarréia. Exceto quanto ao aspecto de desnutrição e falta de gordura subcutânea, o exame físico resulta normal. A causa mais provável do bloqueio do desenvolvimento deste lactente é

(A) doença renal

(B) distúrbio metabólico
(C) tuberculose
(D) distúrbio endócrino
(E) causa não-orgânica

19. Uma criança de dois anos está sendo examinada porque a mãe notou um desvio no seu olho direito. O exame físico documenta estrabismo com esotropia direita. A tentativa de visualizar o fundo não teve sucesso, mas foi notado que o reflexo vermelho está substituído por um reflexo pupilar branco-amarelado no olho direito. Esta criança provavelmente tem

(A) retinite pigmentar
(B) retinoblastoma
(C) rabdomiossarcoma
(D) hiperopia severa
(E) miopia severa

20. Uma criança de dois anos é admitida apresentando debilidade e coma. De acordo com os pais, ela tinha passado bem até várias horas antes da admissão, quando manifestou diarréia, tosse, sibilos e sudorese. O exame físico revela uma criança comatosa, com hipotonia difusa e arreflexia. As pupilas são em ponta de alfinete e não reagem. O exame do tórax revela sibilos generalizados. As secreções orais são copiosas. Neste tempo você deveria aplicar uma dose de

(A) adrenalina
(B) atropina
(C) cefotaxima
(D) metilprednisolona
(E) edrefônio (Tensilon)

21. Um lactente de três semanas é admitido com vômitos de cinco dias de duração. O exame físico revela freqüência cardíaca rápida, evidência de desidratação, e genitália ambígua. Os eletrólitos do soro são: Na^+ 120 mEq/l, K^+ 7,5 mEq/l, HCO_3^- 12 mEq/l, URÉIA 20 mg/dl. Além da reposição de fluidos intravenosos com salino normal, qual dos seguintes deverá ser mais importante?

(A) diuréticos
(B) resina de troca de potássio
(C) glicose e insulina
(D) antibióticos
(E) hidrocortisona

22. Uma menina de 12 anos, antes passando bem, apresenta-se a clínica em razão de uma inchação dolorosa na superfície anterior das pernas, que persiste há cerca de três dias. O exame revela nódulos eritematosos sensíveis, com 1-2 cm de diâmetro, nas superfícies extensoras das pernas. O restante do exame físico é irrelevante. Qual dos dados seguintes tem probabilidade de confirmar a causa dessas nodosidades?

(A) coproanálise e coprocultura
(B) urinálise e dosagem de uréia
(C) cultura da garganta de título de ASO
(D) exame do fundo-de-olho com lâmpada de fenda
(E) ecocardiograma

23. Um jovem de 18 anos apresenta-se com tosse, dor torácica e febre baixa noturna há várias semanas. Tem história de fumar dois maços de cigarros por dia. A radiografia do tórax revela uma grande massa no mediastino com extensão para o tórax superior direito. Seu diagnóstico principal é

(A) adenocarcinoma
(B) carcinoma de células escamosas
(C) carcinoma de pequenas células
(D) linfoma
(E) tumor de Wilms metastático

24. Uma criança de 12 anos é observada por causa de exantema e cefaléia graves. A lesão da pele começou como uma mácula vermelha na coxa, que gradualmente se expandiu durante uma semana até alcançar aproximadamente 15 cm de diâmetro, com margens vermelhas e centro claro. A lesão é levemente dolorosa. Alguns dias depois do início da manifestação cutânea, a criança teve cefaléia intensa, rigidez da nuca, mialgia, fadiga, letargia e linfadenopatia generalizada. Febre baixa. A mãe lembra que a crian-

ça tinha sido picada por um carrapato cerca de uma semana antes do início dos sintomas. A doença deste paciente é provavelmente tratada melhor com

(A) corticosteróides
(B) difenidramina
(C) metotrexato
(D) drogas antiinflamatórias não-esteróides
(E) doxiciclina

25. Uma criança de oito anos é hospitalizada devido a intensos paroxismos de cólicas abdominais que não se irradiam para o dorso nem para as virilhas. O exame físico resulta negativo, exceto quanto à sensibilidade abdominal generalizada. A laparotomia exploradora revela um intestino edemaciado, sem lesões específicas. O apêndice parece normal, mas é removido. A dor persistiu pós-operatoriamente e manifestou hematúria. A URÉIA e a creatinina mostram-se normais. No segundo dia pós-operatório é notada uma tumefação sensível em ambos os tornozelos e joelhos. Esta criança deve ser observada intimamente quanto ao desenvolvimento de

(A) choque
(B) meningite
(C) hepatite
(D) exantema purpúrico
(E) pancreatite hemorrágica

26. Um menino de dez anos vem tendo episódios de movimentos repetitivos e semipropositados da face e dos ombros. Os pais admitem que esses movimentos pioram quando a criança está sob estresse emocional. Eles também observaram que esses movimentos nunca são notados quando o paciente está dormindo. Esses movimentos se iniciaram há mais de seis meses. Os pais estão agora preocupados porque a criança manifestou episódios repetidos de pigarrear e de roncar. Os exames geral e neurológico resultam inteiramente normais. Durante o exame você nota que a criança mostra algum pestanejamento no olho direito, contrações do lado direito da face e caretas. Você pede a ela para parar os movimentos e ela temporariamente atende, porém logo depois recomeça. A situação em casa, a história social, o desenvolvimento da criança e o ajustamento social parecem normais. Uma TC do crânio mostrou-se normal. Entre os itens que se seguem, qual deverá ser o passo mais apropriado?

(A) pedir um eletroencefalograma
(B) prescrever carbamazepina
(C) prescrever corticosteróides
(D) prescrever haloperidol
(E) enviar a criança a um psiquiatra

27. Um lactente de três meses é hospitalizado devido à convulsões focais recorrentes no lado direito, que progridem para a generalização. O parto e a história perinatal não são significantes. Existe um hemangioma plano, vermelho-púrpura, no lado esquerdo da face, estendendo-se para a fronte. O restante do exame (neurológico e geral) mostra-se nos limites normais. A punção lombar resultou normal. Você pede uma cintigrafia TC da cabeça e prevê observar

(A) agenesia do corpo caloso
(B) um cisto porencefálico
(C) calcificações giriformes
(D) hidrocefalia
(E) achados normais

28. No exame de rotina dos filhos de imigrantes camponeses, você observou uma criança de 12 anos que recebeu pouco tratamento médico anterior, tem baixa estatura e é mentalmente retardada. O exame físico mostra que o fígado está aumentado até 5 cm abaixo da caixa torácica direita e que o baço está aumentado até 6 cm abaixo da caixa torácica esquerda. Há uma proeminente cifose dorsolombar. A criança tem fácies peculiar, com lábios grossos e língua grande. As tentativas para visualizar a retina não tiveram sucesso devido à nebulosidade da córnea. Você espera que o exame de urina desta criança deva revelar

(A) sulfato de dermatan e heparan
(B) galactose
(C) manose

(D) odor de xarope de bordo
(E) odor de suor de pé

ORIENTAÇÕES (Questões 29 a 35): Nesta seção, cada série de questões compatíveis consiste de uma lista de vários itens numerados seguidos de 5 a 26 opções letradas. Para cada item numerado selecione a ÚNICA opção letrada com a qual aquele item está mais intimamente associado. Cada opção letrada pode ser selecionada uma vez, mais de uma vez ou nenhuma.

Seleção das respostas para as questões 29 a 32

(A) miliária rubra
(B) verruga vulgar
(C) condiloma acuminado
(D) molusco contagioso
(E) pitiríase rósea

29. Pequenas pápulas (cabeça de alfinete até 1 cm) cor de pérola, com ponta translúcida e cérea, contendo matéria esbranquiçada, distribuídas na face e na parte anterior do tronco. Algumas lesões são umbilicadas.

30. Lesões moles, papulosas ou pedunculadas, cor de carne em volta da genitália e do reto.

31. Lesões maculopapulosas ovais, orientadas no longo-eixo das linhas de tensão da pele.

32. Caracteristicamente pruriginosas.

Seleção das respostas para as questões 33 a 35

(A) incompatibilidade ABO
(B) deficiência de alfa$_1$-antitripsina
(C) atresia biliar
(D) icterícia por amamentação ao seio
(E) icterícia por leite humano
(F) cisto do colédoco
(G) colelitíase
(H) síndrome de Crigler-Najjar
(I) fibrose cística
(J) síndrome de Dubin-Johnson
(K) eritroblastose (incompatibilidade Rh)
(L) galactosemia
(M) deficiência de glicose-6-fosfato desidrogenase
(N) hepatite
(O) esferocitose hereditária
(P) hipotireoidismo
(Q) hiperbilirrubinemia fisiológica
(R) sépsis

33. Um neonato a termo sadio, com três dias de vida, apresenta icterícia. O exame físico resulta normal. Teores laboratoriais: Hb 16,8 g/dl; reticulócitos 1,0%; bilirrubina não-conjugada 8,5 mg/dl, conjugada 0,8 mg/dl.

34. Um lactente de cinco semanas tem icterícia há cerca de duas semanas. Tem estado assintomático, e o exame físico sob outros aspectos é normal. Exames laboratoriais: Hb 14,2 g/dl; reticulócitos 1,2%; bilirrubina não-conjugada 4,5 mg/dl, conjugada 5,5 mg/dl; ALT 25 UI/l, AST 75 UI/l. O exame ultra-sonográfico abdominal revela fígado de tamanho normal; a vesícula biliar não é visualizada.

35. Um lactente de quatro semanas, passando bem, tem icterícia que persiste desde o 3º dia de vida, apesar de duas exsanguinotransfusões e contínua fototerapia. Valores laboratoriais: Hb 14 g/dl; reticulócitos 1,0%; bilirrubina não-conjugada 16 mg/dl, conjugada 0,2 mg/dl; ALT 15 UI/l, AST 40 UI/l. Uma prova de Coombs antes da primeira exsanguinotransfusão foi negativa; o exame ultra-sonográfico revela fígado e vesícula biliar normais.

Respostas e Explicações

Para muitas das questões que se seguem, a letra em negrito indicando a resposta correta aparece dentro ou no fim da explicação, e não no início. Quando for este o caso, tenha cuidado para não olhar adiante. Tente responder as indicações à medida que forem passando.

1. A resposta correta é (**B**). A fibrose cística (FC) é uma doença autossômico-recessiva com uma incidência em brancos de cerca de 1:1.500 e um correspondente estado de portador de cerca de 1:20. Isto faz com que a FC seja a doença genética letal mais comum na população branca. A doença é muito menos comum entre negros e asiáticos. *(Oski:1490; Rudolph:1967)*

2. Tal como na Questão 1, esta tem somente uma resposta correta possível, e você deverá ter sido capaz de chegar à resposta antes de olhar a lista das escolhas. A resposta é (**D**), picada de um carrapato. *Borrelia burgdorferi*, o espiroqueta que causa a doença de Lyme, é transmitido ao homem pela picada de um carrapato, mais comumente da espécie *Ixodes*, embora em algumas áreas geográficas tenham sido encontrados outros carrapatos, tais como o *Ambylomma americanum* (o carrapato *estrela solitária*). *(Red Book:407-411)*

3. A resposta correta é (**A**). Esta questão é simples porque lida com aspectos clínicos bem conhecidos e importantes de uma doença comum – a síndrome nefrótica com alteração mínima (SNAM). A resposta é direta, não só porque das escolhas listadas (**A**) é a melhor, como todas as outras quatro são incorretas.

   A doença de alteração mínima é a causa mais comum da síndrome nefrótica na infância, e responde por mais do que todas as outras causas combinadas. O pico da incidência é entre dois e cinco anos de idade. O prognóstico é muito favorável, e o processo raramente progride para o estágio final da doença renal. Os lipídios e o colesterol do soro estão elevados como em todas as síndromes nefróticas de todas as outras causas. Finalmente, a doença responde caracteristicamente bem aos corticosteróides, com apenas uma pequena minoria de pacientes não entrando em remissão.

   Se você respondeu incorretamente a esta questão, tente saber por quê. Como a pergunta é tão simples, a razão mais provável poderá ser um fundamento incompleto dos conhecimentos. *(Rudolph 1691-1693; Oski 1796-1797)*

4. A resposta correta é (**D**). A atrofia óptica não é uma complicação reconhecida da terapia pela fenitóina (Dilantina). Insuficiência hepática aguda, uma síndrome semelhante ao linfoma, e o fenômeno de Raynaud têm sido notados *raramente* com o uso desta droga. A hipertrofia gengival representa um efeito colateral *comum* e incômodo, que muitas vezes pode ser minimizado por uma escrupulosa higiene dentária.

   Se o examinador sabia que foi relatada uma síndrome linfomatóide pela fenitoína e se focalizou neste fato sem considerar todas as escolhas subseqüentes, poderia ter selecionado (A). Você pode evitar esses erros lendo cuidadosamente a questão e perguntando a si mesmo, "Quais são os efeitos colaterais desta droga?" antes de olhar para as escolhas. Sabendo que a hipertrofia gengival é um efeito colateral muito comum da fenitoína, poderá ser o suficiente para responder de modo correto à pergunta. Outro modo de abordar esta questão poderá ser o de perguntar a si mesmo: "Dos seguintes efeitos colaterais, qual é o *mais* freqüente"? Obviamente, esta poderá ser a resposta correta. *(Hay: 740; Oski:2054)*

5. Esta é outra questão direta e completamente factual. Somente uma escolha é correta. Como uma questão de fato, duas respostas não só são incorretas, como também são exatamente opostas ao que realmente ocorre com a cocaína, de modo que pode ser fácil perceber que são incorretas. Os neonatos de mulheres cocainômanas, especialmente das que usam *crack*, apresentam maior incidência de prematuridade (não pós-maturidade) e baixopeso de nascimento (não macrossomia). A ação vasoconstritiva da cocaína não só perturba o fluxo sangüíneo uterino e placentário, como também resulta em

infarto cerebral do feto ou do neonato e provavelmente é um fator-chave no aumento da incidência da enterocolite necrosante observada nesses lactentes. A resposta correta é (**B**). *(Rudolph:2003; Hay:21-22:1048)*

6. Embora a resposta a esta questão seja muito implícita, é potencialmente mais difícil do que as precedentes, porque vários dos agentes listados podem explicar muitos dos aspectos desta doença de adolescentes. Se você leu cuidadosamente as instruções, deve ter notado que está sendo solicitado a selecionar *a melhor resposta*, o que não implica que todas as outras sejam totalmente sem mérito. Considere quais das respostas se ajustam melhor ao cenário clínico e, portanto, qual o mais provável responsável pela doença deste paciente.

   A resposta correta é (**D**). O agente mais provavelmente responsável pela doença neste caso é o vírus Epstein-Barr (EBV). O quadro clínico é fortemente sugestivo de mononucleose infecciosa. Embora este paciente pudesse estar infectado por *Streptococcus* do grupo A ou por adenovírus, diversos aspectos são muito mais característicos da infecção pelo EBV do que por qualquer dos outros. Esses aspectos incluem o fato de que este paciente é um estudante universitário, a presença de esplenomegalia, e o fato de que a adenopatia é posterior e não anterior e é só levemente sensível. Embora esses sinais possam ser também explicados pela toxoplasmose, nos Estados Unidos este diagnóstico só raramente é confirmado como causa de tonsilite exsudativa aguda e de adenite cervical. Embora, ante tonsilite exsudativa aguda seja apropriado pensar em difteria, neste caso não existe nada de específico para sugerir este diagnóstico. Claramente, o diagnóstico *mais provável* é o de mononucleose infecciosa.

   Se você errou esta questão, foi porque não conhecia o suficiente sobre o EBV nem sobre alguma das outras escolhas, ou porque não tomou a decisão de um julgamento correto? *(Rudolph:1035-1038; Hay:1123-1124)*

7. É em geral mais fácil ter certeza de que dois itens estão associados do que o contrário. Se o examinador conhece a associação, então provavelmente ela existe. Se o estudante não conhece a associação será porque ela não existe ou ele ainda não sabe sobre ela. Existem muitas manifestações conhecidas da infecção citomegaloviral no neonato, incluindo surdez, cegueira, icterícia, petéquias, febre, convulsões e retardamento mental. Obstrução intestinal não tem sido notada.

   Mesmo se o estudante não sabia nada sobre infecção congênita por CMV, uma cuidadosa leitura poderia sugerir a melhor suposição. A resposta (E) é diferente de todas as outras escolhas no sentido de que a obstrução intestinal neonatal é em geral causada por uma anomalia congênita distinta, como atresia intestinal, má rotação, ou pâncreas anular. As outras manifestações listadas resultam quase sempre de lesão ou inflamação difusa do tecido. Obviamente, a adivinhação é o último recurso, mas é geralmente possível tomar uma resolução instruída do que uma cega. Incidentemente, uma vez que a CMV ocorre com uma freqüência que se eleva até 1/100 dos nativivos, é uma felicidade que a maioria dos casos seja assintomática. *(Rudolph:1031-1035)*

8. Vários fatores tornam difícil esta questão, embora ela focalize a aberração cromossômica humana mais comum, o cariótipo 47, XXY. Primeiro, o nome do distúrbio (síndrome de Klinefelter ou disgênese dos túbulos seminíferos) não está enunciado na pergunta nem nas escolhas. Segundo, o uso de "todos... EXCETO", conforme antes mencionado, aumenta a complexidade da pergunta.

   A síndrome de Klinefelter é acompanhada de testículos pequenos e defeituosos, azoospermia e esterilidade. Em cerca da metade dos pacientes ocorre ginecomastia e outros sinais de eunucoidismo. Os pacientes em geral têm longas pernas e são altos. Apesar de a deficiência mental ser comum e às vezes grave, a microcefalia não representa um sinal. Portanto, a resposta correta é (**E**). *(Rudolph:2090-2091)*

9. (**D**) Sofrimento fetal é o principal fator de risco de aspiração de mecônio. O mecanismo consiste na perda de tono do esfíncter anal, passagem de mecônio para dentro do líquido amniótico e aspiração pelo neonato durante o processo do parto. O mecônio espesso obstrui as vias aéreas, causando taquipnéia, retrações e ronquido.

   Este é um tipo de questão no qual um pouco de conhecimento pode percorrer um longo caminho. Se você sabia que a aspiração de mecônio é um problema relativamente *comum* na sala de parto, poderia eliminar como causa o item (C), fibrose cística (uma doença relativamente *incomum*). (*Íleo meconial*, que é associado à fibrose cística, não tem nada a ver com aspiração meconial). Se você supõe que a aspiração de mecônio só pode ocorrer antes ou durante o parto, poderia também excluir (B), cardiopatia congênita e

(A) meningite neonatal, porque nenhuma dessas provoca sofrimento durante o parto. Finalmente, você deverá figurar que uma fístula traqueoesofágica, com ou sem associação de atresia esofágica, poderá induzir à aspiração de saliva, de leite, ou de conteúdos gástricos depois do nascimento, porém não poderia predispor à aspiração de mecônio. *(Hay:19)*

10. Você deve tentar responder a esta questão selecionando a única escolha que você considera melhor e depois confirmar verificando que as escolhas alternativas são incorretas. Uma leitura rápida das possíveis respostas revela que a questão está visando a uma ação terapêutica e não diagnóstica. Assim sendo, decida o que você deverá fazer para tratar este paciente. O principal problema parece ser a elevação da glicose sanguínea ao anoitecer e depois do jantar. O melhor modo de solucionar esta questão poderá ser uma segunda injeção de insulina regular. Seguramente, a segunda injeção é uma das opções (**D**).

Agora, revise cada escolha para ver ser qualquer outra é melhor do que a selecionada. O que poderia ter acontecido se você tivesse aumentado a dose da insulina regular (A) na injeção da manhã? Devido à ação relativamente curta da insulina regular, isto não poderia ajudar na hiperglicemia da tarde. Uma vez que o efeito da insulina NPH chega ao pico em 8-12 h e persiste por cerca de 24 horas, o aumento da dose da NPH matinal (B) poderia ajudar na hiperglicemia vespertina, porém agravar a hipoglicemia da noite. É prática comum misturar a NPH com a insulina comum na mesma seringa, e separá-las (C) poderia não chegar a nada. O uso de duas injeções por dia (D), cada uma delas sendo uma mistura da regular com a NPH, é pratica comum para otimizar o controle. A insulina regular na dose antes do jantar poderia corrigir a hiperglicemia noturna, e o deslocamento de alguma parte da NPH da manhã para a tarde poderia aliviar a hipoglicemia do anoitecer. Uma vez que nada sugira que a criança esteja ingerindo um excesso de carboidratos no jantar, será preferível administrar insulina adequada em vez de diminuir a dose de ingestão de carboidratos. Por isso, a melhor escolha é (**D**). *(Rudolph:2125-2128)*

11. A infecção pelo *Haemophilus influenzae* (Hib) tipo B é a causa principal de morbidade e de mortalidade do pequeno lactente. A introdução da imunização pela Hib é relativamente nova. O polissacarídeo da Hib não é muito imunogênico, e a primeira geração de vacinas mostrou-se eficaz somente quando administrada a crianças com dois anos de idade ou mais. Infelizmente, a maior incidência da meningite por Hib é no lactente de menos de dois anos. Logo que as informações sobre as primeiras vacinas estavam sendo incorporadas nos livros, foi introduzida no uso clínico uma segunda geração de vacinas, que pode ser aplicada eficazmente aos 18 meses de idade. Finalmente, foram licenciadas vacinas conjugadas. Essas vacinas são eficazes quando administradas já aos dois meses de idade.

Portanto, a resposta correta a esta questão é (**B**). Atualmente é recomendado que todos os lactentes sejam imunizados com a vacina Hib. Na dependência da marca da vacina usada, o lactente deverá receber uma série de duas ou três imunizações entre dois e seis meses de idade, seguidas por uma dose-reforço aos 12-15 meses de idade. *(Red Book:24-25)*

12. A vacina da coqueluche foi incriminada pelos seus colaterais, embora pequenos, porém alguns devastadores. A reação sistêmica mais comum é a febre, que pode ser muito alta e acompanhada de convulsão. A reação mais importante é a encefalopatia que, embora rara, poderá resultar em dano cerebral permanente. A nova vacina acelular (DPaT) parece estar livre desta complicação devastadora, o que constitui sua principal vantagem. Portanto, a resposta correta é (**C**).

Os examinadores devem despender a maior parte do seu tempo de estudo na maioria das questões dos exames nacionais com o material básico que é coberto nos livros de texto comuns e, portanto, nos tratados padronizados. Entretanto, uma porcentagem dessas questões lida com dados recentes, que embora importantes e às vezes bem conhecidas, podem não ser encontradas nos livros de quatro ou cinco anos passados. Tal como as vacinas Hib da questão anterior, as primeiras cepas da vacina DPaT foram liberadas para uso somente como reforço. As vacinas DPaT para imunização primária não foram licenciadas nos Estados Unidos senão no final de 1966. (*Red Book:475-486)*

13. (**E**) Os dados epidemiológicos sugerem que existe um aumento da incidência da síndrome da morte súbita infantil (SMSI) em lactentes que dormem em posição prona em comparação com os que dormem

supinos. Embora a posição prona ao dormir fosse a tradicionalmente favorecida nos Estados Unidos durante muitos anos, a American Academy of Pediatrics e outras recomendam que rotineiramente os lactentes sejam postos no berço na posição supina, Todavia, uma vez que parece haver menos tendência para o refluxo gastresofagiano (RGE) na posição prona, provavelmente porque o esôfago entra no estômago pela parte posterior, os lactentes com RGE são uma exceção e deve ser-lhes permitido dormir na posição prona. Os lactentes normais devem dormir na posição supina. *(Rudolph:1936)*

14. Esta é uma pergunta direta, porém difícil, porque envolve informação não tão amplamente conhecida quanto o material da maioria das questões precedentes. Você pode se lembrar de ter lido ou ouvido sobre a relação do mel com uma infecção ou doença específica? Caso contrário, poderá eliminar qualquer das escolhas para melhorar suas possibilidades de uma suposição correta? Você poderá ter ouvido que a *Listeria* é muitas vezes propagada pelo leite e queijo contaminados, mas nunca ouviu dizer que se propaga pelo mel. A icterícia é um problema comum no neonato, porém a questão se refere a lactentes com menos de seis meses de idade e não especificamente a neonatos.

A resposta é **(C)**. Os lactentes são especialmente vulneráveis ao botulismo infantil. Este tipo da doença difere da forma que incide nos adultos no fato de que é indolente em vez de aguda e é caracterizada por uma fraqueza muscular progressiva. A forma infantil do botulismo resulta da ingestão dos esporos do *C. botulinum*, em contraste com a forma do adulto, que resulta da ingestão da toxina pré-formada no alimento contaminado. O mel tem sido incriminado como uma fonte de esporos do *C. botulinum*. Por isso, o mel não é recomendado para lactentes com menos de seis meses de idade. *(Rudolph:918; Hathaway:1049)*

15. Esta questão é muito aberta no final, com muitas conclusões potencialmente corretas. Você deve avaliar cada escolha, estimar sua validade e ponderá-la contra as outras escolhas.

Poderia ser impróprio aconselhar à mãe continuar a amamentação ao seio à custa do seu trabalho. À parte a presunção deste conselho e os problemas do estilo pessoal de vida, existe pouca justificativa biológica para forçar a amamentação natural depois dos seis meses. Assim, a escolha (A) é inaceitável.

Embora a maioria dos lactentes após os seis meses possa passar bem com o leite de vaca não-modificado, as fórmulas infantis mantêm uma estreita semelhança com o leite humano e, por muitas razões, incluindo melhor relação entre proteínas e carboidratos, melhor relação do cálcio com o fósforo e, em alguns casos, melhor relação entre a caseína e o soro, é preferível ao leite de vaca integral. Portanto, **(B)** é resposta melhor do que (C). A maioria dos lactentes com seis meses de idade não está evolutivamente apta para beber em uma xícara, de modo que (D) seria incorreta. Suspender toda a alimentação com leite nesta idade precoce (E) poderia ser mal-aconselhado em relação ao equilíbrio nutricional, à capacidade digestiva, e à presteza do desenvolvimento. A resposta correta é **(B)**. *(Rudolph:27-30)*

16. Apesar do tópico desta questão, a circuncisão é um problema controvertido e às vezes emocional. A pergunta é direta e lida somente com fatos. Atualmente existem vários estudos indicando um decréscimo da incidência de infecções do trato urinário entre os circuncidados em comparação com os não circuncidados durante a primeira infância e nos anos pré-escolares. Este efeito é mais acentuado nos primeiros meses de vida. Se você tem conhecimento desses dados, será capaz de excluir as respostas (C), (D) e (E), dando a si mesmo uma chance de 50% de predizer a resposta correta. Se você também conhecia os dados que mostram um decréscimo da incidência do câncer do pênis entre os homens que foram circuncidados na idade adulta tardia, poderá ter selecionado **(A)** como a resposta correta. *(J Pediatr 128:23-27, 1996; Am J Dis Child 134:484-486, 1980; Pediatrics 103:686-693, 1999)*

17. Esta pergunta, ao contrário da precedente, é subjetiva e por isso difícil e às vezes frustradora para o examinador. A questão visa não só a profundidade dos seus conhecimentos como também o modo pelo qual você poderá usar esses conhecimentos em uma situação específica. Ao enfrentar essas questões, você deverá tentar responder de acordo com o que sabe ou acredita ser a mais próxima da prática médica comum ou a opinião da maioria, mesmo que você pessoal-

mente discorde. A maioria dos autores sugere que um pequeno decréscimo da prevalência de infecções do trato urinário e decréscimo da incidência do câncer do pênis na idade adulta tardia não representam benefícios suficientes para justificar medicamente o procedimento cirúrgico da circuncisão. Na análise final, a decisão deve ser tomada pelos pais na base da preferência pessoal. Por isso, a resposta correta é (**D**), que é a lógica em relação aos dados disponíveis e também está de acordo com as recomendações da American Academy of Pediatrics. *(Pediatrics 103:686-693, 1999; Rudolph:105-106)*

18. (E) O bloqueio do desenvolvimento (BDD [*failure to thrive, FTT*]) é um problema pediátrico comum que se caracteriza por deficiente crescimento, principalmente em relação ao aumento de peso. Nos Estados Unidos, atualmente, na maioria das séries, as causas não-orgânicas de BDD respondem por 30% e até mais de 50% dos casos, e são responsáveis por mais casos do que qualquer outra etiologia. As causas não-orgânicas abrangem um espectro diversificado estendendo-se desde a pobreza e a falta de alimento, passando pela incapacidade de paternidade e alimentação desorientada até a franca negligência ou abuso. Se você falhou nesta pergunta, foi por quê? Você não tem conhecimento da importância e da freqüência das causas não-orgânicas do BDD? Você pensou que uma das outras escolhas seria mais comum? Se foi assim, isto reflete falta de informação e não incerteza entre itens aproximados, porque nenhuma das outras escolhas listadas responde por mais de 5 ou 10% dos casos. Se a escolha tivesse sido para os problemas gastrintestinais, a questão deveria ter sido mais difícil, porque esses distúrbios respondem por até 25% de BDD na maioria das séries. *(Oski:1048-1049)*

19. (**B**) A causa mais provável do estrabismo e do reflexo pupilar branco (leucocoria, *reflexo do olho de gato*) é um retinoblastoma. Embora o rabdomiossarcoma possa envolver a órbita, é extrínseco ao globo e não causa um reflexo pupilar branco. Outras causas de leucocoria são a *larva migrans* visceral (infecção pelo *Toxocara canis*) e a fibroplasia retrolenticular. O retinoblastoma, embora raro, em sua associação com a leucocoria constitui uma entidade pediátrica clássica e importante com a qual todos os estudantes, bem como o corpo pediátrico da casa, devem estar familiarizados. *(Rudolph:2395; Hay:913-915)*

20. Este modelo é comum nos exames médicos nacionais. Torna a questão difícil porque requer mais memória que conhecimento. A questão lhe pede para identificar uma doença, mas não fornece uma lista de diagnósticos para você escolher; em vez disso, proporciona uma lista de achados associados, neste caso, de tratamentos. Para responder corretamente à pergunta, você terá que analisar os sinais clínicos e se lembrar da doença em vez de selecioná-la (reconhecê-la) em uma lista.

O início súbito de sinais ou de sintomas neurológicos em um pré-escolar que antes passava bem deveria levantar a suspeita de uma toxina ou envenenamento. Reveja a questão. Você poderia pensar em qualquer toxina que poderia explicar os achados neste caso?

A resposta correta é (**B**). Esta criança é vítima de uma intoxicação organofosfata. Os inseticidas organofosforados e os carbamatos são largamente usados por todo os Estados Unidos e são causas importantes de intoxicação em crianças. Essas drogas produzem não só efeitos muscarínicos (rinorréia, sibilos, edema pulmonar, salivação, vômitos, cãibras, bradicardia e contração pupilar em ponta de alfinete), como também efeitos nicotínicos (prurido, debilidade e paralisias, convulsões, coma e insuficiência respiratória). Essas crianças muitas vezes ingerem a substância tóxica sem serem observadas, e o diagnóstico deve ser suspeitado na base do quadro clínico, mesmo quando não exista história de ingestão nem de exposição. A atropina poderá reverter os efeitos muscarínicos desses agentes e é uma parte útil do tratamento.

O edrefônio é uma droga colinérgica usada diagnosticamente para reverter a debilidade da miastenia grave. Entretanto, a miastenia grave não poderia explicar os sinais de miose em ponta de alfinete, salivação, sibilos, bradicardia, nem convulsões. *(Rudolph:373-374; Hay:351)*

21. (E) A criança descrita tem provavelmente hiperplasia adrenal congênita (HAC), um erro inato do metabolismo do córtex adrenal. A acidose (HCO_3^- 12 meq/l) ajuda a excluir a estenose pilórica como a causa de êmese, porque a maioria dos lactentes com estenose do piloro tem acidose metabólica. A deficiência enzimática na HAC resulta em decréscimo da produção do cortisol e de outros hormônios supra-renais, bem como hipertrofia secundária da própria glândula. O acúmulo de precursores andro-

genóides do cortisol durante o desenvolvimento fetal induz masculinização do feto feminino e genitália ambígua, que é um importante indício neste caso. Os baixos níveis do sódio e os elevados do potássio no soro são sinais clássicos nesta patologia, refletindo a falta de mineralocorticóides. Além do uso do salino, é essencial a administração de um mineralocorticóide, como a cortisona ou a hidrocortisona. O elevado nível do potássio do soro responde em geral rapidamente à administração de salino e esteróides, e é desnecessária a terapia específica com as resinas de troca ou com glicose e insulina.

Tal como ocorreu na questão anterior, a pergunta atual testa a capacidade da memória em vez dos conhecimentos do examinador, uma habilidade mais difícil, porém clinicamente mais relevante. Esta questão, em vez de fornecer uma lista de doenças ou síndromes com as possíveis respostas, fornece uma lista de aspectos ou sinais adicionais, um dos quais é relacionado ao distúrbio em foco. Neste caso, como no precedente, o aspecto a ser selecionado é a terapia apropriada. A questão testa mais do que a capacidade do examinador para prescrever o tratamento da hipercalemia. Testa também sua capacidade de analisar a situação clínica, fazer um diagnóstico correto, determinar as prioridades, e ajustar a terapia à fisiopatologia envolvida. *(Rudolph:2032-2041; Hay:969-972)*

22. Novamente neste caso, a solução requer memória em vez de conhecimentos. A chave da questão não fornece informações exceto a idade e o sexo do paciente e uma descrição das lesões da pele – nódulos eritematosos sensíveis nas superfícies extensoras da perna. Com base nesses dados você deve decidir qual a doença que o paciente tem probabilidade de ter. Qual das seguintes lesões cutâneas melhor se ajusta ao que foi descrito: eritema nodoso, nódulos reumáticos, adiponecrose subcutânea, hematomas, êmbolos sépticos ou púrpura Henoch-Schoenlein?

    A resposta correta é (C). Para responder a esta questão você deve não só identificar a erupção como eritema nodoso (uma doença incomum, porém não rara), como também deve saber que a infecção por estreptococos beta-hemolíticos do grupo A é uma causa comum. O eritema nodoso é um fenômeno reativo caracterizado por nódulos eritematosos sensíveis com 1-2 cm de diâmetro. As lesões geralmente situam-se nas faces extensoras das extremidades e são mais comuns nas pernas. Esta nodosidade é observada em uma variedade de infecções incluindo histoplasmose, tuberculose, coccidioidomicose, e infecção estreptocócica do grupo A. Atualmente, nos Estados Unidos, a causa mais comum em uma criança aparentemente sadia, é a infecção estreptocócica do grupo A. *(Oski:911)*

23. As diferenças entre adultos e crianças são freqüentemente enfatizadas no tratamento médico. As diferenças entre adultos e adolescentes deverão ser também conhecidas. O diagnóstico diferencial de muitas patologias, tais como as massas torácicas observadas neste caso, é dependente da idade. Embora o carcinoma do pulmão seja a causa principal de massas intratorácicas em adultos, é muito raro em adolescentes, mesmo naqueles que têm uma significante história de fumo. Este fato elimina as escolhas (A), (B) e (C). Embora seja verdade que o tumor de Wilms freqüentemente metastatiza para os pulmões, esta malignidade quase sempre se apresenta nos primeiros anos de idade e poderá ser desconhecida em pessoas de 18 anos. Isto deixa o linfoma como a única escolha restante e o diagnóstico mais provável. **(D)** é a resposta correta. As outras causas, tais como histoplasmose, tuberculose e sarcóide, precisam ser consideradas, porém não foram listadas como escolhas. *(Hay:901-906)*

24. Aqui, novamente, você é solicitado a fazer um diagnóstico, mas não é fornecida uma lista de doenças dentre as quais deva escolher. Você deverá analisar os dados, identificar as características importantes, e gerar uma lista dos diagnósticos mais prováveis. Os principais problemas parecem ser a febre, uma erupção localizada e inflamação meníngea (cefaléia e rigidez da nuca). Mal-estar, fadiga, letargia, linfadenopatia generalizada e artralgia, são menos específicas. É digno de nota o fato de que a criança foi picada por um carrapato uma semana antes do início da doença. Se a picada do carrapato for relacionada com a doença, poderá sugerir uma doença infecciosa. Os achados sistêmicos, a parte clara central da

erupção e o decurso do tempo permite-nos excluir uma simples celulite. Quais as infecções comuns transmitidas por carrapatos? Febre maculosa das Montanhas Rochosas, doença de Lyme, febre C, tularemia, febre recorrente e febre do carrapato do Colorado, todas são transmitidas por carrapatos, porém somente a doença de Lyme se ajusta com o exantema descrito – eritema migratório. A doença é causada pelo espiroqueta *Borrelia burgdorferi.* O microrganismo é sensível a um número de antibióticos incluindo doxiciclina, que geralmente é o tratamento de escolha. A resposta correta é (**E**). *(Oski: 1171-1173; Rudolph:Color Plate 22:1212-1213)*

25. Esta questão também o desafia a identificar uma doença sem proporcionar uma lista de diagnósticos dos quais você possa escolher. Que doença você pensa que esta criança tem probabilidade de ter: artrite reumatóide juvenil, doença inflamatória intestinal, fibrose cística, púrpura Henoch-Schonlein (PHS), infecção por *Salmonella*?

A resposta correta é (**D**). Esta criança tem púrpura anafilactóide, também conhecida como PHS. Esta é uma entidade pediátrica importante e não rara, bem conhecida dos pediatras e dos residentes pediátricos, porém não tão bem conhecida dos estudantes. A questão é difícil, porque o cenário oferecido é infreqüente, apesar de bem conhecido neste distúrbio. As principais características desta doença são dores abdominais tipo cólica, nefrite, artrite e típico exantema purpúrico limitado à área abaixo da cintura. O exantema purpúrico listado como uma possível resposta não especifica a localização nem a distribuição, mas é ainda a melhor resposta. Se você falhou nesta questão, foi porque não estava familiarizado com a PHS ou porque não a reconheceu nesta apresentação? O único aspecto atípico neste caso é o de que a criança foi levada para a sala de operação. Quando o primeiro sinal é a dor abdominal, o diagnóstico é virtualmente impossível até que apareçam outros sinais. *(Rudolph:Color Plate 12:1212-1213; Hay:878-879)*

26. Que distúrbio você pensa que esta criança tem probabilidade de ter? Convulsões psicomotoras, síndrome de Tourette, abuso de drogas, tumor cerebral, ou distúrbio psicológico?

A criança tem mais provavelmente a síndrome de Tourette, um distúrbio caracterizado por pestanejamento, contrações, caretas e sacudidelas, que às vezes têm um caráter repetitivo e semiproposital. Do mesmo modo que os simples tiques de hábito, os movimentos podem em geral ser voluntariamente interrompidos por momentos, desaparecer durante o sono e piorar nas situações emocionais. Essas características poderiam confundir o examinador, fazendo-o admitir uma etiologia psicológica. Finalmente, os músculos da respiração e da deglutição ficam envolvidos, de modo que se tornam comuns o gargarejo, a tosse, os roncos, os soluços e outros ruídos. Coprolalia, ecolalia e cusparadas, são aspectos clássicos, porém nem sempre presentes.

A resposta correta é (**D**). A droga de escolha para a síndrome de Tourette é o haloperidol, embora nem todos os pacientes precisem de terapia. *(Hay:768)*

27. Esta questão trata de uma síndrome pediátrica rara, porém dramática. Qual é a significação de um hemangioma em um lado da face? Se você identificar a doença, poderá predizer os achados na cintigrafia TC? Você pensa que esta criança tem toxoplasmose congênita, holoprosencefalia, doença de Sturge-Weber, efusões subdurais, cisto porencefálico? O fornecimento de uma lista de diagnósticos poderá ter passado a questão da memória para o conhecimento.

A associação entre um hemangioma facial unilateral, particularmente na distribuição do nervo trigêmeo, e convulsões focais, sugere doença de Sturge-Weber, também designada síndrome de Sturge-Weber-Dimitri e angiomatose encefalotrigêmea. Incidentalmente, os exames nacionais freqüentemente usam epônimos para doenças e síndromes, mesmo quando existem nomes específicos. Exemplos incluem a síndrome de Down em vez de trissomia 21 e doença de Werdnig-Hoffmann para a atrofia espinomuscular. A doença de Sturge-Weber é caracterizada por um nevo capilar na face (classicamente na distribuição da primeira divisão do nervo trigêmeo), convulsões focais contralaterais e calcificações intracranianas ipsolaterais. Portanto, a resposta correta da questão 28 é a (**C**), calcificações giriformes. A patologia intracraniana é causada por alterações hemangiomatosas das meninges. É um distúrbio congênito, provavelmente de natureza não-genética. As convulsões são muitas vezes difíceis de controlar. Outros aspectos comuns incluem deficiência mental e uma hemiparesia contralateral.

Preste atenção a todas as informações. Embora exista sempre a possibilidade de que possa ser incluída alguma informação incidental não relacionada com o diagnóstico, você precisa considerar a significação de cada peça dos dados, tais como o hemangioma.

Se você falhou inicialmente nesta questão, porém foi capaz de escolher o correto diagnóstico depois de observar a lista de doenças na seção de respostas, isto sugere que o fundamento dos seus conhecimentos nesta área é suficiente, mas sua capacidade de lembrar o que sabe precisa ser reforçada. Se foi incapaz de identificar a resposta correta mesmo com a lista dada anteriormente e você não está familiarizado com esta síndrome. Esta questão apresenta muita dificuldade porque o assunto (doença de Sturge-Weber) é raro e a pergunta requer memória mais do que conhecimento; portanto, uma dose dupla de dificuldade. *(Hay:758)*

28. Esta questão é excessivamente difícil, e por isso não fique desanimado. Você sabe que doença ou patologia esta criança tem e, se é assim, o que poderá ser encontrado na urina? Sua primeira tarefa é a de estabelecer um diagnóstico. Se você não foi capaz de deduzir o diagnóstico a partir da pergunta, que dizer da lista de respostas? Você sabe para que doença cada sinal é sugestivo ou diagnóstico? Pense sobre cada uma delas.

Achado Urinário	Doença
Sulfato de dermatan e de heparan	Síndrome de Hurler
Galactose	Galactosemia
Manose	Manosidose
Odor de xarope de bordo	Aminoacidemia de cadeia ramificada
Odor de suor de pé	Deficiência de isovaleril CoA desidrogenase

A resposta correta é (A). A criança descrita tem a síndrome de Hurler, uma forma de mucopolissacaridose. Este raro distúrbio autossômico-recessivo é caracterizado por um retardamento do crescimento, que em geral se inicia depois do primeiro ano de vida. Classicamente, o aspecto facial torna-se grosseiro e finalmente toma a clássica aparência de gárgula. A hepatosplenomegalia resulta do acúmulo de mucopolissacarídeos e é freqüentemente acentuada. É comum o envolvimento ósseo e articular com cifose e contrações articulares. A opacidade da córnea resulta da deposição de mucopolissacarídeo neste órgão. O acúmulo de mucopolissacarídeo dentro de cérebro induz retardamento mental.

Se você não está familiarizado com a síndrome de Hurler e não sabia que é caracterizada pela presença de dermatan e heparan na urina, não será capaz de responder à pergunta. Por outro lado, você poderá ter aquela informação e, apesar disso, não ser capaz de responder à pergunta se não for bem-sucedido em se lembrar da doença e comparar os aspectos do paciente com os da pergunta. A exploração de cada resposta potencial e tentar lembrar-se das entidades com ela relacionada poderão ajudar. *(Rudolph:2329; Hay:1005)*

29. (D) Em uma questão de compatibilidade com seis ou menos escolhas, é prático ler e raciocinar rapidamente sobre cada escolha letrada antes de tentar responder as questões numeradas.

As lesões do molusco contagioso são tipicamente muito pequenas, desde o tamanho de pontas de alfinete até 5 ou 10 mm de diâmetro. Ocorrem lesões maiores, porém não são freqüentes. As lesões têm em geral uma aparência facilmente reconhecível: pápulas redondas, em forma de abóbada, com a ponta translúcida e com um material céreo esbranquiçado no interior. É comum a umbilicação, especialmente nas lesões maiores. Esta condição é causada por um *pox virus* DNA e é propagada por contato direto com um indivíduo infectado. As lesões podem se manifestar em qualquer parte, porém são mais comuns nos braços e no tronco. *(Oski:831)*

30. (C) Condilomas acuminados são lesões papulosas ou pedunculadas, carnosas e moles, que se assestam em volta da genitália e/ou do reto. Embora essas lesões sejam causadas pelo papilomavírus humano e sejam transmitidas sexualmente em adolescentes e em crianças maiores, é atualmente admitido que, na maioria dos casos em lactentes e em crianças muito pequenas, não seja transmitido sexualmente e sim contraído durante a passagem pelo canal do parto. *(Rudolph:938)*

31. (E) A lesão típica da pitiríase rósea é a de uma pápula ou placa rósea ovóide com finas escamas. As lesões seguem as linhas de tensão da pele, dando o aspecto de uma árvore de pinho ou de árvore de Natal no dorso do paciente. Uma ocorrência comum é a de uma lesão isolada que aparece em uma ou duas semanas antes de outras lesões e é designada como placa-anúncio. *(Rudolph:1181)*

32. (E) Entre as cinco possibilidades listadas, somente a pitiríase rósea é tipicamente pruriginosa. Nesses casos, muitas vezes o prurido é intenso e prolongado. *(Rudolph:1181; Oski:831-832)*

33. Neste tipo de questão comparativa, são apresentadas até 26 opções para cada item. Quando a lista de opções é longa (mais de seis), torna-se ineficiente e consome tempo avaliar cada possível escolha letrada para cada item numerado. Entretanto, é útil escanear ou prever a lista de opções. Depois, para cada item numerado, decidir qual será a melhor resposta e pesquisá-la na lista das possíveis escolhas.

    É claro que, nesta questão, um neonato a termo com três dias de idade tem uma hiperbilirrubinemia não-conjugada, porém passa bem e não apresenta evidência de hemólise. A causa mais provável desses achados deverá ser a icterícia fisiológica, um estado geralmente benigno de neonatos que é decorrente da imaturidade hepática e de um nível de pico da bilirrubina inferior a 13 mg/dl no terceiro ou quarto dia de idade de um neonato a termo e a 15 mg/dl ou menos do quinto ao sétimo dia de um neonato pré-termo. Uma vez que a icterícia fisiológica é uma das opções listadas (Q), o examinador não precisa pesquisar mais. Entretanto, se o tempo permitir, o escaneamento da lista quanto a outras respostas potenciais poderá ser uma criteriosa medida de segurança. Embora seja verdade que algumas das condições listadas, tais como a icterícia por leite humano, ou a síndrome de Crigler-Najjar possam causar sinais semelhantes, nós não dissemos que a criança estava sendo amamentada ao seio, e a síndrome de Crigler-Najjar é muito rara. A icterícia fisiológica é claramente a causa mais provável e, portanto, a melhor escolha. *(Oski:199-200)*

34. (C) Este lactente de cinco semanas tem uma hiperbilirrubinemia mista persistente, sugerindo um distúrbio hepático. As enzimas hepáticas normais indicam um estado obstrutivo em vez de inflamatório. Finalmente, a impossibilidade de visualizar a vesícula biliar pela ultra-sonografia torna a atresia biliar o único diagnóstico plausível. *(Rudolph:1506-1507; Oski:199-200)*

35. (H) Este lactente teve uma hiperbilirrubinemia não-conjugada severa e persistente durante quatro semanas, porém era normal sob outros aspectos. Os níveis séricos normais da bilirrubina conjugada e das enzimas hepáticas excluem a maioria das formas de doença hepática (obstrutiva ou inflamatória), e não existe evidência de hemólise. O teste de Coombs foi negativo e a hiperbilirrubinemia é muito severa e prolongada para uma incompatibilidade de grupo sanguíneo ou icterícia por leite humano. Esta evolução de uma icterícia neonatal é muito rara, e por isso devem ser consideradas as causas raras. A síndrome de Crigler-Najjar, uma deficiência congênita de enzimas hepáticas que são envolvidas na conjugação da bilirrubina, é o único distúrbio que poderá explicar os achados neste paciente. Se o examinando for incapaz de se lembrar de entidade síndrome de Crigler-Najjar, um rápido escaneamento da lista poderia "tirar a sorte grande". Se isto falhar, faça a melhor adivinhação possível e volte à questão, se o tempo permitir, depois de completar o caderno de testes para avaliar cada opção que melhor se ajusta. *(Rudolph:166,1489)*

BIBLIOGRAFIA

AAP, Circumcision policy statement. *Pediatrics* 1999; 103:686-693.

American Academy of Pediatrics. *2003 Red Book, Report of the Committee on Infectious Diseases,* 26th ed. Elk Grove, IL: American Academy of Pediatrics, 2003.

Craig JC, Knight JF, et al. Effect of circumcision of urinary tract infection in preschool boys. *J Pediatr* 1996;128:23-27.

Hay WW, Hayward AR, Levin MJ, Sondheimer JM. *Current Pediatric Diagnosis & Treatment,* 16th ed. New York, NY: McGraw-Hill, 2003.

Kochen M, McCurdy S. Circumcision and the risk of cancer of the penis. *Am J Dis Child* 1980;134:484-486.

McMillan JA, DeAngelis CD, Feigin RD, Warshaw JB. *Oski's Pediatrics, Principles & Practice,* 3rd ed. Philadelphia, PA: JB Lippincott, 1999.

Rudolph CD, Rudolph AM, Hostetter MK, et al. *Rudolph's Pediatrics,* 21st ed. New York, NY: McGraw-Hill, 2003.

CAPÍTULO 2

Neonato

Timothy A. O'Connor, MD

A aquisição de conhecimentos em neonatologia, no estudo do recém-nascido, é um componente importante do treinamento pediátrico. A maioria das crianças passa pela infância sem nunca ter tido um problema cardíaco, neurológico ou renal, porém todas as crianças são originalmente neonatos. Os recém-nascidos, com sua fisiologia peculiar, podem manifestar grave doença orgânica, com fisiopatologia exclusiva. A maioria das hospitalizações de crianças é motivada por doenças não relacionadas à sua idade (p. ex., asma, doença falciforme, trauma, osteomielite). Ao contrário disso, o recém-nascido está mais freqüentemente doente como resultado de um problema diretamente inerente à sua idade – síndrome de angústia respiratória, pneumonia, meningite e sépsis, obstrução intestinal, malformações congênitas, etc. Na década passada foi desenvolvida uma intensa tecnologia para ajudar no manuseio dessas doenças. É previsto que o examinador conheça esta fisiopatologia particular tão bem quanto o conhecimento que tem das doenças e do manuseio tecnológico associados a este período da vida. Deve-se também esperar que o examinador conheça quais as médias normais, pois muitos valores laboratoriais (p. ex., Hb, proteínas do LCR) do neonato são muito diferentes daqueles do lactente ou da criança mais velha.

O período neonatal é formalmente definido como os primeiros 30 dias de vida. Entretanto, os recém-nascidos muito prematuros, muito pequenos ou doentes podem permanecer na unidade de tratamento intensivo durante vários meses. Nos neonatos devem ser sempre consideradas as malformações congênitas, as doenças congênitas e as doenças genéticas, mesmo que pareçam ser sintomas agudos. Finalmente, o estudante deve sempre lembrar que o neonato normal não é imunologicamente maduro e é vulnerável a infecções graves por microrganismos "incomuns".

Questões

ORIENTAÇÕES (Questões 1 a 88): Nesta seção, cada item numerado ou afirmativa incompleta é seguido da resposta completa. Selecione a ÚNICA resposta que é a MELHOR para cada caso.

1. Um lactente é diagnosticado com um determinado distúrbio citado adiante. Qual desses pressupõe o maior risco de recorrência para futuros irmãos?

   (A) doença de Hirschsprung

   (B) fibrose cística

   (C) defeito septal ventricular

   (D) trissomia 21

   (E) trissomia 13

2. As complicações permanentes mais comuns da infecção congênita por citomegalovírus envolvem o

   (A) sistema nervoso central

   (B) coração

   (C) sistema hematopoiético

   (D) sistema imune

   (E) fígado

3. Entre as causas seguintes, a mais comum da perda sensitivoneural adquirida na infância é

   (A) hiperbilirrubinemia

   (B) infecção congênita

   (C) exposição à drogas ototóxicas

   (D) neuroblastoma

   (E) meningite estreptocócica do grupo B de início tardio

4. Qual dos seguintes defeitos do trato gastrintestinal tem a mais alta incidência de cardiopatias associadas?

   (A) onfalocele

   (B) vólvulo congênito

   (C) doença de Hirschsprung

   (D) gastrosquise

   (E) estenose pilórica

5. A manifestação mais comum da fibrose cística no recém-nascido é

   (A) pneumonia

   (B) retardamento do crescimento intra-uterino

   (C) íleo meconial

   (D) sibilos

   (E) alcalose hipoclorêmica

6. Entre os seguintes sinais físicos, qual é o mais indicativo de que o neonato é a termo?

   (A) no abdome são observadas veias e tributários

   (B) no dorso existe longa lanugem

   (C) tecido mamário palpável de 8 mm

   (D) edema corrosível na tíbia

   (E) recurvamento isolado do lobo superior da orelha

7. A candidíase oral (*sapinho*) em um neonato a termo com uma semana de idade, geralmente

   (A) responde bem à terapia tópica com a micostatina

   (B) requer terapia sistêmica com anfotericina B

   (C) requer tanto a terapia tópica (micostatina) quanto a sistêmica (anfotericina)

(D) requer investigação para excluir a síndrome de DiGeorge
(E) é associada à fenda palatina

8. Durante a ressuscitação de um recém-nascido normal a termo, qual dos seguintes cuidados deve ser prestado primeiro?

(A) deve-se secar o neonato e retirar toalhas úmidas da proximidade do seu corpo
(B) deve ser auscultada sua freqüência cardíaca
(C) devem ser auscultados os ruídos respiratórios
(D) deve ser feita aspiração do nariz e da orofaringe
(E) deve ser feita a avaliação da cor e administrar oxigênio

9. A principal via de excreção da bilirrubina do feto *in utero* é

(A) via renal
(B) passagem transplacentária
(C) degradação em biliverdina
(D) reincorporação na hemoglobina
(E) secreção hepática e reserva no lume intestinal

10. A degradação de 1 g de hemoglobina fornece cerca dc

(A) 0,035 mg de bilirrubina
(B) 0,35 mg de bilirrubina
(C) 3,5 mg de bilirrubina
(D) 35 mg de bilirrubina
(E) 350 mg de bilirrubina

11. Qual das situações seguintes poderá mais provavelmente ser uma indicação para a transfusão intra-uterina do feto?

(A) eritroblastose fetal
(B) anemia de células falciformes
(C) esferocitose
(D) angústia fetal e bradicardia
(E) cardiopatia congênita

12. Entre as seguintes, a complicação mais comum da transfusão intra-uterina é

(A) reação de transfusão (incompatibilidade)
(B) reação enxerto-*versus*-hospedeiro
(C) início prematuro do trabalho
(D) síndrome da imunodeficiência adquirida (AIDS)
(E) insuficiência renal

13. A icterícia nuclear é mais estreitamente relacionada com o nível sérico da

(A) bilirrubina total
(B) bilirrubina conjugada
(C) bilirrubina não-conjugada
(D) haptoglobina
(E) hemoglobina

14. Durante a primeira semana de vida, um típico recém-nascido a termo deverá

(A) aumentar aproximadamente 30 g por dia
(B) aumentar aproximadamente 60 g por dia
(C) nem ganhar nem perder peso
(D) perder cerca de 5-10% do peso ao nascer
(E) perder cerca de 15% do peso ao nascer

15. Na maioria dos casos de doença hemolítica isoimune ABO do recém-nascido a mãe é

(A) tipo A e o neonato é tipo B
(B) tipo A e o neonato é tipo AB
(C) tipo O e o neonato é tipo A
(D) tipo O e o neonato é tipo AB
(E) tipo O e o neonato é tipo B

16. A manifestação tardia mais séria comum da doença hemolítica isoimune ABO é

(A) icterícia nuclear
(B) insuficiência cardíaca congênita
(C) cálculos biliares
(D) bilirrubinúria
(E) deficiência de ferro

17. Pequenas quantidades de bilirrubina não-conjugada no plasma não entram no cérebro porque

(A) a bilirrubina não-conjugada não é lipossolúvel
(B) a bilirrubina não-conjugada está firmemente ligada à albumina
(C) a bilirrubina não-conjugada está firmemente ligada à hemoglobina
(D) a barreira hematocefálica é impermeável à bilirrubina não-conjugada
(E) a bilirrubina não-conjugada é rapidamente metabolizada pelo líquido cérebro-espinhal

18. Qual dos seguintes parâmetros é mais comumente associado à síndrome da angústia respiratória neonatal (membrana hialina)?

(A) idade gestacional
(B) peso ao nascer
(C) parto por cesareana
(D) diabete materna
(E) mecônio no líquido amniótico

19. Entre neonatos de peso e de idade gestacional comparáveis nos EUA

(A) não existem diferenças nas taxas de mortalidade entre masculinos e femininos e entre afro-americanos e brancos
(B) os masculinos têm mortalidade mais alta que os femininos e os afro-americanos têm uma taxa de mortalidade mais alta que os brancos
(C) os masculinos têm uma taxa de mortalidade mais baixa que os femininos e os afro-americanos têm mortalidade mais baixa que os brancos
(D) os masculinos têm taxa de mortalidade mais alta que os femininos e os afro-americanos têm uma taxa de mortalidade mais baixa que os brancos
(E) os masculinos têm taxa de mortalidade mais baixa que os femininos e os afro-americanos têm uma taxa de mortalidade mais alta que os brancos

20. O surfatante pulmonar é um composto complexo consistindo principalmente de

(A) proteína surfactante A
(B) proteína surfactante B
(C) lipídios neutros
(D) água
(E) fosfolipídios

21. As taxas de mortalidade em recém-nascidos

(A) decrescem com a idade gestacional desde a trigésima semana de gestação até a quadragésima terceira semana completa
(B) não são relacionadas ao peso de nascimento
(C) não são relacionadas à raça
(D) são mais altas do que as taxas de mortalidade de adolescentes
(E) não se alteraram significantemente desde a década 1950

22. Qual dos seguintes é verdadeiro na produção do surfactante?

(A) o surfactante é sintetizado e estocado nas células alveolares tipo I
(B) o surfactante é sintetizado e estocado nas células alveolares tipo II
(C) o surfactante é produzido pelos macrófagos alveolares pulmonares
(D) o surfactante é acumulado nos espaços intersticiais dos pulmões
(E) o surfactante não é produzido senão depois do parto

23. O peso médio de um neonato de 30 semanas de gestação é de cerca de

(A) 500 g
(B) 1.000 g
(C) 1.500 g
(D) 2.000 g
(E) 2.500 g

24. Qual das condições maternas seguintes predispõe mais o feto à cardiopatias congênitas?

(A) hipertensão
(B) diabete melito
(C) doença vascular coronária aterótica
(D) anemia
(E) artrite reumatóide

25. Qual das afirmativas seguintes é a verdadeira sobre o forame oval do feto?

(A) o sangue flui através do forame oval do ventrículo direito para o ventrículo esquerdo
(B) o sangue flui através do forame oval do ventrículo esquerdo para o ventrículo direito
(C) o sangue flui através do forame oval do átrio esquerdo para o átrio direito
(D) o sangue flui através do forame oval do átrio direito para o átrio esquerdo
(E) o sangue deve passar através do forame oval para entrar no átrio direito a partir da veia umbilical

26. O eritema tóxico é

(A) mais comum em neonatos a termo do que em prematuros
(B) comumente acompanhado de febre e estado tóxico geral
(C) incomum antes do quinto dia de vida
(D) em geral associado a uma elevação do número dos leucócitos periféricos
(E) manifestado em menos de 10% dos recém-nascidos

27. A relação lecitina-esfingomielina do líquido amniótico é um útil indicador de maturidade fetal do(s)

(A) sistema nervoso central
(B) pulmões
(C) fígado
(D) rins
(E) sistema imunológico

28. A displasia broncopulmonar é mais comumente associada a

(A) um insulto aos pulmões no desenvolvimento fetal tardio
(B) falha no desenvolvimento das arteríolas pulmonares durante o início da vida fetal
(C) falha no desenvolvimento dos botões brônquicos durante o início da vida fetal
(D) infecção viral intra-uterina
(E) ao uso do oxigênio e da respiração por pressão positiva no tratamento da síndrome da angústia respiratória

29. A terapia de reposição de surfactante para a síndrome da angústia respiratória

(A) é considerada experimental
(B) é somente útil em neonatos < 1.500 g
(C) não apresenta complicações conhecidas
(D) não tem demonstrado reduzir a mortalidade nos neonatos de peso muito baixo
(E) requer intubação traqueal para a administração

30. Os sinais radiográficos característicos da síndrome da angústia respiratória infantil são

(A) atelectasia lobar e edema intersticial
(B) densidades bilaterais em placas e pneumotórax
(C) alterações reticulogranulosas e broncogramas aéreos
(D) hiperaeração difusa e cardiomegalia
(E) cardiomegalia e edema intersticial

31. O principal objetivo da pressão positiva contínua das vias aéreas e tratamento da síndrome da angústia respiratória é

(A) evitar infecção
(B) evitar pneumotórax
(C) melhorar o débito cardíaco
(D) elevar a PO_2 arterial
(E) abaixar a PCO_2 arterial

32. O principal perigo de uma PO_2 acima de 100 mmHg em um neonato prematuro recebendo oxigênio para a síndrome da angústia respiratória é

(A) proteinose alveolar
(B) atelectasia
(C) fogo ou explosão
(D) icterícia nuclear
(E) retinopatia da prematuridade

33. A fisiopatologia da síndrome da angústia respiratória infantil no prematuro parece envolver

(A) um aumento de produção do surfactante pulmonar
(B) um decréscimo de produção do surfactante pulmonar
(C) aumento do metabolismo do surfactante pulmonar
(D) decréscimo de produção do surfactante pulmonar
(E) redirecionamento do surfactante pulmonar para a circulação sistêmica

34. Um neonato a termo sadio é circuncidado e manifesta perda de sangue exigindo transfusão. Qual a maior probabilidade diagnóstica entre as seguintes?

(A) deficiência do fator IX
(B) deficiência do fator VIII
(C) doença de von Willebrand
(D) coagulopatia intravascular disseminada
(E) deficiência de proteína C

35. Ante uma catarata de um recém-nascido, qual das seguintes afecções tem mais probabilidade de estar associada?

(A) doença da urina do xarope de bordo
(B) deficiência de glicose-6-fosfato desidrogenase
(C) fenilcetonúria
(D) galactosemia
(E) acidemia propiônica

36. Qual das seguintes lesões pigmentadas é conhecida como verdadeira mancha mongólica?

(A) nunca ocorrem em neonatos brancos
(B) são identificadas em mais de 40% dos lactentes afro-americanos
(C) consistem de pequeninas lesões com cerca de 2 mm de diâmetro
(D) são sedes comuns de malignidades
(E) o sítio mais comum de ocorrência é a nuca

37. Em um neonato é notada cianose e taquipnéia. Ele é colocado em oxigênio a 50% e a cianose cessa completamente. O neonato provavelmente tem

(A) cardiopatia congênita cianótica
(B) doença pulmonar
(C) doença do sistema nervoso central
(D) doença do fígado
(E) metemoglobinemia

38. Um neonato de 35 semanas gestacionais pesa 3,9 kg, apresenta onfalocele e uma grande língua. Não são detectadas outras anormalidades. O diagnóstico mais provável é

(A) hipotireoidismo congênito
(B) trissomia 18
(C) trissomia 13
(D) síndrome do álcool fetal
(E) síndrome de Beckwith-Wiedemann

39. Neonato de três semanas de idade apresenta microcefalia, calcificações cerebrais na radiografia do crânio e cegueira. Qual das seguintes tem mais probabilidade de ser a causa desses sinais?

(A) hemorragias subdurais bilaterais
(B) agenesia cerebral
(C) infecção citomegaloviral
(D) eritroblastose
(E) microcefalia primária

40. Um neonato de cinco dias tem placas cremosas brancas na língua e na mucosa bucal, com leve inflamação da mucosa. Qual dos seguintes microrganismos tem mais probabilidade de ser a causa das lesões orais?

(A) *Candida albicans*
(B) *Listeria monocytogenes*
(C) *Escherichia coli*
(D) *Streptococcus* do grupo A
(E) *Streptococcus* do grupo B

41. Você está examinando um neonato e apura uma história familiar de convulsões. Os sinais cutâneos que têm maior probabilidade de estar associados a isto são

(A) placas hipopigmentadas
(B) alteração cor de arlequim
(C) placa salmão na glabela nasal
(D) hemangioma da coxa
(E) melanose pustular

42. Um neonato a termo e sadio tem sinostose prematura isolada da sutura sagital. Esta anomalia é em geral associada a

(A) escafocefalia
(B) hipertensão intracraniana
(C) microcefalia
(D) hidrocefalia
(E) efusões subdurais

43. Em um recém-nascido são notadas numerosas vesículas de 3 mm no tórax e no pescoço em conjunto lesões hiperpigmentadas de tamanho semelhante na mesma distribuição. O diagnóstico mais provável é

(A) infecção mucocutânea por herpes simples
(B) acne neonatal
(C) eritema tóxico
(D) incontinência pigmentar
(E) melanose pustular transitória

44. Qual é a mais comum entre as anomalias traqueoesofágicas seguintes?

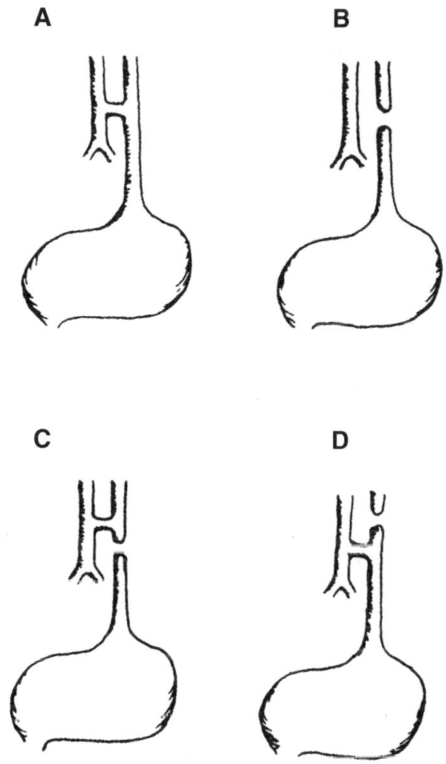

45. Um cefaloematoma é mais bem diferenciado de uma cabeça sucedânea por

(A) ausência de história de parto prolongado ou difícil
(B) limitação da inchação à área sobre a superfície de um osso
(C) resultado normal do exame neurológico
(D) prolongamento do tempo de protrombina
(E) resultado normal da punção lombar

46. O avanço da idade materna afeta mais a incidência de

(A) doenças autossômico-recessivas
(B) aberrações de não-disjunção cromossômica
(C) doenças autossômica dominantes
(D) doenças ligadas ao X
(E) erros inatos do metabolismo

47. O avanço da idade paterna afeta mais a incidência de
    (A) doenças autossômico-recessivas
    (B) aberrações por não-disjunção cromossômica
    (C) doenças autossômico-dominantes
    (D) doenças ligadas ao X
    (E) erros inatos do metabolismo

48. A hipoglicemia em um neonato a termo com menos de quarenta e oito horas é em geral definida como um nível de glicose abaixo de
    (A) 10 mg/dL
    (B) 20 mg/dL
    (C) 40 mg/dL
    (D) 60 mg/dL
    (E) 80 mg/dL

49. O pé torto congênito é mais comumente associado a distúrbios de quais dos seguintes sistemas?
    (A) sistema nervoso central
    (B) sistema hematopoiético
    (C) sistema gastrintestinal
    (D) sistema cardiovascular
    (E) sistema respiratório

50. O mais urgente problema em lactentes com a síndrome de Pierre-Robin é
    (A) insuficiência cardíaca
    (B) convulsões
    (C) obstrução intestinal
    (D) acidose metabólica
    (E) obstrução das vias aéreas superiores

51. Qual dos problemas seguintes em um recém-nascido poderá responder a uma dose farmacológica de piridoxina?
    (A) cegueira
    (B) convulsões
    (C) icterícia
    (D) exantema
    (E) retenção urinária

52. Qual dos seguintes é verdadeiro na herança mitocondrial?
    (A) esses distúrbios seguem uma herança exclusivamente paterna
    (B) esses distúrbios não têm sido até agora identificados na espécie humana
    (C) somente as mulheres são afetadas
    (D) os sistemas orgânicos com baixa energia são os mais afetados
    (E) esses distúrbios seguem uma linha de herança exclusivamente materna

53. Entre os seguintes, quais se correlacionam melhor com as anormalidades neurológicas subseqüentes?
    (A) bradicardia fetal
    (B) insuficiência respiratória ao nascer
    (C) um baixo escore Apgar de um minuto
    (D) um baixo escore Apgar de cinco minutos
    (E) convulsões nas primeiras trinta e seis horas de vida

54. Um neonato de oito dias tem pápulas, pústulas e comedões na fronte, nariz e áreas malares. A criança está bem sob outros aspectos, e o restante do exame físico resulta normal. O diagnóstico mais provável é
    (A) sífilis congênita
    (B) impetigo
    (C) acne neonatal
    (D) pustulose estafilocócica
    (E) esclerose tuberosa

55. O teste da alfa-fetoproteína materna no soro materno é mais útil para diagnosticar
    (A) atresia duodenal
    (B) pé torto
    (C) fissuras labial e palatina
    (D) mielomeningocele
    (E) proteinose alveolar

56. Um recém-nascido com trissomia 21 manifesta repetidos vômitos no primeiro dia de vida. A radiografia abdominal revela dilatação do estômago. Qual dos diagnósticos seguintes é o mais provável?
    (A) pâncreas anular
    (B) atresia duodenal

(C) vólvulo gástrico
(D) estenose pilórica
(E) lactobezoar

57. Um neonato de 1.700 g estava asfixiado ao nascer e, depois de ressuscitação bem-sucedida, apresentou numerosos episódios apnéicos. No terceiro dia de vida começou a vomitar e foi notada distensão abdominal e fezes sanguíneas. O diagnóstico mais provável é
(A) aganglionose
(B) invaginação
(C) enterocolite necrosante
(D) enterite por Shigella
(E) vólvulo

58. A história natural do hemangioma elevado capilar cavernoso é mais bem descrita por qual das seguintes afirmativas?
(A) nenhuma alteração do tamanho depois do nascimento
(B) aumento do tamanho durante os primeiros poucos anos depois do nascimento e depois regressão
(C) aumento do tamanho na primeira década de vida e depois nenhuma alteração
(D) um aumento lento porém progressivo durante toda a vida
(E) um decréscimo lento porém progressivo do tamanho começando logo depois do nascimento

59. A síndrome da pele escaldada (necrólise epidérmica tóxica) do recém-nascido é associada a
(A) diabete materno
(B) infecção ou colonização estafilocócica
(C) deficiência de tiamina
(D) um defeito ou deficiência imunológicos
(E) administração excessiva de vitamina K

60. A coloração Wright dos conteúdos de uma lesão de eritema tóxico geralmente revela
(A) basófilos
(B) eosinófilos
(C) linfócitos
(D) linfócitos imaturos
(E) leucócitos polimorfonucleares

61. Um neonato de uma mãe com hiperparatireoidismo tem probabilidade de desenvolver
(A) hipercalcemia
(B) hipocalcemia
(C) carcinoma paratireóide
(D) hipertireoidismo
(E) hiperparatireoidismo

62. Qual das seguintes condições é associada com a hiperbilirrubinemia conjugada?
(A) sangue seqüestrado
(B) tirosinemia
(C) esferocitose hereditária
(D) incompatibilidade de Rh
(E) icterícia fisiológica

63. Um neonato com genitália ambígua e hiperplasia adrenal congênita com perda de sal, tem um resultado da análise cromossômica de 46,XY. Provavelmente o defeito enzimático é
(A) 21-hidroxilase completa
(B) 21-hidroxilase parcial
(C) 3-β-hidroxisteróide desidrogenase
(D) 11-hidroxilase
(E) 17-hidroxilase

64. A tirotoxicose no primeiro dia de vida ocorre mais provavelmente no filho de uma mulher
(A) com hipotireoidismo não-tratado
(B) com doença de Graves não-tratada
(C) com doença de Graves sendo tratada com medicações antitiroidianas
(D) com bócio eutiróideo
(E) recebendo iodo como terapia para bronquite crônica

65. O sítio mais comum das lesões iniciais nas infecções cutâneas por HSV II em um neonato de cinco dias poderá ser
(A) boca
(B) couro cabeludo
(C) olhos
(D) nádegas
(E) tórax

66. Qual dos seguintes é verdadeiro sobre o nível do cálcio sangüíneo no recém-nascido?

(A) o PTH elevado suprime o cálcio do soro
(B) o cálcio do soro decresce rapidamente logo depois do nascimento
(C) o cálcio do soro persiste essencialmente inalterado durante os três primeiros dias
(D) o cálcio do soro é em geral mais alto no dia 2 do que no dia 1°
(E) os filhos de mulheres diabéticas têm uma acentuada resposta ao PTH, que resulta em hipercalcemia

67. Deve-se ficar preocupado sobre um neonato a termo que não eliminou o mecônio

(A) durante o processo do parto
(B) dentro de alguns minutos do nascimento
(C) dentro de 1-2 horas de vida
(D) dentro de 6-12 horas de vida
(E) dentro de 24 horas de vida

68. Em um neonato no quinto dia de vida, nota-se um nódulo subcutâneo violáceo, circunscrito, na bochecha, imediatamente abaixo da marca do fórcipe, e que imediatamente se desvanece. O diagnóstico mais provável é

(A) um abscesso
(B) um hemangioma
(C) um pericitoma
(D) celulite periorbitária causada por *Haemophilus influenzae*
(E) adiponecrose subcutânea

69. Qual dos seguintes é verdadeiro hipotireoidismo congênito?

(A) os neonatos afetados igualmente são clinicamente aparentes no terceiro dia de vida
(B) os neonatos afetados têm fontanelas incomumente pequenas
(C) os neonatos afetados parecem magros
(D) neles é comum a hiperbilirrubinemia
(E) em geral apresentam bócio ao nascer

70. Qual dos seguintes lactentes está em maior risco de desenvolver precocemente deficiência de ferro?

(A) um neonato prematuro
(B) um neonato com incompatibilidade ABO
(C) um neonato com hiperbilirrubinemia fisiológica
(D) um neonato pós-maduro
(E) um neonato com policitemia

71. A hemoglobina fetal tem maior afinidade de oxigênio do que a hemoglobina do adulto. Esta diferença resulta de

(A) uma massa maior da hemoglobina fetal
(B) menor espessura da membrana eritrocítica no feto
(C) presença de bilirrubina não-conjugada nos eritrócitos
(D) mais fraca ligação com o 2-3 difosfoglicerato (2,3-DPG)
(E) alcalose intracelular

72. A massa mostrada abaixo é mais provavelmente

(A) abscesso do couro cabeludo
(B) hidrocefalia osterior
(C) encefalocele
(D) diastematomielia
(E) hidrocele

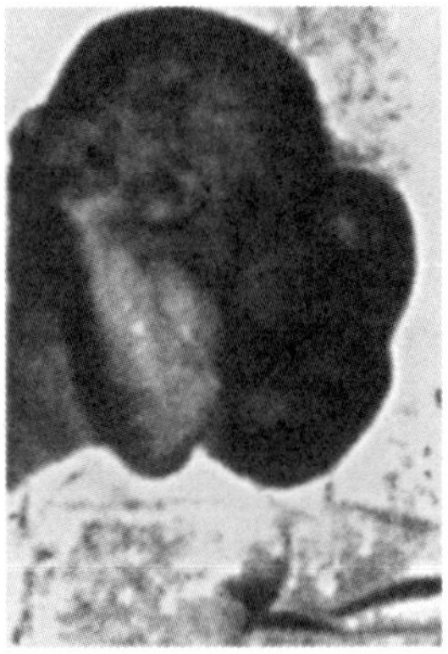

73. Em um neonato com malformação dos antebraços nota-se que desenvolve severas manifestações hemorrágicas. É mostrada a radiografia do braço. Qual das seguintes será a causa mais provável do problema hemorrágico?

(A) leucemia
(B) hipoprotrombinemia
(C) trombocitopenia
(D) hiperesplenismo
(E) hemofilia

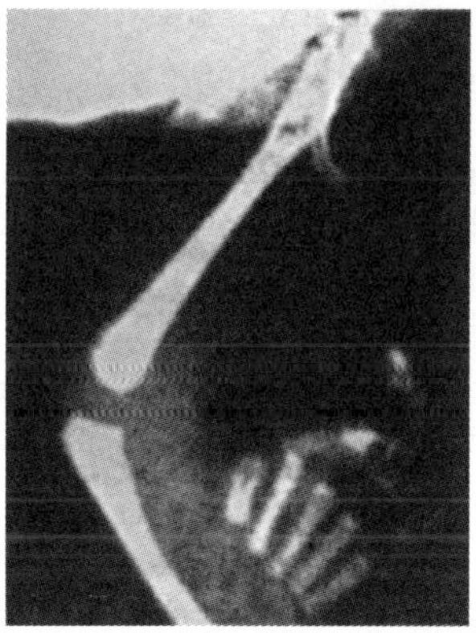

74. A "icterícia fisiológica" do recém-nascido

(A) é uma hiperbilirrubinemia não-conjugada
(B) aparece em geral nas primeiras doze horas de vida
(C) é mais comum nos neonatos a termo do que nos pré-termo
(D) está associada à anemia moderada e reticulocitose
(E) é incomum em crianças negras

75. Qual das seguintes complicações é mais comum em neonatos de mulheres diabéticas?

(A) asfixia de parto
(B) agenesia sacral
(C) hipocalcemia
(D) hipoglicemia
(E) hipertrofia septal cardíaca

76. O glaucoma infantil

(A) é mais bem tratado medicamente
(B) é mais vezes observado na trissomia 21
(C) apresenta-se com o sinal da pupila branca
(D) é raramente diagnosticado antes dos seis meses de idade
(E) está associado à rubéola congênita e neurofibromatose

77. Qual dos seguintes sinais é incomum na síndrome da angústia respiratória (doença da membrana hialina)?

(A) taquipnéia
(B) gemidos
(C) cianose
(D) sibilos
(E) retrações

78. Um parto de altorisco está sendo acompanhado por monitoração eletrônica de freqüência cardíaca fetal (EFM). Qual dos seguintes poderá ser mais comumente observado em um feto sadio?

(A) freqüência cardíaca 60-80 minutos
(B) acelerações da freqüência cardíaca
(C) freqüência cardíaca abaixo de 60/minutos
(D) decréscimo da variabilidade na freqüência de batimento-a-batimento
(E) freqüência cardíaca fixa

79. Quais dos seguintes sinais clínicos mais provavelmente representam os observados em um recém-nascido com pneumotórax de tensão?

(A) cianose, apnéia e bradicardia
(B) apnéia, hipotensão e bradicardia
(C) taquipnéia, cianose e bradicardia
(D) sibilos, taquicardia e hipertensão
(E) sibilos, hipotensão e apnéia

80. Um neonato de trinta e nove semanas de gestação pesando 2.000 g deve ser classificado como

(A) de baixo peso de nascimento
(B) prematuro
(C) pequeno para a idade gestacional
(D) de baixo peso de nascimento e pequeno para a idade gestacional
(E) prematuro e pequeno para a idade gestacional

81. Qual dos seguintes é mais comum entre neonatos a termo do que entre prematuros?

(A) hemorragia intraventricular
(B) doença hemorrágica do recém-nascido
(C) sépsis
(D) hemorragia subdural
(E) infecção congênita

82. Um neonato a termo começa vomitando durante os primeiros dias de vida e manifesta distensão abdominal. A história familiar é positiva para fibrose cística. Qual das seguintes condições, se encontrada, deverá estar mais provavelmente relacionada com a história familiar?

(A) pâncreas anular
(B) atresia duodenal
(C) estenose hipertrófica do piloro
(D) íleo meconial
(E) vólvulo

83. Qual dos seguintes sinais é mais sugestivo de sífilis congênita?

(A) coagulação intravascular disseminada
(B) lesões bolhosas das palmas e das solas
(C) hepatite
(D) eritropoiese dérmica
(E) pneumonia

84. Qual dos seguintes sinais radiográficos em um recém-nascido é mais sugestivo de hipotireoidismo?

(A) disgênese epifisária
(B) ausência de ossificação do osso ganchoso
(C) proeminência da sombra tímica
(D) osteoporose
(E) cardiomegalia

85. Um neonato de idade gestacional média, com cinco dias de vida, apresenta taquipnéia, dificuldade alimentar e dispnéia. Ao exame, aparenta choque, com hipotensão, palidez e mau reenchimento capilar. Entre os seguintes diagnósticos, qual o mais provável?

(A) tetralogia de Fallot
(B) atresia tricúspide
(C) transposição de grandes vasos
(D) tronco arterial
(E) síndrome do coração esquerdo hipoplásico

86. As lesões iniciais da incontinência pigmentar são

(A) pigmentação profunda
(B) escamosas
(C) pápulas cerosas
(D) bolhas inflamatórias
(E) pequenas vesículas

87. Em um recém-nascido é notada uma face peculiar com orelhas em situação baixa, e hélices pregueadas. O queixo é pequeno e o nariz chato. Antes do parto foi notado oligoidrâmnio. O exame da membrana placentar revelou âmnio nodoso. Deve-se suspeitar da presença de

(A) agenesia renal bilateral
(B) toxoplasmose congênita
(C) atresia esofágica
(D) infecção estreptocócica do grupo B
(E) transposição dos grandes vasos

88. Hidrocefalia, coriorretinite e calcificações cerebrais difusas estão presentes em um recém-nascido masculino. Entre os seguintes animais domésticos, qual mais provavelmente foi a fonte desta infecção zoonótica congênita?

(A) cão
(B) gato
(C) cavalo
(D) coelho
(E) gerbo

ORIENTAÇÕES (Questões 89 a 109): Nesta seção, cada série de questões é seguida das possíveis respostas em letras. Para cada questão ou item numerado, selecione a ÚNICA opção letrada que é a mais intimamente associada. Cada opção letrada pode ser selecionada uma vez, mais de uma, ou nenhuma.

Questões 89 a 93

(A) síndrome da angústia respiratória (doença da membrana hialina)
(B) síndrome da aspiração do mecônio
(C) taquipnéia transitória do recém-nascido
(D) pneumonia congênita
(E) hipoplasia pulmonar

89. O parto pós-termo é um fator de risco de

90. Mais provavelmente por ser associado a anomalias renais

91. Na radiografia do tórax, é comum a hiperexpansão

92. Muitas vezes cura sem tratamento

93. Mais vezes associada a parto cesariano

Questões 94 a 98

(A) cefaloematoma
(B) cabeça sucedânea
(C) cefaloematoma e cabeça sucedânea
(D) hematoma subgaleal
(E) cefaloematoma, cabeça sucedânea e hematoma subgaleal

94. Poderá produzir substanciais elevações da bilirrubina do soro

95. Induz mais provavelmente ao choque hipovolêmico agudo

96. A drenagem é contra-indicada

97. Geralmente com quarenta e oito horas de vida

98. Em 5-10% dos casos está associada a uma subjacente fratura do crânio

Questões 99 a 103

(A) trissomia 13 (síndrome de Patau)
(B) trissomia 18 (síndrome de Edwards)
(C) deleção 5p (síndrome do miado do gato)
(D) trissomia 21 (síndrome de Down)
(E) 45X ou XO (síndrome de Turner)

99. Inserção baixa das orelhas, hipoplasia das unhas, pés "virados para dentro", atraso do crescimento, retardo mental grave

100. Holoprosencefalia, microftalmia ou anoftalmia, fenda labial e palatina, polidactilia, retardo mental grave

101. Hipotonia muscular e hipermobilidade articular, clinodactilia, atresia duodenal, achatamento do occipital

102. Microcefalia, retardamento mental e choro do lactente semelhante ao miado do gato

103. Pele redundante na nuca, linha baixa dos cabelos, edema do dorso dos pés no período de recém-nascido, anomalias cardíacas e renais

Questões 104 a 109

(A) doença do Rh
(B) doença hemolítica ABO
(C) doença hemolítica Rh e ABO

104. Mais grave em gestações subseqüentes a uma gravidez afetada

105. Em alguns casos, as anormalidades podem ser observadas pela ultra-sonografia pré-natal

106. É admitido que o responsável pelo distúrbio seja um anticorpo que ocorre de modo natural

107. Para controlar a hiperbilirrubinemia poderá ser necessária a exsanguinotransfusão

108. O distúrbio é mediado por anticorpos IgG

109. O exame da lâmina de sangue periférico nos lactentes afetados revela numerosos microesferócitos

ORIENTAÇÕES (Questões 110 a 120): Nesta seção, cada um dos itens numerados ou das afirmativas incompletas é seguido pelas respostas ou pela conclusão certa. Selecione a ÚNICA resposta ou opção que é a MELHOR para cada caso.

110. Um neonato de quarenta e duas semanas gestacionais é extraído por cesárea após repetidas desacelerações cardíacas fetais. Na ruptura das membranas é notado mecônio espesso. O neonato não manifesta esforço respiratório, apenas leves movimentos e a freqüência cardíaca é de 90 bpm. Entre as seguintes, você deverá primeiro
    (A) passar um cateter na artéria umbilical para medir o pH e a PO_2
    (B) iniciar ventilação por bolsa e máscara com oxigênio a 100%
    (C) executar a sucção da orofaringe, depois aspirar da traquéia com tubo endotraqueal para remover o mecônio
    (D) intubar a traquéia e começar a ventilação com oxigênio a 100%
    (E) estabelecer monitoração com ECG e oximetria de pulso

111. Uma ultra-sonografia com 33 semanas de gravidez revelou um feto pequeno para idade gestacional sem qualquer outra anormalidade. Ao nascer, com 39 semanas, o neonato de 1.600 g não requer ressuscitação. Ao exame, nota-se a presença de erupção generalizada consistindo de dúzias de máculas de cor azul-purpúrea. O exame abdominal revela hepatosplenomegalia. O diagnóstico mais provável é
    (A) septicemia estreptocócica do grupo A
    (B) trombocitopenia isoimune
    (C) infecção citomegaloviral congênita
    (D) toxoplasmose congênita
    (E) infecção congênita por *Listeria monocytogenes*

112. Um neonato a termo com 12 horas de vida é normal, exceto quanto à icterícia. Os teores laboratoriais iniciais revelam bilirrubina total de 12 mg/dl e vários esferócitos na lâmina de sangue periférico. Entre os seguintes, o mais provável diagnóstico é:
    (A) eliptopcitose hereditária
    (B) esferocitose hereditária
    (C) deficiência de piruvatocinase
    (D) coagulopatia intravascular disseminada
    (E) doença hemolítica isoimune ABO

113. Um neonato masculino a termo, liberado sem complicações vaginais, é normal ao exame físico. No dia da alta, a mãe declarou que um irmão estava com varicela.
    Qual das seguintes é a verdade?
    (A) todos os recém-nascidos são muito suscetíveis à varicela pela exposição
    (B) este neonato tem probabilidade de já estar infectado pela exposição materna ao irmão doente
    (C) deve ser administrada imunoglobulina da varicela a todos os neonatos nesta situação
    (D) se a mãe teve varicela no passado, o neonato está provavelmente protegido por anticorpos adquiridos passivamente da mãe
    (E) o neonato não deverá contrair varicela típica, mas poderá manifestar varicela-zóster

114. Um lactente que nasceu a termo e antes passava bem, com duas semanas de idade é trazido à clínica por sua mãe porque mamava rapidamente e muito pouco, e dormia em excesso. Estava afebril. À ausculta, percebe-se arritmia cardíaca. A arritmia mais comum nesta idade e que responde por esses sintomas é
    (A) taquicardia supraventricular
    (B) *flutter* atrial
    (C) fibrilação atrial
    (D) bloqueio atrioventricular completo
    (E) taquicardia ventricular

115. Um neonato masculino de trinta e três semanas gestacionais, com uma hora de idade, manifesta taquipnéia, respiração ruidosa e retrações intercostais profundas. A radiografia do tórax revela um aspecto homogeneamente granuloso de ambos os campos pulmonares. Os gases arteriais terão mais probabilidade de revelar

(A) alcalose respiratória

(B) alcalose metabólica

(C) acidose respiratória

(D) alcalose respiratória e metabólica

(E) acidose metabólica

116. Uma estudante universitária dá à luz um neonato no alojamento do *campus* depois de ter negado sua gravidez e ter tido seis horas de dor abdominal. Os paramédicos chegam e notam um neonato de cerca de 1,3-1,8 kg, chorando, mas debilmente. Administraram oxigênio. O recém-nascido tem temperatura de 34° C. A hipotermia poderá mais provavelmente complicar a evolução do neonato causando

(A) apnéia

(B) hipocalccmia

(C) maior exigência de oxigênio

(D) taquicardia

(E) alcalose metabólica

117. Um neonato feminino de 24 dias de idade, vinte quatro semanas gestacionais, peso 700 g ao nascer, teve difícil evolução respiratória inicial complicada por um pneumotórax de tensão. Recebeu várias avaliações ultra-sonográficas da cabeça durante a primeira semana de vida. Todos os exames revelaram um cérebro imaturo, mas com formação normal. Agora, revelou uma anormalidade. Entre as seguintes, qual a mais provável?

(A) hemorragia intraventricular grau II

(B) hemorragia intraventricular grau IV

(C) estenose aquedutal

(D) leucomalacia periventricular

(E) aneurisma da veia de Galeno

118. Um recém-nascido apresenta sinais de insuficiência cardíaca congestiva. O exame físico não revela um sopro significante. A ausculta da cabeça revela um ruído forte. O diagnóstico mais provável é

(A) policitemia

(B) hipertireoidismo

(C) ruptura de aneurisma cerebral

(D) transposição de grandes vasos

(E) malformação arteriovenosa da grande veia de Galeno

119. Um neonato a termo com 4,3 kg, liberado vaginalmente de uma mulher de 33 anos portadora de diabete de início juvenil. O parto foi complicado por severa distocia do ombro e o neonato exibiu trauma do plexo braquial com limitação dos movimentos do braço direito. Com 72 horas de idade, o neonato está taquipnéico, mas está róseo e bem perfundido. A explicação mais provável para seus sintomas é

(A) síndrome da angústia respiratória infantil (SAR)

(B) paralisia diafragmática

(C) hemorragia pulmonar

(D) pneumotórax

(E) malformação adenomatóide cística do pulmão

120. Um neonato a termo de parto vaginal de uma mulher de 18 anos, primigrávida, com gravidez não-complicada. O parto foi complicado por febre de baixo grau que cedeu logo depois. O neonato com 30 horas de idade manifesta manchas, não se alimenta bem e chora quando manipulado. É feita uma punção lombar e o líquor revela 660 WBC/mm^3 e proteínas em 290 mg/dl. O mais provável agente causador da infecção deste neonato é

(A) *Streptococcus do grupo B*

(B) *Escherichia coli*

(C) *Listeria monocytogenes*

(D) *Haemophilus influenzae*

(E) *Streptococcus pneumoniae*

Respostas e Explicações

1. (**B**) A fibrose cística (FC) é herdada de modo autossômico-recessivo, criando um risco de recorrência de 25% para as gestações subseqüentes. A doença de Hirschsprung geralmente é herdada de modo multifatorial com um risco de cerca de 7% para os irmãos de um caso afetado. Existem várias famílias com a doença de Hirschsprung transmitida como um traço autossômico-dominante. Os defeitos septais ventriculares têm também uma herança multifatorial. As trissomias são os eventos mais tipicamente esporádicos e a recorrência é dependente da idade da mãe. Uma pequena proporção de trissomias é transmitida por um dos pais como parte de uma translocação balanceada com o mais alto risco de recorrências naquelas famílias. *(Rudolph:727, 1967)*

2. (**A**) Embora a maioria (90-95%) dos recém-nascidos infectados pelo citomegalovírus mostre-se assintomática ao nascer, até 20% finalmente demonstram anormalidades do sistema nervoso central. Mais de 75% dos que são assintomáticos ao nascer ficam com seqüelas neurológicas permanentes, incluindo microcefalia, perda auditiva sensitivoneural, e perturbação intelectual ou do desenvolvimento. O fígado é muitas vezes envolvido, porém o dano hepático permanente é raro. *(Feigin:866-869; Rudolph:1033)*

3. (**B**) Aproximadamente 50% dos casos de perda auditiva sensitivoneural são hereditários. Entre as formas adquiridas, a infecção congênita (particularmente envolvendo o citomegalovírus) responde pelo maior grupo. A hiperbilirrubinemia e a asfixia respondem por uma menor proporção. As medicações ototóxicas, tais como os aminoglicosídeos, suscitam um pequeno risco de perturbação auditiva. A meningite estreptocócica do grupo B de início tardio mantém uma forte relação com perda auditiva, porém não é um evento comum. *(Rudolph:486)*

4. (**A**) Em 15-25% dos neonatos com onfalocele ocorrem anomalias cardiovasculares. Além disso, as onfaloceles são também freqüentemente associadas a anomalias cromossômicas e com a síndrome de Beckwith-Wiedemann (onfalocele, hipoglicemia severa, macrossomia e macroglossia). As outras lesões obstrutivas tipicamente não são associadas com outras anomalias. *(Rudolph:1399; Klaus:306)*

5. (**C**) Um recém-nascido com fibrose cística é geralmente assintomático. A manifestação mais comum, o íleo meconial, ocorre em 10-20% dos pacientes de FC. O muco intestinal hiperviscoso induz a um espessamento do mecônio com resultante obstrução intestinal. Embora a prova do cloreto nos casos suspeitos de FC tenha sido sempre confusa no período de recém-nascido, atualmente é disponível o teste do DNA, que é diagnóstico em aproximadamente 90% dos casos. *(Rudolph:1407)*

6. (**C**) Um generoso tecido mamário palpável é característico de neonatos a termo. Uma longa lanugem, pele transparente, edema e dobras da orelha apenas parciais são mais indicativos de prematuridade. O sistema de escores de Ballard utiliza sinais físicos, como esses para determinar a idade gestacional do recém-nascido. *(Hay:3; Klaus:104)*

7. (**A**) A candidíase oral é um problema comum e tipicamente não indica um sério problema subjacente. É freqüentemente observada nas primeiras semanas de vida e algumas vezes resulta de transmissão materna via amamentação ao seio. Como um dado isolado em um neonato aparentemente assintomático, não requer investigação imunológica e em geral responde rapidamente à terapia tópica com a suspensão de micostatina. Embora o "sapinho" não seja em geral doloroso para o bebê, a resultante dermatite da fralda pode ser muito irritante. Os casos que deixam de responder à terapia ou que recidivam devem fazer pensar em doenças de imunodefi-

ciência, tais como a síndrome DiGeorge. No neonato prematuro e doente, especialmente nos que estão portando linhas centrais ou outros dispositivos invasivos, a candidíase oral é mais séria e pode anunciar infecção sistêmica. *(Rudolph:1080, 1088)*

8. (A) A ressuscitação do recém-nascido é um procedimento sistemático com uma progressão lógica de eventos que melhor assegura um prognóstico bem-sucedido. O ressecamento inicial não só é um estimulante para o neonato iniciar as respirações espontâneas como também, ainda mais importante, evita a perda de calor por evaporação. A perda de calor aumenta dramaticamente as exigências em oxigênio, tornando os passos da ressuscitação mais complicados. Quanto menor e mais doente o neonato, mais importante se torna este passo. *(Klaus:48)*

9. (B) A bilirrubina não-conjugada passa facilmente através da placenta, e este é o mecanismo principal para a eliminação da bilirrubina fetal. A degradação intestinal da bilirrubina em biliverdina é efetuada principalmente pela flora bacteriana intestinal, que obviamente não está presente *in utero*. Por isso, a incapacidade do feto para conjugar a bilirrubina é claramente vantajosa durante a vida intra-uterina. *(McMillan:197)*

10. (D) O desdobramento e o metabolismo de 1 g de hemoglobina fornece cerca de 34 mg de bilirrubina. Isto é importante, porque explica a razão pela qual é necessária muito pouca hemólise para o desenvolvimento de uma hiperbilirrubinemia em presença da perturbação da capacidade hepática para conjugar ou excretar a bilirrubina, como ocorre no recém-nascido (e especialmente no prematuro). [Nota: O número exato é irrelevante para o clínico e para a média dos leitores. Entretanto, os valores individuais listados como escolhas estão suficientemente divulgados, de modo que para responder à pergunta requer apenas o conhecimento de que, no recém-nascido, uma pequenina porção de hemoglobina percorre um longo caminho até chegar a hiperbilirrubinemia]. *(Hay:12)*

11. (A) A principal indicação para a transfusão intra-uterina é a eritroblastose fetal, geralmente resultado de incompatibilidade Rh. A transfusão é executada por injeção de sangue do doador (concentrado de eritrócitos) na cavidade abdominal do feto ou nos vasos do cordão umbilical sob guia ultra-sonográfica. Esta técnica razoavelmente segura, porém altamente especializada, é somente disponível nos centros obstétricos de altorisco. Quando um feto com eritroblastose manifesta grave hidropisia (essencialmente o resultado de insuficiência cardíaca congestiva) poderá ser demasiadamente tarde para a transfusão, e o parto é a única opção com probabilidade de salvar o neonato. Embora a esferocitose possa causar icterícia neonatal, nem a esferocitose nem a doença das células falciformes causam sérios problemas intra-uterinos. *(Arias:114; McMillan:203)*

12. (C) A tecnologia atual, incluindo o uso da monitoração ultra-sonográfica durante o procedimento, tornou a transfusão intra-uterina relativamente segura. A principal complicação é o início prematuro do parto. Têm sido descritos casos de reação enxerto-*versus*-hospedeiro, porém são raros. O teste do sangue do doador quanto a anticorpos do vírus da imunodeficiência humana (HIV) é rotina, e em geral evita a transmissão da AIDS. As reações de transfusão não têm sido relatadas como um problema. *(Clin Obstet Gynecol 18:1-23,1975; Br J Hosp Med 34:141, 1985)*

13. (C) A icterícia nuclear é um dano neurológico que é resultado direto dos efeitos tóxicos da bilirrubina sobre o sistema nervoso central. Uma vez que a bilirrubina não-conjugada cruza a barreira hemato-cefálica enquanto que a bilirrubina não-conjugada não o faz, o risco de icterícia nuclear é mais estreitamente relacionado com o nível sérico da bilirrubina não-conjugada. Os gânglios basais são particularmente suscetíveis ao dano por altos níveis de bilirrubina não-conjugada. *(McMillan:199-200)*

14. (D) Os neonatos estão em um estado de relativa expansão do líquido extravascular. Durante a primeira semana de vida, a urina diluída e a relativamente baixa ingestão de fluidos resulta em uma perda de 5-10% do seu peso ao nascer. Em um neonato a termo, esta diurese fisiológica que ocorre durante os primeiros três dias de vida geralmente representa 30-60 g de perda de peso por dia. *(Klaus:147-148)*

15. (C) O sangue tipo A é mais comum na população do que o tipo B. Na maioria dos casos de doença hemolítica isoimune ABO do recém-nascido, a mãe é do tipo O e o neonato é do tipo A. Os anticorpos anti-A produzidos pela mãe cruzam a placenta e causam hemólise dos eritrócitos fetais. E, lembre-se, a placenta remove eficazmente a bilirrubina do feto, e por isso tipicamente o recém-nascido não exibe icterícia. *(McMillan:361-362)*

16. (B) A complicação tardia mais comum na doença hemolítica isoimune ABO é uma anemia crônica de início tardio do recém-nascido e geralmente se apresenta como insuficiência cardíaca congestiva de alto débito. Os sintomas da ICC em neonatos são em geral a taquipnéia e a recusa alimentar. A hemoglobina poderá atingir seu nadir entre a sexta e a décima segunda semana de vida. A icterícia nuclear e os cálculos biliares são incomuns. A bilirrubinúria é de grau leve. *(Klaus:82:470)*

17. (B) No soro, a bilirrubina não-conjugada está firmemente ligada à albumina. A molécula não-conjugada da bilirrubina é lipossolúvel, e a que não está ligada à albumina entra rapidamente no cérebro. Este é o motivo pelo qual a icterícia nuclear em geral só ocorre quando os níveis séricos da bilirrubina conjugada excedem 20 mg/dl (o limite aproximado da ligação da albumina). Os fatores que se mostram associados a baixos níveis de albumina sérica (p. ex., prematuridade) e os fatores que impedem a ligação da bilirrubina à albumina (p. ex., a acidose), podem condicionar à icterícia nuclear mesmo com baixos níveis da albumina do soro. *(McMillan:198)*

18. (A) A prematuridade é o mais forte fator predisponente para a doença de deficiência de surfactante ou síndrome da angústia respiratória. Embora os neonatos de baixo peso estejam também em risco, este risco é mais relacionado com a idade gestacional. O diabete materno também predispõe um tanto os recém-nascidos à SAR pelo fato de causar um retardamento da liberação do surfactante em comparação com os neonatos da mesma idade gestacional. A intervenção cesariana predispõe mais a um estado conhecido como taquipnéia transitória do recém-nascido, relacionada com uma excessiva retenção de líquidos dentro dos pulmões. *(Rudolph:127-134)*

19. (D) Neonatos masculinos têm mortalidade mais elevada que os femininos, tanto a global quanto a corrigida pelo peso e pela idade gestacional. Os afro-americanos têm uma incidência mais alta de prematuros e de baixo peso ao nascer e por isso apresentam uma mortalidade neonatal mais elevada que os brancos. Entretanto, os neonatos afro-americanos de peso e idade gestacional comparáveis, têm mortalidade mais baixa do que os neonatos brancos. *(Rudolph:57-61)*

20. (E) O surfactante pulmonar é uma substância hidrófoba, composta na sua maior parte (65%) de fosfatidilcolina. A contribuição protéica total é de cerca de 10% e de 10% de lipídios neutros. Outros fosfolipídios respondem pela maioria do restante da estrutura do surfactante. As proteínas parecem ser importantes na organização estrutural lipídica e, em algum grau, na regulação da produção do surfactante. *(Klaus:253)*

21. (D) O coeficiente de mortalidade de recém-nascidos é mais alto do que o de qualquer outro período da infância, com uma média de 10/1.000 nativivos. Embora a mortalidade seja decrescente de acordo com o grau de maturidade e com o maior peso ao nascer, os que nascem depois de quarenta e duas semanas gestacionais têm mais alta taxa de mortalidade em comparação com suas contrapartidas nascidas a termo. Os recém-nascidos afro-americanos apresentam também uma mortalidade quase dupla dos neonatos brancos, na sua maior parte explicável pelas complicações do parto pré-termo. A melhora na assistência pré-natal e na nutrição pós-natal a partir de 1950 decresceu a mortalidade infantil em mais de 50%. *(Rudolph:57-61; Klaus:597)*

22. (B) O surfactante pulmonar é produzido em uma série complexa de fases estruturais envolvendo o retículo endoplasmático e o aparelho de Golgi das células alveolares tipo II do pulmão. É acumulado dentro dessas células em estruturas conhecidas como corpos laminulares. A produção de surfactante só é suficiente para evitar a síndrome da angústia respiratória depois de 30-32 semanas. *(Fanaroff:981-982)*

23. (C) O peso de um neonato que cresceu normal durante trinta semanas de vida intra-uterina é de 1.300-1.700 g. O aumento de peso intra-uterino é quase linear da trigésima à trigésima oitava semanas na proporção de cerca de 200 g por semana. *(Klaus: 172-174, 588)*

24. (B) O diabete melito materno durante a cardiogênese resulta em um aumento aproximadamente triplo da incidência de anomalias estruturais do coração. No final da gestação, o mau controle da glicose predispõe também à hipertrofia septal ventricular que pode induzir uma obstrução do efluxo aórtico. O diabete materno predispõe também o feto à anormalidades do SNC e da parte inferior da coluna vertebral. *(Fanaroff:282; Rudolph:126)*

25. (D) O sangue que retorna do feto via veia umbilical passa através do canal venoso e entra no átrio direito. Este sangue, com saturação de oxigênio mais alta do que o que retorna via veia cava superior, cruza o forame oval para dentro do átrio esquerdo e é bombeado para a aorta pelo ventrículo esquerdo. Depois do nascimento, o fluxo venoso umbilical cessa, resultando em decréscimo da pressão atrial direita. Simultaneamente, a pressão atrial esquerda aumenta como resultado do aumento do fluxo vascular pulmonar e portanto maior fluxo para o lado esquerdo do coração. Esses eventos resultam em uma cessação fisiológica do fluxo através do forame oval. *(Klaus:396; Rudolph:1751)*

26. (A) O eritema tóxico é um estado sem gravidade, observado em 30-70% dos neonatos a termo normais. É muito menos comum entre prematuros. As lesões cutâneas se manifestam dentro dos três primeiros dias de vida e não são acompanhadas de quaisquer sintomas ou sinais. Os neonatos passam apiréticos e o número de leucócitos periféricos é normal. A erupção se apresenta sob um entre três tipos de lesões da pele incluindo máculas eritematosas, pápulas e vesiculopústulas sobre uma base eritematosa. *(Rudolph:1169)*

27. (B) A relação lecitina-esfingomielina dos espécimes de líquido amniótico reflete a composição do fluido do pulmão fetal que é efluxo dos pulmões para dentro do saco amniótico. É um útil indicador da maturidade pulmonar e do risco de desenvolvimento da síndrome da angústia respiratória ou doença da membrana hialina. *(Rudolph:131)*

28. (E) Alguns lactentes com a forma grave da síndrome da angústia respiratória e que precisam de terapia com respiradores de pressão positiva e alta concentração de oxigênio desenvolvem alterações pulmonares crônicas sob a forma de displasia broncopulmonar (DBP). *(Rudolph:1964)*

29. (E) A terapia de reposição do surfactante é feita diretamente nos pulmões via tubo endotraqueal. Múltiplos estudos documentaram a melhora da sobrevivência de neonatos com a síndrome da angústia respiratória que receberam a reposição de surfactante depois do nascimento. As complicações comuns incluem hipoxemia transitória por oclusão do tubo endotraqueal e síndrome do escapamento de gás por uma rápida melhora não detectada da complacência pulmonar. *(Rudolph:134)*

30. (C) Os sinais radiográficos característicos em neonatos com a síndrome da angústia respiratória são um tipo reticulogranular paterno difuso e broncogramas aéreos. Presume-se que essas alterações representem atelectasia alveolar difusa. As densidades lobares são infreqüentes e o volume pulmonar está comumente diminuído em vez de aumentado. Pode ocorrer pneumotórax, mas geralmente como complicação do tratamento e não como um aspecto da própria doença. *(Rudolph:130)*

31. (D) A finalidade da pressão positiva contínua das vias aéreas é a de evitar o seu colapso, aumentar a sua pressão média sua, e desta forma melhorar a oxigenação. Esta terapia geralmente não melhora a PCO_2 arterial nem o débito cardíaco; na realidade, esses parâmetros podem piorar. O pneumotórax é uma das complicações do tratamento por pressão positiva contínua das vias aéreas. Não há evidência de que a pressão positiva contínua das vias aéreas evite a infecção. Por outra parte, a tecnologia invasiva (p. ex., o tubo endotraqueal) que muitas vezes é necessário pode predispor à infecção. *(Rudolph:208)*

32. (E) O principal perigo da hiperoxemia é a retinopatia da prematuridade (RDP) e é a razão pela qual a oxigenação arterial deve ser estritamente

monitorada no neonato prematuro. É claro que o oxigênio por si só não é o único fator predisponente. Acidose, apnéia da prematuridade e alterações da perfusão cerebral parecem exercer papel em alguns neonatos. Entretanto, os neonatos prematuros parecem ser peculiarmente sensíveis ao dano da retina pelo oxigênio. *(Klaus:248-249)*

33. **(B)** Nos pulmões de neonatos e de animais experimentais com a síndrome da angústia respiratória foi demonstrado um decréscimo de produção de surfactante pulmonar pelas células alveolares. A função biológica do surfactante é a de reduzir a tensão superficial de revestimento alveolar e desse modo estabilizar os alvéolos. A ausência do surfactante induz ao colapso alveolar (atelectasia), que por seu turno causa as alterações fisiopatológicas, clínicas e radiográficas características deste distúrbio. *(Rudolph:130)*

34. **(B)** Entre os distúrbios hemorrágicos em um neonato a termo masculino de aparência normal, a hemofilia A (deficiência do fator VIII) é cinco vezes mais comum do que a deficiência do fator IX. A CID é improvável em um neonato de aspecto sadio. O fator von Willebrand mostra-se sempre elevado logo após o nascimento, tornando incomum os sintomas no recém-nascido. [*Nota*: Antes de qualquer circuncisão, é imperativo apurar a história familiar de problemas hemorrágicos. Uma vez que a hemorragia tenha começado depois de uma recente circuncisão em um paciente com deficiência do fator VIII, é muito difícil controlar]. *(Rudolph:1570-1572)*

35. **(D)** Os erros inatos do metabolismo que em geral produzem cataratas em recém-nascidos são distúrbios envolvendo o metabolismo dos carboidratos (p. ex., galactosemia) e distúrbios de acúmulo lisossômico (como a gangliosidose-G_{M1}). Têm sido também descritas cataratas em alguns casos de defeitos peroxissômicos, tais como adrenoleucodistrofia. *(Rudolph:2389)*

36. **(B)** Manchas mongólicas (melanose dérmica) ocorrem mais comumente nas nádegas ou no dorso e estão presentes em 50-70% dos recém-nascidos afro-americanos. São lesões benignas, mas podem ser confundidas com contusões na infância mais tardia. Por isto, sua presença e localização devem ser documentadas. São produzidas pela persistência de melanócitos migrantes na derme inferior e por isso mais freqüentes nas populações com pigmentação cutânea mais escura. *(Rudolph:1192)*

37. **(B)** A rápida e completa resolução da cianose fala fortemente contra a presença de cardiopatia cianótica. A causa mais comum de dispnéia e cianose no recém-nascido é a doença pulmonar. A metemoglobinemia não deve ceder pela administração de oxigênio. *(Klaus:82, 416)*

38. **(E)** A síndrome de Beckwith-Wiedemann consiste de defeitos da parede abdominal (especialmente onfalocele), macroglossia e macrossomia. Seu reconhecimento é essencial no período imediato de recém-nascido, porque também comporta hiperinsulinemia. Esta produz hipoglicemia grave que pode induzir lesão cerebral. É um distúrbio herdado de modo autossômico-dominante. Portanto, os pais devem ter grande tamanho e, muitas vezes, têm superpeso. Este distúrbio deve ser considerado em todos os neonatos macrossômicos e em quaisquer neonatos com defeitos da parede abdominal, mesmo uma simples hérnia umbilical. Esses pacientes apresentam uma alarmante incidência de tumores abdominais durante a infância. *(Rudolph:1399, 1614)*

39. **(C)** A combinação de microcefalia, calcificações cerebrais e cegueira é típica do dano causado aos tecidos nervosos pelo citomegalovírus ou pela toxoplasmose. Uma hemorragia subdural resultaria em aumento da cabeça. A agenesia cerebral não é acompanhada de calcificações, e a eritroblastose não poderia explicar nenhum dos sinais listados. A microcefalia primária não é acompanhada de calcificações cerebrais nem de cegueira. *(Hay:52:1120-1123)*

40. **(A)** Os sinais descritos são típicos do "sapinho" (infecção oral pela *Candida albicans*) que é comum em pequenos lactentes. Embora os patógenos *E. coli, Listeria monocytogenes* e os *Streptococcus* do grupo B sejam importantes no período neonatal, tipicamente não são acompanhados de infecção faríngea nem de exsudato oral. O *Streptococcus* do grupo A é um causador comum de tonsilite exsudativa na

criança de mais idade, porém é um patógeno extremamente raro no neonato. Adicionalmente, o exsudato notado na infecção estreptocócica do grupo A deverá estar localizado na área das tonsilas e não na mucosa bucal. *(Hay:1241-1243)*

41. (A) Placas hipopigmentadas observadas no período de recém-nascido podem ser sinal de esclerose tuberosa ou de neurofibromatose e deverão suscitar grande suspeita quando notadas no corpo de um lactente com história familiar de convulsões. A neurofibromatose tem mais probabilidade de apresentar manchas café-com-leite, e também se desenvolvem no decorrer do tempo. Placas de cor salmão e melanose pustular são variantes normais. A alteração de cor arlequim, embora nítida, é tipicamente inócua. *(Hay:404, 756)*

42. (A) O crânio da criança cresce em ângulos retos em relação à várias suturas, principalmente às sagital, à coronária, à lambdóide e à temporal. O fechamento prematuro isolado (craniossinostose) da sutura sagital resulta em um formato longo e estreito do crânio (escafocefalia), com uma circunferência total um pouco maior do que a normal. Com a fusão precoce de uma única sutura, geralmente não há sinais de aumento da pressão intracraniana, e o problema é simplesmente cosmético. Entretanto, a craniossinostose de múltiplas suturas é muitas vezes associada à hipertensão intracraniana. *(Rudolph:11-12)*

43. (E) A melanose pustular transitória é uma variante normal comum, caracterizada por vesículas que deixam lesões ovais hiperpigmentadas de 3-4 mm, geralmente muitas, na face e na cabeça. São um pouco mais comuns em lactentes com maiores quantidades de pigmento cutâneo. *(Hay:5, 403)*

44. (D) O defeito mais comum do esôfago é a atresia do segmento proximal com uma fístula entre o segmento distal e a traquéia. Este tipo de atresia esofágica responde por 80-90% de todos os casos. A significação clinica desta configuração é a de que as tentativas para alimentar a criança poderão resultar em regurgitação e que, mesmo antes da alimentação, poderá ocorrer aspiração das secreções gástricas através da fístula distal. É importante diagnosticar esta anomalia o mais rápido possível para evitar o desenvolvimento de pneumonia por aspiração. *(Rudolph:1386)*

45. (B) Tanto o cefaloematoma quanto a cabeça são decorrentes de partos prolongados e difíceis, e em ambos o exame neurológico resulta normal, a menos que tenha havido concomitantemente trauma intracraniano. Entretanto, a cabeça é um edema difuso e mal demarcado do couro cabeludo, enquanto que o cefaloematoma é uma coleção subperióstea de sangue. Portanto, o cefaloematoma é nitidamente demarcado e limitado a um único osso. Os cefaloematomas podem ser bilaterais, porém cada um é separado e nitidamente demarcado. [*Nota*: O estudante poderá querer argumentar que a resposta (B) é incorreta, pelo fato de que os cefaloematomas podem ser bilaterais e por isso não ficarem limitados à área sobre o osso. Entretanto, cada tumefação é limitada à área sobre um osso. Uma vez que todas as outras escolhas são incorretas, (B) é a melhor escolha]. *(Rudolph:186-187)*

46. (B) Existe uma clara associação entre o avanço de idade materna e os distúrbios de não-disjunção cromossômica. A incidência de anormalidades cromossômicas em filhos de mulheres aumenta de aproximadamente 1/400 na idade de 25 até mais de 1/100 na idade 40. Embora o risco seja substancialmente aumentado com o avançar da idade materna, a maioria dos lactentes com erros de número de cromossomos nasce de mulheres com menos de 35. Obviamente, isto é decorrente da grande proporção de todos os nascimentos que ocorrem de mulheres com menos de 35. *(Rudolph:733)*

47. (C) Enquanto que é bem conhecida a associação entre a idade materna e os problemas cromossômicos, um fenômeno menos discutido é o de uma clara relação entre os distúrbios autossômico-dominantes e a idade paterna no momento da concepção. A influência da idade paterna em distúrbios, como a acondroplasia e a síndrome de Marfan, por exemplo, é substancialmente mais elevada do que na população em geral. É admitido que o responsável por esse fenômeno seja um acúmulo de erros de duplicação do DNA. *(Fanaroff:81)*

48. (C) Os neonatos a termo geralmente mantêm seus níveis de glicose sanguínea acima de 30 mg/dl, e o nível de 20 mg/dl parece ser o mais baixo comumente encontrado em prematuros e em neonatos de baixo peso. Entretanto, é admitido que esses níveis, embora freqüentes, não são fisiológicos e podem causar sintomas. Foi sugerido que o nível de 40 mg/dl seja considerado o limite mais baixo do normal para todos os recém-nascidos. *(Klaus:304)*

49. (A) O pé torto é uma anomalia comum e geralmente isolada. Quando associado a outro distúrbio, o mais comumente envolvido é o sistema nervoso central. O defeito poderá resultar de anormalidades cerebrais primárias, de intoxicação pelo uso de drogas maternas, ou de espinha bífida induzindo a um decréscimo dos movimentos. São também comuns os distúrbios genitourinários resultando em baixos volumes de líquido amniótico e anormalidade de pé torto. *(Rudolph:2425)*

50. (E) Os aspectos mais consistentes da síndrome de Pierre Robin são a micrognatia, a glossoptose e a fenda palatina. O distúrbio embriológico subjacente é o mau desenvolvimento da mandíbula, causando desvio da língua para cima e bloqueando a fusão das margens palatinas na linha média. O deslocamento posterior da língua poderá causar significante obstrução das vias aéreas, que é o problema mais urgente encontrado nesses lactentes. Apesar de que em muitos desses lactentes ocorra um substancial crescimento espontâneo da mandíbula, muitas vezes é necessária uma traqueostomia temporária. Nos casos menos graves, a posição prona pode também ajudar. *(McMillan:393)*

51. (B) A chamada piridoxino-dependência é um grupo de raros erros inatos do metabolismo que causam convulsões neonatais severas responsivas a doses farmacológicas (em oposição a doses fisiológicas) de piridoxina. Embora o distúrbio seja extremamente raro, deu origem à prática de algumas vezes se administrar empiricamente uma dose intravenosa de piridoxina a neonatos com inexplicáveis e, de outro modo, incontroláveis convulsões. *(Fanaroff:896-897)*

52. (E) Nos cromossomos, os genes seguem tipos mendelianos de herança. Entretanto, nas mitocôndrias é também encontrado DNA. As mitocôndrias funcionais de um recém-nascido são adquiridas do citoplasma do oócito, e por isso nesses distúrbios é observada uma linha materna de herança. Como pode ser previsto, neste grupo de doenças predominam os distúrbios do metabolismo energético. Os mais comuns são os distúrbios hereditários de debilidade dos músculos oculares, cardiomiopatia hipertrófica e algumas perturbações do SNC. *(Rudolph:598)*

53. (E) A maioria dos neonatos que manifesta bradicardia fetal no momento do parto não está severamente asfixiada ao nascer e no final tem um bom prognóstico neurológico. Por outra parte, a maioria dos neonatos que deixa de respirar inicialmente ou que está cianótico ao nascer e tem baixo escore Apgar de 1-min, recupera prontamente e passa bem neurologicamente. Embora um baixo escore Apgar de 5-min geralmente indique problemas de oxigênio mais prolongados e se correlacione um tanto melhor com o prognóstico do que o escore de 1-min, a maioria desses neonatos poderá também vir a ser normal. Ao contrário, uma população substancial de neonatos com baixos escores de Apgar e convulsões nas primeiras trinta e seis horas de vida, poderá mostrar anormalidades neurológicas no acompanhamento a longo termo. *(Rudolph:2270)*

54. (C) As lesões descritas são típicas da acne neonatal (acne *neonatorum*), uma erupção cutânea que ocorre durante as primeiras semanas de vida, provavelmente secundária à passagem transplacentar de hormônios maternos. O adenoma sebáceo, uma das várias manifestações cutâneas da esclerose tuberosa, tipicamente não se manifesta no período neonatal. Neste paciente, a distribuição da erupção e a presença de comedões não são típicas da sífilis congênita, do impetigo, nem da pustulose. *(McMillan:684, 714-715)*

55. (D) A alfa-fetoproteína do soro materno (MSAFP) apoia-se na difusão das proteínas fetais do líquido amniótico para dentro da circulação materna para identificar defeitos abertos no tubo neural. A excessiva penetração das proteínas fetais para o interior do líquido amniótico eleva também o nível dessas proteínas no soro materno. A amniocentese poderá esclarecer ainda mais os resultados anormais. Níveis

elevados de MSAFP têm mostrado relação com erros de não-disjunção cromossômica e são usados para a sintonia fina das avaliações desses distúrbios. *(Klaus:11-12, 21, 38)*

56. (B) Embora todos esses distúrbios listados possam causar distensão gástrica e vômitos, a atresia duodenal por si só é responsável por aproximadamente 50% das obstruções duodenais congênitas. Trinta por cento dos lactentes com atresia duodenal têm a síndrome de Down. *(McMillan:312)*

57. (C) A enterocolite necrosante (ECN) ocorre, em especial, freqüentemente entre neonatos de baixo peso que apresentaram repetidos episódios de hipoxia ou de má perfusão. Os sinais comuns da ECN são distensão abdominal, fezes sanguinolentas, vômitos, hipotermia e letargia. A invaginação é rara no período neonatal. O vólvulo e a aganglionose não estão relacionados com o baixo peso ao nascer nem com a hipoxia e, em geral, são associados a uma falta de eliminação das fezes. A infecção por *Shigella* é muito incomum em berçários. *(McMillan:325-332)*

58. (B) A maioria dos hemangiomas capilares ou cavernosos é de tamanho pequeno ou mesmo invisível ao nascer. Durante as primeiras semanas ou meses de vida, começa a crescer e pode ficar muito grande antes que finalmente comece a regredir depois de alguns anos. A regressão espontânea, em geral (porém não invariavelmente) é completa ou quase. O reconhecimento da história natural desta lesão permite a tranqüilização dos pais e a evitar terapia desnecessária. Os melhores resultados cosméticos são alcançados pela regressão natural. A intervenção ativa (cirurgia ou terapia *laser)* só deve ser aconselhada quando alguma complicação, tal como aprisionamento de plaquetas (síndrome de Kassabach-Merritt), erosão do tecido ou perturbação da visão, constitua um problema. *(Rudolph:1205)*

59. (B) A síndrome da pele escaldada (necrólise epidérmica tóxica) é causada por uma toxina circulante liberada por certas cepas de *Staphylococcus aureus*. Freqüentemente os estafilococos não estão proliferando nas áreas envolvidas da pele, porém devem ter infectado ou colonizado a faringe ou o umbigo. A doença é mais freqüente em pequenos lactentes, porém não é restringida a neonatos. Os lactentes com a síndrome da pele escaldada não têm anormalidade imunológica discernível. O exantema da síndrome da pele escaldada pode ser ocasionalmente confundido com o da doença de Leiners, que é caracterizado por uma dermatite seborréica mais crônica. Os pacientes com a doença de Leiners têm um defeito no quinto componente do complemento. *(Rudolph:86)*

60. (B) As lesões do eritema tóxico (máculas e pápulas eritematosas), caracteristicamente são carregadas de eosinófilos. A causa deste distúrbio transitório de recém-nascidos a termo é desconhecida, e as lesões curam espontaneamente dentro de alguns dias. As culturas das lesões mostram-se estéreis. É importante não confundir este estado totalmente benigno com a erupção de graves doenças, tais como a pustulose estafilocócica ou uma infecção viral disseminada. *(Rudolph:86)*

61. (B) Os lactentes de mães hiperparatiroidianas freqüentemente manifestam hipoparatireoidismo transitório, resultando em hipocalcemia e tetania. O mecanismo, presumivelmente, é a supressão das glândulas paratireóides fetais pela excessiva passagem transplacentar de hormônio paratireóide materno. Ocasionalmente, o estado hormonal materno poderá não ser diagnosticado, e a hipocalcemia não explicável de outro modo em um neonato poderá induzir ao diagnóstico do hiperparatireoidismo da mãe. *(Klaus:313-314)*

62. (B) A tirosinemia hereditária é uma aminoacidopatia que resulta em disfunção hepatocelular progressiva por formação de metabólitos tóxicos (especificamente, fumaril acetoacetato). A disfunção hepática apresenta-se freqüentemente sob a forma de hiperbilirrubinemia conjugada, também conhecida como hiperbilirrubinemia direta. Os outros problemas listados causam hiperbilirrubinemia indireta (ou não-conjugada). *(McMillan:198-201)*

63. (C) Uma genitália ambígua em associação com hiperplasia adrenal congênita geralmente indica um pseudo-hermafrodita feminino, uma vez que a maioria dos defeitos resulta em masculinização do feto. Entretan-

to, o paciente descrito é geneticamente um XY masculino. O raro defeito da 3-β-hidroxisteróide desidrogenase resulta na incapacidade de sintetizar andrógeno testicular e, portanto, falta de masculinização normal do feto masculino, como neste paciente. Embora o defeito de 17-hidroxilase possa também causar feminilização, não está associado à perda de sal. [*Nota:* Para responder corretamente a esta questão, o leitor deverá primeiro notar que o paciente é XY e então raciocinar que, por isso, a genitália ambígua deverá resultar de feminilização e não de masculinização]. *(Fanaroff:1453-1454)*

64. (B) Neonatos de mulheres com doença de Graves ativa e não tratada podem ser hipertiróideos, presumivelmente em resultado da passagem transplacentar do estimulador tiroidiano de ação prolongada (LATS) ou de uma substância semelhante. Se a mãe estiver recebendo medicação antitireóide, esta também cruza a placenta, e o neonato poderá se mostrar eutireóide ou mesmo hipotiróideo. Além disso, porque as vidas plasmáticas desses agentes são muito mais curtas do que a do LATS, a tirotoxicose poderá começar depois de uma semana ou mais de vida. Os iodetos administrados à mãe durante a gravidez podem cruzar a placenta e bloquear a função da tireóide fetal. Esses neonatos em geral apresentam grandes bócios, porém são eutireóidos ou hipotireóidos em vez de hipertiróideos. *(Rudolph:2076)*

65. (B) Como a via mais comum para contrair o microrganismo é a inoculação no momento do parto, segue-se que a parte que se apresenta primeiro, ou seja, a cabeça, é o sítio mais comum das lesões iniciais. Isto é particularmente verdade quando o couro cabeludo sofre ruptura pelas derivações do monitor fetal. *(McMillan:434)*

66. (B) Depois do parto, o neonato recebe um corte da sua suplência contínua de cálcio e fica exposto a uma queda precipitada do cálcio sérico durante os dois primeiros dias. Em circunstâncias normais, esta queda estimula o PTH, promovendo um retorno gradual aos níveis mais elevados do cálcio. Nos filhos de mulheres diabéticas, esta secreção do PTH é inibida. Por este motivo, nesses neonatos a hipocalcemia é um problema comum. *(Klaus:310)*

67. (E) Mais de 95% dos neonatos a termo devem eliminar suas primeiras fezes meconiais na idade de vinte e quatro horas e 99,8% dentro das quarenta e oito horas. Em um neonato a termo, a falta de eliminação do mecônio dentro de 24-48 horas deverá sugerir problemas, tais como obstrução intestinal, doença de Hirschsprung, ou hipotireoidismo. Ao contrário, cerca de 20% dos neonatos com menos de 1.500 g podem deixar de eliminar o mecônio durante as primeiras 48 horas de vida. *(Pediatrics 60:457-459, 1977)*

68. (E) A descrição e a localização das lesões (*abaixo das marcas do fórcipe*) são típicas da necrose adiposa subcutânea, que pode seguir-se a um trauma (fórcipe) ou a uma exposição ao frio. A celulite bucal causada pelo *H. influenzae* freqüentemente tem uma cor violácea, porém é muito rara no período de recém-nascido. *(Rudolph:185)*

69. (D) Se o hipotireoidismo não for detectado pelos testes de triagem neonatais, geralmente torna-se aparente depois de várias semanas. Os neonatos geralmente estão edemaciados, têm grande fontanela anterior e história de icterícia prolongada. *(Rudolph:2068-2070)*

70. (A) Os prematuros nascem com uma massa de hemoglobina total menor do que o neonato a termo. Uma vez que, ao nascer, as maiores reservas de ferro estão contidas na hemoglobina circulante, o prematuro começa a vida com uma séria desvantagem em relação às reservas de ferro. Nos casos de hemólise (como na incompatibilidade ABO), o ferro liberado não é perdido pelo organismo, de modo que o risco de deficiência de ferro não é maior. O mesmo é verdade quanto à hiperbilirrubinemia fisiológica. *(Rudolph:198, 1525)*

71. (D) A hemoglobina fetal liga-se fracamente ao 2,3-DPG. Pelo fato de que a ligação ao 2,3-DPG diminui a afinidade da hemoglobina pelo oxigênio e a hemoglobina fetal, não ligada ao 2,3-DPG, tem maior afinidade pelo oxigênio. Pré-natalmente, este fato age a favor da vantagem do feto na obtenção de oxigênio do sangue materno (através da placenta), porém pós-natalmente passa a ser uma desvanta-

gem para o lactente na liberação de oxigênio ao nível dos tecidos. *(Fanaroff:1186-1187)*

72. (C) A massa mostrada é um exemplo típico de encefalocele. Essas lesões, que consistem em herniamentos das meninges, com o sem tecido cerebral, através de um defeito do crânio, ocorrem mais comumente na região occipital. A massa é demasiado grande para ser um abscesso. A entidade "hidrocefalia posterior" não existe. As hidroceles são limitadas ao escroto. A diastematomielia é um defeito da medula espinhal que induz sinais neurológicos, porém não é associada a uma massa externa. *(Rudolph:88, 2179)*

73. (C) A radiografia revela ausência do rádio e sugere a síndrome da trombocitopenia ausência dos rádios (TAR). Neste distúrbio, a trombocitopenia e o sangramento ocorrem precocemente. Na síndrome de Fanconi (ausência de rádios e pancitopenia), as anormalidades hematológicas geralmente manifestam-se depois do primeiro ou segundo ano de vida e não imediatamente no período de recém-nascido. *(Rudolph:737)*

74. (A) A icterícia fisiológica resulta de um aumento da bilirrubina não-conjugada. Embora existam muitos fatores contribuintes para a icterícia fisiológica, o mais importante é a imaturidade hepática, que é mais acentuada nos neonatos prematuros do que nos a termo. A icterícia fisiológica não se manifesta nas primeiras 24 horas de vida. Não é acompanhada de hemólise e, por isso, não é associada à anemia nem à reticulocitose. É um problema comum em neonatos de todas as raças. *(Rudolph:168-169)*

75. (D) Os neonatos de mães diabéticas apresentam uma variedade de problemas. O mais comum é a hipoglicemia, resultante de hiperinsulinismo. Este geralmente pode ser evitado pela administração precoce e repetida de alimentos, porém é exigida uma estrita monitoração. A esta hiperglicemia pré-natal é atribuída uma variedade de defeitos congênitos, incluindo a agenesia sacral. Entre os neonatos de mães diabéticas é comum o grande peso de nascimento, que predispõe o nascituro a trauma do parto e asfixia. *(Hay:17-18)*

76. (E) O glaucoma infantil apresenta-se tipicamente em lactentes com menos de seis meses de idade, e requer tratamento cirúrgico. Os sinais e sintomas incluem aumento e obscurecimento da córnea, lacrimejamento, blefaroespasmo e fotofobia. É associado a muitas outras condições, incluindo síndrome de Marfan, neurofibromatose 1 e rubéola congênita. O sinal da pupila branca é sugestivo de catarata congênita. *(McMillan:674)*

77. (D) Taquipnéia, retrações, cianose e gemidos, são sinais comuns na síndrome da angústia respiratória neonatal. O gemido não é uma característica da SAR. Os sinais clínicos relacionam-se à patogenia da doença, que primariamente é a atelectasia. *(Rudolph:128-131)*

78. (B) EFM pode ser útil na avaliação do estado de oxigenação do feto *in utero*. A freqüência cardíaca fetal é em geral acima de 100/minuto, com uma considerável variação de batimento-a-batimento. Uma freqüência inferior a 100/minuto é incomum e preocupante. Uma freqüência cardíaca fixa ou um decréscimo da variabilidade de batimento-a-batimento indica hipoxia fetal (sofrimento fetal). As acelerações da freqüência são normais e em geral não preocupam. As desacelerações poderão não ter nenhuma conseqüência ou ser nocivas, na dependência da sua relação temporal com as contrações uterinas. As desacelerações precoces são em geral benignas, enquanto que as tardias ou as variáveis podem indicar sofrimento fetal. *(Rudolph:70-71, 75)*

79. (C) Os neonatos com um pneumotórax de tensão são tipicamente taquipnéicos, sendo a apnéia um sinal incomum. Cianose e bradicardia são sinais comuns. Pode se desenvolver hipotensão por seqüestração de sangue na vasculatura do pulmão colapsado, em combinação com a pressão nos grandes vasos venosos maleáveis. O rápido diagnóstico e tratamento permitem ótimos resultados. *(Rudolph:148-150)*

80. (D) Uma vez que o neonato em questão tinha mais de 38 semanas gestacionais, não é prematuro. Entretanto, tem baixo peso de nascimento (< 2.500 g), e é pequeno para a idade gestacional. Isto pode ser confirmado pelo uso dos gráficos comuns do crescimento intra-uterino. [*Nota*: As respostas (C) e (D) são corretas, porém a resposta (D) é a MELHOR.] *(Hay:1-5)*

81. (D) Hemorragia subdural sobre o córtex cerebral é incomum em prematuros, que, devido ao seu pequeno tamanho, têm menos probabilidade do que os neonatos a termo de sofrer trauma ou afundamento do crânio durante o processo do parto. Hemorragias intraventriculares ocorrem principalmente em neonatos prematuros. A doença hemorrágica do recém-nascido pode incidir em neonatos prematuros ou a termo quando não recebem a profilaxia pela vitamina K, porém não é mais comum em neonatos a termo. Tanto a infecção congênita quanto a sépsis neonatal são mais comuns em prematuros do que em neonatos a termo. *(Hay:57)*

82. (D) O íleo meconial resulta de tamponamento por mecônio espessado (consistência de massa de vidraceiro) dentro do íleo terminal. Os marcos da apresentação clínica são a distensão abdominal progressiva e os vômitos biliosos. Quase todos os neonatos que apresentam íleo meconial têm fibrose cística. Entre os neonatos com fibrose cística, 10% apresentaram íleo meconial. Embora este paciente tenha uma história familiar de fibrose cística, em apenas 10% dos casos de FC recém-diagnosticados a história familiar é positiva. *(Rudolph:203-204)*

83. (B) Nem a CID nem a eritropoiese dérmica é manifestação reconhecida de sífilis congênita. Esta infecção exibe uma variedade de manifestações cutâneas altamente características, incluindo lesões bolhosas nas palmas e nas solas e um exantema maculopapular cor-de-cobre, difuso, mais intenso na face, nas palmas e nas solas. Poderá ocorrer pneumonia e hepatite, porém são também observadas em muitas outras infecções neonatais. *(Rudolph:1004-1005)*

84. (A) Característica do hipotireoidismo é a disgênese epifisária, com centros de ossificação irregulares ou pontilhados (embora também observados em alguns outros estados). No hipotireoidismo, o desenvolvimento dos centros de ossificação é retardado, porém, uma vez que o centro de ossificação do ganchoso não aparece senão aos quatro meses, o exame radiológico dos punhos não tem valor no período de recém-nascido. A demonstração radiográfica da ausência da epífise distal do fêmur (normalmente evidente aos 34-36 meses de gestação) em um neonato a termo poderá ser sugestiva de hipotireoidismo. Embora possa ser observada cardiomegalia causada por mixedema do coração, existem tantas outras causas muito mais comuns de cardiomegalia no recém-nascido que um aumento isolado do coração não poderá ser sugestivo de hipotireoidismo. *(Rudolph:2021; Fanaroff:1408)*

85. (E) A síndrome do coração hipoplásico esquerdo manifesta-se tipicamente dentro das primeiras semanas de vida com taquipnéia, letargia e dificuldade alimentar. O estado geral do neonato agrava-se dramaticamente com o fechamento do PDA. As outras escolhas representam cardiopatias congênitas cianóticas. Este paciente não apresenta cianose. *(Tobias:155-161)*

86. (D) As lesões iniciais da incontinência pigmentar são bolhas inflamatórias que finalmente evoluem para lesões pigmentadas. A maioria dos pacientes afetados é do sexo feminino. Retardamento mental e convulsões são comuns. A doença envolve também o coração, os olhos e o sistema esquelético. *(Rudolph:1186)*

87. (A) O âmnio nodoso sugere oligoidrâmnio que, em conjunto com a "face Potter" descrita é característico da agenesia renal bilateral. A atresia esofágica é muitas vezes associada a poliidrâmnio, não a oligoidrâmnio. Nenhuma das características deste caso é sugestiva de cardiopatia congênita nem de infecção. *(Rudolph:1704)*

88. (B) Os gatos são os hospedeiros definitivos para o *Toxoplasma gondii*, um parasita intracelular que pode ser transmitido da mãe para o feto através da placenta (transmissão transplacentar). Tipicamente, é o resultado de uma infecção primária da mãe. Os fetos mais severamente infectados contraem a infecção durante o primeiro trimestre da gravidez. [*Nota*: O quadro dos sinais clínicos das infecções congênitas que é encontrado no McMillan na pág. 430 é digno de ser consultado!] *(McMillan:430, 444-446)*

89. (B) Em um neonato pós-termo há grande probabilidade de ocorrer a síndrome da aspiração do mecônio (SAM) do que outros diagnósticos. Isto é talvez devido à insuficiência placentar induzindo a passagem do mecônio. SAM é distintamente incomum

no neonato prematuro, mesmo quando severamente estressado *in utero.* *(Hay:19)*

90. (E) A hipoplasia pulmonar é mais freqüentemente causada por severo oligoidrâmnio. As causas comuns do oligoidrâmnio são a agenesia renal (síndrome de Potter) e a ruptura precoce das membranas. *(Hay:697, 1029)*

91. (B) A hiperexpansão é uma característica da síndrome da aspiração meconial e predispõe esses neonatos a pneumotórax. Os outros são principalmente caracterizados por subexpansão. *(Hay:17-18)*

92. (C) O distúrbio que no recém-nascido é em geral autolimitado é a taquipnéia transitória (sugerido pelo seu nome) que se manifesta sob a forma de dificuldade respiratória leve ou moderada. Seu mecanismo etiológico é admitido como sendo um retardamento da reabsorção do fluido do pulmão fetal. *(Hay:18-19)*

93. (C) A complicação que ocorre mais freqüentemente depois de parto cesário, particularmente nos executados antes do início do trabalho, é a taquipnéia transitória. Os sintomas podem se superpor aos de uma pneumonia e induzir a um significante número de admissões à UTI. *(Rudolph:179-181)*

94. (E) O sangue seqüestrado em cada uma dessas cavidades poderá causar uma hiperbilirrubinemia indireta aguda exigindo fototerapia. *(Rudolph: 186-187)*

95. (D) As hemorragias subgaleais ligadas ao parto são muito menos comuns do que a cabeça sucedânea e o cefaloematoma. Entretanto, têm o potencial de reter o maior volume de sangue e subtrair sangue suficiente do volume circulante para causar sintomas de hipovolemia. Um neonato de 3 kg tem um volume de sangue circulante de 250-300 ml. Um hematoma subgaleal que determine um aumento de 1 cm na circunferência cefálica de um neonato poderá reter aproximadamente 38 ml de sangue. Isto poderá representar uma perda de 10% do volume circulante do neonato e induzir sintomas agudos. Os neonatos sintomáticos requerem administração fluida e ocasionalmente transfusão. (*Rudolph:*187)

96. (E) O sangue seqüestrado em um cefaloematoma, em um hematoma subgaleal ou em uma cabeça não deve receber intervenção. A drenagem aberta promove o início de infecção. Na vasta maioria dos casos a pressão nas lesões poderá proporcionar um efeito de tamponamento. *(Rudolph:186-187)*

97. (B) A cabeça sucedânea geralmente cessa nas primeiras quarenta e oito horas de vida. Um cefaloematoma raramente se reabsorve antes de duas semanas e muitas vezes ainda é notado meses depois sob a forma de massas calcificadas. *(Rudolph:*187)

98. (A) Uma complicação comum dos cefaloematomas é a fratura subjacente do crânio. Entretanto, o exame radiográfico dessas lesões como prática regular é debatido, pois a intervenção cirúrgica regular para as fraturas levemente deprimidas não tem se comprovado eficaz. *(Rudolph:187)*

99. (B) Trissomia 18 (síndrome de Edwards) é caracterizada por um severo retardamento do crescimento e do desenvolvimento mental. A maioria dos pacientes morre na primeira infância. As anormalidades típicas consistem em orelhas malformadas e com baixa inserção, hipoplasia ungueal, fechamento anormal da mão com o dedo indicador montado no terceiro dedo, e os pés virados para dentro. As anormalidades das mãos e dos pés são aspectos clinicamente distintivos. É comum a cardiopatia congênita, mais comumente um defeito septal ventricular ou um canal arterial patente. A face é redonda com a fronte estreita, bossas frontais, hipertelorismo, micrognatia e fissuras palpebrais antimongolóides. *(McMillan:2230)*

100. (A) Fenda labial e palatina, holoprosencefalia e grave retardamento mental são sinais cardinais da trissomia 13 (síndrome de Patau). A holoprosencefalia é um desenvolvimento incompleto do prosencéfalo, muitas vezes associado à ausência do corpo caloso, fusão dos lobos frontais e ventrículo único. Outros sinais da trissomia 13 incluem anormalidades oculares, cardiopatia congênita e defeitos cutâneos do couro cabeludo (aplasia cútis), que poderá ser diagnóstica. *(McMillan:2229)*

101. (D) Entre os nativivos, a síndrome de Down é a anormalidade cromossômica mais comum. Ocorre aproximadamente 1 caso entre 770 nativivos. Menos de 5% dos pacientes apresenta uma transloca-

ção em vez de um cromossomo extra (47). A hipotonia e a hiperextensão das articulações são características. Em todos os pacientes existe retardamento mental, porém é menos grave do que nas outras síndromes da trissomia (isto é trissomias 13 e 18). Clinodactilia, especialmente do quinto dedo, uma prega palmar única, uma distância maior entre o primeiro e o segundo dedos, recurvamento das fissuras palpebrais para cima, dobras epicânticas, achatamento da raiz nasal e um occipital chato, são alguns dos sinais físicos associados a esta síndrome. Muitos desses pacientes portam graves malformações congênitas, tais como cardiopatias ou atresia duodenal. Manchas Brushfield (minúsculos pontos brancos que formam um anel na zona média da íris) são observadas na maioria das crianças com a síndrome de Down, porém também presentes em até 25% dos indivíduos normais, especialmente nos de olhos azuis. *(McMillan:2230)*

102. (C) A síndrome do miado de gato *(cri du chat)* é assim designada pelo choro característico do lactente, que é reminiscente de um miado. Este choro característico é observado no lactente, porém perde este timbre com um ou dois anos de idade. O choro é de alta tonalidade, é distintivo, e resulta de uma laringe pequena, estreita e hipoplásica. Esses pacientes têm também microcefalia, retardamento mental grave, dobras epicânticas, hipertelorismo e baixa inserção das orelhas. A síndrome é associada a uma deleção do braço curto do cromossomo 5. [*Nota*: O estudante que sabe francês tem uma óbvia vantagem em responder a esta questão.] *(McMillan:2232)*

103. (E) Os caracteres da síndrome de Turner, 45,X ou XO, na criança mais velha inclui baixa estatura, falta de desenvolvimento das características sexuais, amenorréia primária, dobras no pescoço, cúbito valgo (alargamento do ângulo dos braços) e encurtamento dos quarto metacarpianos. Patologicamente, existe uma disgênese ovariana. No período de recém-nascido, são característicos a pele excessiva na nuca, a linha baixa posterior da inserção dos cabelos e o edema do dorso dos pés. Defeitos cardíacos (especialmente coarctação da aorta) e anomalias renais são também comuns. A inteligência é em geral normal, porém são freqüentes as dificuldades perceptuais, que podem ser severas. *(McMillan:2231)*

104. (A) Somente na doença do Rh a sensibilização repetida afeta o prognóstico das futuras gestações. Na doença hemolítica ABO, a severidade não está relacionada às gestações anteriores. Conseqüentemente, um recém-nascido pode apresentar uma grave doença hemolítica ABO na primeira gestação, que é raro na doença do Rh. *(McMillan:202-203)*

105. (A) A doença do Rh moderada ou grave pode causar sintomas de insuficiência cardíaca congestiva, que podem ser identificados pela ultra-sonografia pré-natal. Esta severidade não é observada na doença hemolítica ABO. *(McMillan:202-203)*

106. (B) É admitido que possam ser levantados anticorpos anti-A e anti-B contra substâncias existentes em alimentos ou bactérias. Por outro lado, no caso da doença do Rh, para que haja a sensibilização, é necessária a exposição da mãe Rh negativa a células Rh positivas. *(Oski:202-204)*

107. (C) Em ambos os distúrbios poderá ser necessária uma exsanguinotransfusão. Embora a doença do Rh seja em geral mais severa, e um determinado caso tenha mais probabilidade de exigir exsanguinotransfusão, a doença hemolítica ABO é tão mais comum na população que muito mais exsanguinotransfusões são solicitadas anualmente para a doença hemolítica ABO do que para a doença do Rh. Altas doses de imunoglobulina administradas logo após o nascimento, por mecanismos ainda não esclarecidos, retardam o aumento rápido da bilirrubina nesta fase, tanto na doença do ABO quanto na Rh. Este recurso decresce o número de exsanguinotransfusões que seriam necessárias. *(McMillan:202-204)*

108. (C) Ambos os distúrbios são mediados por anticorpos IgG adquiridos transplacentarmente. *(McMillan:202-204)*

109. (C) Ambos os distúrbios causam hemólise extravascular. Por isso, o achado mais comum na lâmina do sangue periférico é o microesferócito. *(Fanaroff:1213)*

110. (C) Alguns neonatos impregnados de mecônio têm mecônio abaixo das cordas vocais. Se não for logo removido, poderá ser aspirado, com desastrosas complicações pulmonares. Se o mecônio for espesso ou estiver em partículas (*sopa de ervilhas*) e o neonato não for vigoroso, deve ser feita a remoção por intubação traqueal e a sucção diretamente através do tubo endotraqueal antes de ser iniciada a ventilação. Nos neonatos impregnados de mecônio mas que estejam respirando vigorosamente, não são necessárias a intubação nem a sucção. *(Klaus:260-261; Pediatrics 105:1-7, 2000)*

111. (C) Embora a maioria dos neonatos com infecção pelo citomegalovírus seja assintomática ao nascer, a combinação de retardamento do crescimento, hepatosplenomegalia, e o exantema "bolo de mirtilo" por hematopoiese extramedular (especificamente eritropoiese dérmica) são características da infecção pelo CMV. *(McMillan:430-431)*

112. (E) Icterícia no primeiro dia de vida de um neonato a termo quase sempre indica um processo patológico. A esferocitose hereditária tem uma incidência de aproximadamente 1/5.000 nas populações de origem do norte da Europa, menor na maioria dos outros grupos étnicos. A anemia hemolítica isoimune ABO ocorre muito mais freqüentemente em cerca de 3% das gestações, e é também associada ao início precoce da icterícia e presença de esferócitos na lâmina de sangue. Os esferócitos são gerados quando ocorre a ruptura esplênica da membrana dos eritrócitos. A coagulopatia intravascular disseminada geralmente resulta em numerosas outras anormalidades no esfregaço do sangue periférico. *(McMillan:201-204, 361)*

113. (D) A varicela em recém-nascidos freqüentemente representa risco de vida. Felizmente os anticorpos IgG maternos são protetores durante semanas depois do nascimento. Certamente os neonatos que enfrentam uma exposição *sem* a proteção dos anticorpos maternos contraem a infecção com uma elevada incidência de alta morbidade, principalmente por pneumonia da varicela. A imunoglobulina antivaricela é útil par evitar a aquisição da infecção nos neonatos suscetíveis, porém não é necessária na maioria dos neonatos a termo que têm a proteção natural. *(McMillan:436-437)*

114. (A) A arritmia neonatal mais comum a exigir tratamento é a taquicardia supraventricular. Esta pode se desenvolver como taquicardia de reentrada ou aumento da automaticidade. Muitas vezes são identificados os fatores predisponentes, tais como a síndrome de Wolff-Parkinson-White ou anormalidades estruturais do coração. Em neonatos, os sinais de apresentação são em geral a taquipnéia e a dificuldade de se alimentar. *(McMillan:290-291)*

115. (C) Neonatos com a síndrome da angústia respiratória severa (doença da membrana hialina) manifestam hipercapnia e insuficiência respiratória, com níveis de PCO_2 na faixa de 50-70 torr. Esta hipercapnia resulta da atelectasia difusa e do desencontro ventilação/perfusão. *(McMillan:254-255)*

116. (C) O hipermetabolismo homeotérmico em resposta ao estresse do frio no recém-nascido pode aumentar dramaticamente as exigências de oxigênio. A grande área de superfície em relação à massa o predispõe a este problema. Quando o estresse do frio é manifestado em uma criança que tem uma doença pulmonar adjacente, tal como o neonato prematuro com a síndrome da angústia respiratória, o aumento da exigência de oxigênio poderá superar a capacidade do pulmão para liberar o oxigênio e induzir rapidamente a uma acidose metabólica. *(Fanaroff:524-526)*

117. (D) A leucomalácia periventricular é em geral visualizada sob a forma de lesões císticas cercando os ventrículos laterais. É admitido que essas lesões sejam causada por infarto isquêmico nesta área limitante da substância branca. Apesar de que a lesão provavelmente ocorra inicialmente, os sinais ultra-sonográficos retardam várias semanas. As anomalias congênitas do cérebro são em geral facilmente aparentes nas imagens nos primeiros dias de vida. *(Fanaroff:882)*

118. (E) A insuficiência cardíaca congestiva é uma complicação comum de grandes fístulas arteriovenosas intracranianas, e geralmente nesses pacientes é audível um ruído craniano. A localização freqüente dessas malformações é a grande veia de Galeno. O hipertireoidismo e a policitemia só raramente causam insuficiência cardíaca congestiva; a transpo-

sição dos grandes vasos é geralmente acompanhada de sopro cardíaco e não de ruído craniano. A ruptura de aneurisma cerebral é muito rara no período de recém-nascido e se apresenta com sinais neurológicos e não com insuficiência cardíaca nem ruídos cranianos. *(McMillan:1934)*

119. (B) A lesão do plexo braquial pode estar acompanhada de lesão do nervo frênico do mesmo lado, devido à proximidade das raízes dos nervos espinhais envolvidos. A lesão do nervo frênico resulta em paralisia diafragmática, que poderá induzir a uma dificuldade respiratória progressiva. O fato de que este neonato é de grande tamanho fortalece a suposição de lesão do plexo braquial durante o parto. A síndrome da angústia respiratória é incomum em neonatos a termo e quase sempre se apresenta nas primeiras 24 horas de vida. Hemorragia pulmonar, pneumotórax, e malformação adenomatóide cística podem causar cianose e dificuldade respiratória, porém não em associação com lesão do plexo braquial. *(McMillan:2122; Fanaroff:475)*

120. (A) O causador mais comum de meningite neonatal na maioria dos hospitais atuais é o *Streptococcus* do grupo B. O segundo agente principal geralmente é a *E. coli.* A *Listeria* é menos freqüente porém não incomum. *Haemophilus influenzae* e *Streptococcus pneumoniae* são causas incomuns de meningite durante os primeiros meses de vida. Embora o *Streptococcus* do grupo B seja transmitido verticalmente pela mãe antes ou durante o parto, 10% de todos os neonatos em um berçário típico são colonizados, tornando o potencial para a transmissão horizontal via pessoal de assistência à saúde uma real ameaça para os neonatos não-colonizados. *(McMillan:413-416,422)*

BIBLIOGRAFIA

Arias F. *Practical Guide to High-Risk Pregnancy and Delivery,* 2nd ed. St. Louis, MO: Mosby, 1993.

Clark DA. Times of first void and first stool in 500 newborns. *Pediatrics* 1977;60:457-459.

Fanaroff AA, Martin RJ. *Neonatal-Perinatal Medicine,* 7th ed. St. Louis, MO: Mosby, 2001.

Feigin RD, Cherry JD. *Textbook of Pediatric Infectious Diseases,* 4th ed. Philadelphia, PA: W.B. Saunders, 1998.

Hay WW, Hayward AR, Levin MJ, Sondheimer JM. *Current Pediatric Diagnosis & Treatment,* 16th ed. New York, NY: McGraw-Hill, 2003.

Hon EH, Petrie RH. Clinical value of fetal heart rate monitoring. *Clin Obstet Gynecol* 1975;18(4):1-23.

Klaus MH, Fanaroff AA. *Care of the High Risk Neonate,* 5th ed. Philadelphia, PA: W.B. Saunders, 2001.

McMillan JA, DeAngelis CD, Feigin RD, Warshaw JB. *Oski's Pediatrics, Principles & Practice,* 3rd ed. Philadelphia, PA: JB Lippincott, 1999.

Nicolaides KH, Rodeck CH. Rhesus disease: the model for fetal therapy. *Br J Hosp Med* 1985;34:141-148.

Rudolph CD, Rudolph AM, Hostetter MK, et al. *Rudolph's Pediatrics,* 21st ed. New York, NY: McGraw-Hill, 2003.

Tobias JD. *Pediatric Critical Care: The Essentials.* Armonk, NY: Futura Publishing Co., 1999.

Wiswell TE, Gannon CM, Jacob J, et al. Delivery room management of the apparently meconium-stained neonate: results of the multicenter, international collaborative trial. *Pediatrics* 2000;105:1-7.

CAPÍTULO 3

Traumas, Intoxicações e Abuso de Substâncias

Sara S. Viessman, MD

"Trauma infantil: não é acidente". Esta afirmativa, usada pela American Academy of Pediatrics nos programas de prevenção de acidentes, é representativa do progresso cultural e social na segurança de crianças e adolescentes. Isto indica as tentativas que têm sido feitas em elevar a conscientização para o fato de que quase todo *acidente* isolado é evitável. A própria palavra parece indicar um evento casual e inevitável. Por este motivo, serão aqui usados os termos de lesão não-intencional.

Lesões não-intencionais e homicídios persistem como a primeira e a segunda causas de mortes de crianças de 1-19 anos.

Entre as lesões não-intencionais, os "acidentes" de veículos a motor, afogamentos e intoxicações continuam sendo causas comuns de morbidade e mortalidade na população pediátrica. O número de ferimentos e de mortes por armas de fogo é muitas vezes mais elevado nos Estados Unidos do que em outros países desenvolvidos. Intoxicações, abuso de substâncias e abuso infantil freqüentemente induzem a conseqüências médicas e sociais por toda a vida.

A prevenção é o mais importante tratamento para os traumas, as intoxicações e o abuso de substâncias. Ao final "não são acidentes".

Questões

ORIENTAÇÕES (Questões 1 a 42): Nesta seção, cada item numerado ou afirmativa incompleta é seguido de uma resposta ou afirmativa completas. Selecione a ÚNICA resposta ou afirmativa completa que é a MELHOR para cada caso.

1. A maioria das mortes provocadas pela droga tem sido por

(A) acidente vascular cerebral
(B) infarto do miocárdio
(C) hiponatremia ou hipertermia
(D) alcalose metabólica com acidose respiratória compensadora
(E) hipercalemia ou hipotermia

2. A causa principal de morbidade e mortalidade na intoxicação aguda pelo acetaminofen é

(A) lesão hepática
(B) sangramento gástrico
(C) acidose metabólica
(D) metemoglobinemia
(E) hipoglicemia

3. Após um trauma fechado do crânio, qual dos seguintes deverá ser pior?

(A) irritabilidade
(B) vômitos
(C) pupilas dilatadas e fixas
(D) amnésia do evento
(E) tonteiras

4. Anualmente, mais de 20.000 crianças e adolescentes com menos de 21 anos sofrem trauma craniano em bicicleta. O uso de capacete em bicicleta evita o trauma craniano em que porcentagem?

(A) < 10%
(B) 20-25%
(C) 50%
(D) 80-90%
(E) 99%

5. Durante uma consulta de puericultura você nota equimoses azuis e amarelas nas nádegas e coxas de um menino de dezoito meses. Os pais negam história de sangramento ou contusão afora a que você está vendo. Eles dizem estar "disciplinando" com espancamento para o treinamento da toalete. Urinálise, contagem de plaquetas, tempo de sangria e TP/TPT revelam valores normais. Qual a explicação mais provável para este cenário?

(A) esta criança tem doença de von Willebrand
(B) as expectativas dos pais quanto ao treinamento para a toalete são apropriadas
(C) os meninos de 18 meses têm contusões nas nádegas devido a freqüentes quedas
(D) a criança tem púrpura trombocitopenia idiopática
(E) este fato representa abuso infantil

6. A maioria dos casos de grave abuso físico infantil envolve crianças

(A) com menos de um mês de idade
(B) entre um mês e quatro anos de idade
(C) entre cinco e 12 anos de idade
(D) entre 13 e 16 anos de idade
(E) que são neurologicamente deficientes

7. A maioria dos casos pediátricos de intoxicação sintomática pelo chumbo nos Estados Unidos ocorre em crianças

(A) com menos de seis meses de idade
(B) entre seis e 12 meses de idade

(C) entre um e três anos de idade

(D) entre três e cinco anos de idade

(E) entre dez e 15 anos de idade

8. Qual das seguintes combinações de sintomas e sinais é mais sugestiva de intoxicação pelo chumbo?

(A) ataxia, febre, diarréia e policitemia

(B) letargia, vômitos, alucinações e exantema vesicular

(C) anemia, leucopenia, trombocitopenia e hepatomegalia

(D) letargia, cólicas abdominais, constipação e anemia

(E) hipertensão, exantema, tosse e leucocitose

9. Uma criança de três anos é levada à sala de emergência porque estava brincando com uma garrafa de querosene aberta. Os pais dizem que a criança parecia normal inicialmente, porém dentro de uma hora manifestou dificuldade transitória da respiração. Eles imediatamente a levaram para sua avaliação. O exame da criança resulta negativo. Neste momento, qual é a ação mais apropriada?

(A) dar alta para casa e avisar aos pais para retornar se notarem qualquer problema

(B) pedir uma radiografia do tórax

(C) observar a criança na sala de emergência durante uma hora

(D) induzir êmese com xarope de ipeca

(E) admitir ao hospital durante 24 horas para observação

10. Uma criança de quatro anos é levada à sala de emergência pelos pais porque o filho manifestou subitamente uma postura e movimentos incomuns. O exame revela uma criança alerta, porém mantêm a cabeça em posição inclinada, movimentos descontrolados das mãos e dos braços. O exame resulta normal. Interrogados sobre medicamentos em casa, os pais dizem que deram remédios para resfriado, acetaminofen e algum tipo de medicação antiemética em um consultório médico. Neste momento você deverá

(A) fazer uma tomografia computadorizada (TC) da cabeça

(B) fazer uma punção lombar

(C) obter um eletroencefalograma

(D) administrar naloxona intravenosa

(E) administrar difenidramina intravenosa

11. Um menino de quatro anos foi encontrado brincando com uma garrafa aberta contendo amônia há cerca uma hora. Sua mãe diz que ele agora recusa beber e falar, mas parece bem sob outros aspectos. Você poderá aconselhar à mãe

(A) administrar xarope de ipeca

(B) observar estritamente a criança e levá-la à sala de emergência se o estado se agravar

(C) administrar leite de magnésia

(D) dar à criança pedacinhos de fruta gelados

(E) levar imediatamente a criança à sala de emergência para avaliação

12. Intoxicação causada por mariscos que tenham comido dinoflagelados (*maré vermelha*), é caracterizada por

(A) cegueira

(B) vômitos e diarréia

(C) convulsões e coma

(D) fraqueza e paralisia

(E) erupção e febre

13. Um menino de dois anos é apresentado por ter ingerido comprimidos de ferro. A contagem das pílulas restantes, feita pelos pais mostra que ele ingeriu 20 mg/kg de ferro elementar. Na admissão à unidade de tratamento intensivo, ele está vomitando. Qual dos agentes quelantes deve ser administrado?

(A) mesilato de deferoxamina

(B) ácido etilenodiamina tetracético

(C) British anti-lewisite (BAL)

(D) hemoglobina

(E) penicilamina

14. Uma criança de três anos que não responde aos presentes, mostra fraqueza, salivação excessiva, bradicardia e constrição pupilar. Os pais estão tão confusos que é difícil dar informações. Entretanto, um arguto médico da sala de emergência, supõe que a droga ou toxina mais provável para causar esses sinais é
    (A) difenidramina
    (B) fenobarbital
    (C) álcool etílico
    (D) um hidrocarboneto
    (E) um organofosfato

15. Após a estabilização do paciente anterior, o médico administra uma dose-teste de uma droga. Para espanto dos pais, as pupilas da criança se dilatam e ela parece temporariamente responder. Que droga mais provável este médico administrou?
    (A) naloxona
    (B) difenidramina
    (C) atropina
    (D) *N*-acetilcisteína
    (E) fenobarbital

16. Entre jovens de 18 anos, aproximadamente qual a porcentagem dos que usam anabolizantes esteróides para melhor desempenho?
    (A) 1%
    (B) 2-5%
    (C) 5-10%
    (D) 15-20%
    (E) 30-40%

17. Três adolescentes assintomáticos com história de terem ingerido sementes de estramônio, estão chegando por ambulância de um hospital de emergência de referência. Qual dos seguintes descreve melhor os previstos sinais e sintomas da intoxicação pelo estramônio?
    (A) agitação/alucinação, pupilas dilatadas
    (B) coma, pupilas em ponta de alfinete
    (C) alucinações, bradicardia
    (D) coma, bradicardia
    (E) palidez, pupilas em ponta de alfinete

18. A ingestão de LSD poderá mais provavelmente resultar em
    (A) convulsões
    (B) euforia
    (C) alucinações
    (D) sedação
    (E) tremores

19. Um jovem que aspira removedor de manchas e depois começa atividade física extenuante está em risco de
    (A) convulsões
    (B) hipertensão
    (C) rabdomiólise
    (D) cefaléia intensa
    (E) morte súbita

20. As drogas mais comumente usada na execução de estupros são
    (A) anfetaminas e LSD
    (B) gama-hidroxibutirato e flunitrazepam
    (C) cocaína e fenobarbital
    (D) efedrina e codeína
    (E) fenobarbital e gama-hidroxibutirato

21. Uma criança de dois anos, depois de ter sido levantada por uma mão, recusa usar aquele braço e o mantém fletido contra o tronco no cotovelo, com o antebraço a meio-caminho entre pronação e supinação. Esta criança mais provavelmente tem
    (A) luxação do ombro
    (B) subluxação da cabeça radial
    (C) fratura do osso carpal
    (D) avulsão do nervo cubital
    (E) fratura do rádio

22. Uma criança de quatro anos cai sobre um braço estirado. Ela provavelmente sofre

(A) fratura deslocada da epífise radial
(B) fratura de Colle
(C) fratura cominutiva radial e cubital
(D) luxação do ombro
(E) fratura umeral

23. Qual das seguintes determinações de valores de gases sanguíneos é mais compatível com intoxicação aguda por aspirina em uma criança de dezesseis meses?

(A) pH 7,60, PCO_2 40, HCO_3 40
(B) pH 7,5, PCO_2 40, HCO_3 30
(C) pH 7,25, PCO_2 20, HCO_3 8
(D) pH 7,20, PCO_2 45, HCO_3 20
(E) pH 7,00, PCO_2 35, HCO_3 8

24. Hiperventilação causada por intoxicação pelo salicilato é aparente ao exame físico e

(A) é caracterizada por aumento da freqüência e da profundidade da ventilação
(B) é caracterizada somente por aumento da profundidade da ventilação
(C) caracterizada por somente um aumento da freqüência da ventilação
(D) não ocorre em crianças pequenas

25. Qual dos sinais seguintes poderá ser mais sugestivo da forma de abuso infantil designada como síndrome do bebê sacudido?

(A) equimoses sobre a área da mastóide
(B) hemorragias retinianas
(C) equimoses e petéquias na parte superior do braço e superior do tronco
(D) equimoses circunferenciais nas extremidades
(E) luxação da coluna cervical

26. Um menino de nove anos é traumatizado enquanto andava de trenó. Na admissão, a criança aparenta choque e se queixa de dor no ombro esquerdo. Qual é o provável diagnóstico de preocupação imediata?

(A) ruptura da aorta descendente
(B) luxação do ombro esquerdo
(C) ruptura do baço
(D) ruptura do diafragma esquerdo
(E) fratura do úmero

27. A maioria das lesões não-intencionais fatais em crianças de 1 a 19 anos de idade envolve

(A) veículos a motor
(B) piscinas
(C) armas de fogo
(D) bicicletas
(E) fogos de artifício

28. Um lactente de um ano é levado à sala de emergência devido a uma inchação na coxa esquerda. Os pais, que parecem muito preocupados, dizem ter deixado a criança aos cuidados de uma doméstica recém-admitida no começo daquela manhã e quando voltaram notaram a inchação. Afora a inchação sensível da coxa, o exame físico resulta normal. O exame radiológico mostra uma fratura deslocada da diáfise do fêmur; a investigação esquelética não revela outras fraturas ou anormalidades. Os avós, que vivem com os pais e que os acompanharam na viagem, corroboram a história. A ação mais apropriada para você tomar neste momento deverá ser a de admitir a criança para tratamento da fratura e

(A) pedir tomografia computadorizada (TC) da cabeça
(B) pedir aos pais para trazerem a empregada para ser interrogada
(C) aconselhar aos pais para despedir a doméstica
(D) perguntar aos pais se desejam processar a empregada
(E) relatar o incidente a uma agência de proteção à infância

29. O xarope de ipeca deve ser administrado em casa a quais das seguintes crianças?
   (A) uma criança de três anos que ingeriu lixívia (hidróxido de sódio) cinco minutos antes
   (B) uma criança de quatro anos encontrada desacordada, suspeita de intoxicação narcótica
   (C) uma criança de dois anos que está tendo curtas convulsões, suspeita de ter ingerido a fenitoína do irmão
   (D) uma criança de dois anos que ingeriu limpador de toalete
   (E) nenhuma acima

30. Uma criança de quatro anos estava brincando no porão. A criança sobe rapidamente, gritando por ter sido mordida por uma aranha. Há uma lesão vermelha na sua face. Nas horas seguintes a lesão aumenta, fica mais dolorosa, mais escura até ficar violácea. A complicação mais provável deverá ser
   (A) necrose no sítio da picada
   (B) insuficiência renal
   (C) insuficiência hepática
   (D) cãibras musculares e convulsões
   (E) convulsões

31. O tratamento com múltiplas doses de carvão ativado pode ser indicado na overdose de
   (A) ferro
   (B) cianeto
   (C) antidepressivos tricíclicos
   (D) etanol
   (E) metanol

32. Uma criança de dois anos é retirada de um episódio de quase-afogamento de uma piscina. Na recuperação, a criança está apnéica, porém é ressuscitada rapidamente e com sucesso. Na chegada à sala de emergência, as anormalidades que podem estar presentes, são
   (A) hiponatremia e hipocalemia
   (B) hiponatremia e hipercalemia
   (C) hipercalemia e acidose
   (D) acidose e hipoxemia
   (E) hipoxemia e hemólise

33. As manifestações do primeiro estágio da intoxicação aguda grave pelo ferro incluem
   (A) letargia e coma
   (B) alcalose metabólica e hipertensão
   (C) hemólise e neutropenia
   (D) insuficiências renal, hepática e cardíaca
   (E) hipoglicemia e lesão hepática

34. Qual das seguintes afirmativas referentes à segurança de crianças em automóveis é a correta?
   (A) crianças acima de um ano de idade ou de 10 kg devem viajar na frente ou atrás do carro
   (B) crianças com mais de 12 kg devem usar cinto tipo-adulto
   (C) uma criança de um ano mantida no colo de um adulto que está com cinto está quase tão segura quanto um lactente na contenção
   (D) para lactentes com menos de três meses de idade ou de 5 kg não é necessária a contenção
   (E) lactentes com menos de um ano deverão viajar com dispositivo de segurança na parte traseira do carro

35. Qual das seguintes afirmativas referentes ao afogamento e quase-afogamento é a correta?
   (A) o gradeamento dos quatro lados em volta das piscinas diminui a incidência de afogamentos
   (B) as crianças com menos de cinco anos que se afogam na piscina de casa, entram mais freqüentemente na piscina pulando a grade
   (C) a incidência de afogamentos alcança o pico em crianças na idade escolar elementar
   (D) para cada criança que se afoga, quatro são hospitalizadas por quase-afogamento
   (E) entre as crianças que sobrevivem, é incomum a perturbação neurológica

36. No concernente ao abuso sexual infantil, qual dos seguintes é correto?

(A) meninos e meninas estão em igual risco

(B) na maioria dos casos o abusador é bem conhecido da criança

(C) é necessário ter havido contato físico para preencher os critérios do abuso sexual infantil

(D) uma estimativa de 10% de crianças sofre abuso a cada ano nos Estados Unidos

(E) deverá haver evidência de relação sexual para o processamento bem-sucedido

37. Qual das seguintes afirmativas sobre ferimentos por armas de fogo em crianças com menos de 19 anos é a correta?

(A) as lesões não-intencionais por armas de fogo superam o número das lesões intencionais

(B) menos de 10% das mortes por armas de fogo são resultado de suicídio

(C) as armas de fogo respondem por 20-23% das mortes neste grupo etário

(D) anualmente, as lesões por armas de fogo resultam em mais mortes do que os acidentes em veículos motorizados

(E) a maioria das mortes por armas de fogo ocorre depois de prolongada evolução

38. Qual dos seguintes itens é mais sugestivo de lesão não-intencional (não-abusiva) em crianças?

(A) equimose com marca de mãos na face da criança

(B) marcas de cinto nas nádegas de uma criança de três anos

(C) contusões nas coxas descritas como resultado de "espancamento" ("treinamento")

(D) fratura do fêmur em bebê de um mês por ter rolado do berço

(E) equimoses multicoloridas ao longo das tíbias ("canelas") de uma criança de quatro anos

39. Os traumas persistem como causa principal de morte de crianças na idade de 1 a 19 anos. Para as de 15 a 19 anos, qual das seguintes lidera as categorias das lesões das mais comuns às menos comuns?

(A) suicídio, homicídio, acidentes de veículos a motor (AVM)

(B) homicídio, suicídio, AVM

(C) AVM, suicídio, homicídio

(D) AVM, homicídio, suicídio

(E) homicídio, AVM, suicídio

40. Em qual alternativa uma overdose tem mais probabilidade de ser complicada por hipoglicemia?

(A) salicilatos

(B) chumbo

(C) antidepressivos tricíclicos

(D) opióides

(E) organofosfatos

41. Qual a porcentagem de estudantes de escola superior fumarem um cigarro por dia durante 30 dias?

(A) < 3%

(B) 5-10%

(C) 20%

(D) 25-30%

(E) 40%

42. Um lactente de 12 meses que já estava andando bem há três ou quatro semanas, agora claudica na perna direita. Os pais não se lembram de nenhum trauma. A criança não tem febre. O exame revela sensibilidade com uma suave torção da perna direita. A radiografia revela fratura oblíqua não deslocada da tíbia distal. Este estado é designado como

(A) fratura dos dois anos

(B) fratura de Monteggia

(C) cotovelo de ama-seca

(D) fratura de Cozen

(E) doença de Osgood-Schlatter

ORIENTAÇÕES (Questões 43 a 52): Para cada substância numerada selecione a ÚNICA opção letrada que é mais comumente reconhecida como um antídoto para uma overdose da substância numerada. Cada opção letrada pode ser selecionada uma vez, mais de uma vez, ou nenhuma.

Questões 43 a 52

(A) naloxona
(B) flumazenil
(C) oxigênio
(D) etanol ou 4 metilpirazol
(E) deferoxamina
(F) bicarbonato de sódio
(G) atropina
(H) nitrito de sódio/tiossulfato de sódio
(I) azul de metileno

43. Organofosfatos

44. Cianetos

45. Antidepressivos cíclicos

46. Benzodiazepinas

47. Etilenoglicol

48. Monóxido de carbono

49. Agentes metemoglobinêmicos

50. Opióides

51. Metanol

52. Ferro

Respostas e Explicações

1. (C) Raves, ou festanças a noite toda, tipicamente são freqüentadas por adolescentes e jovens adultos. Provavelmente a droga mais usadas nesses clubes é o "ecstasy" ou metilenodioxidometanfetamina (MDMA). O uso desta droga, uma anfetamina com propriedades alucinogênicas e estimulantes, resulta em agitação do SNC, taquicardia, hipertensão e diaforese. Os efeitos serotonérgicos do ecstasy incluem também aumento das percepções sensuais e redução das sensações de fome e de sede. A maioria das mortes por esta droga tem sido causada por hipertermia (aumento da atividade física em espaço fechado) ou hiponatremia (intoxicação pela água ou SIDAH). *(Pediatr Emerg Care 18:216-218, 2002; www.usdj.gov/ndic)*

2. (A) A ingestão de acetaminofen em doses terapêuticas não provoca efeitos colaterais. Entretanto, a ingestão de doses potencialmente tóxicas (> 7,5 g para adultos e > 150 mg/kg para crianças) pode resultar em hepatotoxicidade. Esta alcança o pico em 48 96 h depois da ingestão. O uso da terapia antídoto pela *N*-acetilcisteína é guiado pelo nível do acetaminofen no soro, coletado com não menos de quatro horas depois da ingestão. *(Rudolph's Fundamentals:409-411)*

3. (C) Após trauma craniano, a presença de alterações oculares, tais como fixidez pupilar, são indicativas de crescente pressão intracraniana ou dano neurológico focal. Uma história de inconsciência, irritabilidade e letargia, amnésia do evento e/ou vômito é comumente relatada na ausência de grande lesão intracraniana. *(Rudolph CD:348, 2244; Pediatrics 62:818, 1978)*

4. (D) Uma espantosa cifra de 88% de prevenção de sérias lesões cerebrais por acidentes de bicicleta é obtida pelo uso do capacete. Adicionalmente, seu uso evita também uma estimada redução de 65% de lesões das partes média e superior de face. Foram identificados dois fatores como tendo uma forte relação com o uso do capacete em crianças em bicicleta. São estes: o uso do capacete por um dos pais acompanhantes e uma lei do Estado ou uma ordem local obrigando ao uso do acessório. As comunidades têm, com sucesso, em uma variedade de programas, aumentado a taxa de uso do capacete. (Você tem um filho em idade pré-escolar? Juntamente com seu primeiro brinquedo de andar, tal como velocípede ou patins, compre para ele um capacete apropriado). *(Pediatrics 108: 1030-1032, 2001)*

5. (E) Neste cenário são evidentes dois problemas. Um é a expectativa dos pais de que esta criança de dois anos está apta para o treinamento da toalete, e a outra é a sua "disciplina" agressiva para obter esta capacidade. A média de idade para o treinamento bem-sucedido para a toalete é a de 29 meses (intestino) e de 32 meses (bexiga). Os meninos geralmente adquirem esta capacidade em uma idade mais avançada do que as meninas. O sucesso para o treinamento da toalete envolve as expectativas realísticas dos pais, paciência, persistência e reforços positivos. Apesar da disponibilidade de formas alternativas de disciplina, a punição é ainda usada por alguns pais. Embora exista variabilidade de um Estado para outro, as lesões resultantes dessas disciplinas são geralmente consideradas abuso infantil. *(Rudolph's Fundamentals: 416; Levine: 46-47, 244)*

6. (B) A maioria dos casos de abuso físico infantil e quase todas as mortes por abuso ocorrem no grupo etário de menos de quatro anos, especialmente menos de dois a três anos, antes que a criança possa comunicar-se eficazmente com outros. Em aproximadamente 10% das consultas à sala de emergência para crianças com menos de cinco anos, a etiologia dessas lesões é o abuso. Embora as crianças com deficiência neurológica estejam em maior risco de abuso, a maioria das vítimas é neurologicamente normal. *(Behrman:111)*

7. (**C**) Nos Estados Unidos, os casos de intoxicação por chumbo são observados principalmente no grupo etário dos dois anos. O fato é compreensível, considerando-se o mecanismo da intoxicação. A principal fonte do chumbo para crianças que vivem nas áreas urbanas é a antiga pintura que está se descascando, observada nas construções de antes de 1950. Algumas crianças poderão ingerir as cascas da pintura. Apesar de não ser mais legal o uso de tintas de chumbo nos interiores, os edifícios antigos poderão ter ainda camadas de tinta com alto conteúdo desse metal por baixo das mais recentes tintas "isentas de chumbo". As crianças ficam expostas ao chumbo à medida que as casas são reformadas. Como a intoxicação severa pelo chumbo tem se tornado menos comum, tem havido uma crescente preocupação sobre os efeitos neuroevolutivos da intoxicação subclínica pelo chumbo, e as indicações para a triagem deste elemento são publicadas pelo CDC. *(McMillan:599-632)*

8. (**D**) Os sinais comuns da intoxicação pelo chumbo incluem letargia, cólicas abdominais, constipação e anemia. É também comum o vômito. Ocasionalmente observa-se ataxia. Os outros itens listados - febre, diarréia, erupções, alucinações, hipertensão, trombocitopenia e tosse - não são associados à intoxicação marcial. [*Nota:* Ao responder a este tipo de questão, é útil examinar cada resposta quanto aos itens claramente falsos. A diarréia e a policitemia excluem a escolha (A) uma vez que os opostos, a constipação e a anemia é associados a este tipo de intoxicação. A erupção não representa sintoma de plumbismo, de modo que as escolhas (B) e (E) devem ser excluídas. A escolha (C) contém três itens incorretos: leucopenia, trombocitopenia e hepatomegalia]. *(McMillan:632)*

9. (**B**) Anualmente, até 28.000 crianças (em geral < cinco anos de idade) ingerem hidrocarbonetos. A maioria dessas crianças poderá permanecer assintomática. As que manifestam sintomas respiratórios, mesmo quando transitórios, devem ser examinadas por um médico. De todas as crianças que desenvolvem sintomas respiratórios, tais como sibilos, tosse, engasgo, ou dispnéia, mesmo se os sintomas forem transitórios, uma radiografia do tórax deve fazer parte da avaliação inicial. Se os sintomas depois recidivarem, ou se forem notadas anormalidades na radiografia, ou se desenvolverem novos sintomas, a criança deve ser admitida ao hospital para observação e possivelmente nova avaliação. *(Fleisher:914-915)*

10. (**E**) A criança descrita manifestou sintomas extrapiramidais típicos da toxicidade pelas fenotiazinas. Esses sinais podem ocorrer tanto com doses terapêuticas quanto com as excessivas. Pode-se observar acinesia, trismo, opístótono, torcicolo, coréia, distonia e crises oculogíricas. Esses sintomas respondem em geral drasticamente à difenidramina (Benadril) intravenoso ou ao mesilato de benzotropina, embora sejam freqüentes as recaídas. O quadro clínico é tão clássico que pode ser suspeitado mesmo na ausência de história de ingestão. À parte o tratamento desta ingestão e a triagem de outras medicações que esta criança possa ter ingerido, você deve instar com esses pais para evitar futuros episódios semelhantes. *(Pediatr Clin North Am 33:299, 1986; Gunn:40)*

11. (**E**) Esta criança deve ser avaliada imediatamente por um médico. A ingestão de agente cáustico, alcalino ou ácido, resulta em lesão de contato dérmico ou de mucosa. A recusa em beber pode indicar lesão do tecido, e deve ser feito um exame para determinar a extensão deste dano. O exame físico deverá incluir a inspeção da orofaringe. A avaliação clinica ou radiográfica poderá demonstrar perfuração esofágica ou traqueal. Este exame demonstra ar e crepitação subcutânea, pneumotórax, pneumomediastino ou pneumoperitônio. Se for indicada uma avaliação endoscópica, deverá ser executada nas primeiras 24 horas, devido ao risco de perfuração iatrogênica por este procedimento depois das quarenta e oito horas da ingestão. Os efeitos da ingestão cáustica a longo-termo incluem a formação de estreitamento esofágico. *(Tobias:423-424)*

12. (**D**) A intoxicação por mariscos produz parestesia e dormência da boca e da face, fraqueza generalizada e paralisia. O período de incubação é curto, minutos ou horas. Nos casos graves poderá ser necessária

assistência ventilatória mecânica. Os flagelados ingeridos pelo marisco produzem uma neurotoxina que, por sua vez, ingerida quando o marisco é comido, responde pelos sintomas. O grande número de dinoflagelados na água onde proliferam esses mariscos pode conferir uma cor vermelha ou vermelho-parda à água, a chamada maré vermelha. *(N Engl J Med 295:1117, 1976)*

13. **(A)** O agente quelante de escolha da intoxicação pelo ferro é a deferoxamina. Esta se combina com o ferro para formar ferroxiamina, que é excretada na urina. A administração parenteral (intravenosa) é reservada para crianças com intoxicação severa, porque os complexos ferroxiamina-ferro são potencialmente tóxicos. *(Tobias:430-431)*

14. **(E)** Os sintomas descritos – coma, fraqueza, salivação excessiva, bradicardia e constrição pupilar – são clássicos da intoxicação por organofosfato. Esses agentes são potentes e persistentes inibidores da acetilcolinesterase. Na intoxicação por fenobarbital, difenidramina, álcool etílico, ou hidrocarbonetos, não existe salivação excessiva. *(Rudolph CD:373-374)*

15. **(C)** O principal antídoto na intoxicação por organofosfato é a atropina. Administrada intravenosamente, poderá determinar rápida melhora dos sinais e sintomas. Entretanto, tipicamente, esta melhora tem vida-curta, necessitando dosagens repetidas. *(Gunn:39)*

16. **(C)** Investigações entre estudantes graduandos de escola superior revelam que 5-11% dos homens e até 2,5% das mulheres têm usado anabolizantes esteróides para melhorar o desempenho ou aparência. O uso de auxiliares ergogênicos ou substâncias que facilitem o desempenho, é disseminado entre adolescentes. De modo geral essas substâncias são classificadas como suplementos, tais como cafeína, creatina ou androstenediona, ou drogas de prescrição, tais como anabolizantes esteróides, beta-bloquedores ou diuréticos. Algumas foram banidas pelos gabinetes governamentais ou tornadas ilegais por lei. Estas são classificadas como ilícitas ou banidas e incluem, entre outras: narcóticos, hormônio de crescimento humano, anabolizantes esteróides e gama-hidroxibutirato. *(Pedriatrixs 99, 1997; Pediatr Rev 23:310-317, 2002)*

17. **(A)** As sementes de estramônio são drogas de abuso devido ao seu profundo efeito alucinogênico. Conforme seu nome indica, é uma semente com ampla disseminação por todo o continente dos Estados Unidos e muitos outros países. Embora alguns dados sugiram que o uso desta substância por adolescentes está declinando, continuam sendo relatadas fatalidades pelo uso do estramônio. Os pacientes tipicamente se apresentam como adolescentes agitados com sinais de toxicidade anticolinérgica, tais como taquicardia, dilatação pupilar e rubor cutâneo. As convulsões são infreqüentes, mas podem ser severas e difíceis de controlar. *(Fleisher:924;* www.usdoj/gov/ndic; *Tobias:416)*

18. **(C)** O mais comum e o mais nítido efeito do LSD são as alucinações, especialmente as visuais. As sensações são aumentadas e distorcidas. O paciente pode imaginar estar "vendo" odores ou "ouvindo cores". A resposta emocional pode ser positiva e prazerosa ou negativa e amedrontante. *(Fleisher:934)*

19. **(E)** A morte súbita não é infreqüente nos jovens que cheiram solventes orgânicos. O risco parece ser especialmente grande se a inalação envolve um hidrocarboneto halogenado (especialmente usados como solventes ou removedores de manchas) e é logo seguido de exercício ou de outra vigorosa atividade física. Foi postulado que o fato pode estar relacionado à sensibilização do miocárdio pelos hidrocarbonetos voláteis. É então precipitada uma arritmia letal pela liberação de catecolaminas ocasionada pelo exercício. *(Pediatr Clin North Am 34:335, 337, 1987)*

20. **(B)** Tanto o flunitrazepam (Rohypnol) como o gama-hidroxibutirato (GHB) são usados como agentes em estupros. O flunitrazepam (Rohypnol), uma benzodiazepina não-licenciada para uso nos Estados Unidos, porém facilmente disponível por for-

necedores por menos de $5 por comprimido, dissolve-se rapidamente nos líquidos como um agente sedativo/hipnótico incolor e inodoro. Os sintomas de tonteiras, desorientação e/ou náuseas começam dentro de 15-20 minutos após a ingestão, e atingem o pico com inconsciência dentro de duas horas. Este fato, juntamente com as propriedades amnésicas do flunitrazepam possibilitam aos predadores sexuais tornar suas vítimas indefesas, tendo provocado processos de crimes de assalto sexual ainda mais desafiantes. O GHB, comumente usado como euforigênico ou afrodisíaco nos *funks* o nas raves, pode também ser ingerido desconhecidamente por uma vítima que subseqüentemente é assaltada ou estuprada. Este composto pode ser obtido em pequenas quantidades nas grandes festas ou em garrafas de litro originárias do Canadá. O GHB é também popular entre esculpidores de corpo porque é reputado como capaz de aumentar a produção de hormônio do crescimento, que aumenta a massa muscular. *(Fleisher:939; www:rapecrisiscenter.com; Pediatr Emerg Care 18:53-59,2002)*

21. **(B)** Quando uma criança pequena é levantada do chão, ou arrastada, ou puxada por um braço, o osso rádio pode escapar do ligamento anular no cotovelo. Esta luxação da cabeça radial é um trauma comum, chamado lesão da ama-seca ou cotovelo de ama-seca. A criança passa a manter o braço lesado fletido no cotovelo e recusa movimentá-lo. A luxação é em geral facilmente reduzida por supinação do braço. Em 33% desses pacientes observa-se subluxação da cabeça radial. Portanto, os encarregados devem ser informados sobre este risco e sobre as medidas preventivas. *(Rudolph CD:2448; Fleisher: 1600-1601)*

22. **(A)** As separações epifisárias são comuns nos traumas infantis. A placa de crescimento ou epífise é em geral a parte mais fraca, ainda mais do que os ligamentos que a sustentam. Um trauma que no adulto poderia resultar em uma ruptura do ligamento, em uma criança freqüentemente produz uma fratura epifisária. Uma queda sobre um braço estirado, que no adulto resultaria em uma fratura de Colles, em uma criança tem probabilidade de causar uma fratura com separação da epífise radial distal. *(Rudolph CD:1436)*

23. **(C)** A intoxicação pela aspirina resulta em um distúrbio misto de acidose metabólica e alcalose respiratória. Em adolescentes e adultos a anormalidade predominante é em geral a alcalose respiratória. Entretanto, antes da idade dos dois anos, o processo predominante é a acidose metabólica, e a nítida alteração do pH é em geral um decréscimo. *(Rudolph CD:375-376; Pediatrics 70:566, 1982)*

24. **(B)** A intoxicação pelo salicilato resulta em um aumento tanto da rapidez quanto da profundidade da respiração. Este último é especialmente nítido. De modo geral, nem a taquipnéia nem as respirações profundas são clinicamente aparentes senão várias horas depois da ingestão. Mesmo os pequenos lactentes mostram esta resposta. *(Rudolph CD:375-376; Pediatrics 70:566, 1982)*

25. **(B)** Características da síndrome do bebê sacudido são as hemorragias retinianas e as hemorragias cerebrais. Muitas vezes não existem sinais externos do trauma. Este tipo de abuso infantil ocorre mais comumente em lactentes com mais de um ano de idade e é seguido de alta morbidade e mortalidade. Entre as crianças que sobrevivem a este trauma, 35% poderão ficar cegas ou com visão deficiente. Esta síndrome vem sendo crescentemente designada com outros nomes, tais como síndrome do impacto do bebê sacudido, trauma craniano não-acidental e trauma abusivo da cabeça. *(Fleisher:1677: Rudolph CD:2415; Pediatrics 54:396, 1974)*

26. **(C)** A criança descrita sofreu mais provavelmente uma lesão no baço. O trauma do baço, com ou sem ruptura, é um trauma comum em trenós. O choque pode ocorrer rapidamente, ou em algum tempo mais tarde. A dor no ombro esquerdo é comum, e reflete irritação do diafragma esquerdo pelo sangue subfrênico. A abordagem atual ao tratamento é a conservadora, sendo feita toda tentativa para salvar o baço, não para removê-lo. *(Fleisher:1365)*

27. (A) As lesões não-intencionais persistem como a causa principal de morte entre crianças nas idades 1-19 anos. Entre as lesões não-intencionais fatais, 2/3 são produzidas por acidentes em veículos motorizados. *(McMillan:9; Pediatrics 110:1037-1052, 2002)*

28. (E) Todos os Estados têm leis exigindo que *qualquer* pessoa, tendo razão para *suspeitar* de abuso ou negligência infantil, deve relatar o caso à autoridade de proteção infantil, apropriada. A *prova* não constitui um pré-requisito para relatar. No caso de suspeita de abuso, o médico deve identificar e relatar as lesões físicas e deve garantir a segurança imediata da criança. O registro detalhado e exato da história obtida, incluindo a que é contada pela própria criança se tiver idade suficiente para falar, e os sinais físicos (fotografias ou vídeos) podem ser muito úteis para a equipe protetora da criança). *(Rudolph's Fundamentals:415-418)*

29. (E) Em novembro 2003, a American Academy of Pediatrics (AAP) publicou uma lista de diretrizes, *Poison Treatment in the Home*, afirmando que o xarope de ipeca não deve mais ser usado rotineiramente como uma estratégia de tratamento domestico. Posteriormente recomendou a segurança da retirada de todos os xaropes de ipeca existentes nas casas. Os encarregados de uma criança que pode ter ingerido uma substância tóxica devem consultar os centros de controle de tóxicos locais telefonando para 800-222-1222. *(Pediatrics:112:1182-1185)*

30. (A) O vilão mais provável deste caso é a aranha reclusa parda (aranha violinista, *Loxoseles reclusa*). O envenenamento é caracterizado por severa reação local, induzindo com freqüência à necrose tecidual. Sintomas sistêmicos severos e cãibras musculares dolorosas são característicos da picada pela aranha viúva negra (*Latrodectus mactans*), em cujo caso existe pouca reação local, embora seja comum a dor local. *(Rudolph CD:1152)*

31. (C) O carvão ativado administrado oralmente ou via tubo nasogástrico adsorve certas substâncias na sua superfície e desse modo decresce a quantidade disponível para a absorção pelo trato gastrintestinal. Adicionalmente, com múltiplas doses de carvão, a depuração de toxinas específicas, tais como aspirina, antidepressivos tricíclicos, fenobarbital e fenotiazinas é facilitada por uma espécie de "diálise gastrintestinal". As substâncias específicas que não são eficazmente adsorvidas pelo carvão incluem álcoois (etanol, metanol, etilenoglicol), os hidrocarbonetos, os ácidos/álcalis, ferro, cianetos e lítio. *(McMillan:618-619; Fleisher:894-895)*

32. (D) A preocupação mais imediata em pacientes ressuscitados com sucesso de um episódio de quase-afogamento é a correção da hipoxemia e da acidose. As principais causas de morbidade e de mortalidade são as conseqüências da hipoxia cerebral com edema cerebral agudo. É comum a pneumonia de aspiração. Nos pacientes que conseguiram sobreviver na sala de emergência são muito raros os distúrbios eletrolíticos. A maioria das vítimas de quase-afogamento que foi aspirada relativamente tarde do episódio de imersão torna-se severamente hipóxica em conseqüência da apnéia. Portanto, a aspiração de grandes quantidades de água é rara. [*Nota*: Uma chave para responder corretamente a esta questão é a atenção para a frase "requer imediata atenção".] *(Fleisher:944-945)*

33. (A) As manifestações clínicas da intoxicação pelo ferro podem ser categorizadas em quatro estágios. O primeiro estágio é traduzido por sinais gastrintestinais (vômitos, diarréia, dor abdominal e sangramento gastrintestinal) e neurológicos (letargia ou coma). Este é seguido pelo segundo estágio com uma enganadora quiescência de até quarenta e oito horas, e depois um terceiro estágio caracterizado por choque e acidose metabólica, com ou sem evidência de lesão hepática. A leucocitose é comum. As seqüelas tardias (quarto estágio) incluem estenoses pilórica e antral e cirrose hepática. *(Tobias:430-431; Rudolph's Fundamentals: 411-413)*

34. (E) A cabeça de um lactente é maior (em comparação com o tamanho total do corpo ou com o peso) do que a de uma criança mais velha ou a de um

adulto. Por esta razão, o pescoço está sujeito a uma força proporcionalmente maior durante um abalroamento. A manutenção da criança na traseira promove uma difusão do golpe (desaceleração) sobre toda a traseira. Os lactentes com menos de um ano de idade devem viajar na parte traseira do veículo. Todas as crianças mais velhas devem viajar com contenções apropriadas na parte traseira. Tem sido demonstrado que a força gerada por um lactente de um ano em uma batida de frente excede muito a capacidade de um adulto manter a criança no colo. A criança poderá ser projetada contra o painel ou para fora do automóvel. *(Rudolph CD:38)*

35. (**D**) Afogamento é definido como morte por sufocação dentro de 24 horas de submersão na água. As vítimas de quase-afogamento sobrevivem pelo menos 24 horas. Portanto, as vítimas de quase-afogamento podem sobreviver ou morrer pelas complicações da imersão. Como ocorre com muitos traumas e intoxicações, existem picos de ocorrência de afogamento em crianças de três anos e em adolescentes. Entre as crianças e adolescentes que sobrevivem ao afogamento, uma estimativa de 35% poderão ter perturbação neurológica. A prevenção é da máxima importância. A instalação de quatro grades em volta das piscinas decresce o número dos acidentes de imersão em mais de 50% em crianças na idade de 1-4 anos. Como ocorre com todos os acidentes, pequenos lapsos da supervisão apropriada poderão resultar em tragédias. *(Fleisher:943-944; Pediatrics 92:292-294, 1993)*

36. (**B**) Abuso sexual infantil é definido como "o envolvimento de crianças dependentes e evolutivamente imaturas em atividades sexuais que elas não compreendem completamente e para as quais não podem dar conhecimento consciente, e que violam as leis ou tabus de uma sociedade". Com freqüência, os abusadores são parentes ou pessoas bem conhecidas da criança. Muitas vezes os abusadores são impotentes ou têm baixa estima. Nos Estados Unidos, calcula-se que anualmente cerca de 1% das crianças sofrem abuso sexual. As meninas têm seis vezes mais probabilidade do que os meninos de serem vítimas de abuso sexual. *(Rudolph's Fundanentals:418-419; Hay:215-220)*

37. (**C**) As mortes por armas de fogo entre as idades de 1-19 anos são esmagadoramente intencionais, com menos de 8% não-intencionais. A maioria dessas mortes ocorre antes da chegada ao hospital. Em 1997, 30% das mortes por arma de fogo neste grupo etário foram resultado de suicídio, com as mais altas cifras entre afro-americanos masculinos. Embora tenham declinado durante as duas últimas décadas, as taxas de acidentes em veículos motorizados persistem como a causa líder de mortes decorrentes de traumas neste grupo etário. *(Pediatrics 105:888-895, 2000)*

38. (**E**) É extremamente importante reconhecer os tipos de abuso para evitar percorrer uma escalada de abusos ou de lesões adicionais e também a de evitar desnecessária ansiedade da família em injustificada procura às autoridades de proteção à criança. As tendências observadas nos casos de abuso infantil são as de uma história não compatível com o trauma observado ou com o estágio do desenvolvimento da criança (*ele rolou da cama e quebrou a perna*, disse o pai de um bebê de um mês), ou a presença de um tipo de lesões que revela pancada com um instrumento conhecido como não ocorrendo senão por abuso (equimoses com marcas de mão na face), um tipo de lesão que reflete ter sido produzida por um instrumento que não poderia ocorrer no brinquedo ou de modo natural (marcas ou alças nas nádegas), demora na procura de cuidados médicos; uma história que muda no decorrer do exame, ou uma história de traumas que se repetem. Por outra parte, as marcas na parte inferior da perna (nas *canelas*), local que as crianças freqüentemente esbarram nos objetos e onde o osso está próximo da pele, são características de pré-escolares ativos. *(Pediatrics 110:644-645, 2002; Pediatr Clin North Am 32: 41-60, 1985)*

39. (**D**) Acidentes em veículos motorizados, homicídio, e suicídio respondem por aproximadamente 70% entre todas as mortes neste grupo etário. As mortes por acidentes em veículos a motor decresceram em cerca de 40% durante os últimos 25 anos, e as mortes por suicídio permaneceram regularmente constantes. Entretanto, as mortes por homicídio continuam a aumentar neste grupo etário. *(McMillan:9; Pediatrics 110:1037-1052, 2002)*

40. (A) A ingestão de uma overdose de salicilato, de etanol, ou de agente hipoglicemiante oral pode resultar em hipoglicemia sintomática. É apropriada uma estrita monitoração e uma terapia agressiva com glicose. *(Fleisher:895)*

41. (C) Nacionalmente, 64% dos estudantes de escolas superiores experimentaram o fumo do cigarro. Mais de 35% dos estudantes jovens de escolas superiores fumam cigarros uma vez por mês. Mais surpreendente é que 20% entre todos os estudantes de escola superior fumaram ≥ 1 cigarro por dia durante 30 dias (uso diário do cigarro durante toda a vida). As taxas totais de fumantes entre estudantes brancos e hispânicos mostraram-se mais elevadas do que entre os estudantes afro-americanos. *(MMWR 51:6-7, 2002)*

42. (A) Este cenário clínico é clássico de uma fratura dos dois anos, que é observada com maior freqüência entre 9-36 meses. Poderá não ser explicitada a história de trauma e os sinais físicos são muitas vezes sutis. No exame físico deve-se dispender cuidado e tempo. Aproximadamente em um quarto das vezes essas fraturas não são radiograficamente evidentes e devem ser diagnosticadas pelo exame físico ou pela cintigrafia óssea com a radiografia confirmatória revelando o neo-osso subperiósteo em 2-3 semanas mais tarde. *(Rudolph CD:2451; Fleisher: 1470-1471)*

43. (G), 44. (H), 45. (F), 46. (B), 47. (D), 48. (C), 49. (I), 50. (A), 51. (D), 52. (E) Existem antídotos específicos para um certo número de ingestões tóxicas. Esses antídotos devem estar prontamente disponíveis no setor de salas de emergência e administrados o mais cedo possível na dose apropriada. A administração do antídoto deve ser usada em conjunto a uma meticulosa avaliação continuada manuseio e cuidados de apoio. *(Tobias:420; Fleisher:895)*

BIBLIOGRAFIA

AAP Committee on Injury and Poison Prevention, 2001-2002. Bicycle helmets. *Pediatrics* 2001;108:1030-1032.

AAP Committee on Injury and Poison Prevention. Drowning in infants, children, and adolescents (RE9319). *Pediatrics* 1993;92:292-294.

AAP Committee on Injury and Poison Prevention. Firearm-related injuries affecting the pediatric population (RE9926). *Pediatrics* 2000;105:888-895.

AAP Committee on Injury, Violence and Poison Prevention. Poison treatment in the home. *Pediatrics* 2003;112:1182-1185.

AAP Committee on Sports Medicine and Fitness. Adolescents and anabolic steroids: a subject review (RE9720). *Pediatrics* 1997;99:6.

Behrman RE, Kliegman RM, Arvin AM. *Nelson Textbook of Pediatrics*, 16th ed. Philadelphia, PA: W.B. Saunders, 1999.

Caffey J. The whiplash shaken infant syndrome. *Pediatrics* 1974;54:396-403.

CDC. Youth risk behavior surveillance—United States, 2001. *MMWR* 2002;51:6-7.

Fleisher GR, Ludwig S. *Textbook of Pediatric Emergency Medicine*, 4th ed. Philadelphia, PA: JB Lippincott, Williams & Wilkins, 2000.

Gaudreault P, Temple AR, Lovejoy FH. The relative severity of acute versus chronic salicylate poisoning in children. *Pediatrics* 1982;70:566-572.

Gunn VL, Nechyba C. *The Harriet Lane Handbook*, 16th ed. Philadelphia, PA: Mosby, 2002.

Hay WH, Hayward AR, Levin MJ, et al. *Current Pediatric Diagnosis & Treatment*, 16th ed. New York, NY, McGraw-Hill, 2003.

Hughes JM, Merson MH. Fish and shellfish poisoning. *N Engl J Med* 1976;295:1117-1120.

Knight ME, Roberts RJ. Phenothiazine and butyrophenone intoxication in children. *Pediatr Clin North Am* 1986;33:299-309.

Koch JJ. Performance-enhancing substances and their use among adolescent athletes. *Pediatr Rev* 2002;23:310-317.

Levine M, Carey WB, Crocker AC, et al. *Developmental-Behaviorial Pediatrics*, 3rd ed. Philadelphia, PA: W.B. Saunders, 1999.

MacDorman MF, Arialdi MM, Strobino DM, Guyer, B. Annual summary of vital statistics-2001. *Pediatrics* 2002;110:1037-1052.

McHugh MJ. The abuse of volatile substances. *Pediatr Clin North Am* 1987;34:333-339.

McMillan JA, DeAngelis CD, Feigin RD, Warshaw JB. Oski's Pediatrics Principles and Practice, 3rd ed. Philadelphia, PA: JB Lippincott, 1999.

Poirier MP. Care of the female adolescent rape victim. *Pediatr Emerg Care* 2002;18:53-59.

Reece RM, Grodin MA. Recognition of nonaccidental injury. *Pediatr Clin North Am* 1985;32:41-60.

Rudolph AM, Kamei RK, Overby KJ. *Rudolph's Fundamentals of Pediatrics*, 3rd ed. New York, NY: McGraw-Hill, 2001.

Rudolph CD, Rudolph AM, Hostetter MK, et al. *Rudolph's Pediatrics*, 21st ed. New York, NY: McGraw-Hill, 2003.

Singer HS, Freeman JM. Head trauma for the pediatrician. *Pediatrics* 1978;62:819-825.

Tobias JD. *Pediatric Critical Care: The Essentials*. Armonk, NY: Futura Publishing Co., 1999.

Tong T, Boyer EW. Club drugs, smart drugs, raves and circuit parties: an overview of the club scene. *Pediatr Emerg Care* 2002;18:216-218.

www.rapecrisiscenter.com

www.usdoj.gov/ndic

CAPÍTULO 4

Alimentação e Nutrição

Sara S. Viessman, MD

Historicamente, como é bem conhecido, o tópico sobre alimentação e nutrição tem uma importância especial na pediatria, por conta do rápido crescimento e desenvolvimento dos pacientes pediátricos, especialmente as crianças. O rápido crescimento e desenvolvimento resulta em uma diferença nutricional quantitativa e qualitativa da necessidade existente nos adultos. Quantitativamente, por exemplo, neonatos e crianças pequenas requerem mais calorias e mais proteínas relativas ao tamanho do corpo que indivíduos mais velhos. Qualitativamente, por exemplo, certo aminoácido é essencial para lactantes abaixo do peso e prematuros, mas não para crianças ou adultos ou qualquer outro lactante normal. Certamente gorduras são essenciais para o desenvolvimento cerebral durante os primeiros anos de vida, mas depois não.

A amamentação ao seio é, obviamente, a escolha mais sadia para a maioria dos neonatos. Atualmente, é do conhecimento geral as muitas vantagens nutritivas, psicológicas e imunológicas da amamentação natural. Há probabilidade de que nos anos vindouros outras vantagens sejam evidenciadas. Não obstante, nem todas as jovens mães têm o necessário apoio e estímulo nem ao menos para tentar a amamentação ao seio! Este é um atual desafio sociológico e financeiro no nosso pais. É estimado que se todos os bebês fossem amamentados ao seio durante as primeiras 12 semanas de vida, a economia reconhecida pelos Estados Unidos poderia ser de cerca de $3 bilhões por ano. Se todas as mães do programa WIC amamentassem seus bebês por apenas 4 semanas poderia ser poupada uma média de cerca de $30 milhões.

A desnutrição conseqüente a situações clínicas ou socioeconômicas persiste como um importante problema em lactentes e crianças nos Estados Unidos. A desnutrição auto infligida que é observada nas dificuldades alimentares (ou alimentação desordenada) está crescentemente prevalente. A obesidade é atualmente um estado comum entre crianças nos Estados Unidos. Em ambas as extremidades deste espectro, as crianças estão em risco de sérios problemas médicos e psicológicos a longo termo.

Embora as deficiências nutricionais específicas, exceto a deficiência de ferro, sejam incomuns nos países desenvolvidos, as carências de vitaminas ou de proteínas representam o principal problema nos países em desenvolvimento.

Questões

ORIENTAÇÕES: Nesta seção, cada um dos itens numerados ou cada uma das afirmativas incompletas é seguido da resposta ou da afirmativa correta. Selecione a ÚNICA resposta letrada ou completa que é a MELHOR para cada caso.

1. A quota dietética diária recomendada de vitamina A para um lactente é

(A) 50 μg (160 UI)

(B) 100 μg (320 UI)

(C) 200 μg (650 UI)

(D) 400 μg (1.300 UI)

(E) 1.000 μg (3.300 UI)

2. Comparece ao seu consultório um casal para discutir considerações sobre o filho adotado, de onze meses. Eles dizem que a criança tem história de bloqueio do desenvolvimento desde os seis meses de idade e estão preocupados sobre a possibilidade de problemas a longo termo. Você lhes informa que a desnutrição no primeiro ano de vida

(A) não exerce efeito permanente sobre o crescimento físico nem sobre o desenvolvimento da inteligência

(B) pode exercer efeitos permanentes sobre o crescimento físico, porém não sobre o desenvolvimento da inteligência

(C) pode exercer efeitos permanentes sobre o desenvolvimento da inteligência e não sobre o crescimento físico

(D) pode exercer efeitos permanentes sobre o crescimento físico tanto quanto sobre o desenvolvimento da inteligência

(E) pode exercer efeitos permanentes tanto sobre o crescimento físico quanto sobre o desenvolvimento da inteligência, porém somente quando conjugado com a privação psicossocial

3. É recomendado que *sólidos* (alimentos não-lácteos) sejam introduzidos na dieta do lactente com

(A) três semanas

(B) seis semanas

(C) três meses

(D) seis meses

(E) um ano

4. A administração de vitamina K parenteral é indicada para

(A) todos os neonatos

(B) neonatos com menos de 2.500 g

(C) neonatos com menos de 36 semanas gestacionais

(D) neonatos ictéricos

(E) nascidos fora de hospital

5. Um lactente de dez semanas está em regime de fórmula infantil comercial. A mãe acha que está subalimentando seu bebê. Você diz a ela que, para preencher as exigências líquidas e calóricas do lactente, a ingestão diária deverá ser de pelo menos

(A) 350 g

(B) 500 g

(C) 800 g

(D) 1.000 g

(E) 1.350 g

6. Qual das seguintes afirmativas sobre a vitamina K é a mais exata?

(A) o conteúdo de vitamina K do leite humano é de cerca de um terço do leite de vaca

(B) o conteúdo de vitamina K do leite de vaca é de cerca de um terço do leite humano

(C) as quantidades de vitamina K no leite de vaca e no leite humano são quase as mesmas e são suficientes para a maioria dos lactentes que receberam vitamina K parenteral quando recém-nascidos

(D) nem o leite de vaca nem o leite humano encerram quantidade suficiente de vitamina K, mesmo para lactentes que receberam vitamina K quando neonatos

(E) não existe vitamina K no leite humano nem no de vaca

7. A quota dietética diária recomendada de vitamina D para um lactente é

(A) 2,5 μg (100 UI)

(B) 10 μg (400 UI)

(C) 20 μg (800 UI)

(D) 40 μg (1.600 UI)

(E) 100 μg (4.000 UI)

8. Uma mulher grávida pretende amamentar seu bebê. Ela já leu sobre as vantagens nutritivas, psicológicas e imunológicas, porém se recorda de que os bebês amamentados ao seio poderiam também precisar de suplementação. Você recomenda que se suplemente a nutrição do bebê com

(A) vitamina A

(B) vitamina E

(C) vitamina C

(D) vitamina B1

(E) vitamina D

9. Durante os primeiros seis meses de vida, a ingestão diária de proteína recomendada é de

(A) 0,2 g/kg

(B) 1,0 g/kg

(C) 2,0 g/kg

(D) 5,0 g/kg

(E) 10,0 g/kg

10. A ingestão dietética recomendada de proteína para o crescimento ótimo na idade de dez anos é de cerca de

(A) 0,2 g/kg

(B) 0,5 g/kg

(C) 1,0 g/kg

(D) 2,0 g/kg

(E) 3,0 g/kg

11. Lactente de oito meses, feminino, hospitalizado por motivo de bloqueio do desenvolvimento. Tinha história de febre e tosse desde a véspera. No exame físico você observa uma criança muito magra, porém bem hidratada e esperta, sem desconforto agudo. Você solicita limitados exames laboratoriais e uma radiografia do tórax para melhor avaliação de um dia de febre e tosse. Os campos pulmonares estão normais, porém você nota ausência da sombra tímica. Você deverá

(A) pedir uma consulta com um imunologista

(B) solicitar cariotipagem genética

(C) repetir a radiografia de tórax depois de 24 horas

(D) pedir uma ultra-sonografia cardíaca

(E) alimentar a criança conforme for tolerado, acompanhando estritamente o peso e as ingestões

12. A exigência de cálcio para uma criança em idade escolar é de

(A) 0,1 g/dia

(B) 1,0 g/dia

(C) 10,0 g/dia

(D) 50,0 g/dia

(E) 100,0 g/dia

13. A deficiência de vitamina B12 tem mais probabilidade de ocorrer em crianças com

(A) ressecção do jejuno

(B) ressecção do íleo

(C) ressecção do cólon

(D) uma colostomia

(E) uma gastrojejunostomia

14. A deficiência de ácido fólico tem mais probabilidade de ocorrer em uma criança com

(A) má absorção do intestino delgado

(B) hemangioma do íleo
(C) pólipos retais
(D) uma gastrostomia
(E) refluxo gastroesofágico

15. Uma dieta vegetariana estrita (dieta excluindo todos os produtos animais, mesmo ovos, leite e produtos lácteos, bem como carnes e peixe) para uma criança pequena, tem probabilidade de ser deficiente em
(A) vitamina C
(B) vitamina E
(C) vitamina B_1
(D) vitamina B_{12}
(E) vitamina A

16. Em uma consulta de puericultura para uma criança de dois meses, a mãe diz que sua família tem história de alergia à proteína do leite e indaga se as fórmulas com proteína de soja não seriam melhores para seu filho. Qual das afirmativas que se seguem sobre a proteína de soja é a correta?
(A) os lactentes alimentados exclusivamente com fórmulas à base de proteína de soja têm crescimento comparável ao dos alimentados com fórmula de proteína de leite de vaca
(B) a proteína da soja nas fórmulas infantis é essencialmente não-alergênica, e a hipersensibilidade clínica significante é extremamente rara
(C) a proteína da soja é mais útil para crianças com bem documentada e grave reação alérgica à proteína do leite
(D) a proteína da soja não deve ser usada por pacientes com história familiar de doença celíaca
(E) os lactentes alimentados com fórmulas à base de proteína de soja devem receber cálcio dietético suplementar

17. Recentes preocupações sobre a prevenção da doença cardíaca aterosclerótica induziram recomendações para reduzir o conteúdo de gordura, particularmente do colesterol, desde o início da vida. Isto inclui o uso do leite desnatado. É recomendável que o uso deste leite comece na idade abaixo de
(A) quatro meses
(B) seis meses
(C) um ano
(D) dois anos
(E) cinco anos

18. Uma menina de 12 anos é levada a sua consulta de puericultura sem nenhuma queixa. Entretanto, ela está preocupada sobre sua amiga que reduz as calorias e está perdendo muito peso. Durante a discussão deste problema, você diz a ela que a ingestão de energia recomendada para uma menina de doze anos é
(A) 1.500 kcal/dia
(B) 1.800 kcal/dia
(C) 2.200 kcal/dia
(D) 2.600 kcal/dia
(E) 3.000 kcal/dia

19. Entre as seguintes, a melhor fonte de vitamina C é
(A) ervilhas
(B) batatas
(C) ovos integrais
(D) legumes verde-escuros
(E) feijão-soja

20. Nos Estados Unidos, a amamentação ao seio é contra-indicada em qual das seguintes situações?
(A) um neonato cuja mãe é soropositiva para anticorpos HIV
(B) um neonato cuja mãe é soropositiva para o antígeno de superfície da hepatite B
(C) Um lactente cuja mãe é soropositiva para anticorpos da hepatite C
(D) um lactente cuja mãe foi recentemente imunizada contra a rubéola
(E) um lactente cuja mãe foi recentemente imunizada contra a hepatite B

21. Uma jovem mãe apresenta-se na consulta de puericultura para seu bebê de duas semanas com a preocupação de não poder amamentá-lo ao seio porque

seus mamilos estão inflamados e rachados. Você indaga sobre a técnica que ela usa e apura que ela amamenta durante cerca de 20-25 minutos em cada seio em cada mamada. Você a aconselha e informa que o tempo ótimo durante cada mamada é

(A) 40-50 minutos

(B) 30-40 minutos

(C) 20-30 minutos

(D) 10-20 minutos

(E) 5-10 minutos

22. Uma mãe está preocupada porque seu filho de vinte meses prefere comer com as mãos em vez de usar uma colher pequena. Qual das seguintes afirmativas é a correta?

(A) aos 18 meses de idade, a maioria das crianças prefere se alimentar sozinha com uma colher

(B) a maioria das crianças aprende a se alimentar independentemente durante o segundo ano de vida

(C) a auto-alimentação com colher começa aos 12 meses de idade quando se desenvolve a rotação bem definida do punho

(D) a maioria das crianças pode manipular uma xícara aos dez meses de idade

(E) a maioria das crianças prefere se alimentar sozinha com colher aos 12 meses de idade

23. Você está acompanhando uma criança com ADHD. Sua professora pede informações sobre dieta e ADHD. Em particular, ela está interessada sobre o papel do açúcar nesses casos. Qual das seguintes afirmativas é a verdadeira em relação a estudos controlados sobre os efeitos da ingestão da sacarose nessas crianças?

(A) a ingestão de sacarose tem mostrado ligação com problemas de comportamento em crianças com ADHD

(B) a ingestão da sacarose tem mostrado aumentar a atividade motora em crianças com ADHD

(C) a ingestão de sacarose é seguida de aumento tanto da atividade motora quanto do problema do comportamento em crianças com ADHD

(D) a ingestão de sacarose não é seguida de problemas de comportamento nem de atividade motora nas crianças

(E) a ingestão de sacarose é seguida de decréscimo de atividade motora nas crianças

24. Qual dos seguintes representa a maior porcentagem de calorias na amamentação ao seio materno?

(A) carboidratos

(B) proteínas

(C) gordura

(D) colesterol

(E) soro lácteo

25. Qual dos seguintes representa a maior porcentagem de calorias no leite integral de vaca?

(A) carboidratos

(B) proteínas

(C) gordura

(D) colesterol

(E) soro lácteo

26. Qual dos seguintes representa a maior porcentagem de calorias no leite desnatado?

(A) carboidratos

(B) proteínas

(C) gorduras

(D) colesterol

(E) soro lácteo

27. Qual dos seguintes responde pela maior porcentagem de calorias na dieta normal da criança em idade escolar?

(A) carboidratos

(B) proteínas

(C) gordura

(D) colesterol

(E) soro lácteo

28. Uma grande preocupação quanto a uma criança de dois anos que bebe seis mamadeiras de suco de maçã por dia é

(A) uma ingestão insuficiente de proteínas

(B) desenvolvimento de diabete melito
(C) deficiência de vitamina C
(D) toxicidade da vitamina A
(E) desenvolvimento de diarréia

29. O número de dentes primários que geralmente irrompem em crianças aos três anos de idade é

(A) 4
(B) 8
(C) 12
(D) 16
(E) 20

30. Um lactente de cinco meses é consultado por motivo de deficiente ganho de peso. Sua dieta consiste somente de leite de cabra. Ao exame, parece prostrado e levemente taquicárdico. Os teores laboratoriais que mais provavelmente estão aumentados, são

(A) albumina do soro
(B) volume corpuscular médio dos eritrócitos
(C) hemoglobina
(D) nível da vitamina B_{12} do soro
(E) sódio sérico

31. Um menino de sete anos é levado à consulta de puericultura. Você nota que sua altura está no 75° percentil e o peso > 95° do percentil para a idade. O exame resulta negativo. O pai tem superpeso, mas a mãe é magra. O próximo passo para você dar é

(A) solicitar os níveis do T4 e do TSH
(B) pedir exame dos cromossomos do soro
(C) encaminhar para um endocrinologista
(D) colocá-lo em dieta de 75% das necessidades calóricas para a altura
(E) aconselhar a família a aumentar o exercício e eliminar da dieta os alimentos excessivos

32. O método mais exato para avaliar no consultório a adiposidade de uma criança é

(A) verificação do peso
(B) calcular o percentual acima do peso e da altura corporal ideal usando as normas para a idade/sexo
(C) fazer o cálculo do índice da massa corporal (peso/altura^2)
(D) medir a espessura da gordura subcutânea
(E) usar a densitometria

33. Um menino hispânico de 18 meses é levado à consulta de puericultura de rotina. Os pais dizem que ele toma seis a oito mamadeiras de leite de vaca diariamente e não gosta de alimentos sólidos. Seu peso está acima do 95° percentil, embora a altura e a circunferência cefálica estejam no 25° percentil. Ao exame, você nota um bebê bochechudo, alegre, pálido, e normal sob outros aspectos. Qual dos testes seguintes deverá resultar anormal?

(A) teste do suor
(B) sódio sérico
(C) contagem de eosinófilos
(D) bicarbonato do soro
(E) hemoglobina

34. Um menino branco, de dois anos, é levado à consulta por motivo de bloqueio do desenvolvimento, diarréia crônica e pneumonia recidivante. Embora a família seja negativa para fibrose cística, a prova do suor revela concentração de sódio de 120 mg/dl. Você deverá iniciar

(A) ferro
(B) vitamina B_{12} e ácido fólico
(C) suplementação de enzimas pancreáticas
(D) hemoglobina
(E) diuréticos parenterais

35. Uma menina branca de 15 anos apresenta a queixa de estar sempre resfriada. Não apresenta história de doenças, porém não tem tido um episódio há 4 meses. A mãe diz estar preocupada porque, embora a filha coma intermitentemente uma grande quantidade de alimentos, parece estar perdendo peso. Ao exame, a paciente é extremamente magra para a idade. Qual das seguintes é a maior probabilidade?

(A) ela se acha muito magra, mas gosta de ser assim
(B) ela se acha muito magra e gostaria de aumentar de peso
(C) ela se acha muito gorda e quer perder peso
(D) ela se acha muito gorda, mas gosta de ser assim
(E) ela se acha normal

36. Um lactente branco, sexo feminino, é levado à consulta por sintoma de resfriado. Ao exame, você observa uma circunferência cefálica no 50° percentil, comprimento no 25° percentil e o peso abaixo do 5° percentil. A criança é esperta, porém muito magra. Apresenta dobras cutâneas nos braços, nas coxas e nas nádegas. Os pais dizem que ela toma quatro mamadeiras de 250 g de fórmula pré-misturada diariamente. Você dá o alimento à criança, e ela rapidamente ingere 200 g. Você decide admiti-la. Quantas calorias ela provavelmente precisará para aumentar de peso?

(A) 60 kcal/kg/dia
(B) 80 kcal/kg/dia
(C) 100 kcal/kg/dia
(D) 150 kcal/kg/dia
(E) 200 kcal/kg/dia

Respostas e Explicações

1. **(D)** A quota diária recomendada de retinol (vitamina A) para um lactente é de 375-400 μg (cerca de 1.200-1.300 UI). Quantidades insuficientes de vitamina A podem induzir problemas individuais, deficiência de crescimento e perturbação da resistência às infecções. Quantidades excessivas podem ser tão perigosas quanto as insuficientes. Os sinais da hipervitaminose A incluem anorexia, hepatosplenomegalia e aumento da pressão intracraniana. *(McMillan:471-472)*

2. **(D)** A desnutrição grave durante o primeiro ano de vida pode exercer efeitos deletérios e permanentes tanto sobre o crescimento físico quanto sobre o desenvolvimento mental. Este fato parece ser um efeito orgânico independente de privação psicológica, embora a subnutrição exógena seja muitas vezes complementada pela privação. No acompanhamento, é encontrada uma alta freqüência de problemas comportamentais e dificuldades de aprendizado apesar do adequado aumento de peso. O reconhecimento dos possíveis efeitos permanentes da desnutrição no lactente e durante a primeira infância induziu a aumentar os esforços para evitar a desnutrição tanto sobre crianças sadias, sob outros aspectos, como nas portadoras de doenças crônicas. *(NEJM 282:933-939, 1970; McMillan:755)*

3. **(D)** É recomendável que a introdução de alimentos não-lácteos seja retardada até a idade de quatro a seis meses. Uma razão firmada para isto é a baixa concentração da amilase pancreática no início da vida e o desejo de evitar a ingestão de amiláceos. Entretanto, a mais forte razão relaciona-se à rapidez evolutiva, tais como o desaparecimento do sapinho da língua, a aquisição do controle da cabeça e a capacidade de sentar-se sem apoio. Reconhecidamente, muitas vezes é difícil convencer os pais em retardar a introdução de alimentos sólidos em uma idade mais precoce. *(McMillan:477; Pediatrics 63:52-59, 1979)*

4. **(A)** A vitamina K é essencial para a síntese hepática da protrombina (fator II), bem como para os fatores VII, IX e X. As concentrações de protrombina no plasma são baixas ao nascer e caem ainda mais durante os três primeiros dias de vida. A administração de vitamina K ao neonato impede a queda da concentração pós-natal desses fatores e assim evita a doença hemorrágica do recém-nascido. É indicada profilaticamente para todos os neonatos. Várias doses orais de vitamina K podem ser igualmente eficazes e são uma factível alternativa para neonatos nos países em desenvolvimento. [*Nota*: Embora as respostas (B), (C), (D) e (E) sejam verdadeiras, a melhor resposta é (A).] *(McMillan:367)*

5. **(C)** Seja cauteloso aqui! As necessidades de líquidos para um lactente são de 120-140 ml/kg/dia. Assim, para obter calorias suficientes, um lactente deve ingerir 150-180 ml/kg por dia. Portanto, este lactente de dez semanas (peso calculado em 5 kg) requer 600-700 ml de líquido por dia. Sua exigência calórica é de 500-600 calorias por dia. A maioria dos leites (humano e de vaca) e das fórmulas preparadas fornece 20 cal/30 ml. Por isso, poderia tomar 700-840 mL para proporcionar as 500-600 calorias exigidas diariamente. *(McMillan:754)*

6. **(A)** Embora o conteúdo de vitamina K no leite humano seja apenas um terço daquele do leite de vaca, a deficiência clinica é rara em lactentes normais amamentados com qualquer dos tipos de leite desde que eles tenham recebido a vitamina K parenteralmente ao nascer. A vitamina K do leite humano pode ser mais bem absorvida do que a do leite de vaca. Por isso, as chances são iguais. Lembre-se: as bactérias entéricas são uma importante fonte adicional de vitamina K. [*Nota*: Tome cuidado nas respostas com duas partes. Aqui, a palavra "e" é o extremo. A resposta (C) é somente a meia-verdade. Embora a vitamina K em cada um dos leites seja suficiente, as quantidades não são iguais.] *(McMillan:367)*

7. **(B)** A quota diária recomendada de vitamina D para um lactente é de 10 μg ou 400 UI. Infelizmente, alguns textos e alguns exames usam microgramas (μg) e outros usam unidades internacionais (UI)

quando se referem às vitaminas. Atualmente a maioria usa o termo preferível de "quota diária recomendada" em vez da expressão "exigência diária mínima", esclarecendo que nós realmente não conhecemos a exigência mínima. Uma dosagem demasiada de vitamina D poderá ser tóxica e tão perigosa quanto a demasiado pequena. O principal órgão da toxicidade da vitamina D é o rim. *(McMillan:471, 474)*

8. (E) As fórmulas infantis são fortificadas com as necessárias vitaminas e minerais, pelo menos a ponto do nosso melhor conhecimento. O leite humano contém menor quantidade de vitamina D. Entretanto, isto é suficiente para a maioria dos bebês. Os lactentes amamentados exclusivamente ao seio que estão em risco de insuficiência de vitamina D são aqueles cujas mães são carentes desta vitamina, os lactentes com inadequada exposição à luz solar (p. ex., com pigmentação escura da pele, os que vivem nos climas frios, nos ambientes urbanos, ou sujeitos a práticas de vestuário), os lactentes de mais idade amamentados exclusivamente ao seio. Por esses motivos, é recomendada a suplementação de vitamina D para a maioria dos bebês amamentados exclusivamente ao seio. *(McMillan:477; AAP Nutrition Handbook:275)*

9. (C) A exigência dietética mínima de proteína de alta qualidade na primeira infância tem sido estimada em 1,9 g/kg. A quota diária recomendada é de 2,2 g/kg. A ingestão insuficiente de proteína induz atraso do crescimento, edema hipoproteinêmico, e outras alterações. A ingestão excessiva pode resultar em acidose metabólica, letargia e anorexia. *(McMillan:472)*

10. (C) À medida que a criança vai ficando mais velha, a velocidade do crescimento se lentifica e a exigência de proteínas decresce. Na idade de dez anos a exigência mínima da proteína cai para 1 g/kg do peso corporal, com uma quota diária recomendada de 1,2 g/kg. Esta quantidade é facilmente proporcionada pela maioria das dietas comuns americanas. Entretanto, em algumas dietas vegetariana estritas, nas dietas de modismo, ou nas dietas severamente baixas em calorias, mesmo esta quantidade de exigência protéica não é fornecida. *(McMillan:472)*

11. (E) Durante os períodos de desnutrição, o timo decresce drasticamente de tamanho. Por este motivo, não é raro observar ausência da sombra tímica na radiografia de tórax de lactentes admitidos por bloqueio do desenvolvimento. A involução do timo durante a inanição responde por alguma parte do aumento da suscetibilidade às infecções nessas crianças. A combinação de displasia tímica e bloqueio do desenvolvimento deve trazer à mente a anomalia DiGeorge (ou síndrome de DiGeorge). Entretanto, esses lactentes tipicamente apresentam doença cardíaca ou sintomas relacionados ao metabolismo do cálcio durante a primeira infância. *(McMillan:2099; Pediatrics 59:490-494, 1977)*

12. (B) A multiplicidade de fatores que afetam o metabolismo do cálcio, não o menos importante dos quais é o efeito dos outros fatores dietéticos, torna difícil enunciar uma cifra exata da exigência diária de cálcio. Para uma criança em idade escolar, a quota é estimada em 1 g por dia. (Contrasta com a quantidade de proteína exigida, que para esse grupo etário é de cerca de 1 g/kg/dia!). Esta quantidade de cálcio é facilmente fornecida pela maioria das dietas comuns, e geralmente não é necessária a suplementação de cálcio, mesmo pela criança que bebe pouco ou nenhum leite. Ovos, melados, nozes e muitos peixes e legumes, são boas fontes de cálcio. Uma variedade de produtos (farelos específicos de cereais, pão, sucos de frutas, e mesmo sorvete) são enriquecidos pela adição de cálcio. *(McMillan:472)*

13. (B) A vitamina B_{12} é absorvida principalmente na porção distal do íleo. Uma deficiência de vitamina B_{12} poderá ocorrer em crianças que foram submetidas à remoção cirúrgica desta parte do intestino ou em crianças com a doença inflamatória intestinal envolvendo a porção do íleo. No primeiro caso, a deficiência é grave e permanente; na segunda situação, a deficiência é leve e muitas vezes é transitória. As crianças que tiveram remoção cirúrgica do íleo distal deverão receber vitamina B_{12} profilática. *(Rudolph AM:465-466)*

14. (A) O ácido fólico é absorvido principalmente no intestino delgado. Sua deficiência é observada comumente na diarréia crônica e nos estados de má absorção envolvendo o intestino delgado. Geralmente a primeira anormalidade observada é a hiperpigmentação do núcleo dos neutrófilos na lâmina do sangue periférico e representa um útil auxílio para o diagnóstico precoce. A deficiência de ácido

fólico não é acompanhada das outras condições listadas. *(Rudolph AM:541-542)*

15. (D) Uma dieta vegetariana estrita não fornece quase nenhuma vitamina B_{12}, e apenas níveis marginais de cálcio, vitamina D e ferro. A densidade calórica relativamente baixa dos vegetais também indica que deve ser ingerido um grande volume de alimentos para produzir calorias suficientes. Entretanto, o conteúdo de vitaminas afora a B_{12} e a D provavelmente é suficiente. *(Pediatrics 70:582-586, 1982)*

16. (A) As fórmulas comerciais infantis atualmente disponíveis baseadas em proteína de soja proporcionam nutrição suficiente (incluindo cálcio), e os lactentes alimentados com essas fórmulas exibem crescimento normal. As fórmulas de soja são freqüentemente prescritas para lactentes com história pessoal ou familiar de alergia, na esperança de evitar o desenvolvimento de alergia ao leite de vaca. Infelizmente, são também conhecidas graves reações gastrintestinais alérgicas à proteína da soja e não são raras. Por este motivo, as fórmulas com proteína de soja não são recomendadas para lactentes ou crianças que já demonstraram significante hipersensibilidade gastrintestinal à proteína do leite de vaca. Para esses casos, serão mais bem prescritas fórmulas com hidrolisado de proteína. As fórmulas de soja não são recomendadas para prematuros. *(Pediatrics 72:359-363, 1983; AAP Nutrition Handbook:158, 469)*

17. (D) O leite desnatado é essencialmente isento de toda gordura. Se for usado durante o período em que o lactente recebe a maioria das suas calorias pelo leite, certamente isto poderá induzir a uma deficiência em ácidos aminados. As gorduras, principalmente as saturadas, são essenciais para a mielinização e para o crescimento do cérebro. Adicionalmente, uma vez que o leite desnatado contém somente 10 cal/28 g, o lactente deveria precisar consumir duas vezes o volume de alimento para obter as calorias suficientes. [*Nota:* Existe diferença entre o leite desnatado e os leites pobres em gordura. O primeiro encerra zero-gordura, enquanto que o segundo contém 1/2-2% de gordura. Em uma idade mais precoce deverá ser permitida a porcentagem de 2% de gordura no leite em vez do leite desnatado. A questão especificou o leite desnatado.] *(Pediatrics 72:253-255, 1983; McMil-lan:607)*

18. (C) Da idade dos 11 aos 18 anos, a ingestão calórica recomendada para meninas persiste em 2.200 kcal por dia. Para meninos, a ingestão energética recomendada aos 11 anos de idade é de 2.200 kcal por dia e aumenta gradualmente para 3.000 kcal por dia dos 15 aos 18 anos de idade. *(McMillan:470, 817-818)*

19. (B) Batatas, tomates, repolho juntam-se às frutas cítricas como boas fontes de vitamina C. Adicionalmente, o leite humano é uma excelente fonte dietética de vitamina C. *(McMillan:474)*

20. (A) O vírus da imunodeficiência humana pode ser transmitido da mãe para o bebê via leite humano. Nos Estados Unidos, onde outros modos de nutrição infantil são facilmente disponíveis, as mulheres infectadas pelo HIV devem ser avisadas para não amamentar seus bebês ao seio. De acordo com a recomendação da WHO, nos países em desenvolvimento o risco de transmissão do HIV pelo leite humano deve ser ponderado contra o risco da alimentação artificial. Quanto ao antígeno de superfície da hepatite B, embora tenha sido detectado no leite humano, os estudos indicam que não aumenta significantemente o risco de transmissão da hepatite entre os lactentes amamentados ao seio. A transmissão do vírus da hepatite C via leite humano é teoricamente possível, porém ainda não foi clinicamente documentada em uma mulher com o vírus da imunodeficiência anti-humana (HIV)-negativa. *(2003 Red Book:119)*

21. (E) Os lactentes normais poderão ingerir a maior parte do leite disponível na mama dentro de 3-5 minutos. A sucção adicional apenas estimula a futura produção de leite, que será necessária para a continuação da amamentação ao seio. A mamada muito prolongada, especialmente durante as primeiras semanas, poderá resultar em mamilos extremamente inflamados ou rachados, que poderão impor a cessação precoce da amamentação natural. *(McMillan:473)*

22. (B) As crianças aprendem a se alimentar sozinhas e independentemente durante o segundo ano de vida. Entretanto, isto não implica necessariamente no uso de utensílios. Segurar e manipular uma colher para conduzir o alimento e depois levá-lo à boca requer um desenvolvimento mais complexo. A maioria das crianças de dois anos é *capaz* de usar uma colher e se

alimentar sozinha, porém muitas preferem usar seus dedos. *(AAP Nutrition Handbook:126)*

23. (D) Apesar da crença do público, a sacarose por si só não tem sido determinada como uma causa de problema de comportamento nem de hiperatividade em crianças. Estudos duplo-cegos controlados não evidenciaram diferenças na avaliação do comportamento, na atividade motora nem no desempenho cognitivo entre crianças que estavam recebendo sacarose e as que estavam recebendo uma substância de controle. *(NEJM 330:301-307, 1994)*

24. (C) A gordura fornece cerca de 9 cal/g, enquanto que a proteína e o carboidrato fornecem apenas 4 cal/g. Mais de 50% das calorias do leite humano estão sob a forma de gordura. Entre todos os mamíferos conhecidos, as focas têm o mais rico conteúdo de gordura no seu leite, que tem a consistência de maionese. O leite das focas contém 12-20 vezes mais gordura do que o leite humano. Isto permite curtos períodos de mamadas e o rápido crescimento dos filhotes. Enquanto os lactentes humanos duplicam o peso de nascimento aos dois meses de idade, os filhotes da foca quadruplicam seu peso de nascimento com duas semanas de vida. *(McMillan:478; Miller:40)*

25. (C) A gordura responde também por cerca de metade das calorias do leite de vaca integral. Entretanto, o leite de vaca encerra quantidade significantemente mais alta de proteína. A proteína responde por 22% das calorias no leite de vaca e apenas 8% das calorias no leite humano. Digno de nota é que a concentração do nitrogênio protéico nos conteúdos ileocecais de lactentes de 1-5 meses alimentados com leite de vaca é três vezes maior do que o dos lactentes amamentados ao seio. *(McMillan:478; AAP Nutrition Handbook:99)*

26. (A) O leite desnatado é praticamente isento de gordura. Cerca de 50% das calorias são fornecidas pelos carboidratos e as outras 40% pelas proteínas. *(Pediatrics 72:253-255, 1983)*

27. (A) A principal fonte de calorias na dieta normal por toda a vida são os carboidratos, exceto no período de recém-nascido, quando mais da metade das calorias ingeridas são derivadas da gordura. A ingestão excessiva de carboidratos resulta em obesidade. A ingestão insuficiente resulta em privação calórica e em desnutrição em vez de qualquer síndrome de deficiência específica. *(McMil-lan:478)*

28. (A) Um suco de frutas é quase carboidrato puro, na maior parte açúcar em vez de amiláceo. Das gorduras e das proteínas derivam menos de 5% da calorias. A ingestão excessiva de suco de frutas por um pequeno lactente poderá resultar em insuficiente ingestão de proteínas, apesar da suficiente ingestão de calorias totais. *(AAP Nutrition Handbook:47:131)*

29. (E) Os vinte primeiros dentes geralmente irrompem nos primeiros três anos de vida. Este processo começa aos 4-6 meses de idade. A erupção geralmente é simétrica e tende a ocorrer na arcada maxilar, bem no centro. *(McMillan:642)*

30. (B) Lactentes alimentados principalmente com leite de cabra estão em risco de manifestar uma anemia megaloblástica por deficiência de folato. Por isso, o VCM deverá ser elevado. O metabolismo do ácido fólico e da vitamina B_{12} é inter-relacionado. Os problemas hematológicos causados pela deficiência de um destes podem ser melhorados pela suplementação do outro. Entretanto, as complicações neurológicas da deficiência de vitamina B_{12} não deverão melhorar pela suplementação de ácido fólico. Por isso, é importante especificar cuidadosamente as deficiências da criança. Grandes doses de ácido fólico não devem ser administradas senão depois de ter sido excluída a deficiência de vitamina B_{12}. *(McMillan:1449)*

31. (E) A obesidade infantil é um problema crescente nos Estados Unidos. É estimado que 20-25% das crianças neste país sejam obesas. A obesidade coloca essas crianças por toda a vida em risco de problemas de saúde, de ordem psicológica, e de discriminação. Em menos de 5% das crianças com obesidade deverá existir uma causa subjacente definível para esta obesidade. A história do crescimento linear desta criança e de sua família, em conjunto ao exame físico normal sob outros aspectos, sugere não serem necessárias maiores investigações. Geralmente não é recomendado restringir severamente as calorias em uma criança com superpeso. O melhor resultado para uma criança obesa consiste em um plano que envolva os hábitos alimentares de toda a família e uma atividade física. Esses cuidados precisam ser ajustados aos interesses da criança e devem levar em conta as atividades prontamente disponíveis. Claramente, isto requer o

comprometimento por parte da família, da criança e do médico. *(Rudolph AM:12-16)*

32. (D) Embora todos os métodos mencionados tenham seus papéis na avaliação da obesidade, a melhor medida da obesidade para ser usada no consultório é a da dobra cutânea. A medida do peso, por si só, não permite avaliar as várias estruturas do peso corporal. O uso do peso em relação à altura ou o índice de massa corporal é eficiente, porém não leva em consideração a variação da massa corporal magra. *(Rudolph AM:12)*

33. (E) O leite contém muito pouco ferro, somente cerca de 1,2 mg/l. Um lactente requer, em média, 1-1,5 mg/kg de ferro diariamente. Uma dieta quase exclusivamente de leite é a causa comum da anemia por deficiência de ferro na criança maior e na primeira infância. Isto é especialmente verdade quando o alimento é o leite de vaca integral. O ferro do leite de vaca é menos bem absorvido do que o do leite humano. Por outra parte, uma grande ingestão de leite de vaca integral é muitas vezes seguida de perda microscópica de sangue gastrintestinal. O leite de vaca, sem dúvida, encerra quantidade suficiente de proteína e é enriquecido com vitamina D adicional, de modo que a criança descrita não poderia estar em risco de hipoproteinemia nem de raquitismo. *(McMillan:1447-1448)*

34. (C) Esta criança apresenta fibrose cística – a mais comum doença letal transmitida geneticamente entre brancos (1/3.300). Esta doença multissistêmica induz insuficiência pancreática em cerca de 85% dos pacientes. Isto determina má absorção, em especial das vitaminas lipossolúveis (ADEK). Por este motivo, todos os pacientes de FC devem receber suplementação de enzimas pancreáticas. Os pacientes estão também em risco de anemia por deficiência de ferro. Entretanto, somente quando for documentada a anemia ou baixos níveis de ferritina do soro é que eles deverão receber suplementação de ferro. *(McMillan: 1253; Rudolph AM:717-719)*

35. (C) As adolescentes com anorexia nervosa tipicamente acham-se demasiado gordas e desejam perder peso, mesmo em face da emaciação. O grau de distorção da sua imagem corporal corresponde à dificuldade encontrada em tratar esses pacientes. Esta adolescente com anorexia nervosa parece, pela história, ter dificuldade em se distrair. Como seu peso é baixo para a idade, ela está provavelmente se purgando com vômitos auto-induzidos. Por este motivo, ela deverá ser classificada como anorexia nervosa, tipo bulímico. *(McMillan:814-818)*

36. (D) Nos lactentes sadios, as exigências nutritivas são em média de 100 kcal/kg por dia. Entretanto, os lactentes que estão deixando de progredir precisam de mais 100 kcal por dia para aumentar de peso. Suas necessidades de ingestão são tipicamente até 50% mais elevadas do que as normais, isto é, 150 kcal/kg por dia. *(McMillan:754-755)*

BIBLIOGRAFIA

American Academy of Pediatrics Committee on Nutrition. Soy-protein formulas: recommendations for use in infant feeding. *Pediatrics* 1983;72:359-363.

American Academy of Pediatrics Committee on Nutrition. Use of whole cow milk in infancy. *Pediatrics* 1983;72:253-255.

American Academy of Pediatrics. *2003 Red Book, Report of the Committee on Infectious Diseases*, 26th ed. Elk Grove, IL: American Academy of Pediatrics, 2003.

American Academy of Pediatrics. *Pediatric Nutrition Handbook*, 4th ed. Elk Grove, IL: American Academy of Pediatrics, 1998.

Chase PH, Martin HP. Undernutrition and child development. *N Engl J Med* 1970;282:933-939.

Fomon SJ, Filer LJ, Anderson TA, et al. Recommendations for feeding normal infants. *Pediatrics* 1979;63:52-59.

Katz M, Stiehm ER. Host defenses in malnutrition. *Pediatrics* 1977;59:490-494.

McMillan JA, DeAngelis CD, Feigin RD, Warshaw JB. *Oski's Pediatrics, Principles & Practice*, 3rd ed. Philadelphia, PA: JB Lippincott, 1999.

Miller D. *Seals & Sea Lions*. Stillwater, MN: Voyager Press Inc., 1998.

Rudolph AM, Kamei RK, Overby KJ. *Rudolph's Fundamentals of Pediatrics*, 3rd ed. New York, NY: McGraw-Hill, 2002.

Shinwell ED, Gorodischer R. Totally vegetarian diets and infant nutrition. *Pediatrics* 1982;70: 582-586.

Wolraich ML, Lindgren SD, Stumbo PJ, et al. Effects of diets high in sucrose or aspartamine on the behavior and cognitive performance of children. *N Engl J Med* 1994;330:301-307.

CAPÍTULO 5

Fluidos, Eletrólitos e Distúrbios Metabólicos

R. Blaine Easley, MD
Jeffrey G. Michael, DO
Z. Leah Harris, MD

As anormalidades hídricas e eletrolíticas são problemas comuns na população pediátrica. Esses distúrbios ocorrem secundariamente a doenças (p. ex., estenose pilórica, diarréia, vômitos, cetoacidose diabética), a intervenções terapêuticas (p. ex., diuréticos) e a fatores ambientais (p. ex., diluição das fórmulas infantis, hipertermia, intoxicações). Os desequilíbrios metabólicos específicos são mais comumente observados em certos grupos. Por exemplo, os neonatos freqüentemente sofrem hipoglicemia, hiponatremia e hipocalcemia não-especificamente com doenças. Lactentes de mais idade e crianças maiores comumente manifestam desidratação e/ou anormalidades eletrolíticas devido à gastroenterite. Essas são clínica e academicamente relevantes e merecem uma ampla revisão.

Apesar dos problemas metabólicos serem comuns em pediatria, os erros inatos genéticos do metabolismo são geralmente peculiares à pediatria na sua apresentação e tratamento. Em razão deste fato, essas anormalidades metabólicas são bem revisadas em muitos livros de texto e são bem testadas nos exames. Esta seção tentará focalizar e revisar os defeitos mais comumente encontrados em cada área do metabolismo (p. ex., carboidratos, aminoácidos, lipídios).

Questões

ORIENTAÇÕES (Questões 1 a 34): Nesta seção, cada um dos itens numerados ou das afirmativas incompletas é seguido pelas respostas ou pelas afirmativas certas. Selecione a ÚNICA resposta letrada ou afirmativa que é a MELHOR em cada caso.

1. Qual é a exigência líquida aproximada diária para um lactente que pesa 3 kg?

(A) 900 ml
(B) 700 ml
(C) 500 ml
(D) 300 ml
(E) 100 ml

2. Qual é a exigência líquida aproximada diária para uma criança de 30 kg?

(A) 3.000 ml
(B) 2.400 ml
(C) 1.700 ml
(D) 1.200 ml
(E) 1.000 ml

3. Qual é a velocidade fluida horária para uma criança de 15 kg que precisa do duplo da manutenção diária?

(A) 125 ml/h
(B) 105 ml/h
(C) 95 ml/h
(D) 70 ml/h
(E) 60 ml/h

4. Qual é a velocidade líquida aproximada horária necessária para preencher as exigências de manutenção fluida de uma criança de 50 kg?

(A) 125 ml/h
(B) 115 ml/h
(C) 100 ml?h
(D) 90 ml/h
(E) 80 ml/h

5. Um lactente pesa 8 kg e tem história de três dias de diarréia e vômitos. Aparenta estar gravemente desidratado, com decréscimo do sensório, afundamento das fontanelas, deficiente turgor cutâneo e diminuição da excreção urinária. O déficit líquido desta criança é de aproximadamente

(A) 1.900-2.000 ml
(B) 1.300-1.500 ml
(C) 900-1.000 ml
(D) 400-500 ml
(E) 200-250 ml

6. A osmolalidade normal do soro é entre

(A) 330 e 350 mOsm/l
(B) 315 e 325 mOsm/l
(C) 300 e 310 mOsm/l
(D) 285 e 295 mOsm/l
(E) 250 e 260 mOsm/l

7. Uma criança com cetoacidose diabética tem os seguintes valores no soro: glicose 500 mg/dl; Na^+ 126 meq/l; K^+ 4 meq/l; Cl^- 80 meq/l; URÉIA 16 mg/dl; e HCO_3^- 6 meq/l. A osmolalidade do paciente é de aproximadamente

(A) 285 mOsm/l
(B) 295 mOsm/l
(C) 310 mOsm/l
(D) 270 mOsm/l
(E) 260 mOsm/l

8. Um lactente com diarréia está desidratado em 10%. Antes do início da doença o peso era de 5 kg e a área de superfície de 0,3 m^2. A criança tem a concentração do sódio sérico normal. Admitindo que a criança não deva ser alimentada e a diarréia cesse, qual é a quantidade total apropriada de líquido que você deverá liberar para preencher as necessidades de manutenção e restaurar a criança ao estado de hidratação normal nas primeiras 24 horas?

(A) 750 ml
(B) 1.000 ml
(C) 1.250 ml
(D) 1.500 ml
(E) 1.750 ml

9. Uma menina de seis anos tem vômitos, cefaléia e irritabilidade. Não aparenta estar desidratada. Entretanto, ao revisar seu progresso, você nota que seu peso está 3 kg acima do de três semanas passadas. Os dados laboratoriais são: Na^+ 112 meq/l; K^+ 4,0 meq/l; Cl^- 75 meq/l; HCO_3^- 19 meq/l; URÉIA 10 mg/dl; e creatinina 0,4 mg/dl. A concentração de sódio na urina é de 100 meq/l. A causa mais provável desses achados é

(A) decréscimo da produção de glicocorticóides
(B) decréscimo da produção de mineralocorticóides
(C) aumento da ingestão oral de água
(D) decréscimo da produção do hormônio antidiurético
(E) aumento de secreção do hormônio antidiurético

10. Um lactente masculino de dez meses de idade apresentou múltiplos episódios de vômito e diarréia durante as últimas 24 horas. No momento, os olhos estão levemente afundados, a atividade um pouco diminuída e a pele seca. Os sinais vitais estão estáveis. Qual dos seguintes métodos será o preferível para a reidratação deste paciente?

(A) administração oral de uma solução contendo 75 meq/l de sódio de 5 g/dl de glicose
(B) administração oral de uma solução contendo 50 meq/l de sódio e 2 g/dl de glicose
(C) administração oral de uma solução contendo 35 meq/l de sódio e 10 g/dl de glicose
(D) administração intravenosa de uma solução contendo 154 meq de sódio e 5 g/dl de glicose
(E) administração intravenosa de uma solução contendo 35 meq/l de sódio e 10 g/dl de glicose

11. Adolescente masculino de 16 anos é levado pelos amigos ao departamento de emergência. Eles declaram que estavam bebendo álcool e que aquele amigo "ficou sem sentidos" há duas horas e está progressivamente mais difícil de despertar. Qual das seguintes verificações imediatas será MAIS útil para este paciente?

(A) sódio sérico
(B) glicose do soro
(C) nível do álcool no sangue
(D) cálcio do soro
(E) painel de drogas no soro

12. Os pacientes com homocistinúria (tipo I) estão em mais alto risco do que a população em geral quanto a

(A) eventos tromboembólicos
(B) artrite
(C) hipoglicemia
(D) hiperglicemia
(E) acidose tubular renal

13. Qual das doenças de acúmulo glicogênio tem o pior prognóstico?

(A) tipo Ia (doença de Von Gierke)
(B) tipo Ib (defeito de transporte da glicose-6-fosfatase microssômica
(C) tipo II (doença de Pompe)
(D) tipo III (deficiência de enzima desramificadora)
(E) tipo IV (deficiência de enzima de ramo)

14. A tirosinemia tipo I é causada por um defeito de qual enzima?

(A) tirosina aminotransferase
(B) fenilalanina hidroxilase
(C) fumarilacetoacetato hidrolase
(D) malilacetoacetato isomerase
(E) carbinolamina-deidratase

15. A alcaptonúria é uma doença metabólica causada por um defeito na ou uma carência do ácido homogentísico-oxidase que induz a
   (A) cabelo encaracolado
   (B) ausência de patela
   (C) urina escura e pigmento escuro na esclera, na córnea e nas orelhas
   (D) escleras azuis
   (E) ausência de rádios

16. A morte por tirosinemia tipo I é principalmente relacionada com
   (A) insuficiência renal
   (B) insuficiência hepática
   (C) diabete
   (D) insuficiência respiratória
   (E) infecção

17. A subluxação do cristalino ocular (ectopia lentis) ocorre geralmente após os três anos de idade em crianças com
   (A) urina de falcão (hawkisinúria)
   (B) tirosinemia
   (C) fenilcetonúria
   (D) isovalericacidemia
   (E) homocistinúria

18. A quota diária de manutenção de líquidos para uma criança afebril de dois anos é de aproximadamente
   (A) 1.000 ml
   (B) 1.200 ml
   (C) 1.300 ml
   (D) 1.400 ml
   (E) 1.500 ml

19. Com relação ao conteúdo de sódio, qual dos seguintes fluidos intravenosos deverá ser a dose de manutenção de escolha para um lactente de 12 kg?
   (A) NaCl a 0,9%
   (B) NaCl a 0,2%
   (C) NaCl a 0,45%
   (D) plasmalite
   (E) lactato Ringer

20. Uma criança de 15 kg com infecção pelo coxsackievírus está se recusando a beber. O potássio do seu soro é normal. Para a manutenção dos seus fluidos intravenosos, qual a concentração de KCl deverá ser adicionada?
   (A) 5 meq KCl/l
   (B) 10 meq KCl/l
   (C) 25 meq KCl/l
   (D) 40 meq KCl/l
   (E) 50 meq/KCl/l

21. Um lactente de 15 meses, masculino, apresenta desidratação moderada. A ressuscitação é processada com a avaliação das vias aéreas, respiração e circulação. É administrado um bolo intravenoso isotônico de 20 cc/kg. Os exames laboratoriais revelam um sódio sérico de 165 meq/l e potássio sérico normal. O plano mais apropriado para a reidratação é:
   (A) corrigir a hipernatremia durante oito horas com SN a 0,45% sem potássio de manutenção
   (B) corrigir a hipernatremia durante oito horas G5A e potássio de manutenção
   (C) corrigir a hipernatremia durante 24-48 h com G5 0,45%, SN com manutenção de potássio
   (D) corrigir a hipernatremia durante 12 horas com G5 0,45% SN com manutenção de potássio.
   (E) corrigir a hipernatremia durante 24-48 h com G10 A sem manutenção de potássio

22. A deficiência de piruvato cinase é a deficiência de enzima glicolítica mais comum. Qual dos seguintes é o sinal clínico comum na apresentação neonatal deste distúrbio?
   (A) sépsis
   (B) icterícia
   (C) hepatomegalia
   (D) hipertonia
   (E) convulsões

23. Na doença de Wilson em crianças de 8-16 anos de idade, a principal manifestação clínica é
   (A) disfunção hepática

(B) insuficiência cardíaca
(C) evento tromboembólico
(D) doença inflamatória intestinal
(E) cegueira

24. A deficiência de galactocinase induz ao desenvolvimento de cataratas na primeira infância. O ajustamento dietético necessário para o tratamento e prevenção inclui

(A) eliminar o glúten
(B) alimentar com fórmulas pobres em ferro
(C) eliminar o leite e produtos lácteos
(D) fornecer quantidades maiores de leite e produtos lácteos
(E) fornecer quantidades maiores de folato

25. A doença de Hurler é a mais grave entre os seguintes grupos de quais doenças hereditárias?

(A) doenças de acúmulo glicogênico
(B) glicoproteinoses
(C) mucopolissacaridoses
(D) esfingolipidoses
(E) mucolipidoses

26. Adrenoleucodistrofia (ALD) é uma doença ligada ao X que induz deterioração neurológica progressiva e morte. Qual das substâncias seguintes é encontrada em altos níveis plasmáticos nesta doença?

(A) chumbo
(B) ferro
(C) ácidos graxos de cadeia curta
(D) ácidos graxos de cadeia longa
(E) ácidos graxos de cadeia muito longa

27. A deficiência do complexo piruvato desidrogenase é uma doença autossômico-recessiva que induz à

(A) acidose beta-hidroxibutírica
(B) acidose acetoacética
(C) acidose láctica
(D) acidose clorídrica
(E) alcalose hipoclorêmica

28. Você esta avaliando um lactente de dez meses quanto à fraturas recidivantes após traumas relativamente pequenos. Você observa esclerótica azul intensa e arqueamento dos membros inferiores. O exame radiológico revela osteopenia generalizada. Esta criança provavelmente tem

(A) acondroplasia
(B) histiocitose X
(C) osteogênese imperfeita
(D) osteoporose
(E) raquitismo

29. Um lactente de duas semanas tem uma história de episódios repetidos de vômitos biliosos. Ao exame físico nota-se um abdome rijo e sensível. Uma radiografia simples do abdome demonstra uma alça intestinal grande e dilatada, consistente com vólvulo do mesogástrio. Qual dos seguintes corresponde melhor ao estado deste paciente?

pH do soro		eletrólitos do soro					
		$[Na^+]$ (meq/l)	$[K^+]$ (meq/l)	$[Cl^-]$ (meq/l)	$[HCO_3^-]$ (meq/l)	[Uréia] (mg/dl)	[Cr] (mg/dl)
(A)	7,28	128	5,8	88	16	25	0,2
(B)	7,35	130	2,8	90	21	18	0,1
(C)	7,50	130	3,6	88	34	18	0,1
(D)	7,45	140	4,0	100	22	9	0,1
(E)	7,32	140	3,0	112	18	13	0,2

30. Um lactente masculino de quatro meses com bloqueio do desenvolvimento ingere > 175 cal/kg por dia durante 72 horas de hospitalização, mas não aumenta de peso. Os valores laboratoriais são: Na^+ 138 meq/l, K^+ 3,5 meq/l, Cl^- 111 meq/l, HCO_3^- 12 meq/l, uréia 2 mg/dl, Cr 0,2 mg/dl, glicose 112 mg/dl; pH do soro 7,30, pH da urina 8,0 (sob óleo). O nível de fosfato do soro é de 2,4 meq/l. O estado mais provável deste lactente é

(A) bloqueio não-orgânico do desenvolvimento
(B) hiperplasia adrenal congênita
(C) fibrose cística
(D) acidose tubular renal
(E) diabete insípido

31. Um lactente de cinco semanas é apresentado com dificuldade de alimentação, crescimento deficiente, um odor peculiar, hipertonia e reflexos hiperativos. Está apirético. A história não revela problemas com o trabalho do parto, nem com a alta hospitalar precoce com 24 horas. Desde aquele momento não foi observado por um médico. A etiologia mais provável do estado deste lactente é

(A) sépsis

(B) estenose pilórica

(C) superalimentação

(D) fenilcetonúria (PKU)

(E) hipotireoidismo

32. A parte mais importante do tratamento do lactente descrito anteriormente é a de restringir o consumo de

(A) ferro

(B) carboidratos complexos

(C) ácidos graxos de cadeia curta

(D) fenilalanina

(E) todas as proteínas

33. Na galactosemia, a enzima mais comumente deficiente é

(A) galactocinase

(B) galactose-1-fosfato uridiltransferase

(C) piruvato desidrogenase

(D) galactose-1-fosfato desidrogenase

(E) uridil difosfogalactose-4-epimerase

34. Um lactente de seis semanas é apresentado com uma história de freqüentes vômitos não-biliosos, que os pais descrevem como "projetam-se pelo quarto". O exame revela um bebê magro e alerta. São observadas ondas peristálticas gástricas, bem como pequena massa epigástrica. Qual das seguintes séries de eletrólitos, com valores em meq/l mais se ajusta com a provável condição do paciente?

(A) Na^+ 142, K^+ 4,0, Cl^- 110, HCO_3^- 22

(B) Na^+ 140, K^+ 3,8, Cl^- 96, HCO_3^- 22

(C) Na^+ 138, K^+ 3,5, Cl^- 88, HCO_3^- 38

(D) Na^+ 145, K^+ 2,5, Cl^- 110, HCO_3^- 30

(E) Na^+ 128, K^+ 6,0, Cl^- 110, HCO_3^- 18

ORIENTAÇÕES (Questões 35 a 46): **Cada cenário de caso tem de uma a quatro questões associadas. Leia cuidadosamente cada questão e selecione a ÚNICA resposta letrada ou conclusão que MELHOR satisfaça a afirmativa ou a questão. Para facilitar sua experiência de aprendizado, responda a todas as questões referentes a um caso antes de olhar para qualquer das respostas e explicações.**

Questões 35 a 37

Um lactente masculino de cinco meses, anteriormente passando bem, é admitido ao hospital depois de dois dias de diarréia intensa. Não há história de febre nem de vômitos. O lactente tem sido alimentado com leite de vaca integral, suco de laranja, chá, água de arroz e água comum. A criança está letárgica e desidratada, com afundamento dos olhos, fontanelas deprimidas, mucosas secas e mau turgor da pele. Os pulsos estão "filiformes" e o tempo de reenchimento capilar é de 4 seg. A PA é de 70/30 mmHg, freqüência cardíaca 190, T é 38°C, peso 6.300 g. O restante do exame está dentro dos limites normais.

35. A criança deve receber imediatamente uma rápida infusão intravenosa (bolo) de que quantidade de salino normal?

(A) 1 ml/kg

(B) 5 ml/kg

(C) 20 ml/kg

(D) 50 ml/kg

(E) 100 ml/kg

36. O bolo de fluido intravenoso inicial administrado a esta criança deverá conter

(A) 140 mEq/l de sódio

(B) 100 mEq/l de sódio

(C) 75 mEq/l de sódio, G_5

(D) 35 mEq/l de sódio, G_5

(E) nenhum sódio, $D_{25}W$

37. O bolo intravenoso inicial deverá conter

(A) 60 mEq/l de potássio

(B) 40 mEq/l de potássio

(C) 20 mEq/l de potássio

(D) 10 mEq/l de potássio

(E) nenhum potássio

Questões 38 a 41

Recém-nascido com uma semana, feminino, foi admitido por vômitos, perda de peso e dificuldade de alimentar. Pesou 2.800 g ao nascer. Os vômitos e a dificuldade de se alimentar começaram no quarto dia de vida e as fezes pastosas foram um problema desde o nascimento. Foi alimentado com uma fórmula de leite de vaca preparada de modo comum. Ao exame, o neonato foi observado como desnutrido e levemente desidratado.O peso era de 2.100 g. O clitóris era grande e a parte posterior dos grandes lábios estava fundida. O restante do exame físico foi irrelevante. Os eletrólitos do soro resultaram: Na^+ 110 mEq/l; Cl^- 82 mEq/l; K^+ 72 mEq/l; uréia 31 mg/dl; e glicose 56 mg/dl.

38. A causa mais provável deste quadro clínico é
(A) gastroenterite viral
(B) uropatia obstrutiva
(C) insuficiência adrenal
(D) alimentação inadequada
(E) secreção imprópria do ADH

39. A análise cromossômica desta paciente mais provavelmente deverá ser
(A) XX
(B) XY
(C) XO
(D) XXY
(E) XYY

40. A terapia para esta criança deverá consistir de
(A) diálise peritoneal
(B) dieta pobre em proteína
(C) restrição de fluidos
(D) dieta pobre em sal
(E) reposição de glicocorticóides e mineralocorticóides

41. A correção das anormalidades eletrolíticas desta criança é mais bem alcançada com a administração intravenosa de
(A) um bolo inicial de SN a 0,9% e terapia de reidratação com G5A
(B) um bolo inicial de SN a 0,9% e terapia de reidratação com SN a 0,25%
(C) um bolo inicial de SN a 0,9% e terapia de reidratação com SN a 0,9%
(D) um bolo inicial com SN a 0,9% e terapia de reidratação com G5 0,9% SN
(E) manutenção com SN a 0,25%

Questões 42 a 44

Neonato masculino com oito dias de vida é levado à clínica para a avaliação de rotina pós-parto. Ao exame, a criança pesa 6 kg. Na parte posterior da hélice das orelhas são notadas múltiplas concavidades. O neonato está excessivamente agitado. A história da gravidez, do trabalho de parto e do parto é normal. A mãe diz que o bebê está se alimentando bem.

42. A avaliação de qual dos seguintes elementos poderá ser mais benéfica em um neonato com esses sinais físicos e esta história?
(A) cálcio
(B) tireóide
(C) magnésio
(D) glicose
(E) sódio

43. É obtida a história adicional da família e examinados os irmãos. Há história de retardamento mental na família. Alguns dos irmãos são grandes para a idade e apresentam as mesmas linhas de pequenas concavidades nas orelhas. Qual dos seguintes distúrbios genéticos esta família provavelmente deve ter?
(A) síndrome de Prader-Willi
(B) neurofibromatose
(C) seqüência de DiGeorge
(D) síndrome de Sotos
(E) síndrome de Beckwith-Wiedemann

44. Com base no seu diagnóstico, a mais provável etiologia da agitação e dos resultados anormais do laboratório é
(A) hiperinsulinismo
(B) tirotoxicose

(C) SIADH
(D) insuficiência adrenal
(E) excesso de hormônio do crescimento

Questões 45 e 46

Um menino de três anos, anteriormente sadio, é observado na clínica por um início agudo de vômitos. Ao exame físico, a criança está taquipnéica (freqüência respiratória de 60/min), febril (temperatura 38°C), sonolenta e difícil de acordar. Os pais explicam que eles estavam visitando os avós da criança. Os resultados laboratoriais são: Na^+ 150 mEq/l, K^+ 2,9, Cl^- 99, HCO_3^- 18 mEq/l, glicose 45 mg/dl, hiato aniônico 26, uréia 16 mg/dl, creatinina 0,3 mg/dl. Gases sanguíneos pH 7,25, PCO_2 15, PO_2 88, BE −18,0.

45. Esta criança mais provavelmente ingeriu
   (A) etanol
   (B) ibuprofeno
   (C) acetaminofeno
   (D) organofosfato
   (E) óleo de gaultéria

46. O tratamento além do manuseio de apoio agudo deve se focalizar em
   (A) alcalinização da urina
   (B) administração de um purgativo
   (C) administração de *N*-acetilcisteína
   (D) diálise peritoneal
   (E) administração de antibióticos

ORIENTAÇÕES (Questões 47 a 58): **Nesta seção, cada série de questões compatíveis consiste de uma lista de opções letradas seguidas de vários itens numerados. Para cada item numerado, selecione a ÚNICA opção letrada com a qual está mais estreitamente associada. Cada opção letrada pode ser selecionada uma vez, mais de uma vez, ou nenhuma.**

Questões 47 a 50

(A) hipercalcemia
(B) porfiria
(C) abetalipoproteinemia
(D) hipercolesterolemia familiar
(E) estenose hipertrófica do piloro
(F) doença de Gaucher (MPS II)
(G) doença de Wilson
(H) citrulinemia

47. Um lactente de 11 meses, masculino, apresenta distensão abdominal e vômitos. Sua ingestão oral representa três vezes sua exigência normal de manutenção de fórmula e sua excreta urinária é de 10 ml/kg/h. A criança é pequena para a idade e tem face anormal de "duende". O exame físico é peculiar quanto a um sopro de ejeção sistólica de baixo grau IV/VI na borda esternal esquerdo. A ecocardiografia revela estenose aórtica supravalvular.

48. Uma criança de três anos é levada ao seu consultório por motivo de exantema recidivante por exposição ao sol. Esta sensibilidade ao sol parece estar se acentuando com a idade. O exame da pele revela áreas de lesão em recessão e novas áreas de exposição eritematosas, inchadas, escoriadas. Os sinais físicos adicionais são a esplenomegalia e os dentes escurecidos.

49. Uma criança de quatro meses apresenta diarréia e deficiência de crescimento desde o nascimento. A criança mantém ingestão oral suficiente, mas evacua fezes volumosas e malcheirosas. Foi avaliada quanto à fibrose cística, mas os testes foram negativos. O estudo das fezes revela uma grande quantidade de gordura. É considerado o diagnóstico de espru celíaco e é feita a colonoscopia. Entretanto, a biópsia intestinal demonstra vilosidades com aparência normal.

50. Um rapaz de 16 anos comparece à clínica para um exame físico de rotina para esportes. O exame resulta negativo, exceto quanto a sinais cutâneos de múltiplas massas pálidas que parecem ser xantomas. A história adicional da família é notável quanto à morte precoce de dois tios paternos por infarto do miocárdio.

Questões 51 a 54

(A) hipercolesterolemia familiar
(B) doença de Tay-Sachs

(C) doença de Wilson
(D) síndrome de Menkes

51. Anéis Kayser-Fleisher

52. Manchas vermelho-cereja

53. Cabelos encaracolados

54. Arco juvenil

Questões 55 a 58

(A) PKU
(B) tirosinemia
(C) acidúria isovalérica
(D) doença da urina do xarope de bordo

55. Urina com odor de suor do pé

56. Urina com odor de repolho

57. Urina com odor de mofo fermentado

58. Urina com odor de xarope de bordo

Respostas e Explicações

1. (D) Lactentes pesando menos de 10 kg despedem uma média de 100 kcal/kg do peso corporal. Um lactente de 3 kg tem uma exigência calórica basal de 300 calorias. O lactente precisa de 100 ml de água por 100 calorias metabolizadas. Isto se traduz em uma exigência fluida de 1 ml/cal. É importante lembrar este conceito, uma vez que os cálculos de líquidos e de calorias para adultos são diferentes dos aplicados às crianças. *(McMillan:67; Behrman:138, 141)*

2. (C) Existe um método simples para calcular as exigências líquidas (e calóricas) de um lactente ou criança maior: 100 ml/kg para os primeiros 10 kg de peso corporal, 50 ml/kg para os segundos 10 kg de peso corporal (entre 11 e 20 kg), e 20 ml/kg para cada quilo de peso corporal acima de 20 kg. Usando este método, as exigências líquidas desta criança são calculadas como se segue:

   Para os primeiros 10 kg

   100 ml/kg × 10 kg = 1.000 ml

   Para os segundos 10 kg

   50 ml/kg × 10 kg = 500 ml

   Para os 10 kg restantes

   20 ml/kg × 10 kg = 200 ml

   Este cálculo fornece à criança uma quota líquida total de 1.000 ml + 500 ml + 200 ml = 1.700 ml. Deve-se notar que esta criança não requer dez vezes mais fluidos do que uma criança de 3 kg, nem duas vezes mais fluidos do que uma criança de 15 kg. *(McMillan: 67-68; Behrman:138, 141)*

3. (B) Calcular primeiro a exigência fluida diária para uma criança de 15 kg como se segue: 10 kg × 100 ml/kg = 1.000 ml + 250 ml; depois, 1.000 ml + 250 ml = 1.250 ml de manutenção diária. O dobro da manutenção diária é 2.500 ml (1,250 ml × 2). A carga fluida intravenosa diária é estabelecida dividindo-se a exigência fluida total diária por vinte e quatro horas como segue: 2.500 ml/24 h = aproximadamente 105 ml/h. *(McMillan:67; Behrman: 138, 141)*

4. (D) Calcular a exigência fluida do paciente.

   Para os primeiros 10 kg

   10 kg × 100 ml = 1.000 ml

   Para os próximos 10 kg

   10 kg × 50 ml/kg = 500 ml

   Para os pesos corporais acima

   30 kg × 20 ml/kg = 600 ml

   Adicionando todos esses (1.000 ml + 500 ml + 600 ml) dá um total diário de 2.100 ml. Esta exigência de manutenção diária dividida pelas 24 horas (2.100 ml/24 h) indica a você 88 ml/h, ou aproximadamente 90 ml/h. *(McMil-lan:67; Behrman: 138, 141)*

5. (B) O lactente descrito está provavelmente desidratado em 15% (gravemente). Na classificação de lactentes e de crianças pequenas, de acordo com o exame clínico, a desidratação é dividida em leve (5%), moderada (10%) e grave (15%). (Para a criança maior e o adulto, essas cifras poderão corresponder a 3, 6 e 9%). Um lactente que está levemente desidratado (5%), apresenta freqüência cardíaca pouco aumentada ou normal, as mucosas um pouco secas, deficiente produção de lágrimas, e excreção urinária relativamente diminuída. Na desidratação moderada (10%) demonstra agravamento desses sinais,

acrescidos de decréscimo do turgor cutâneo e afundamento da fontanela anterior. Um lactente com desidratação grave (15%), apresenta sintomas de choque hipovolêmico com baixa da pressão arterial, retardamento do reenchimento capilar, respiração tipo Kussmaul e depressão do sensório.

Muitos estudantes e médicos poderão fazer um cálculo aproximado do déficit fluido corporal total como um déficit de 8 kg × 15% = 1.200 ml. Entretanto, este cálculo não é inteiramente correto, nem exato, porquanto a desidratação e a desidratação percentual estão relacionadas com o peso pré-mórbido ($p_{pré}$) – neste caso, o peso do lactente antes de ficar desidratado. O peso atual é igual Ppré × (1 – percentual de desidratação/100). Portanto

$$P_{pré} = \frac{\text{peso atual}}{1.0 - (\text{percentual da desidratação/100})}$$

e

$$P_{pré} = \frac{8\ \text{kg}}{1{,}0 - 0{,}15} = 9{,}4\ \text{kg}$$

O déficit é de 15% de 9,4 kg, ou de 1.400 ml. [*Nota*: O déficit fluido total não é o mesmo que a exigência fluida total. As exigências fluidas totais diárias de uma criança desidratada incluem a reposição do déficit líquido *além* da exigência fluida diária e quaisquer perdas contínuas com diarréia]. *(Behrman:213-219)*

6. **(D)** A normalidade do soro é entre 285 e 295 mOsm/l, com uma faixa de 275-300 mOsm/l. A osmolalidade do soro é aproximadamente igual a duas vezes à da concentração do sódio sérico. Entretanto, a osmolalidade do soro pode ser calculada mais acuradamente pelo uso da fórmula: osmolalidade sérica é igual a 2(Na)+ uréia/2,8 + glicose/18. Se a osmolalidade sérica calculada e a osmolalidade sérica medida forem desiguais, então existe alguma grande molécula fluida extracelular (p. ex., quando é usado o manitol em pacientes em risco de edema cerebral). Quando a osmolalidade é < 260 ou > 330 mOsm/l são observadas alterações da consciência. *(Behrman:192-193)*

7. **(A)** A osmolalidade neste paciente é normal. A glicemia elevada aumenta a osmolalidade, porém é compensada pela baixa concentração do sódio, que decresce a osmolalidade. Pelo uso do cálculo 2(Na) + uréia/2,8 + glicose/18, a osmolalidade estimada é cifrada como 2(126) + 16/2,8 + 500/18, ou 285 mOsm/l. A osmolalidade real medida poderá ser um pouco mais baixa do que esta cifra calculada, porque alguma parte do material iônico é constituído de proteína combinada e por isso não contribui realmente para a osmolalidade. No tratamento de um paciente em cetoacidose diabética, as anormalidades da osmolalidade são importantes e justificam uma correção lenta da glicose do soro e cuidadosa monitoração dos eletrólitos do soro e das alterações do estado mental. [*Nota*: É importante reconhecer que um paciente com glicemia de 500 mg/dl não é necessariamente hiperosmolar, nem hiposmolar com um baixo sódio sérico.] *(Behrman:192-193)*

8. **(B)** As exigências de manutenção de uma criança podem ser calculadas na base calórica (peso) (5 kg × 100 ml (calorias)/kg = 500 ml) ou na área de superfície (0,30 m^2 × 1.600 ml/m^2 = 480 ml). Para crianças pesando menos de 10 kg o método preferível é o da base calórica, ou método Holliday-Segar. Entretanto, o déficit deve ser calculado na base do peso (não na área de superfície): 5 kg × 100 ml/kg = 500 ml. Somando o déficit e a manutenção: 500 ml + 500 ml = 1.000 ml. *(Gunn:233-234; Behrman: 212-217)*

9. **(E)** Neste paciente com baixo sódio sérico, função renal normal e concentração desproporcionalmente elevada de sódio urinário, é feito o diagnóstico da síndrome da secreção inadequada de hormônio antidiurético (SIADH). Este aumento de volume do líquido extracelular ocorre pela ação do hormônio antidiurético ou vasopressina sobre o tubo coletor renal, resultando em retenção de água e perda de sódio na urina. O tratamento consiste em restrição de fluidos e tratamento da causa subjacente da SIADH que inclui, entre outras, lesões do sistema nervoso central, doenças pulmonares e medicações.

Todas as respostas listadas são causas de hiponatremia, definida como sódio sérico abaixo de 130 mEq/l. A hiponatremia sintomática (p. ex., aumento de peso, náuseas, confusão) não é observada senão quando a concentração de sódio do soro cai rapidamente ou está abaixo de 110 mEq/l. A insuficiência adrenal, com deficiências glicocorticóides/mineralocorticóides, como uma causa de hiponatremia, é muitas vezes acompanhada de acidose e hipercalemia. A polidipsia psicogênica pode causar sódio dramaticamente baixo, porém a urina é diluída com baixo nível de sódio. Na dependência do método laboratorial usado, a hipertrigliceridemia poderá resultar em uma baixa fictícia do sódio; é uma rara causa de hiponatremia em crianças. A etiologia mais provável da hiponatremia desta criança é a SIADH. *(Behrman:196, 221-222:1684)*

10. (A) Os lactentes que apresentam esses sinais físicos estão entre leve a moderadamente desidratados e são candidatos à terapia de reidratação oral. A administração consistente de pequenos volumes é eficaz na reidratação, mesmo com a continuação da diarréia. A composição do fluido de reposição oral deverá ser destinada a otimizar a repleção do espaço do líquido extracelular (LEC) e proporcionar algum carboidrato para fornecer o mínimo de calorias a fim de evitar o catabolismo. A relação entre a concentração do sódio e a concentração dos carboidratos é importante para a absorção apropriada do sódio sem acentuar as perdas fluidas pela diarréia osmótica causada pelas soluções superadministradas e/ou impróprias de carboidratos. A maioria dos líquidos domésticos (chás e infusões) é imprópria em razão do seu conteúdo hipotônico (baixo em sódio). Entretanto, são úteis as fórmulas de reidratação oral disponíveis comercialmente (p. ex., Pedialite). A terapia intravenosa só é necessária quando a criança recusa líquidos oralmente ou tem desidratação grave com iminente colapso circulatório. *(Behrman:854)*

11. (B) Em um paciente obnubilado ou comatoso, independentemente da etiologia suspeitada, a medida da glicose sérica é útil para direcionar os esforços do tratamento agudo. A alteração do sensório poderá ser o resultado dos efeitos diretos do álcool ou da hipoglicemia que ocorre secundariamente aos efeitos do álcool sobre a gliconeogênese. A gliconeogênese é perturbada de dois modos. Primeiro, o etanol é um ácido na corrente sangüínea e cria uma acidose metabólica que reduz diretamente a atividade da via metabólica responsável pela mobilização da glicose. Segundo, a depleção do NADH no sistema pelo metabolismo do álcool em acetaldeído (via redução do NAD pelo álcool desidrogenase), detém indiretamente a produção de glicose, porque a depleção do NADH impede a gliconeogênese. A outra via do metabolismo do álcool, que utiliza o sistema microssômico, resulta em depuração anormal de outras drogas que são metabolizadas pela mesma via no organismo. O metabolismo preferencial do etanol por este sistema, freqüentemente determina o retardamento da depuração de outras drogas, cujos níveis sangüíneos então aumentam, resultando em efeitos tóxicos aditivos à toxicidade do etanol. *(Behrman:446, 567; Tobias:423)*

12. (A) As pessoas com homocistinúria tipo 1 estão em maior risco de eventos tromboembólicos devido à alteração das suas paredes vasculares por aumento dos níveis da homocistina, que induz aumento da adesão plaquetar e formação de trombos. *(McMillan:1833; Jones:478-479)*

13. (C) A doença de Pompe é uma anormalidade do metabolismo dos carboidratos, de herança autossômico-recessiva. Os neonatos, no início clinicamente normais, portam uma deficiência da maltase ácida, que induz a uma elevada formação de produtos glicogênicos nas células. Este fato, por seu turno, induz a uma acentuada debilidade muscular, hipotonia e grave cardiomegalia. As crianças com a doença de Pompe quase sempre morrem dentro dos dois primeiros anos de vida por insuficiências cardíaca ou respiratória. *(Behrman: 407-409, 411-412)*

14. (C) A deficiência da enzima fumarilacetoacetato hidrolase resulta em moderadas elevações da tirosina. É admitido que isto induza a um acúmulo de metabólitos intermediários, principalmente de succinilacetona, causando lesões no fígado, nos rins, e no sistema nervoso central. *(Behrman:347-349)*

15. (C) O defeito observado na alcaptonúria induz a um aumento das quantidades de ácido homogentísico excretadas pela urina. A urina alcalina toma a cor negra secundariamente à oxidação e polimerização do ácido homogentísico. Esta urina de coloração

incomum ajuda a estabelecer o diagnóstico. Adicionalmente a esclerótica, a córnea e a cartilagem das orelhas do paciente de alcaptonúria ficam impregnadas de pigmento escuro (ocronose) secundariamente ao polímero negro do ácido homogentísico. Mais tardiamente na vida esses pacientes manifestarão artrite, que é o único aspecto incapacitante da doença. *(Behrman:347-349)*

16. (B) A tirosinemia afeta principalmente o fígado, os nervos periféricos e os rins. A morte precoce é mais freqüentemente resultado de insuficiência hepática. Os lactentes afetados podem ficar sintomáticos desde as duas primeiras semanas de idade, ou podem parecer normais durante o primeiro ano de vida. Esses lactentes poderão apresentar primeiro uma crise hepática aguda precipitada por uma doença intercorrente e resultante estado catabólico. *(Behrman:347-349)*

17. (F) Na homocistinúria, a subluxação do cristalino, conhecida como ectopia lentes, ocorre geralmente depois dos três anos de idade, induzindo a uma grave miopia e iridodonese (tremores da íris). Nesses pacientes há carência da enzima cistationina sintase e por isso apresentam múltiplos sintomas, incluindo retardamento mental grave, aumento de eventos tromboembólicos, distúrbios psiquiátricos, anormalidades esqueléticas simulando a doença de Marfan, osteoporose generalizada e convulsões. *(McMillan:1833-1834)*

18. (C) Usando-se o método Holliday-Segar (p. ex., 100 ml/kg para os primeiros 10 kg, depois 50 ml/kg para os 10 kg acima, e depois 20 ml/kg para cada kg adicional > 20 kg), esta criança deverá receber 1.300 ml por dia. Um método rápido é o de "4-2-1": 4 cc/h/kg para os primeiros 10 kg, 2 cc/h/kg para os 10 kg acima, + 1 cc/h/kg > 20 kg. Esta criança, que poderá receber 52 cc/h, poderá receber 1.300 cc por dia. Este método rápido é útil para duplicar os testes exatos de cálculos de fluidos. *(Gunn:233-234)*

19. (B) As exigências de cloro e de sódio são de aproximadamente 3 mEq/kg por dia, ou 36 mEq NaCl para um lactente de 12 kg. As exigências de líquidos para um lactente de 12 kg são de aproximadamente 1.100 ml por dia. Portanto, devem ser administrados 36 mEq de NaCl em 1.100 ml de líquido por dia para preencher as exigências (36/1.100 × 1.000 = 32 mEq NaCl/l de IVF). Entre as escolhas listadas, NaCl a 0,9% contém 155 mEq NaCl/l; NaCl a 0,45% contém 77 mEq de NaCl/l, a 0,2% NaCl contém 35 mEq de NaCl/l, LR contém 130 mEq de NaCl/l e plasmalite contém 140 mEq de NaCl/l. Assim, a melhor escolha para os fluidos intravenosos nesta criança é de SN a 0,2%. *(McMillan:68; Gunn:250)*

20. (C) A exigência de potássio é geralmente calculada em 2-2,5 mEq KCl/kg/dia. Para esta criança de 15 kg poderá ser 30-37 mEq KCl por dia. Usando o método Holliday-Segar, a necessidade de líquidos de manutenção é de 1.250 cc por dia; 30 mEq K-Cl/1.250 l = 24 mEq KCl/l, ou aproximadamente 25 mEq KCl/l. *(McMillan:68; Gunn:250)*

21. (C) A avaliação da desidratação deve sempre incluir os "ABCs" (vias aéreas, respiração, circulação) quanto ao choque hipovolêmico. Depois da ressuscitação fluida inicial, deverá ser corrigido o sódio sérico durante 24-48 horas. A duração do estado hipernatrêmico determina o nível da compensação da osmolalidade corporal. Tem sido postulado que o cérebro elabora "osmois idiogênicos" para preservar a pressão oncótica cerebral e evitar retração neuronal. A administração de muita água livre demasiadamente rápida, pode induzir o edema cerebral e convulsões, e por este motivo a desidratação hipernatrêmica deve ser corrigida lentamente. *(Rudolph CD:1651-1652)*

22. (B) A deficiência da piruvato cinase causa uma anemia hemolítica não-esferocítica congênita com resultante hiperbilirrubinemia. A degradação poderá ser tão grave a ponto de colocar o neonato em risco de encefalopatia bilirrubínica e exigir exsanguinotransfusão. Para a anemia, poderá ser indicada a transfusão. A esplenectomia melhora a anemia, porém não cura o defeito subjacente. *(Rudolph CD:1542; McMillan:1455)*

23. (A) A doença de Wilson é um distúrbio autossômico-recessivo acompanhado de progressivo acúmulo de cobre intracelular no fígado, no cérebro, nos rins

e nos olhos. Este acúmulo de cobre resulta de uma perturbação da incorporação do cobre na ceruloplasmina e um decréscimo da excreção biliar do cobre. O gene da doença de Wilson está localizado no braço longo do cromossomo 13 e é designado ATP7B. Tipicamente, o primeiro órgão a demonstrar disfunção pela deposição de cobre é o fígado. *(McMillan:1721-1722; Rudolph CD:1491-1493)*

24. (C) O tratamento da deficiência de galactocinase consiste na eliminação estrita de leite de mamíferos, que é a fonte natural de lactose (e portanto de galactose). É importante evitar produtos lácteos e outros produtos, tais como algumas medicações ou doces que contenham lactose. Quando esta dieta é iniciada desde o período neonatal poderá evitar a formação de cataratas nucleares, geralmente a única manifestação da doença. As cataratas, uma vez formadas, não são reversíveis. A doença é autossômico-recessiva, com o gene de codificação localizado no cromossomo 17q24. *(Rudolph CD:641)*

25. (C) As mucopolissacaridoses (MPS) formam um grupo de doenças associadas ao acúmulo lisossômico de mucopolissacarídeos ácidos parcialmente degradados. A doença de Hurler, o mais grave dos distúrbios MPS, é autossômico-recessiva e ocorre em cerca de 1:100.000 nascimentos. É acompanhada de aspecto facial grotesco, córneas nubladas, surdez, obstrução das vias aéreas, espessamento dos folhetos das válvulas cardíacas, crescimento e desenvolvimento deficientes, retardamento mental e morte precoce, quase sempre secundária a problemas cardiopulmonares. *(McMillan:1870-1871; Rudolph CD:2329)*

26. (E) ALD é uma doença ligada ao X, caracterizada por degeneração neurológica progressiva e insuficiência adrenal. Os pacientes de ALD apresentam elevados níveis plasmáticos de ácidos graxos de cadeia muito longa (AGCMLs), que se acumulam na substância branca cerebral e no córtex adrenal. O tratamento consiste na reposição do hormônio para a insuficiência adrenal, restrição dos AGCMLs, provisão de ácidos graxos C18:1 e C22:1, e transplante de medula óssea. Os suplementos dietéticos e a terapia da medula óssea parecem ser mais bem-sucedidos quando instituídos antes do início dos sintomas neurológicos. A morte geralmente ocorre em 3-5 anos após o início dos sintomas. *(Rudolph CD:2324)*

27. (C) Durante a glicólise o piruvato é convertido em acetil CoA, via complexo piruvato desidrogenase. O complexo é constituído de três enzimas: piruvato desidrogenase (E1), diidrolipoiltransacetilase (E2), e diidrolipoildesidrogenase (E3). Os bebês com este defeito podem apresentar grave acidose láctica com resultante taquipnéia, hipotonia, letargia e coma nos primeiros dias de vida, ou a doença poderá não se manifestar senão depois de meses ou anos até que a criança esteja estressada por infecção, restrição alimentar prolongada, ou por estados que requeiram aumento da gliconeogênese. O tratamento centraliza-se em reduzir a gliconeogênese (a principal via é através do piruvato) por proporcionar uma dieta rica em gordura, pobre em carboidratos, normalização da glicemia e administração de bicarbonato de sódio e carnitina. *(McMillan:1982)*

28. (C) A criança descrita tem provavelmente osteogênese imperfeita, uma doença caracterizada por ossos osteoporóticos que se fraturam facilmente. A esclerótica azul, presente no lactente, é um aspecto comum. Alguns pacientes apresentam também a dentina opalescente (dentinogênese imperfeita), e podem manifestar perda da audição condutiva na adolescência. Foram descritos pelo menos quatro tipos, com diferentes modos de herança e variáveis graus de severidade. *(Rudolph CD:2161)*

29. (B) Os vômitos biliosos consistem de conteúdos gástricos e duodenais (secreções pancreáticas e bile). As secreções pancreáticas encerram 140 mEq/l de sódio, 5 mEq/l de potássio, 50-100 mEq/l de cloreto e 100 mEq/l de bicarbonato; a bile contém 130 mEq/l de sódio, 5 mEq/l de potássio, 100 mEq/l de cloreto e 40 mEq/l de bicarbonato. O conhecimento da composição dos fluidos corporais é útil para entender os distúrbios metabólicos observados. Tipicamente, o vômito bilioso resulta em desidratação isotônica e em pH neutro ou ácido. Isto contrasta com as perdas gástricas puras, tal como as observadas na estenose pilórica, na qual a desidratação resulta em alcalose metabólica hipoclorêmica. *(Rudolph CD:1376-1379, 1401; Gunn:240)*

30. (D) Este paciente tem, mais provavelmente, acidose tubular renal (ATR) descrita como síndrome de Fanconi ou Fanconi-símile. É uma ATR proximal, anunciada por perda renal de bicarbonato e fosfato. Os sinais clássicos são aminoacidúria, fosfatúria e glicosúria, com resultante acidose hiperclorêmica e hiato aniônico anormal. Existem múltiplas causas deste distúrbio, incluindo erros inatos do metabolismo (cistinose, galactosemia, tirosinemia e doença de Wilson), e formas adquiridas por toxicidade de metais pesados e toxicidade iatrogênica (p. ex., gentamicina, ácido valpróico, cisplatina). A acidose metabólica e a perda de fosfato observadas neste distúrbio induzem a um bloqueio do desenvolvimento e raquitismo resistente à vitamina D. *(Rudolph CD:1708-1709; Finberg 114, 228)*

31. (D) A fenilcetonúria clássica resulta da carência completa ou quase, da fenilalanina hidroxilase. A perturbação do metabolismo do aminoácido essencial fenilalanina em tirosina induz à formação do ácido fenilpirúvico e feniletilamina. Esses produtos, bem como o excesso de fenilalanina provocam dano ao sistema nervoso central. Desde dezembro de 1995, todos os Estados obrigam à triagem neonatal para pelo menos a fenilcetonúria (PKU) e hipotireoidismo e, na maioria dos Estados, é feita a triagem para a galactosemia. A introdução da espectrometria em massa está dirigindo a reconsideração de expandir a triagem neonatal. A triagem é executada pela coleta de manchas de sangue em papel de filtro no momento da alta do hospital para a casa e antes dos sete dias de vida. Os neonatos que recebem alta antes das 24 horas, deverão repetir a prova antes do 14° dia de vida. Este bebê, infelizmente, não teve a necessária triagem neonatal. Quanto a PKU, o diagnóstico pré-sintomático permite o controle da doença pelo controle da dieta do lactente. Embora o dano posterior ao SNC possa ser evitado nos casos de controle dietético, os sinais e sintomas que este bebê exibe são, na sua maior parte, irreversíveis. *(Rudolph CD:579, 609-610; Pediatrics:473-475, 1996)*

32. (D) O tratamento da PKU consiste de uma dieta estrita e baixa em fenilalanina. A restrição da fenilalanina da dieta poderá então reduzir os níveis do soro e ajudar a diminuir as conseqüências da doença que incluem dano cerebral, retardamento mental, convulsões, atetose, hiperatividade, e problemas comportamentais. É difícil a adesão à dieta, e cria grande estresse na criança e na família, que aumenta a complexidade da doença. *(Behrman:344-346)*

33. (B) A galactosemia clássica ocorre em 1 entre 60.000 recém-nascidos. Um defeito ou a carência total da galactose-1-fosfato uridiltransferase resulta em converter a galactose em glicose. Normalmente, a galactose se converte em galactose-1-fosfato pela ação da galactocinase. A galactose-1-fosfato é depois convertida em glicose-1-fosfato pela enzima em questão. Sem a enzima, a galactose-1-fosfato se acumula, causando dano parenquimatoso aos rins, fígado e cérebro. Na apresentação, freqüentemente se observa hiperbilirrubinemia indireta, acidose e urossepse. *(Rudolph CD:1486-1487)*

34. (C) A estenose pilórica com vômitos persistentes induz perda de ácido clorídrico. A resultante alcalose metabólica hipoclorêmica poderá ser profunda, e deve ser corrigida antes da cirurgia. A incidência é de 1/750 neonatos masculinos e 1/750 neonatos femininos e os riscos são grandemente aumentados em neonatos masculinos de mães que tiveram estenose pilórica. *(Rudolph CD:722:1402)*

35. (C) Nesta criança, o tratamento imediatamente indicado é o de uma rápida infusão de soluto a 20 ml/kg para expandir o volume do líquido extracelular. Esta ressuscitação fluida agressiva é o alicerce da prevenção e do tratamento do choque. *Devem ser usados somente fluidos isotônicos.* O uso de fluidos hipotônicos resulta em perda de fluidos intracelularmente, lise celular e, potencialmente, edema cerebral com risco de vida. Para a expansão do volume podem ser usados outros fluidos, tais como albumina e sangue, porém em geral não estão tão prontamente disponíveis quanto às soluções cristalóides nas situações de reidratação emergente. Na dependência do grau, da gravidade e da natureza da perda do volume, poderão ser necessários dois ou três bolos de fluidos isotônicos de salino normal (154 mEq/l de sódio e de cloreto). *(Rudolph CD: 1644-1646; Tobias:289-290)*

36. (A) A solução hidratante inicial deve conter 135-154 mEq/l de sódio, por duas razões. Uma razão é a de que o sódio deverá se manter eficazmente no espaço intravascular e ajudar a expandir o volume intravascular porque não pode cruzar intracelularmente com facilidade. Em segundo lugar é o registro da segurança da administração de fluido isotônico em oposição ao que ocorre com os fluidos hipertônicos ou hipotônicos. Mesmo nos casos de grave desidratação hipernatrêmica ou hiponatrêmica, o sódio adicional e a água livre fornecidos em dois ou três bolos de fluido isotônico são desprezíveis no seu impacto sobre o nível do sódio sérico, especialmente para promover a repleção do espaço intravascular de um paciente em choque ou quase-choque. *(Tobias:288-291; Rudolph CD:650-653)*

37. (E) Devido à preocupação quanto à perturbação/dano renal pela desidratação e hipoperfusão dos rins, o potássio deve ser excluído das soluções de reidratação até que o paciente tenha urinado ou que tenha sido conhecido o nível do potássio sérico. Além disso, o cloreto de potássio sob a forma de um bolo deve ser administrado *somente* em situações específicas e de modo cuidadosamente controlado, devido à possibilidade de precipitar anormalidades no ECG, arritmias e debilidade muscular. *(Rudolph CD:1645-1647)*

38. (C) A história de vômitos e diarréia, a perda de peso, > 10% ao nascer, o baixo sódio e o elevado potássio no soro, são altamente sugestivos de insuficiência adrenal. Ao exame físico, os sinais de um clitóris proeminente e fusão labial são sugestivos de virilização, e apóiam ainda mais o diagnóstico de insuficiência adrenal. O distúrbio adrenogenital ou hiperplasia adrenal congênita (HAC) poderá explicar todos esses sinais. HAC é um estado resultante de um defeito hereditário na síntese do cortisol. Entre 90-95 dos casos são causados por deficiência da 21-hidroxilase. A maioria das formas deste distúrbio é acompanhada de virilização e/ou de perda de sal. Embora uma gastroenterite viral possa explicar a desidratação em um lactente ou em uma criança maior, deverá ser menos provável na idade deste neonato. Os pacientes afetados pela secreção imprópria do ADH têm também um sódio baixo, mas freqüentemente exibem aumentos anormais do peso, que são secundários à retenção de líquidos. *(Rudolph CD:2038-2041)*

39. (A) A hiperplasia adrenal congênita é um distúrbio genético autossômico-recessivo associado a um genótipo XX ou XY. Entretanto, devido a virilização associada à HAC, muitas mulheres XX afetadas são avaliadas por genitália ambígua no período de recém-nascido. A HAC ocorre por mutação espontânea. É observada alguma predisposição étnica em 1 entre 20.000 japoneses afetados, em 1 entre 10.000-16.000 nascimentos norte-americanos e entre 1 entre 300 esquimós Yupik afetados no Alasca. Homens e mulheres são afetados igualmente, embora o diagnóstico em homens seja muitas vezes retardado para além do período de recém-nascido até que manifestem uma crise de "perda de sal" ou mostrem evidência de aumento da masculinização. É possível o diagnóstico pré-natal para as famílias em risco. Os métodos de triagem incluem a tipagem HLA, a prova de hibridização DNA e a dosagem da 17-hidroxiprogesterona no líquido amniótico. *(Behrman:1732-1736)*

40. (E) A terapia para a forma de hiperplasia adrenal com perda de sal requer a reposição de mineralocorticóides e glicocorticóides. Na criança estressada (p. ex., nas que manifestam doença ou crise de perda de sal, deve ser administrada a dosagem de "estresse" do glicocorticóide, que é duas a três vezes maior que a da dieta de reposição diária padrão. É também útil uma alta dieta de sal, na dependência do grau da perda de sal. Para lactentes, o NaCl é adicionado à fórmula (1 g NaCl/10 kg de peso). *(Behrman:1735)*

41. (D) Muitos autores assinalam que a crise adrenal é semelhante à cetoacidose diabética no fato de que muitas vezes os pacientes estão mais desidratados do que aparentam clinicamente. Para a reposição e manutenção, é defendida a infusão de 25% do déficit líquido total nas primeiras duas horas, com adição precoce de glicose aos fluidos. O SNG5 (mesmo que G5 0,9% SN) deve ser usado nas primeiras vinte e quatro horas para reposição e manutenção. O potássio deve ser excluído até que os eletrólitos do soro tenham se normalizado. Deve ser avaliada a

presença de hipoglicemia e tratada imediatamente. Devem ser administradas doses "estresses" de esteróides. *(Behrman:1735; Finberg:211-212)*

42. (D) Embora a agitação em neonatos possa resultar de anormalidades em cada das possíveis respostas, este neonato apresenta aspectos que tornam a hipoglicemia a causa mais provável. O tamanho do lactente está bem acima do 90° percentil para recém-nascidos masculinos. Muitas causas de macrossomia são associadas ao metabolismo anormal da glicose (p. ex., neonatos anteriores grandes para a idade gestacional (GIG) e diabete materno). Os sinais adicionais de anomalias nas orelhas poderão significar uma anormalidade do cálcio (p. ex., anomalia/seqüência DiGeorge), porém a criança não tem sopro cardíaco nem bloqueio do desenvolvimento, tornando menos provável este diagnóstico. *(McMillan:346-347)*

43. (E) Existe uma associação bem conhecida entre a síndrome de Beckwith-Wiedemann (SBW) e hipoglicemia, que afeta até 50% das crianças com o distúrbio. Os sinais físicos são caracterizados por macrossomia, microcefalia, visceromegalia e macroglossia. Outras anomalias associadas são um aumento da incidência de hemi-hipertrofia, onfalocele, criptorquidia e tumores renais. As concavidades nas orelhas não estão sempre presentes nos pacientes afetados, porém são altamente características da SBW. A transmissão é muitas vezes por mutação esporádica no cromossomo 11, embora tenham sido relatados casos familiares. A freqüência é de 1:15.000, com expressão variável. Tem sido descrito retardamento mental entre leve e moderado neste distúrbio, e é admitido que seja causado por hipoglicemia neonatal. *(McMillan:346.)*

44. (A) A etiologia exata da hipoglicemia em um neonato é difícil de determinar e envolve um diferencial diverso do que é observado no lactente, na criança maior e no adulto. Os neonatos pequenos para a idade gestacional e os prematuros apresentam uma incidência maior de hipoglicemia sintomática. A maioria de seus problemas de glicose está relacionada às deficientes reservas de glicogênio, às proteínas dos músculos e à gordura necessária para a metabolização a fim de preencher às exigências energéticas. Entretanto, a hipoglicemia em neonatos de mães diabéticas não é decorrente da deficiência das reservas e sim de uma hiperinsulinemia e baixos níveis de glucagon. Os neonatos com a síndrome de Beckwith-Wiedemann também manifestam hiperinsulinemia que causa hipoglicemia. Seu aumento de secreção de insulina é causado por hipertrofia das células das ilhotas pancreáticas. O tratamento desses neonatos é o mesmo das outras causas de hiperinsulinismo; administração de apoio com glicose intravenosa na velocidade de 6-8 mg/kg/min. Algumas vezes são justificados tratamentos mais agressivos (p. ex., aumento da velocidade de administração da glicose e suplementação de hormônios reguladores por injeção de esteróides e de hormônio de crescimento). *(McMillan:346-347)*

45. (E) O óleo de gaultéria é uma solução contendo metilsalicilato, uma forma de ácido salicílico. Quando ingerido, uma pequena quantidade pode causar efeitos tóxicos, porque uma colher das de chá (5 cc) deste líquido contém 5 g de metilsalicilato. As ingestões de salicilato são impressionantes pelos desarranjos metabólicos peculiares, que consistem em um misto de alcalose respiratória com acidose metabólica. No início, o salicilato é absorvido rapidamente e estimula de modo direto o centro respiratório, causando taquipnéia e alcalose respiratória. Infelizmente, esta taquipnéia é de curta duração nos lactentes, antes que sejam observados sintomas mais graves. Em razão da alcalose, é perdido sódio e potássio pela urina, e começa uma acidose compensadora. Os níveis de ácido láctico, juntamente a outros níveis metabólicos elevados, começam a aumentar no soro, resultando em acidose grave. Além disso, o paciente está provavelmente desidratado em 5-10% pelas perdas urinárias. A fosforilação oxidativa não é conjugada pelo salicilato, e a acidose do paciente se agrava. Poderão então ocorrer sintomas de hiperpnéia, taquicardia, letargia, vômitos, desidratação e coma. O tratamento é principalmente direcionado para cuidados de apoio até que a toxicidade tenha sido corrigida. *(Behrman:2016-2018; McMillan 837-838)*

46. (A) A pedra angular de qualquer ingestão, é (1) evitar maior absorção do material tóxico, (2) facilitar a remoção da toxina que estiver no sistema, e (3)

administrar um antídoto para a toxina/veneno, se estiver disponível. Esses passos no manuseio, juntamente a um bom cuidado suportivo, poderá minimizar a duração da toxicidade e facilitar a recuperação rápida do paciente com a mínima quantidade de efeitos adversos.

Os pacientes com toxicidade pelo salicilato estão desidratados em aproximadamente 5-10% e já tiveram perdas de potássio e de hidrogênio por via urinária. A terapia consiste não só em reidratação agressiva como também na alcalinização da urina pela administração de bicarbonato de sódio. Infelizmente, não existe qualquer antídoto para a intoxicação pelo salicilato. Nas intoxicações graves, poderá ser necessária a hemodiálise se a quantidade da ingestão, o nível dos salicilatos e a toxicidade observada não estejam respondendo às medidas convencionais. *(Behrman:2016-2018; McMil-lan:837-838)*

47. **(A)** Este paciente mostra sintomas de hipercalcemia (aumento de bebida e urina) comumente associados à síndrome de Williams. Esta síndrome é de origem genética, que comumente resulta de mutações esporádicas no cromossomo 7 (uma microdeleção do gene da elastina). A síndrome é caracterizada pelo seu aspecto facial peculiar de lábios proeminentes, um filtro magro, e anomalias cardíacas (p. ex., estenose aórtica supravalvular). Com freqüência é observada hipercalcemia do tipo infantil, que poderá induzir à problemas de nefrocalcinose, constipação e alterações do estado mental. *(Rudolph CD:163, 859, 1805; Jones:118-121)*

48. **(B)** Este paciente está sofrendo de uma das porfirias, um grupo relativamente raro de doenças hereditárias que resultam em defeitos da biossíntese do heme e a formação de precursores do heme. Esses precursores existem em elevadas quantidades na pele, criando reações à luz ultravioleta. Algumas formas causam ataques repetidos de dores abdominais (ataques neuroviscerais). *(McMillan:1999-2003)*

49. **(C)** A história deste paciente é mais sugestiva de abetalipoproteinemia, ou doença de Bassen-Kornsweig. Esta é uma doença autossômica-recessiva resultando na ausência de lipoproteínas no plasma. Os aspectos resultantes são má absorção de gordura, bloqueio do desenvolvimento, ataxia cerebelar, rinite pigmentosa e alterações da morfologia dos eritrócitos (acantocitose). O tratamento consiste na suplementação de vitaminas lipossolúveis (ADEK) e dieta de manutenção pobre em gordura. *(McMillan:1700-1701)*

50. **(D)** A história deste paciente é mais sugestiva de hipercolesterolemia familiar, um distúrbio autossômico-dominante, com uma prevalência de 1/500 indivíduos. São indicados a avaliação adicional do nível do colesterol em jejum (com níveis do HDL e do LDL), dos níveis dos triglicérides e de um ECG de 12 derivações. A redução dietética do colesterol pode representar um tratamento eficaz; entretanto, são geralmente necessários os agentes redutores do colesterol tais, como a colisteramina (resina de troca de íons) ou a lovastatina (inibidor da redutase HMG-CoA). *(McMillan 1865-1866)*

(C) A doença de Wilson é um distúrbio autonômico-recessivo associado a um aumento da deposição de cobre nos tecidos, com início principalmente no fígado, depois em outras partes do corpo. O defeito básico é provavelmente uma incapacidade de excretar o cobre hepático pela bile e uma incapacidade de incorporar o cobre na apoceruloplasmina. O acúmulo do cobre na córnea poderá resultar em depósitos granulosos de cor pardo-acinzentada na membrana Descemet, e que recebem o nome de anéis Kayser-Fleisher. A presença desses grânulos correlaciona-se com o envolvimento neurológico. *(McMillan:1721-1722)*

52. **(B)** A doença de Tay-Sachs é uma das esfingolipidoses e produz a doença secundariamente a um acúmulo lisossômico anormal de glicoesfingolipídeos, gangliosídeos e esfingomielina. O defeito é a degradação defeituosa devido à ausência ou deficiência de hidrolases ácidas lisossômicas. Tay-Sachs é associada à acumulo de gangliosídeo G_{M2} no sistema nervoso. Manchas vermelho-cereja representam uma área maculosa vermelha do olho cercada por uma área branca de material acumulado. Mais tarde, as manchas poderão ficar mais escuras à medida que a degeneração macular progride. A doença é acompanhada de progressiva degeneração do SNC, convulsões, cegueira, problemas respiratórios e morte, geralmente aos três ou quatro anos de idade. *(McMillan:1875)*

53. (D) A síndrome de Menkes é uma doença recessiva ligada ao X e associada a um defeituoso transporte do cobre. O defeito básico consiste, em parte, em uma dificuldade da capacidade de incorporar o cobre em certas enzimas que dele necessitam como um co-fator. As crianças com a doença manifestam degeneração neurológica progressiva, convulsões, e finalmente morrem (principalmente por infecção) aos três anos de idade. O aspecto mais característico da doença é o "cabelo encaracolado", que é quebradiço, despigmentado, sem brilho, curto e semelhante ao de escova. *(Jones:198-199)*

54. (A) Arco juvenil é o aparecimento de um anel opaco próximo da periferia da córnea, associado à hipercolesterolemia e hiperlipidemia. Outros sinais oculares são os xantomas das pálpebras e depósitos pálidos na retina (lipemia retiniana). A hipercolesterolemia familiar resulta em uma síntese acelerada do colesterol que induz a um risco maior de aterogênese produtora de doença vascular periférica, ataques cardíacos, ou apoplexia. A doença é também mais comumente acompanhada de xantomas da pele. *(McMillan:1865-1866; Campbell:1674)*

55. (C) A acidúria isovalérica resulta de catabolismo defeituoso da leucina e pode produzir graves anormalidades metabólicas nos primeiros dias de vida. O odor do ácido isovalérico é semelhante ao do "suor dos pés". É uma doença autossômica-recessiva que nos casos mais leves resulta em retardamento mental, e nos mais graves em morte precoce. *(Rudolph CD:623-624)*

56. (B) A tirosinemia tipo I é associada a uma deficiência de fumarilacetoacetase, induzindo a níveis elevados dos metabólitos tóxicos succinilacetona e succinilacetoacetona. Os sinais clínicos na primeira infância consistem em vômitos, diarréia, e odor de repolho fermentado nos fluidos corporais, além de icterícia, hepatomegalia, e hepatopatia. *(McMillan:1830-1831)*

57. (A) A fenilcetonúria é uma perturbação do metabolismo da fenilalanina hidroxilase, que induz a um acúmulo dos seus metabólitos (ácido fenilpirúvico e feniletilenamina). O distúrbio resulta em retardamento mental, convulsões, perturbação dos movimentos e problemas comportamentais. Os sintomas podem ser evitados com a oportuna restrição dietética da fenilalanina. Por este motivo, é essencial a triagem do recém-nascido. *(McMillan:1829-1830)*

58. (D) A doença do xarope de bordo é assim designada devido ao cheiro de xarope de bordo exalado pela urina dos pacientes afetados. A forma clássica é a mais grave e, muitas vezes, na apresentação, é confundida com sépsis. Os lactentes afetados podem precisar de diálise na fase aguda para eliminar do sangue os altos níveis de leucina, de valina e de isoleucina. O tratamento durante toda a vida consiste em limitar, na dieta, as quantidades de aminoácidos de cadeia ramificada. *(McMillan:1841-1842)*

BIBLIOGRAFIA

Behrman RE, Kliegman RM, Arvin AM. *Nelson Textbook of Pediatrics*, 16th ed. Philadelphia, PA: W.B. Saunders, 1999.

Campbell AGM, McIntosh N. *Forfar's and Arneil's Textbook of Pediatrics*, 5th ed. New York, NY: Churchill-Livingstone, 1998.

Committee on Genetics. Newborn screening fact sheets. *Pediatrics* 1996;98(3):473-501.

Finberg L, Kravath RE, Hellerstein S. *Water and Electrolytes in Pediatrics*. 2nd ed. Philadelphia, PA: W.B. Saunders, 1993.

Gunn VL, Nechyba C. *The Harriet Lane Handbook*, 16th ed. Philadelphia, PA: Mosby, 2002.

Jones KL. *Smith's Recognizable Patterns of Human Malformations*, 5th ed. Philadelphia, PA: W.B. Saunders, 1997.

McMillan JA, DeAngelis CD, Feigin RD, Warshaw JB. *Oski's Pediatrics: Principles and Practice*, 3rd ed. Philadelphia, PA: JB Lippincott, 1999.

Rudolph CD, Rudolph AM, Hostetter MK, et al. *Rudolph's Pediatrics*, 21st ed. New York, NY: McGraw-Hill, 2003.

Tobias JD. *Pediatric Critical Care, The Essentials*. Armonk, NY: Futura Publishing Co., 1999.

CAPÍTULO 6

Crescimento e Desenvolvimento

Shiv Someshwar, MD

A área do crescimento e desenvolvimento ocupa uma importante e única posição no campo da pediatria. Tanto os exames médicos gerais nacionais quanto os exames nas especialidades pediátricas devotam uma significante porcentagem de questões ao crescimento e desenvolvimento. Embora este tópico seja rico em conceitos, é também uma área na qual a memorização é importante. A idade na qual aparece uma função ou uma capacidade específica, ou na qual a criança normalmente domina uma certa habilidade, é designada como uma etapa evolutiva. Infelizmente, um certo número dessas etapas deve ficar a cargo da memória, que as mantém por estudo ou por examinar um número suficiente de crianças em diferentes idades. Pela observação do comportamento e das capacidades de crianças normais em campos não-médicos pode-se conseguir um útil e agradável caminho para aprender sobre essas etapas e outros aspectos do desenvolvimento da criança. E o estudante deve fazer o máximo de cada oportunidade para obtê-lo. O estudante deve também entregar à memória um certo número de valores normais relacionados ao crescimento, bem como aos parâmetros fisiológicos, tais como peso, circunferência cefálica e pressão sanguínea em relação à idade. Finalmente, embora os exames nacionais forneçam uma lista dos valores normais com o folheto do exame, geralmente fornecem as normas somente para o adulto em vez do normal relacionado à idade. Muitos valores laboratoriais (p. ex., hemoglobina e fosfatase alcalina do soro) são muito dependentes da idade, e o examinando poderá precisar dessas normas. Não se desestimule pela quantidade dessas informações numéricas interrogadas por este capítulo. Existe uma grande margem de material conceptual sobre o crescimento e o desenvolvimento.

Questões

ORIENTAÇÕES: Nesta seção, cada um dos itens numerados ou das afirmativas incompletas é seguido pelas respostas ou pelas afirmativas certas. Selecione a ÚNICA resposta letrada ou afirmativa que é a MELHOR para cada caso.

1. O aumento de peso de um lactente é um bom parâmetro do seu bem-estar geral. Depois de duas semanas de idade, um neonato a termo deverá aumentar uma média de
   (A) 15 g por dia
   (B) 30 g por dia
   (C) 45 g por dia
   (D) 60 g por dia
   (E) 120 g por dia

2. A permanência do objeto, ou seja, a idéia de que o objeto continua a existir quando não está mais sendo visto, é o marco principal do desenvolvimento cognitivo de uma criança pequena. Isto ocorre mais próximo da idade de
   (A) dois meses
   (B) quatro meses
   (C) seis meses
   (D) nove meses
   (E) 15 meses

3. Todos os primeiros dentes decíduos (*de leite*) normalmente já irromperam na idade de
   (A) 9-12 meses
   (B) 15-18 meses
   (C) 30-33 meses
   (D) quatro anos
   (E) 5-6 anos

4. A predominância da mão é definida na idade de
   (A) 12 meses
   (B) 24 meses
   (C) 3-5 anos
   (D) sete anos
   (E) nove anos

5. A acuidade visual 20/20 é alcançada na idade de
   (A) uma semana
   (B) seis meses
   (C) um ano
   (D) 4-5 anos
   (E) 7-9 anos

6. Os seios frontais podem ser visualizados radiologicamente na idade de
   (A) uma semana
   (B) um ano
   (C) três anos
   (D) quatro anos
   (E) seis anos

7. O teste evolutivo de Denver
   (A) testa todos os domínios do desenvolvimento
   (B) pode ser usado em crianças de 0-6 anos
   (C) pode ser administrado em 5-10 minutos
   (D) requer amplo treinamento para administrar
   (E) é útil somente em lactentes

8. O período embrionário termina e o período fetal começa na idade gestacional de
   (A) cinco semanas
   (B) nove semanas
   (C) 12 semanas
   (D) 16 semanas
   (E) 20 semanas

9. O sexo e a genitália externa começam a ser claramente distinguidos na idade gestacional de

(A) quatro semanas
(B) oito semanas
(C) 12 semanas
(D) 16 semanas
(E) 20 semanas

10. O vocabulário de 100-200 palavras é característico da idade de

(A) 12 meses
(B) 15 meses
(C) 18 meses
(D) 24 meses
(E) 36 meses

11. Uma criança alcança 50% da altura do adulto com aproximadamente a idade de

(A) seis meses
(B) 12 meses
(C) 14 meses
(D) 36 meses
(E) 60 meses

12. O primeiro sinal visível da puberdade em meninas é

(A) o desenvolvimento dos botões mamários
(B) surgimento dos pêlos púbicos iniciais
(C) menarca
(D) aumento do clitóris
(E) aparecimento de pêlos axilares

13. A idade média dos meninos entrarem em puberdade é

(A) oito anos
(B) dez anos
(C) 12 anos
(D) 13 anos
(E) 15 anos

14. A velocidade máxima de aumento do peso em meninas ocorre durante a escala da maturidade sexual (EMS)

(A) I
(B) II
(C) III
(D) IV
(E) V

15. O aumento anual da altura pré-puberal em crianças é mais aproximado de

(A) 1-2 cm
(B) 3-4 cm
(C) 5-7 cm
(D) 8-10 cm
(E) 12-14 cm

16. A obesidade é definida como o peso excedendo para a altura em qual porcentagem da mediana?

(A) 50%
(B) 75%
(C) 95%
(D) 120%
(E) 150%

17. A relação entre o segmento corporal superior/inferior, que é de 1.7:1 ao nascer, atinge 1:1 na idade de

(A) um ano
(B) três anos
(C) sete anos
(D) dez anos
(E) 18 anos

18. No retardamento do crescimento constitucional, a criança

(A) é pequena ao nascer
(B) é baixa durante o início da adolescência
(C) poderá ter baixa estatura quando adulto
(D) apresenta uma idade óssea normal
(E) freqüentemente tem "dores de crescimento"

19. Considera-se retardamento da erupção dentária quando a criança não tem dentes na idade de

(A) seis meses
(B) oito meses
(C) 11 meses

(D) 13 meses

(E) 18 meses

20. Na teoria de Freud sobre desenvolvimento psicossexual, a fase de Édipo

(A) precede a fase oral

(B) segue-se diretamente à fase oral

(C) precede o período de latência

(D) ocorre durante a adolescência

(E) é um sinal de desenvolvimento anormal

21. Uma mãe está preocupada porque seu filho de trinta meses repete as palavras faladas para ele. Os exames físico e neurológico resultam inteiramente normais, e as etapas do desenvolvimento da criança estão nos limites normais. Esta criança provavelmente

(A) está manifestando um comportamento verbal precoce

(B) deve ter uma anormalidade neurológica sutil

(C) tem um mau desenvolvimento da linguagem

(D) tem autismo infantil

(E) é normal

22. O neonato

(A) tem preferência visual por formas geométricas em vez de faces

(B) precisa de 4-6 horas depois do nascimento para sugar a mama

(C) tem hipermetropia

(D) é incapaz de ouvir bem

(E) aprende a diferenciar entre a voz da sua mãe e a das outras mulheres desde as quatro semanas de idade

23. A seqüência correta para o alcance da etapa motora grosseira é

(A) controle da cabeça, rolar o corpo, juntar as mãos na linha média, sentar-se sem apoio

(B) controle da cabeça, juntar as mãos na linha média, rolar o corpo, ficar em pé

(C) rolar o corpo, sentar-se sem apoio, juntar as mãos na linha média, ficar em pé

(D) sentar-se sem apoio, juntar as mãos na linha média, ficar em pé, andar em volta

(E) ficar em pé, andar ao longo da mesa, sentar sem apoio, juntar as mãos na linha média

24. A seqüência correta do desenvolvimento motor fino é

(A) pegar com o polegar, sacudir o chocalho, passar objetos de uma mão para outra

(B) sacudir o chocalho, pegar com o polegar, alcançar os objetos, passar objetos de uma mão para outra

(C) sacudir o chocalho, passar objetos de uma mão para outra, construir torre de dois cubos, pegar com o polegar

(D) alcançar objetos, passar objetos de uma mão para outra, virar páginas de um livro, construir torre de dois cubos

(E) sacudir o chocalho, passar objetos de uma mão para outra, pegar com o polegar, construir torre de dois cubos

25. A seqüência correta da erupção dos dentes permanentes é

(A) incisivos centrais, primeiros pré-molares, caninos, segundos molares

(B) incisivos centrais, primeiros molares, caninos, primeiros pré-molares

(C) incisivos centrais, incisivos laterais, caninos, primeiros pré-molares

(D) primeiros molares, incisivos laterais, caninos, primeiros pré-molares

(E) incisivos laterais, primeiros molares, caninos, primeiros pré-molares

26. A seqüência correta de erupção dos dentes primários inclui

(A) incisivos centrais, primeiros molares, segundos molares, caninos

(B) incisivos centrais, incisivos laterais, caninos, primeiros molares

(C) incisivos centrais, caninos, primeiros molares, segundos molares

(D) incisivos centrais, incisivos laterais primeiros molares, caninos

(E) caninos, incisivos centrais, incisivos laterais, primeiros molares

27. Os centros de ossificação presentes ao nascer geralmente incluem a

(A) patela

(B) semilunar (carpal)

(C) proximal da tíbia

(D) cabeça do fêmur

(E) distal da tíbia

28. Qual das seguintes seqüências demonstra melhor o alcance completo das etapas motoras?

(A) correr, guiar velocípede, pular, saltar

(B) correr, saltar, pular, guiar velocípede

(C) correr, subir escada alternando os pés, guiar velocípede, saltar

(D) saltar, pular, guiar velocípede, subir escada alternando os pés

(E) subir escada alternando os pés, guiar velocípede, correr, saltar

29. Qual das seguintes seqüências é normal no desenvolvimento de uma criança de 2-3 anos?

(A) comer sozinha, ajudar a se vestir, lavar as mãos, brincar de deveres domésticos

(B) manusear bem a colher, brincar em conjunto, vestir e despir, lavar as mãos

(C) comer sozinha, vestir e despir, lavar as mãos, brincar em conjunto

(D) brincar em conjunto, vestir e despir, lavar as mãos, comer sozinha

(E) lavar as mãos, se vestir sozinho, brincar em conjunto, manipular bem a colher

30. A linguagem é um barômetro crítico tanto da evolução cognitiva quanto da emocional. Com qual dos seguintes o atraso da fala está mais intimamente associado?

(A) síndrome de DiGorge

(B) síndrome de Williams

(C) diabete

(D) abuso infantil

(E) asma

31. Qual das afirmativas seguintes referentes a acessos de cólera é a correta?

(A) indica mais freqüentemente grave problema psicossocial

(B) em geral aparece no fim do primeiro ano

(C) o pico da prevalência é entre os quatro e seis anos

(D) rotineiramente ocorre 8-10 vezes por dia

(E) persiste em geral entre 30 e 45 minutos

32. Lactentes e crianças tipicamente se mantêm dentro de um ou dois canais de crescimento. Existe uma exceção normal a esta regra

(A) para lactentes femininos

(B) durante os anos pré-escolares (3-6 anos)

(C) até à idade dos dois anos

(D) para lactentes masculinos

(E) durante a adolescência

33. Como parte do exame geral de rotina aos 18 meses, sua enfermeira aplica o Teste de Triagem de Desenvolvimento de Denver (DDST) a uma criança. Ela lhe informa que a criança pareceu funcionar no nível de 15-18 meses, porém não era obediente e foi difícil testar. Você informa a ela que a criança tem probabilidade de ser evolutivamente

(A) adiantada e estressada pelo teste

(B) retardada e psicologicamente perturbada

(C) retardada, e estava estressada pelo teste

(D) normal, e a desobediência é comum nesta idade

(E) normal, mas psicologicamente perturbada

34. A avaliação da falha acadêmica na escola inclui

(A) exame da audição e visual

(B) teste da personalidade

(C) imagem de ressonância magnética (IRM) da cabeça

(D) visita domiciliar

(E) tomografia computadorizada (TC) da cabeça

35. A fixação e acompanhamento por meio do campo visual estão bem desenvolvidos
   (A) aos sete meses de gestação
   (B) ao nascer
   (C) aos dois meses
   (D) aos seis meses
   (E) com um ano

36. Na consulta de um lactente de dois meses, a mãe diz que ele chora demais. Ela diz que o bebê está mamando e dormindo bem, mas chora no total de três horas por dia. O exame resulta normal. Qual das afirmativas seguintes é a correta?
   (A) o choro é maior durante todo o primeiro ano de vida
   (B) o choro é em geral resultado de fome
   (C) todo bebê que chora três horas por dia, mesmo tendo um exame normal, justifica investigação médica
   (D) esta quantidade de choro é normal para a idade
   (E) este grau de choro indica uma imediata investigação esquelética

37. A ansiedade de separação em geral se manifesta por primeiro na idade de
   (A) uma semana
   (B) 3-4 meses
   (C) 8-9 meses
   (D) 2-3 anos
   (E) 5-6 anos

38. Ao nascer, a cabeça representa qual a porcentagem do tamanho da cabeça do adulto?
   (A) 25%
   (B) 43%
   (C) 62%
   (D) 75%
   (E) 100%

39. A persistência dos reflexos neonatais é um indicador de atraso do desenvolvimento. O reflexo de Moro deve desaparecer na idade de
   (A) 3 meses
   (B) 4 meses
   (C) 6-8 meses
   (D) 12-16 meses
   (E) 17-20 meses

40. O reflexo tônico-cervical deve desaparecer na idade de
   (A) 3 meses
   (B) 4 meses
   (C) 6-8 meses
   (D) 12-16 meses
   (E) 17-20 meses

41. O reflexo Babinski (plantar) deverá desaparecer na idade de
   (A) 3 meses
   (B) 4 meses
   (C) 6-8 meses
   (D) 15-18 meses
   (E) 20-24 meses

42. O reflexo palmar (de agarrar) deve desaparecer na idade de
   (A) três meses
   (B) quatro meses
   (C) 6-8 meses
   (D) 12-16 meses
   (E) 17-20 meses

43. A crise do estirão puberal em mulheres começa em geral na idade de
   (A) oito anos
   (B) dez anos
   (C) 12 anos
   (D) 14 anos
   (E) 16 anos

44. O estirão puberal em masculinos
   (A) precede o estirão puberal feminino em dois anos

(B) tem início na mesma idade das meninas, mas dura mais tempo

(C) segue-se ao estirão de crescimento das meninas por dois anos

(D) coincide com o início da capacidade de ejacular

(E) começa no estagio Tanner IV da maturidade sexual

45. O pico da velocidade do crescimento durante a adolescência é na média de

(A) 1-2 cm por ano

(B) 3-4 cm por ano

(C) 5-6 cm por ano

(D) 7-8 cm por ano

(E) 9-10 cm por ano

46. A ginecomastia em homens durante a adolescência

(A) é distintamente incomum

(B) em geral ocorre na idade de 14-15 anos

(C) é sinônimo de lipomastia

(D) é muitas vezes um problema que continua na idade adulta

(E) exige exames laboratoriais básicos

47. A média de crescimento da circunferência cefálica durante o primeiro ano de vida é de

(A) 4 cm

(B) 12 cm

(C) 25 cm

(D) 37 cm

(E) 50 cm

48. Qual das afirmativas seguintes é verdade sobre a depressão materna?

(A) a depressão maternal é observada em mais da metade das novas mães

(B) as crianças que são observadas com freqüência pelo seu pediatra têm menos probabilidade de ter mãe deprimida

(C) as mães adolescentes não apresentam alta incidência de depressão

(D) depois que a mãe deprimida é tratada com sucesso, o funcionamento dos seus filhos retorna ao normal

(E) na maioria dos casos de depressão pós-parto, é necessária a intervenção para a resolução dos sintomas

49. Grande distúrbio depressivo em crianças

(A) não é diagnosticado antes dos seis anos de idade

(B) é observado em menos de 1% dos pacientes pediátricos internados

(C) pode estar associado à ruminação, enurese e encoprese

(D) não deve passar por triagem pelo pediatra de cuidados primários

(E) é observado em 5-10% das crianças internadas em serviços de psiquiatria

50. A cólica é um problema particularmente frustrante para os pais. Qual das seguintes afirmativas relativas às cólicas é a correta?

(A) a cólica é em geral observada em lactentes alimentados em mamadeira

(B) As cólicas tipicamente se iniciam com 41-42 semanas de idade gestacional, independentemente da idade gestacional ao nascer

(C) a cólica é mais prevalente em neonatos brancos

(D) a cólica ocorre mais comumente em meninas do que em meninos

(E) existem muitos prognósticos temperamentais previsíveis que surgem a partir das cólicas da primeira infância

51. Os distúrbios comportamentais perturbadores (DCP) constituem um grupo de problemas comportamentais que são sintomáticos de diversas causas subjacentes. Qual das seguintes afirmativas é a correta em relação a esses distúrbios?

(A) são igualmente comuns em meninos e meninas

(B) são mais prevalentes em crianças afro-americanas

(C) em cerca de 5% dessas crianças ocorre significante vício de roubar

(D) o rótulo não inclui o distúrbio da atenção e hiperatividade

(E) o distúrbio é fortemente associado à asma infantil

52. O bloqueio do desenvolvimento é

(A) mais comum nas crianças hispânicas

(B) extremamente raro nos Estados Unidos

(C) mais vezes causado por problema orgânico

(D) mais comum entre lactentes femininos do que em masculinos

(E) é um grande fator de risco para dificuldades de desenvolvimento e comportamentais

53. Alguns tipos de comportamento são considerados apropriados em certos estágios do desenvolvimento, porém obviamente patológicos quando se apresentam mais tardiamente. Outros tipos de comportamento são patológicos em qualquer idade. Qual dos seguintes é exemplo deste último?

(A) ataques de cólera

(B) mentira

(C) comportamento oposicional

(D) ociosidade

(E) rebeldia

54. A agressividade infantil é mais comum entre

(A) meninas do que em meninos

(B) crianças pequenas para a idade do que nas crianças grandes para a idade

(C) crianças de famílias pequenas do que nas de famílias grandes

(D) crianças diagnosticadas como tendo distúrbio do déficit de atenção e hiperatividade

(E) crianças com distúrbio fronteiriço da personalidade

55. Perversão do apetite é a ingestão de substâncias não-nutrientes, tais como sujeira e giz. Qual das seguintes afirmativas é verdadeira em relação a este sintoma?

(A) a idade média de início é a de seis anos

(B) com freqüência e indicativa de discórdia familiar, má supervisão e de negligência afetiva

(C) é causada por intoxicação pelo ferro e por infestações parasitárias

(D) geralmente persiste até à adolescência

(E) é causada por infecções virais

56. Sobre a enurese, qual das seguintes afirmativas é a verdadeira?

(A) a prevalência na idade de dez anos é variável de 7 a 10%

(B) com freqüência é notado um acentuado tipo familiar

(C) a investigação rotineiramente indicada é a ultra-sonografia renal e o cistouretrograma miccional para excluir doença renal e refluxo vesicureteral

(D) os alarmes de molhar a cama são raramente usados no tratamento de algumas crianças com enurese

(E) entre crianças de cinco anos, a enurese é mais comum em meninas

57. No lactente e na criança normal, o desenvolvimento neuromotor progride de modo

(A) cefalocaudal e proximodistal

(B) cefalocaudal e distoproximal

(C) caudocefálico e proximodistal

(D) caudocefálico e distoproximal

(E) aleatoriamente

58. Qual dos seguintes é o critério para o diagnóstico de dificuldade de aprendizado?

(A) acima da média de inteligência

(B) inversão das letras na escrita

(C) ausência de problemas emocionais, comportamentais ou motivacionais

(D) discrepância entre a inteligência e o alcance em uma ou mais áreas

(E) evidência de defeitos da percepção visual ou auditiva

59. Em um recém-nascido são notadas as características físicas da síndrome de Down. Sobre a informação aos pais quanto ao presumível diagnóstico, qual dos seguintes será mais apropriado?

(A) retardar qualquer discussão com os pais até que o diagnóstico seja confirmado pela análise cromossômica

(B) permitir que a mãe estabeleça o laço com o neonato (1-3 dias) antes de declarar o diagnóstico

(C) explicar o diagnóstico ao pai e pedir que ele comunique à mãe, de modo privado ou com a presença de um médico, se ele preferir

(D) informar a ambos os pais o mais cedo possível sobre o presumível diagnóstico

(E) explicar o diagnóstico ao pai logo no início, e retardar a discussão com a mãe durante 48-72 horas

60. Qual dos seguintes valores laboratoriais é normalmente mais alto na criança do que no adulto?

(A) concentração da hemoglobina

(B) fosfatase alcalina do soro

(C) bicarbonato do soro

(D) colesterol do soro

(E) sódio do soro

61. A fase evolutiva de uma criança de três anos é mais bem expressa pela frase

(A) "mim faz isto"

(B) "me mostre como"

(C) "aquilo é direito"

(D) "porque"

(E) "você faz isto"

62. Qual das seguintes afirmativas relativas à água corporal total (ACT) expressa como porcentagem do peso é a mais correta?

(A) a porcentagem de ACT é menor no lactente do que na criança maior

(B) a porcentagem de ACT é maior no lactente do que na criança maior

(C) a porcentagem de ACT é a mesma no lactente e na criança maior

(D) a porcentagem da ACT é menor no lactente masculino do que na criança maior, porém a mesma no lactente feminino e na menina mais velha

(E) a porcentagem de ACT é maior no lactente feminino do que na menina mais velha, porém a mesma no lactente masculino e no menino mais velho

63. No menino, a gordura expressa como porcentagem do peso corporal total atinge o pico na idade de

(A) 1 semana

(B) 1 ano

(C) 5 anos

(D) 10-12 anos

(E) 13-17 anos

64. De uma criança que pode descer escadas alternando seus pés, dá um grande salto, joga uma bola para cima, pode-se também esperar que

(A) some cinco e cinco

(B) identifique três ou quatro moedas

(C) dê o nome de duas ou três cores

(D) multiplique três vezes três

(E) escreva seu nome

65. Uma criança de três anos que resiste em ir para a cama no momento apropriado, provavelmente está

(A) emocionalmente privada e ansiosa pelo contato humano

(B) sendo intencionalmente negativa para chamar a atenção

(C) preocupada com as atividades atuais

(D) fisicamente doente

(E) deprimida

66. A capacidade de copiar formas desenvolve-se em uma seqüência regular. Qual das seguintes é a seqüência correta?

(A) copiar um quadrado, uma cruz, um círculo

(B) copiar um quadrado, um círculo, uma cruz

(C) copiar uma cruz, um círculo, um quadrado

(D) copiar um círculo, um quadrado, uma cruz

(E) copiar um círculo, uma cruz, um quadrado

67. No neonato a termo, qual das seguintes afirmativas referentes à hemoglobina fetal é a verdadeira?

(A) essencialmente toda a hemoglobina é hemoglobina fetal

(B) a hemoglobina fetal liga-se ao oxigênio menos fortemente do que a hemoglobina do adulto
(C) a hemoglobina fetal oxigenada é azul em vez de vermelha
(D) a hemoglobina fetal evita o afoiçamento das hemácias falciformes
(E) a hemoglobina fetal hemoliza-se facilmente e é a causa principal da icterícia neonatal

68. A freqüência respiratória normal de um lactente de um ano é
(A) superior a 80 minutos
(B) entre 60 e 80 minutos
(C) entre 35 e 50 minutos
(D) entre 20 e 30 minutos
(E) entre 10 e 12 minutos

69. O eletrocardiograma (ECG) de um lactente, quando comparado com o de crianças maiores e o de adultos, normalmente mostra
(A) intervalos RR e PR mais curtos
(B) intervalo RR mais curto e PR mais longo
(C) intervalo RR mais longo e PR mais curto
(D) intervalo RR mais longo e PR mais curto
(E) intervalos RR e PR iguais

70. A pressão sanguínea média aos dois anos de idade é
(A) 50/30 mmHg
(B) 60/30 mmHg
(C) 75/50 mmHg
(D) 95/60 mmHg
(E) 120/80 mmHg

71. A concentração da proteína no líquido cefalorraquidiano de lactentes durante as primeiras semanas de vida pode se elevar até
(A) 20 mg/dl
(B) 45 mg/dl
(C) 125 mg/dl
(D) 500 mg/dl
(E) 1.000 mg/dl

72. De uma criança de quatro anos de idade, pode-se esperar que sua conversação seja
(A) completamente compreensível, embora os erros de pronúncia e de gramática sejam comuns
(B) completamente compreensível, com poucos ou nenhum erro de pronúncia e gramática
(C) completamente compreensível para os pais e não necessariamente para os outros
(D) um tanto compreensível embora deturpada e indistinta
(E) um tanto compreensível, com a maioria usando as palavras corretas e os verbos incorretos

73. Uma criança com o quociente de inteligência (QI) de 65 poderá ser classificada como
(A) no limite mais baixo do normal
(B) levemente retardada e educável
(C) retardamento moderado e treinável
(D) retardamento moderado e não-treinável
(E) retardamento grave e não-treinável

74. O desenvolvimento do esqueleto é por progressão do tecido conjuntivo para o da cartilagem e para o osso. Ao nascer, a fontanela anterior é
(A) osso
(B) cartilagem
(C) tecido conjuntivo
(D) combinação de cartilagem e osso
(E) combinação de tecido conjuntivo e cartilagem

75. A fontanela anterior, ao exame físico (palpação) deve estar fechada aos
(A) três meses
(B) entre três e nove meses
(C) entre nove e 18 meses
(D) entre 18 e 24 meses
(E) entre 24 e 36 meses

76. Em relação à puberdade, o crescimento máximo da massa muscular
(A) ocorre logo antes do início da puberdade
(B) precede o crescimento máximo da altura

(C) é paralelo ao crescimento máximo da altura

(D) acompanha o crescimento máximo da altura

(E) é esporádico e imprevisível

77. O gráfico de crescimento mostrado adiante é mais compatível com o diagnóstico de

(A) excesso de andrógenos

(B) retardamento constitucional do crescimento

(C) craniofaringioma

(D) variante normal

(E) disgenesia da tireóide

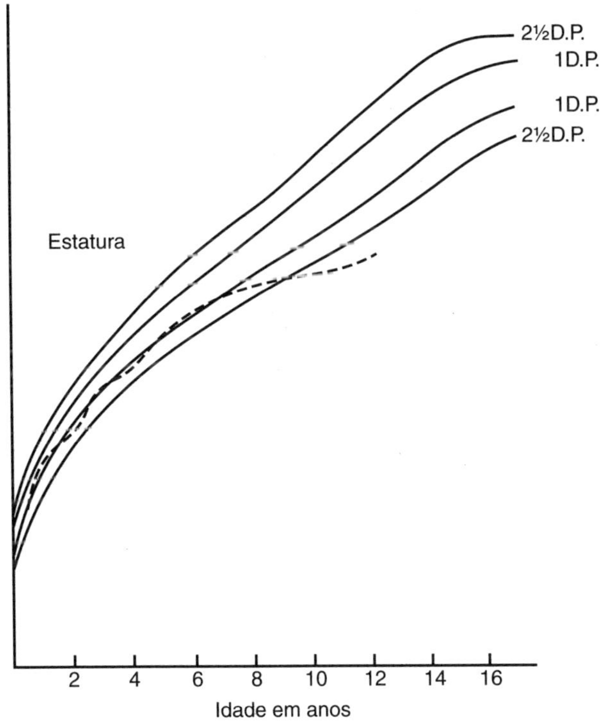

78. As crianças com deficiência isolada do hormônio de crescimento (GH) geralmente

(A) têm idade óssea normal

(B) têm um leve hipotireoidismo

(C) crescem paralelamente à curva do crescimento normal porém abaixo dela

(D) têm hipertireoidismo associado (*compensador*)

(E) mostram desaceleração da velocidade do crescimento e queda da curva do crescimento normal

79. De crianças com retardamento da puberdade (sem anormalidade endócrina) pode-se esperar que, no final sejam

(A) muito baixas e obesas

(B) baixas, mas de peso proporcional

(C) tenham altura e peso normais

(D) muito altas e de peso proporcional

(E) muito altas e obesas

80. É estimado que as crianças americanas em idade escolar vejam televisão por cerca de

(A) 1-2 horas por semana

(B) 3-4 horas por semana

(C) 5-10 horas por semana

(D) 30-40 horas por semana

(E) 70-100 horas por semana

81. Uma lordose lombar leve e um abdome protuberante são mais característicos

(A) do lactente

(B) da criança de dois anos

(C) do pré-escolar

(D) da criança escolar

(E) do adolescente

82. Adolescência é mais bem definida como

(A) imediatamente antes, durante e depois da puberdade

(B) período de máximo crescimento físico

(C) fase de máximo desenvolvimento sexual

(D) fase de ajustamento fisiológico à maturidade

(E) fase de transição psicossocial da infância para a idade adulta

83. Em um adolescente, o declínio dos graus escolares, a recusa em participar das atividades da família, e a falta de vontade para se comunicar com os pais geralmente indica

(A) um estágio normal do desenvolvimento

(B) uma resposta normal às pressões dos amigos
(C) uma reação normal aos pais superprotetores
(D) uma fase transitória de ambivalência
(E) um problema emocional ou psiquiátrico

84. A ovulação geralmente

(A) precede a menarca em 12-24 meses
(B) precede a menarca em 1-2 meses
(C) ocorre junto com a menarca
(D) segue-se à menarca em 1-2 meses
(E) segue-se à menarca em 12-24 meses

85. A concentração normal (média) da hemoglobina com um ano de idade é de cerca de

(A) 17 g/dl
(B) 15 g/dl
(C) 12 g/dl
(D) 10 g/dl
(E) 8 g/dl

86. O número de alvéolos presentes no pulmão de um neonato a termo é

(A) igual ao do adulto
(B) duas vezes maior do que o do adulto
(C) 5-10 vezes maior do que o do adulto
(D) a metade do pulmão do adulto
(E) 1/10-1/5 do pulmão do adulto

87. O número de glomérulos no rim de um neonato a termo é

(A) igual ao do adulto
(B) duas vezes o do adulto
(C) cinco vezes o do adulto
(D) a metade do adulto
(E) um quinto do rim do adulto

88. Durante o primeiro ano de vida, um lactente que pesa 3,4 kg ao nascer, comumente poderá aumentar cerca de

(A) 2,3 kg
(B) 4,5 kg
(C) 6,8 kg
(D) 9 kg
(E) 11,4 kg

89. Durante o segundo ano de vida, a criança cresce em média

(A) 12-15 cm
(B) 20-25 cm
(C) 30-40 cm
(D) 40-50 cm
(E) mais de 50 cm

90. Durante o primeiro mês de vida, a circunferência cefálica cresce uma média de

(A) 0,5 cm
(B) 1,25 cm
(C) 2,5 cm
(D) 5 cm
(E) 7,5 cm

91. A menarca na adolescente

(A) precede o estirão de crescimento linear
(B) ocorre simultaneamente ao estágio Tanner II do desenvolvimento mamário
(C) ocorre geralmente quando já foi alcançado o estágio Tanner III do desenvolvimento mamário e dos pêlos púbicos
(D) ocorre simultaneamente com os estágios Tanner IV e V do desenvolvimento mamário e dos pêlos púbicos
(E) ocorre em geral em um ano ou mais depois de ter sido alcançado o estágio Tanner V do desenvolvimento mamário e dos pêlos púbicos

92. Qual das seguintes afirmativas da função renal do lactente é a verdadeira quando comparada à do adulto?

(A) o limiar do bicarbonato é mais baixo
(B) o limiar do fosfato é mais baixo
(C) o limiar para a excreção ácida é mais baixo

(D) a capacidade de concentração da urina é maior

(E) a RFG é mais baixa porque existem 50% menos de glomérulos

ORIENTAÇÕES (Questões 93 a 100): Esta seção consiste de uma lista de cinco respostas letradas seguidas de várias afirmativas numeradas. Para cada afirmativa numerada, selecione a ÚNICA opção letrada com a qual está mais intimamente associada. Cada opção letrada pode ser selecionada uma vez, mais de uma vez, ou nenhuma.

Questões 93 a 96

(A) exame clínico neurológico

(B) eletroencefalograma

(C) escalas Gesell

(D) teste de percepção temática

(E) escala de inteligência Wechsler (WISC)

93. Medir o desenvolvimento de um ano de idade

94. Medir a inteligência com dez anos de idade

95. Detecção de hemiparesia aos três anos de idade

96. Detecção de cegueira ou surdez aos dois meses de idade

Questões 97 a 100

(A) 0-2 anos

(B) 3-6 anos

(C) 6-12 anos

(D) 12-14 anos

(E) 14-19 anos

97. Comportamento suicida

98. Identidade do sexo

99. Anos de Édipo

100. Latência

Respostas e Explicações

1. **(B)** Os recém-nascidos, nos primeiros dias de vida, podem perder até 10% do seu peso ao nascer, porém, com a alimentação normal, o peso inicial é recuperado em aproximadamente dez dias. Em seguida, o lactente ganha aproximadamente 30 g por dia durante os primeiros meses. (*Behrman:35*)

2. **(D)** Os lactentes, aos 9-12 meses desenvolvem o conceito de permanência do objeto, ou o conhecimento de que o objeto existe mesmo quando não o estão vendo. Nas proximidades do período em que esta etapa é alcançada, o lactente desenvolve a atividade frontal no eletroencefalograma. Os lactentes aplicam primeiro este conceito de permanência do objeto à imagem da sua mãe, devido à sua importância emocional; esta realização é uma parte crítica do comportamento da afeição. *(Hay:76)*

3. **(C)** Os dentes primários ou de leite são a dentição inicial da criança. Os primeiros dentes a aparecer, são os incisivos centrais, aos 6-10 meses de idade. Tipicamente, os incisivos centrais mandibulares irrompem antes dos maxilares. Os incisivos laterais (ordenadamente os maxilares, seguidos pelos mandibulares) saem nas proximidades dos 9-13 meses de idade. Seguem-se os primeiros molares aos 13-19 meses. Os caninos irrompem por volta dos 16-23 meses. Os segundos molares são os últimos a sair, aos 23-33 meses de idade. *(Rudolph AM:2167)*

4. **(C)** A predominância da mão é freqüentemente estabelecida no terceiro ano. Uma vez estabelecida, as tentativas de fazer a criança mudar a preferência resultam em frustração para a criança. Incomumente, a preferência precoce, tal como antes do segundo ano, deverá levantar a suspeita de debilidade motora de uma extremidade superior. *(Rudolph CD:2167)*

5. **(D)** A nascer, a retina está bem desenvolvida, mas o cristalino está imóvel. A fixação e o acompanhamento através do campo visual estão bem desenvolvidos aos dois meses de idade. Os lactentes preferem fixar a vista na face humana em vez de em desenhos geométricos e também preferem as linhas curvas, as cores vivas e os altos contrastes. O estrabismo é comum logo depois do nascimento, mas em geral cessa aos três meses de idade. A acuidade visual, embora seja deficiente ao nascer, em aproximadamente 20/400, melhora rapidamente para 20/40 nos primeiros seis meses de vida. Entretanto, não alcança 20/20 senão aos quatro anos de idade. *(Hay:79, 444-447)*

6. **(E)** O desenvolvimento dos seios paranasais é contínuo durante toda a infância. Os seios etmóides e os maxilares estão presentes desde o nascimento; os seios frontais e esfenóides aparecem radiologicamente em geral por volta dos seis anos de idade e freqüentemente se desenvolvem de modo assimétrico. Os seios frontais estão ausentes em 1-5% dos adultos. *(Rudolph CD:1258)*

7. **(B)** O exame do desenvolvimento Denver é um dos instrumentos de triagem evolutiva mais amplamente usados. Este exame testa quatro domínios do desenvolvimento: pessoal-social, motor-fino adaptativo, linguagem e motor-grosseiro. Pode ser usado desde o nascimento até os seis anos de idade e pode ser administrado em 20-30 minutos. Não é necessário um treinamento intensivo nem equipamento dispendioso para a completa triagem. Considera-se que tem limitado valor preditivo quanto a retardamento em idades mais tardias. O novo modelo expandido (DDST-II) inclui uma ampliação dos testes de linguagem e é considerado como tendo maior sensibilidade, particularmente quanto aos atrasos da linguagem. *(Hay:81)*

8. **(B)** O período fetal começa na nona semana de gestação e termina ao nascer. É precedido pelo período embrionário, durante o qual se desenvolvem os rudimentos dos principais sistemas orgânicos. *(Behrman:29)*

9. (C) Com dez semanas de gestação é reconhecida a face humana, e com 12 semanas gestacionais o sexo da genitália externa é claramente distinguível. *(Behrman:28)*

10. (D) Depois de entender que as palavras correspondem às coisas, o vocabulário da criança oscila de 10-15 palavras aos 18 meses até 100 ou mais aos dois anos. Depois dos dezoito meses, há um drástico aumento no vocabulário expressivo e receptivo, e no fim do segundo ano, ocorre um grande salto do desenvolvimento da linguagem. *(Behrman:34; Hay:80-81)*

11. (C) O comprimento ao nascer é de cerca de 20-50 cm. O recém-nascido aumenta uma média de comprimento de 3,5 cm por mês durante os três primeiros meses de vida. A partir dos 3-6 meses, o lactente cresce em média 2 cm por mês. A velocidade do crescimento se lentifica gradualmente. Aos nove meses de vida, a criança aumenta 1-2 cm por mês. Na idade dos dois anos tem cerca de 35-87 cm, que representa aproximadamente 50% da estatura do adulto. *(Rudolph CD:5; Behrman:32-33)*

12. (A) No decorrer do último século, as meninas estão entrando na puberdade em idade cada vez mais precoce, presumivelmente devido à melhor nutrição e condições socioeconômicas. A idade da menarca diminuiu em cerca de quatro meses por década durante o último século. Nos Estados Unidos, a idade média da menarca é aos 12 anos, a média de peso é de 48 kg e a média de altura é de 158.5 cm. Embora o primeiro sinal mensurável de puberdade em meninas seja o início do estirão de altura, o primeiro sinal conspícuo é em geral o desenvolvimento dos botões mamários entre as idades de oito e 11 anos. *(Behrman:53-55)*

13. (B) O primeiro sinal da puberdade em meninos, o aumento testicular, tem início aos 9 ½ anos. O aparecimento dos pêlos púbicos é um evento precoce na puberdade, mas pode ocorrer em qualquer tempo entre as idades de dez e 15 anos. O pênis começa a crescer significantemente dentro de um ano ou mais depois do início do desenvolvimento dos testículos e dos pêlos púbicos, em geral entre as idades de dez e 13,5 anos. A média de idade para entrar na escala de maturidade sexual 2 (EMS 2) ou puberdade em meninos é de 10,5 anos. Entretanto, existe grande variabilidade na cronologia do início da puberdade e do estirão do crescimento, e o desenvolvimento psicossocial não é necessariamente paralelo às alterações físicas. *(Behrman:52-55)*

14. (C) A aceleração do crescimento começa no início da adolescência, embora o pico da velocidade de crescimento não seja atingido senão na EMS 3 nas meninas e na EMS 4 nos meninos. O estirão da estatura geralmente termina aos quatorze anos. As meninas que amadurecem mais cedo poderão alcançar o pico da velocidade da estatura mais cedo e chegar à sua estatura final mais precocemente. As meninas que amadurecem mais tarde poderão atingir uma estatura final maior devido ao mais prolongado período de crescimento comum antes do estirão puberal. A estatura final está relacionada com a idade óssea no início da puberdade, bem como com fatores genéticos. *(Behrman:55)*

15. (C) O crescimento é rápido nos dois primeiros anos de vida. Os lactentes aumentam seu comprimento em 50% no primeiro ano e 25% no próximo. Eles triplicam o peso de nascimento no primeiro ano. Depois dos dois anos de idade, a curva da velocidade do crescimento estabiliza-se na meia-infância, que é um aumento de peso de 2,3 kg por ano e um aumento de altura de 5-7 cm por ano. *(Rudolph CD:5)*

16. (D) As curvas de crescimento podem confirmar a impressão de obesidade se o peso para a altura exceder 120% do peso padrão (médio) para a altura. A obesidade é a forma mais comum de erros nutricionais nos Estados Unidos. Outros parâmetros usados para detectar e quantificar a obesidade incluem o índice de massa corporal (IMC) e a medida da espessura da dobra cutânea no tríceps e nas regiões subescapulares. IMC é calculado como (peso em quilos/altura em centímetros)^2. IMC é variável com a idade, e são disponíveis curvas de IMC. *(Rudolph CD:478-480, 2140)*

17. (C) As proporções corporais obedecem a uma seqüência de alterações regulares no desenvolvimento. Ao nascer, a cabeça e o tronco são relativa-

mente grandes, havendo um progressivo alongamento dos membros durante a puberdade. A proporcionalidade pode ser avaliada medindo-se o segmento corporal inferior, definido como o comprimento da sínfise pubiana ao solo, e o segmento corporal superior sendo definida como a altura menos o comprimento corporal inferior. A relação do segmento corporal superior dividida pelo segmento corporal inferior é aproximadamente a 1,7 ao nascer, 1,3 aos três anos e 1,0 depois dos sete anos. Relações S/I mais elevadas são características de nanismo de membros-curtos ou de distúrbios ósseos como o raquitismo. *(Behrman:59)*

18. (B) O retardamento constitucional do crescimento tem como modelo característico apresentar um estirão de crescimento tardio durante a adolescência, e portanto no início da adolescência a criança deverá ser baixa em comparação com seus companheiros. Entretanto, poderá crescer na adolescência mais tardia e alcançar a estatura normal de adulto. As crianças com retardamento constitucional do crescimento poderão ter tamanho normal ao nascer. A idade óssea é retardada e comparada à altura da idade. As crianças com retardamento constitucional do crescimento devem ser diferenciadas das que têm subnutrição e as de baixa estatura endocrinológica, que também têm retardamento da idade óssea. *(Behrman:1679)*

19. (D) Os primeiros dentes a irromper são os incisivos centrais, aos 5-7 meses de idade. Esses são seguidos pelos incisivos laterais, os primeiros molares, os caninos e os segundos molares. Considera-se a dentição como atrasada quando não existem dentes com aproximadamente 13 meses de idade (média + três desvios padrões). A erupção retardada de todos os dentes indica distúrbios sistêmicos ou nutricionais, tais como hipopituitarismo, hipotireoidismo, disostose clidocraniana, trissomia 21, progeria, osteodistrofia Albright, incontinência pigmentar, raquitismo e síndromes múltiplas (de Hunter, Dubowitz, Goltz, Lange, Gardner e de Maroteaux-Lamy). A falta de erupção de um único ou de pequenos grupos de dentes pode derivar de causas locais, tais como dentes supranumerários, cistos ou retenção de dentes primários. A causa mais comum da erupção prematura dos dentes definitivos é a perda prematura dos predecessores primários. Se toda a dentição for avançada para a idade e sexo, deve ser considerada a possibilidade de puberdade precoce. *(Behrman:1108-1109)*

20. (C) Freud descreve o primeiro ano de vida pelo fato de que muitas das necessidades do lactente são satisfeitas por meios orais. O próximo período, dos 18 meses aos três anos, é designado estágio anal porque o problema evolutivo do controle do intestino é a principal tarefa que requer superação. Este representa basicamente o tema mais generalizado do comportamento socializado e do asseio corporal global que começa a ser aprendido ou é imposto à criança nesta idade. Freud descreve a fase de Édipo entre as idades de três e seis anos quando existe uma forte afeição com o genitor do sexo oposto. As fantasias de crianças podem se focalizar em brincar fazendo o papel do adulto do sexo oposto. Aos seis anos de idade, os problemas de Édipo cessam e são redirecionados para o ancestral do mesmo sexo. A fase seguinte (6-12 anos) é descrita como período de latência, uma vez que as crianças nesta fase não estão direcionadas em significante atividade agressiva ou sexual, porém devotam a maior parte das suas energias para a interações com seus companheiros de escola e de grupo. *(Behrman;25-26)*

21. (E) Algum grau de ecolalia (repetição em eco das palavras ouvidas) é comum na idade de 2,5-3 anos, e não representa preocupação. Quando é severa, ou persistente acima desta idade, poderá representar sinal de perturbação do desenvolvimento da linguagem, de retardamento mental, ou de doença neurológica. Embora a ecolalia seja comum no autismo infantil, a maioria das crianças de trinta meses que repetem as palavras ouvidas não são autistas. [*Nota*: Não é feita a pergunta sobre se deve der considerado o autismo (poderia ter sido) e sim se a criança provavelmente tem autismo).] *(Behrman:87)*

22. (E) Os recém-nascidos são dotados de uma série de reflexos para facilitar a sobrevivência, incluindo o de rotação e o de sucção, e notáveis capacidades sensoriais. O recém-nascido não é mais considerado uma página em branco. Ao contrário, é visto como tendo

forças e fraquezas genéticas na organização neurocognitiva, que são refletidas no temperamento, na adaptabilidade, na sensibilidade e na interação geral com o ambiente. A audição é bem desenvolvida ao nascer, e os sons das palavras são os preferidos. O lactente, dentro dos três primeiros meses de vida, aprende a reconhecer a voz da sua mãe e a diferenciá-la das outras vozes femininas. Desde o nascimento, os recém-nascidos preferem fixar a vista em uma face humana em vez de em desenhos geométricos, como também preferem linhas curvas, cores vivas e contrastes elevados. São capazes de sugar o seio logo após o nascimento. *(Behrman:32-34)*

23. **(B)** O alcance das etapas motoras grosseiras começa aproximadamente aos dois meses de idade com o constante controle da cabeça. Esta aquisição permite melhor interação do lactente com seus pais. A criança é depois capaz de ficar em posição sentada com a cabeça em posição ereta aos três meses. A colocação das mãos juntas na linha média por volta dos três meses de idade permite que a criança examine os objetos na linha média e os manipule com ambas as mãos. Uma vez cessado o reflexo tônico-cervical simétrico aos quatro meses, o lactente é capaz de começar a rolar o corpo, a princípio do estômago para as costas e finalmente, aos seis meses de idade, das costas para o estômago. Os lactentes podem ficar sentados sem apoio com aproximadamente seis meses de idade e podem ficar em pé e andar em volta dos móveis aos nove meses. A média de idade para começar a andar sozinho é aos 12 meses. *(Behrman:34-36)*

24. **(E)** Aproximadamente ao mesmo tempo em que o lactente consegue juntar as mãos na linha média, é também capaz de agarrá-las e examiná-las. Isto ocorre em média por volta dos 3,5 meses de idade. Ele é capaz de transferir objetos de uma mão para outra com aproximadamente 5,5 meses de idade, permitindo-lhe comparar os objetos. Pode segurar objetos opondo o polegar aos oito meses, em cujo tempo começa a comer sozinho com as mãos. Por volta de um ano de idade o lactente é capaz de virar as páginas de um livro, e aos 13 meses já atingiu coordenação visual-motora suficiente para rabiscar. Aos 15 meses de idade poderá construir uma torre de dois cubos, usando objetos em combinação, e aos 22 meses pode construir torres até de seis cubos, que requer coordenação visual e motora grosseira e fina. *(Behrman:34-35)*

25. **(B)** O crescimento do meio da face e da face inferior ocorre na criança gradualmente. A perda dos dentes decíduos é o sinal mais marcante da maturação, começando com cerca dos seis anos de idade, depois da saída dos primeiros molares. A substituição pelos dentes de adulto ocorre no ritmo de cerca de quatro por ano. Os incisivos centrais são substituídos ao mesmo tempo que os primeiros molares, nas proximidades de 6-7 anos de idade; depois destes, surgem os incisivos laterais, aos 7-8 anos. Os caninos do adulto substituem os dentes infantis aos 9-11 anos de idade, e os próximos a sair são os primeiros molares e depois os segundos molares. Os segundos molares irrompem aproximadamente aos 12 anos, porém os terceiros molares (dentes do siso) não saem senão aos 17-22 anos. *(Behrman:1109)*

26. **(D)** Os dentes primários formam-se nas criptas dentárias que derivam de uma faixa de células epiteliais incorporadas em cada maxilar em desenvolvimento. Em cada área de crescimento epitelial, tem lugar a organização do mesênquima adjacente, e os dois elementos em conjunto formam o início de um dente. Os primeiros dentes primários ou decíduos que irrompem são os incisivos centrais em cerca dos 5-7 meses de idade, seguidos pelos incisivos laterais por volta do 7-10 meses, e dos primeiros molares aproximadamente aos 10-16 meses de idade. Os caninos não se manifestam senão aos 16-20 meses. *(Behrman:1108-1109)*

27. **(C)** Os centros de ossificação que estão presentes ao nascer geralmente são o fêmur distal e o tibial proximal. Os padrões de referência da maturação óssea facilitam a estimativa da idade óssea. No retardamento do crescimento de natureza constitucional, na baixa estatura endocrinológica e na subnutrição, a idade óssea é atrasada e comparável à da altura para a idade. Na baixa estatura familiar a idade óssea é normal (em comparação com a idade cronológica). Os padrões mais comumente usados são os de Gruelich e Pyle, que requerem radiografias da

mão e do punho esquerdos; nas crianças menores, algumas vezes são acrescentados filmes do joelho. *(Rudolph CD:2420)*

28. (C) A maioria das crianças começa a andar independentemente nas proximidades do seu primeiro aniversário; algumas não andam senão aos 15 meses. Aos 18 meses de idade, a criança mostra melhoras no equilíbrio e na agilidade, bem como na capacidade de correr e de subir escadas embora segurando a mão de um dos pais. Aos trinta meses de idade é capaz de subir escadas sozinha, alternando os pés. Aos três anos de idade a criança atingiu a coordenação motora para guiar um velocípede. Uma criança geralmente pula aos quatro anos de idade e salta aos seis anos. *(Behrman:34)*

29. (A) Com aproximadamente 18 meses, surgem em conjunto várias alterações cognitivas para marcar a conclusão do período sensitivomotor. Neste tempo, a criança pode comer sozinha, pedir ajuda quando tem dificuldade e queixar-se quando molhada ou suja. A partir desta idade, a criança vai ficando progressivamente independente. Aos dois anos de idade ela pode se despir sozinha e é capaz de manipular bem uma colher. Ao alcançar três anos, ela ajuda a se vestir e despir, lava as mãos e se lança em "brinquedo em conjunto". Nesta época, ela provavelmente brinca de deveres domésticos. *(Behrman:33-35)*

30. (D) Abuso e negligência infantil correlacionam-se com retardamento da linguagem, particularmente com a capacidade de comunicar os estado emocionais. Esses retardamentos podem contribuir para problemas de comportamento, socialização e aprendizado. O retardamento mental poderá se tornar aparente primeiro pelo atraso da palavra aos dois anos, embora sinais mais precoces tenham passado despercebidos. Uma causa comum de atraso da palavra é a deficiência ou falta da audição. Conseqüentemente, a avaliação auditiva deve ser uma parte integrante do tratamento do atraso da fala. As outras escolhas listadas não têm relação com os atrasos da palavra. *(Behrman:49)*

31. (B) À medida que as crianças amadurecem, elas aprendem quais os comportamentos que são aceitáveis e qual a força que elas são capazes de empregar para testar seus limites. O problema central é o controle. A incapacidade de controlar algum aspecto do mundo externo, tais como o modo de fazer funcionar um certo brinquedo ou quando deixá-lo, muitas vezes resulta da perda do controle interno, isto é, um acesso de cólera. O medo, o excesso de cansaço, ou o desconforto físico, podem também evocar cóleras. Quando essas crianças são estimuladas por compensações intermitentes, como quando os pais ocasionalmente cedem às suas exigências, as cóleras podem também se tornar uma estratégia de entrincheiramento para exercer controle por parte da criança. As cóleras que persistem por mais de 15 minutos ou que ocorrem regularmente mais de três vezes por dia podem refletir problemas subjacentes de ordem médica, social ou emocional. Os acessos de cólera geralmente se manifestam no fim do primeiro ano de vida e atingem o pico aos 2-4 anos. Cóleras freqüentes depois dos cinco anos, geralmente persistem por toda a infância. Obviamente, este é um indesejável prognóstico que, em quase todas as crianças, é evitável. *(Levine:28-29)*

32. (C) O peso ao nascer correlaciona-se com o tamanho, com o estado nutritivo, e com a saúde geral da mãe e representa a influência das restrições uterinas sobre o crescimento final. Depois dos primeiros seis meses de vida, os fatores genéticos que influenciam a altura final começam a exercer seus efeitos. Por isso, o percentil do crescimento pode desviar-se significativamente nos primeiros 4-18 meses de vida. Este desvio pode ser para cima ou para baixo. Um neonato que é pequeno para a idade gestacional mas tem uma predisposição genética para a alta estatura, geralmente manifesta aceleração do crescimento nos primeiros seis meses e, aos 18 meses, é estabelecido um percentil de crescimento estável. Nos neonatos maiores mas que têm uma predisposição genética para baixa estatura, é observado um desvio para baixo. Aos 18 meses, é estabelecido um percentil de crescimento estável. *(Behrman:32, 58-59)*

33. (D) Aproximadamente a metade das crianças normais durante o segundo ano de vida são desobedientes quando em face de uma tarefa, tais como o DDST. Isto é, por si mesmo, um fenômeno evolutivo, refletindo o desenvolvimento da criança para a

independência e a sua recém encontrada capacidade para resistir ao controle e fazer as coisas por si mesmas. A faixa normal nos testes como o DDST é larga, e o escore na faixa dos 15-18 meses para uma criança de 18 meses não é preocupante. De modo geral, para uma criança que está funcionando com mais de um terço abaixo da sua idade cronológica, é indicada uma avaliação mais formal e mais completa. *(Hay:80-82)*

34. (A) Na avaliação da falha acadêmica na escola, devem ser completados os testes neuropsicológicos e educacionais, bem como a execução de testes audiométricos e visuais pela escola ou pelo pediatra. A avaliação quanto ao distúrbio do déficit da atenção-hiperatividade (ADHD) deve fazer parte do exame nos casos de falha escolar. A neuroimagem tipicamente não faz parte deste processo de avaliação. A visita domiciliar, embora possa ser particularmente útil, não é comumente efetuada pelo pessoal escolar. *(Rudolph AM:123-124)*

35. (C) Ao nascer, a retina está bem desenvolvida, porém o cristalino está imóvel. Aos dois meses de idade estão bem desenvolvidos a fixação e o acompanhamento com a vista através do campo visual. A duração do tempo que é necessária para um lactente fixar um estímulo visual pareado tem sido interpretado como sendo a preferência visual, e tem sido correlacionado com o desenvolvimento cognitivo mais tardio. As tarefas de fixação visual constituem a base dos testes do QI infantil recentemente postos em prática. *(Hay:79, 444-447)*

36. (D) A duração do choro geralmente aumenta durante as primeiras 6-12 semanas de idade, porque é a principal modalidade pela qual o lactente expressa respostas aos estímulos, tanto os adversos como os não-adversos. O choro pode ser uma resposta a uma variedade de estímulos, incluindo fome, fralda molhada, medo, fadiga e superestimulação. O choro decresce gradualmente depois das 12 semanas de idade, à medida que o lactente desenvolve outras respostas, tais como o sorriso ou o alcance dos objetos, ou se torna mais inclinado a auto-acalmar-se chupando os dedos. Entretanto, nas primeiras semanas de vida, o choro pode ser um problema incômodo para os pais e, quando acompanhado de irritabilidade, é muitas vezes rotulado como cólica. *(Behrmam:32)*

37. (C) O advento da constância do objeto corresponde às alterações qualitativas do desenvolvimento social e comunicativo. O lactente olha de um lado para outro entre um estranho que se aproxima e um dos pais, como que para estabelecer contraste entre o conhecido e o desconhecido, e pode aceitar ou chorar ansiosamente. Isto ocorre entre os oito e nove meses de idade. As separações tornam-se cada vez mais difíceis, e os lactentes que antes, durante meses, dormiam toda a noite, começam agora a acordar regularmente e chorar, lembrando-se que os pais estão no quarto ao lado. Esta é uma etapa normal do desenvolvimento, que não deve ser confundida com ao *distúrbio de ansiedade da separação* que ocorre em crianças de idade escolar. *(Behrman:34; Rudolph CD:451)*

38. (D) Ao nascer, a cabeça representa 75% do seu tamanho quando adulto e, no lactente, até 25% do comprimento do corpo. Esta proporção aumenta drasticamente no decorrer do tempo, de modo que aos 25 anos de idade a cabeça mede somente um oitavo da altura corporal. O crescimento pós-natal do cérebro é resultado do aumento da substância branca e de uma proliferação das conexões sinápticas. Depois dos dois anos de idade, a circunferência cefálica aumenta somente 2 cm por ano na média-infância. Aos sete anos, 90% do crescimento do cérebro já está completo. *(Behrman:33)*

39. (C), 40. (C), 41. (D), 42. (C)

No desenvolvimento fetal, os movimentos reflexos começam com nove semanas de gestação. Entretanto, a maioria dos reflexos que se manifesta no recém-nascido, desenvolve-se entre vinte e 38 semanas de gestação. O reflexo de Moro desaparece aos sete meses de idade. O agarramento palmar desaparece em geral aos seis meses, facilitando o livramento do objeto. O reflexo tônico-cervical, que é despertado girando-se a cabeça da criança e resultando em extensão do braço e da perna para o lado sobre o qual a cabeça é voltada e flexão do lado oposto, desaparece aos oito meses de idade, exceto quando a mielinização ou o desenvolvimento do cérebro patológicos. O sinal de Babinski (afastamento dos dedos em leque), que se desenvolve no neonato pouco antes do termo, não desaparece senão aos 16 meses de idade, quando já ocorreu mielinização suficiente. *(Rudolph AM:799)*

43. (B) A aceleração do crescimento começa no início da adolescência, embora o máximo da velocidade não seja atingido senão na EMS 3 ou na EMS 4. O estirão do crescimento puberal começa aproximadamente aos dez anos nas meninas e aos 12,5 anos nos meninos. As diferentes áreas do esqueleto atingem seu pico de crescimento em diferentes tempos. Este fato é observado mais radicalmente nos pés, que desenvolvem primeiramente o estirão do crescimento. Este é seguido por um rápido aumento do comprimento da perna, e subseqüentemente no do tronco. O crescimento facial ocorre depois do pico da velocidade do crescimento. Um crescimento assimétrico confere ao adolescente um aspecto desajeitado. *(Behrman:54-55)*

44. (C) O primeiro sinal da puberdade no menino, geralmente entre as idades de dez e doze, é o aumento escrotal e testicular. A primeira ejaculação é um evento notável e em geral começa um ano depois do início do crescimento testicular, porém sua cronologia é altamente variável. Entre os meninos, 90% têm esta experiência entre as idades de 11 e 15 anos. Nas meninas, o estirão do crescimento puberal começa por volta dos dez anos e, nos meninos, aproximadamente dois anos mais tarde. Os meninos têm até dois anos a mais de crescimento pré-adolescente do que as meninas; durante este tempo, o crescimento das pernas é maior do que o do tronco. As meninas apresentam maior largura do quadril em relação à estatura do que os meninos, embora os meninos excedam as meninas na maioria das outras áreas do crescimento ósseo. O estirão do crescimento começa na EMS 2 e atinge o pico na EMS 4. *(Behrman;54-57)*

45. (E) O pico da velocidade do crescimento entre meninas adolescentes corresponde à EMS 3 e entre meninos à EMS 4. Este crescimento é na média de 9-10 cm por ano, embora possa ser um pouco mais baixo em meninas do que em meninos. Entretanto, o período de desenvolvimento puberal persiste muito mais tempo em meninos e poderá não estar completo senão na idade de 18 anos. A telarca (desenvolvimento mamário) ocorre muito mais cedo do que o pico da velocidade do crescimento; representa o primeiro sinal visível da puberdade e pode começar desde os oito anos de idade. *(Behrman:54-56)*

46. (B) A ginecomastia bastante significante pode ser constrangedora para os adolescentes masculinos, ocorre em menos de 10% dos meninos, embora algum grau de aumento do tecido mamário seja observado em 40-65% dos meninos adolescentes nas idades de 14-15. Na maioria dos casos, este sinal cessa dentro de dois anos por si mesmo, e raramente é patológico. A lipomastia refere-se ao tecido mole gorduroso subcutâneo observado em meninos obesos e algumas vezes confundido com ginecomastia. *(Rudolph AM:101)*

47. (B) A média do crescimento total da circunferência cefálica durante o primeiro ano de vida é de cerca de 12 cm: 6 cm durante os primeiros três meses; 3 cm dos três aos seis meses; e mais 3 cm dos seis aos 12 meses. Uma regra conveniente a lembrar é a de que o aumento da circunferência cefálica é na média de 2 cm por mês durante os primeiros três meses (igual a 3 cm) e de 0,5 cm por mês durante dos últimos seis meses do primeiro ano (igual a 3 cm). Isto soma (6 + 3 + 3) = 12 cm durante o ano. *(Rudolph CD:5)*

48. (A) A depressão pós-parto é uma ocorrência comum entre novas mães, afetando-as em até 80%. Geralmente cessa por si mesma com as alterações hormonais que se sucedem à homeostasia normal, porém em 10% ocorre uma grande depressão. As mães deprimidas tendem a levar seus filhos ao pediatra com maior freqüência. As mães adolescentes são particularmente vulneráveis à depressão, especialmente se têm deficiente estrutura social. Mesmo depois do tratamento de uma paciente com grande depressão, as crianças tendem a ter contínuos problemas de funcionamento. O ajustamento da criança é relacionado não só à sua exposição à sintomatologia psiquiátrica como também aos tipos de comportamentos paternais disfuncionais por tempo prolongado e interações sociais aberrantes. *(NEJM 347(3):194-199, 2002; JAMA 287(6):762-765, 2002)*

49. (C) O grande distúrbio depressivo (GDD), pode ser diagnosticado em lactentes e em pré-escolares (1%) e é observado em maior número em adolescentes (5%). Em lactentes, GDD é observado sob a forma de bloqueio do desenvolvimento, em pré-escolares é observado como problemas comportamentais e ansiedade de separação. Poderá estar associado ruminação, enurese e encoprese. GDD é comum em crianças hospitalizadas. Cerca de 7% dos paciente gerais internados e 28% dos pacientes psiquiátricos internados têm GDD. Os médicos devem fazer uma triagem dos pacientes quanto a este distúrbio pela tomada de uma meticulosa história sobre o comportamento e o humor da criança. *(Levine:633-635)*

50. (B) As cólicas tipicamente começam com 41-42 semanas da idade gestacional, tanto nos neonatos a termo como nos pré-termo. Existem dois tipos de cólicas, as mais comuns sendo associadas a espalhafato, começando nas primeiras horas da manhã e ocorrendo em paroxismos de choro. O segundo tipo é caracterizado por paroxismos de choro durante todo o dia por um lactente hiperirritável. Não existem diferenças na prevalência da cólica entre raças, sexos, nem métodos de alimentação (seio ou mamadeira). A presença da cólica durante a primeira infância não tem valor preditivo quanto aos prognósticos comportamentais, temperamentais ou psicológicos a longo termo. *(Levine:365-369)*

51. (C) Os distúrbios comportamentais perturbadores (DCP), um grupo de síndromes comportamentais sintomáticos de diversos problemas subjacentes, incluem distúrbios de conduta, distúrbio oposicional desafiador, distúrbio do déficit de atenção hiperativa, distúrbio de ajustamento e distúrbio de estresse pós-traumático. Essas desordens são entre três e quatro vezes mais comuns em meninos do que em meninas, porém não existem diferenças de etnicidade nem de raça. Em aproximadamente 5% dessas crianças observa-se o vício do roubo; outras manifestações significantes do distúrbio da conduta incluem o de incendiar, o de assalto a pessoas ou animais e a ociosidade. Nesses casos, os testes psicológicos podem ser úteis para avaliar o funcionamento cognitivo. O diagnóstico diferencial inclui anormalidades do SNC, intoxicação pelo chumbo e abuso de substâncias. *(Behrman:82-84)*

52. (E) O bloqueio do desenvolvimento é o principal fator de risco para problemas comportamentais e de desenvolvimento mais tardios. É diagnosticado pelo persistente e significante desvio das curvas do crescimento no decorrer do tempo. As crianças na faixa da pobreza têm mais probabilidade de ser afetadas, com 8-12% de prevalência. Embora este diagnóstico possa encobrir uma doença orgânica, sem dúvida a causa mais comum do bloqueio do desenvolvimento é psicossocial: o chamado bloqueio não-orgânico do desenvolvimento. *(Rudolph CD:5-9)*

53. (D) Em crianças com menos de seis anos de idade, o comportamento oposicional, a rebelião e a mentira são comuns quando crianças e estão apenas aprendendo a seguir as regras sociais. Os acessos de cólera podem persistir desde os 2,5 até aos 5 anos de idade, geralmente sem origem patológica. A ociosidade, ou evitação intencional da escola, é patológica em qualquer idade. *(Behrman:82-84)*

54. (D) Diversos fatores contribuem para a agressão infantil. É quase universalmente reconhecido que os meninos são mais agressivos do que as meninas. As crianças maiores são freqüentemente mais agressivas do que as menores. As crianças das famílias maiores são mais agressivas do que as famílias menores. O comportamento de distúrbio da conduta é muitas vezes associado a estados psicopatológicos. Tanto o distúrbio do déficit de atenção hiperativa (ADHD) quanto o distúrbio fronteiriço da personalidade (DFP) correlacionam-se com a agressão. Entretanto, o ADHD é muito mais comum do que o DFP, de modo que a melhor resposta é (D). É de interesse a correlação que, nos meninos, é observada entre o severo retardamento da leitura e o comportamento agressivo da conduta. *(Behrman:83)*

55. (B) A aversão do apetite é um distúrbio crônico que consiste na ingestão de substâncias não-nutritivas, tais como sujeira, barro e casca de tinta. A idade de início é em geral de 1-2 anos, mas pode ser mais cedo. Este distúrbio geralmente cessa na média-infância. As falhas no modo de criação e as deficiências mentais são fatores predisponentes. As crianças com este mau hábito estão em grande risco de intoxicação pelo chumbo e de infestações parasitárias. O diagnóstico diferencial para este distúrbio de conduta é com o autismo, a esquizofrenia e com certas doenças físicas, tais como a síndrome de Kleine-Levin. *(Behrman:72)*

56. **(B)** Enurese, a evacuação repetida involuntária ou não da bexiga depois da idade em que o controle da bexiga já deve estar mantido, está entre os problemas mais comuns que são levados ao pediatra. Entre crianças de cinco anos, a enurese ocorre em 7% dos meninos e em 3% das meninas. Estudos sobre gêmeos revelam uma acentuada tendência familiar. A incidência de enurese é maior nas imigrações, nas famílias em desvantagem socioeconômica, e na psicopatologia familiar. Uma patologia orgânica poderá ser encontrada em apenas um pequeno número de casos; o exame físico e a urinálise são os únicos testes rotineiramente usados na enurese. *(Behrman:72-73)*

57. **(A)** O desenvolvimento neuromotor progride em ordem cefalocaudal e proximodistal. O controle dos olhos e da cabeça precede o controle dos braços e das pernas. O controle dos braços precede o das mãos, que precede o dos dedos. Embora a rapidez do desenvolvimento seja consideravelmente variável, mesmo entre lactentes normais, o modelo e a seqüência da aquisição do controle é relativamente constante. *(Hay:64, 74, 81)*

58. **(D)** O critério-chave para o diagnóstico do distúrbio do aprendizado é o de uma significante discrepância entre a inteligência que é atribuída à criança e o seu alcance em uma ou mais áreas do aprendizado. Embora a inversão das letras seja comum nessas crianças, não está presente em todas e não é um critério para o diagnóstico. Ademais, poderá ocorrer algum grau de inversão de letras em crianças normais logo que elas começam a aprender a escrever. As crianças com distúrbio do aprendizado têm em geral inteligência na média ou acima da média, porém a inteligência acima da média não é critério para o diagnóstico. Por outra parte, nesses pacientes são freqüentemente observados defeitos perceptuais visuais ou auditivos, que também não constituem critérios para o diagnóstico. Muitos desses pacientes apresentam problemas emocionais, comportamentais, ou motivacionais, além do seu distúrbio de aprendizado, ou em reação a este. *(Rudolph CD:435-437)*

59. **(D)** Os estudos têm demonstrado que a maioria dos pais prefere ser informada o mais cedo possível quanto à presença da síndrome de Down e de outras causas de perturbação ou de retardamento mental no seu bebê. O retardamento da informação apenas torna maior o choque. O diagnóstico deve ser declarado a ambos os pais em conjunto, de modo suave e compassivo, de preferência por um médico com o qual eles estejam familiarizados. Não é necessário retardar a informação enquanto esperam o resultado da análise cromossômica ou de outros exames. A maioria dos pais deverá aceitar o fato de que, enquanto esperam, o diagnóstico tem menos de 100% de certeza. Muitas vezes, o pequeno raio de esperança que este espaço concede, facilita a aceitação da realidade. *(Rudolph CD:726; Pediatr Clin North Am 22:561, 1975)*

60. **(B)** A concentração da fosfatase alcalina no soro é consistentemente mais alta durante a infância do que no adulto. É muito alta ao nascer. Embora decline durante a infância, ainda persiste consideravelmente acima dos valores do adulto e atinge o pico novamente durante a adolescência. A concentração da hemoglobina ao nascer é mais alta do que a dos valores normais do adulto, caindo a um nadir fisiológico de 10-12 g/dl no segundo ou no quarto mês, e depois sobe, permanecendo nos valores do adulto, ou um pouco abaixo, durante o resto da infância. As concentrações do bicarbonato e do colesterol do soro na criança não são diferentes do adulto. [*Nota*: A questão indaga quais os valores são normalmente mais altos na infância. Os valores da hemoglobina são normalmente mais baixos do que os do adulto somente na primeira infância. Na leitura das questões pediátricas é especialmente importante prestar cuidadosa atenção a qualquer indicação de idade ou estágio da infância.] *(Hay:1311)*

61. **(A)** Idade de 2,5-3 anos é o período de desenvolvimento da autonomia, quando a criança normalmente está procurando estabelecer sua identidade própria e comprovar sua habilidade pessoal. As cri-

anças desta idade querem controlar e fazer tudo por si mesmas. São também impacientes e imaturas para procurar ou aceitar explicações. O *slogan* nesta idade é o de "eu faço isto". *(Rudolph CD:403-405)*

62. (B) A água corporal total, como um percentual do peso corporal total, é maior no lactente do que na criança maior ou no adulto. A porcentagem da ACT é a mais elevada ao nascer e decresce constantemente da primeira infância até o fim da segunda, variando de até 70% do peso corporal e apenas 60% na segunda. As alterações da composição corporal e o conteúdo de água têm significação clínica. As necessidades líquidas diárias em relação ao peso corporal são maiores no pequeno lactente. Um lactente que está moderada ou levemente desidratado deverá ter perdido 10-15% do seu peso como água, enquanto que a taxa correspondente para a criança maior ou para o adulto é de apenas 6-9%. *(Rudolph:1315; Hay:1281)*

63. (B) A gordura corporal representa 16% do peso ao nascer, aumenta para 22% com um ano de idade, e depois declina gradualmente. Na adolescência há um segundo acentuado aumento da gordura corporal nas meninas, porém não nos meninos. Nos meninos normais, a porcentagem de gordura corporal está em seu relativo mais alto com cerca de um ano de idade. *(Rudolph CD:223; Behrman:58-59)*

64. (C) As tarefas motoras descritas (subir e descer escadas alternando os pés, jogar para cima, dar grandes saltos) são alcançadas aos 3-4 anos de idade. Uma criança desta idade deve ser também capaz de identificar duas ou três cores. As outras habilidades listadas chegam aos cinco anos de idade ou logo depois. [*Nota:* Este modelo é comum nas questões de exames pediátricos sobre desenvolvimento. O estudante deve reconhecer, muitas vezes, como no caso desta questão, que a resposta correta pode ser conjecturada, mesmo quando o leitor não possa identificar a idade da criança descrita no corpo da questão. Logicamente, neste caso, a escolha correta deve ser a correspondente à idade mais jovem. A capacidade de distinguir cores precede todos os outros itens listados, e portanto deve ser a resposta correta. O conhecimento da seqüência do desenvolvimento sem o conhecimento das idades correspondentes poderá ser suficiente para responder a esta questão.] *(Hay:74-75, 81)*

65. (C) A resistência em ir para a cama é um tipo comum de maturação normal em uma criança pequena. Uma criança de três anos está preocupada com suas atividades momentâneas e não com as de amanhã nem com a necessidade de sono. Conseqüentemente, ela muitas vezes não quer interromper sua ocupação atual. Nesta idade, a resistência em ir para o leito (exceto quando extrema) só improvavelmente representa um problema emocional, embora, para os pais, isto possa representar um problema que precise de tratamento. *(Pediatrics 50:312-324, 1972; Rudolph CD:418-420)*

66. (E) A capacidade de copiar certas formas impressas é considerada uma capacidade adaptativa motora fina e se desenvolve em uma ordem regular. A capacidade de copiar uma linha vertical é a primeira a aparecer, com cerca dos 2 3 anos. As capacidades seguintes aparecem depois em seqüência: um círculo dos 2,5 aos 3,5 anos, uma cruz dos 3,5 aos 4,5 anos e, finalmente, um quadrado, aos 5-6 anos. *(J Pediatr 71:181, 1967; Hay:81)*

67. (D) No nascimento a termo (quarenta semanas de gestação), a porcentagem de hemoglobina fetal é altamente variável de um neonato para outro, porém em geral está entre 60 e 90%. A hemoglobina fetal liga-se mais firmemente ao oxigênio do que a hemoglobina do adulto, concedendo ao recém-nascido uma relativa vantagem em captar o oxigênio pelo pulmão, porém uma desvantagem em liberar a hemoglobina para os tecidos. A presença de quantidades significativas de hemoglobina fetal (que protege o eritrócito contra o afoiçamento) é a principal razão pela qual os lactentes pequenos, quando portadores da doença das células falciformes, raramente são sintomáticos. A hemoglobina fetal oxigenada é vermelha, tal como a do adulto. A hemoglobina fetal não predispõe o eritrócito à hemólise. *(McMillan:358-359:1450)*

68. (D) Tanto a freqüência cardíaca quanto a respiratória são maiores em lactentes e crianças pequenas do que em adultos, refletindo a área de superfície relativamente grande e a mais alta taxa metabólica dos

mais jovens. A freqüência respiratória da maioria dos lactentes de um ano é entre vinte e trinta vezes por minuto. É mais baixa do que a de um neonato e mais rápida do que a de uma criança maior ou a de um adulto. *(McMillan:1429)*

69. (A) Pelas razões expostas na resposta 68, o lactente normalmente tem freqüência cardíaca mais rápida do que o adulto. Freqüências acima de 180 bpm podem ser normais no primeiro ano da vida. Esta maior freqüência é acompanhada, no eletrocardiograma, não só de um intervalo RR mais curto como também de um PR mais curto. *(Rudolph CD:1757-1760)*

70. (D) A pressão sanguínea de uma criança normal de dois anos é em média 95/60 mmHg. Quase não existe alteração nos valores da pressão sanguínea normal entre dois e seis anos, porém depois dos seis anos há um aumento gradual para uma média de 120/75 mmHg até 16 anos. É geralmente recomendado que as medidas de rotina da pressão comecem aos 2-3 anos de idade; entretanto, a pressão deve ser medida em crianças mais jovens, incluindo neonatos, sempre que clinicamente indicado. *(Hay:708)*

71. (C) A concentração de proteína no líquido cerebrorraquidiano no período imediato de recém-nascido pode normalmente se elevar até 125 mg/dl; algumas séries têm sugerido valores de até 200 mg/dl; A concentração gradualmente declina para os "valores normais" de menos de 45 mg/dl com 6-8 semanas. *(Hay:49, 719)*

72. (A) O médico precisa distinguir entre a fala (pronúncia, articulação, fluência) e linguagem (conteúdo, significado, vocabulário e gramática) e avaliar cada um separadamente. Aos quatro anos de idade, normalmente tanto a fala quanto a linguagem já estão suficientemente desenvolvidos, de modo que as comunicações verbais da criança são completamente compreensíveis. Entretanto, os erros de pronúncia e os gramaticais persistem comuns até cerca de 4,5 ou mesmo cinco anos. *(Hay:77, 80-82; Pediatrics 82:447, 1988; Rudolph CD:18)*

73. (B) Um QI entre 50 e 75 (na dependência do teste empregado), geralmente indica retardamento mental leve. Essas crianças são em geral educáveis desde que tenham apoio e oportunidades apropriados. Um QI entre 30 e 50 é considerado retardamento moderado; menos de 30 é considerado retardamento grave e profundo. *(Rudolph CD:438)*

74. (C) Ao nascer, a fontanela anterior, que é a junção das suturas coronária e sagital na região entre os ossos frontal e parietal, é composta de tecido conjuntivo, e por isso dá a sensação de um buraco ou de uma mancha mole. O exame da fontanela anterior durante o período de lactente pode proporcionar informações sobre a pressão intracraniana. Em lactentes desidratados pode-se observar um afundamento da fontanela. *(Rudolph CD:87)*

75. (C) Apesar das grandes variações de tamanho e da rapidez do fechamento, é geralmente aceito que a fontanela anterior fecha-se em algum tempo entre nove e dezoito meses. Neste tempo, ela é composta de cartilagem e osso e não é palpável como uma área amolecida. O fechamento precoce pode ser indicativo de patologia, tal como sinostose craniana prematura. O fechamento tardio pode ser observado em doenças, tais como hipotireoidismo, raquitismo, hipofosfatasia, hidrocefalia, ou na síndrome da da trissomia 18. *(Rudolph CD:11)*

76. (D) O crescimento da massa muscular é um evento relativamente tardio na puberdade. O crescimento máximo dos músculos acompanha o crescimento máximo em altura. Primeiramente, o adolescente fica mais alto; depois, entra em repleção. O conhecimento deste padrão normal pode ajudar ao adolescente e aos seus pais, a lidarem com as aspirações e expectativas sobre a aparência física e o desempenho. *(Rudolph CD:223)*

77. (C) O craniofaringioma é, muitas vezes, associado a uma destruição hipotalâmica e hipofisária, que pode se apresentar como insuficiência de crescimento em qualquer tempo da segunda infância ou da adolescência. Uma parada súbita do crescimento linear anteriormente normal deverá fazer considerar este diagnóstico. A disgenesia tiroidiana poderá causar insuficiência de crescimento desde a primeira infância. O atraso do crescimento mostrado neste caso é demasiado severo para ser considerado uma variante normal ou um

retardamento constitucional. Embora um excesso de andrógenos possa induzir a uma estatura final baixa porque estimula o fechamento dos centros de ossificação esquelética, estimulam também o crescimento linear, de modo que a criança inicialmente é alta para sua idade. *(Behrman:1675-1680)*

78. (E) Cerca de 50% dos pacientes com deficiência isolada do GH, crescem normalmente durante o primeiro ano de vida. O crescimento depois desacelera, e tanto a altura quanto o peso se retardam cada vez mais em confronto com as curvas normais. A idade óssea geralmente está retardada. Na deficiência isolada do hormônio do crescimento, por definição, as outras funções endócrinas estão normais; não existe distúrbio associado da função tiroidiana. Entretanto, antes de concluir que uma criança tem deficiência isolada do hormônio do crescimento, é necessário excluir a possibilidade de destruição da glândula hipófise (p. ex., por um craniofaringioma), ou a associação de uma anormalidade hipofisária, tal como uma deficiência de ACTH. A deficiência isolada do hormônio do crescimento pode ser esporádica ou genética. [*Nota*: O estudante arguto poderá supor que há muita probabilidade de que as afirmativas (C) e (E) sejam também corretas e poderá concentrar-se nelas quando não tenha certeza sobre as escolhas restantes.] *(Behrman:58)*

79. (C) As crianças com retardamento da puberdade não por uma anormalidade endócrina, são inicialmente baixas, porém têm um período de crescimento mais prolongado do que o normal e um estirão de crescimento adolescente mais tardio do que o normal. Portanto, a estatura final é geralmente normal, e o peso final é normal e proporcional à altura. *(Rudolph CD:2103; Behrman:58)*

80. (D) Por mais notável que pareça, as crianças americanas despendem uma média de 30-40 h por semana diante de uma televisão, enquanto em geral passam apenas 25-30 horas por semana na escola. A televisão exerce grande influência sobre os conhecimentos, as atitudes e o comportamento da criança. A natureza e a qualidade do material dos programas é, sem dúvida, um problema assim como o volume. Existem consideráveis preocupações e alguns dados quanto ao fato de que esta assistência excessiva possa afetar diretamente as atitudes para a violência, para os papéis do sexo, os conceitos dos estereótipos raciais e o comercialismo. *(Am J Dis Child 140:78-79, 1986; Pediatrics 75:233, 1985; Rudolph CD:528)*

81. (B) Um abdome relativamente grande é comum durante toda a primeira infância e início da segunda, refletindo um fígado relativamente grande e considerável acúmulo de gases no intestino delgado. Este fato é mais notável entre um e três anos (ablactente). É também durante este período de início da deambulação que é comum a lordose lombar. A lordose exagera o grande e protuberante abdome, resultando na típica aparência de "barrigudo" das crianças desta idade. Esta aparência de grande ventre pode ser uma das razões pelas quais os tumores abdominais (tumor de Wilms, ou neuroblastoma) são com freqüência diagnosticados tardiamente. *(Behrman:1101)*

82. (E) Adolescência é o período de transição psicossocial da infância para a adultidade. Puberdade é um evento fisiológico. Adolescência é um fenômeno psicossocial, embora fortemente influenciado pelas reações da criança às alterações físicas e fisiológicas da puberdade. A adolescência não pode ser definida por uma relação temporal fixa com a puberdade. Freqüentemente, a adolescência parece ocorrer em algum tempo depois do início da puberdade. *(Rudolph CD:223)*

83. (E) Embora a adolescência seja caracteristicamente um período difícil do desenvolvimento psicossocial e emocional, de mudanças e de ajustamento, o atual conhecimento deste período indica que a turbulência emocional, o comportamento perturbador e as crises domiciliares não são a norma e, quando presentes, representam significante patologia. Os declínios da escolaridade são sempre preocupantes. Este comportamento justifica investigação e intervenção em vez de aceitação e tranqüilização. O diagnóstico diferencial inclui problemas emocionais, desajustamento, psicose, abuso de drogas e, mais raramente, doença orgânica. *(Rudolph CD:2166; Hay:111-113)*

84. (E) Os primeiros ciclos menstruais após a menarca são geralmente anovulatórios. A maioria das meni-

nas, porém nem todas, não começam a ovular senão depois de 12-24 meses após a menarca. Os ciclos anovulatórios tendem a ser irregulares. O início da ovulação em um ano ou mais depois da menarca pode ser acompanhado de uma gravidez de surpresa na menina que estava sexualmente ativa sem usar nenhum método anticoncepcional. *(McMillan:540)*

85. (C) No neonato a termo, o teor médio da hemoglobina é de 17 g/dl. A seguir baixa rapidamente durante os próximos 2-3 meses para um nível de aproximadamente 11 g/dl. Depois, os níveis da hemoglobina começam gradualmente a subir, embora permanecendo abaixo dos níveis do adulto até o início da puberdade. O valor médio na idade de um ano é de cerca de 12 g/dl. *(MCMillan:2224)*

86. (E) O número de alvéolos presentes ao nascer é de cerca de 1/10-1/30 dos de um adulto. À medida que a criança cresce, novos bronquíolos e alvéolos terminais poderão se formar a partir das vias aéreas distais. Clinicamente, este é um fator importante que permite ao lactente finalmente recuperar-se de doenças pulmonares, tais como displasia broncopulmonar, que é um estado pós-inflamatório protraído que se segue à síndrome da angústia respiratória (doença da membrana hialina). *(Rudolph CD:1905)*

87. (A) No nascimento a termo, a formação de néfrons no rim está completa, e em geral não são formadas novas unidades depois do nascimento. Por este motivo, a recuperação de glomérulos destruídos é mínima. Em recém-nascidos adultos, cada rim contém aproximadamente um milhão de néfrons. Entretanto, no caso de neonatos prematuros, é admitido que alguns novos néfrons sejam formados depois do nascimento. *(Behrman:1573)*

88. (C) Embora exista uma grande variação dentro da faixa normal, o lactente em média triplica o peso de nascimento no seu primeiro aniversário. Isto significa um aumento de uma média de 3,5 kg ao nascer para 10 kg com um ano. Assim, o aumento de peso durante o primeiro ano de vida é de cerca de 6 kg. [*Nota*: As tabelas e cifras nesta página de referência são dignas de estudo!] *(Rudolph CD:5)*

89. (A) Tal como ocorre com o aumento de peso, o aumento da altura durante o segundo ano de vida é consideravelmente menor do que durante o primeiro. No decorrer do primeiro ano, a criança cresce cerca de 25 cm. Entre o primeiro e o segundo aniversários, o jovem cresce em média 13 cm, quase a metade do que aumentou no primeiro ano. *(Rudolph CD:5)*

90. (C) Logo após o nascimento, a circunferência cefálica aumenta de modo relativamente rápido, cerca de 2,5 cm durante o primeiro mês. Este fato, sem duvida, está relacionado ao rápido crescimento do cérebro que ocorre no lactente. Um aumento maior da circunferência cefálica pode indicar efusões subdurais ou hidrocefalia. Um crescimento da cabeça inferior ao normal poderá refletir lesão cerebral, por exemplo, por infecção intra-uterina, ou pode representar microcefalia primária. *(Behrman:33-35)*

91. (D) A menarca ocorre ao mesmo tempo, ou logo depois que o desenvolvimento dos pelos púbicos alcança a EMS 4. A menarca geralmente segue, e não precede o estirão do crescimento adolescente. De fato, na maioria das meninas, a menarca anuncia o fim do estirão do crescimento adolescente, e existe pouco aumento da altura após. *(McMillan:531)*

92. (A) Os lactentes tem um limiar do bicarbonato mais baixo do que as crianças mais velhas ou adultos. Este é o motivo pelo qual eles normalmente têm um bicarbonato sérico mais baixo (17-22 mEq/l) do que os indivíduos mais velhos. Eles têm também dificuldade de excreção do fosfato (limiar mais alto) e uma relativa incapacidade para aumentar a excreção ácida em resposta a uma sobrecarga também ácida. Este fato soma-se ao risco de acidose metabólica nos tempos de estresse. Os lactentes têm também perturbação da capacidade de excretar uma carga de sódio para concentrar maximamente a urina. *(J Pediatr 86:485, 1975)*

93. (C) Os esquemas Gesell são destinados a avaliar as aquisições evolutivas de lactentes e de crianças de menos de cinco anos de idade. *(Levine:8; Pediatr Clin North Am 29:359, 1982)*

94. (E) A Escala de Inteligência Wechsler (WISC) é destinada a medir a inteligência de crianças de cinco a 15 anos de idade. A WISC e a Gesell são diferentes no fato do que avaliam como nos grupos etá-

rios para os quais são destinados. Os testes de apercepção temática avaliam a personalidade e os tipos de ajustamentos do indivíduo (dos quatro anos até adulto). *(Levine: 729; Pediatr Clin North Am 29:359, 1982)*

95. (A) Os defeitos neurológicos, tais como hemiparesia são mais bem detectados por um meticuloso exame neurológico. Nem o Gesell nem o WISC são destinados a detectar perturbação auditiva, visual, ou motora focal, embora, sem dúvida, essas perturbações possam resultar em uma diminuição do desempenho. *(Pediatr Clin North Am 29:359, 1982)*

96. (A) A cegueira ou a surdez são mais bem detectadas pelo exame neurológico de rotina. A confirmação poderá exigir testes específicos, tais como as medidas dos potenciais cerebrais evocados visuais ou auditivos. *(Pediatr Clin North Am 29:359, 1982)*

97. (E) O suicídio é a terceira causa principal de morte durante a adolescência. Embora o suicídio seja observado durante a infância e a pré-adolescência (12-14 anos) é decididamente incomum antes da adolescência. *(McMillan:9)*

98. (A) Os estudos indicam que a identidade do sexo está bem estabelecida aos dois anos de idade. O principal determinante da identidade do sexo parece ser as atitudes, o comportamento e as expectativas dos pais e não fatores genéticos ou biológicos. *(Pediatr Clin North Am 22:643, 1975)*

99. (B) De acordo com a teoria psicoevolutiva clássica, em algum tempo por volta dos três anos a criança torna-se consciente das diferenças anatômicas entre os sexos. As crianças desenvolvem sentimentos eróticos para o genitor do sexo oposto e o sentimento de rivalidade para o genitor do mesmo sexo. Este estágio do desenvolvimento psicológico foi designado fase de Édipo, e é caracterizado por uma grande margem de curiosidade sobre a genitália (sua e dos outros) e um fortalecimento ou reafirmação da identidade do sexo. *(Pediatr Clin North Am 22:643, 1975)*

100. (C) O termo latência, que pode ser um nome errado, refere-se ao período entre o estágio de Édipo e a adolescência (isto é, dos seis aos doze anos). Durante este período, as curiosidades genital e sexual são menos declaradas do que antes ou depois, porém, e não obstante, estão presentes. Durante a latência, as sensações e a curiosidade sexual podem ser reconhecidas nas referências sexuais em jogos e na bem reconhecida propensão da criança pequena para repetir "palavrões". *(Pediatr Clin North Am 22:643, 1975)*

BIBLIOGRAFIA

Anders TF, Weinstein P. Sleep and its disorders in infants and children: a review. Pediatrics 1972;50:312-324.

Behrman RE, Kliegman RM, Arvin AM. *Nelson Textbook of Pediatrics*, 16th ed. Philadelphia, PA: W.B. Saunders, 1999.

Coplan J, Gleason JR. Unclear speech: recognition and significance of unintelligible speech in preschool children. *Pediatrics* 1988;82:447-452.

Frankenburg WK, Dodds JB. The Denver Developmental Screening Test. *J Pediatr* 1967;71:181-191.

Gayton WF. Management problems of mentally retarded children and their families. *Pediatr Clin North Am* 1975;22:561-570.

Hay WW, Hayward AR, Levin MJ, Sondheimer JM. *Current Pediatric Diagnosis & Treatment*, 16th ed. New York, NY: McGraw-Hill, 2003.

Horowitz FD. Child development for the pediatrician. *Pediatr Clin North Am* 1982;29:359-375.

Levine M, Carey WB, Crocker AC, et al. *Developmental-Behavioral Pediatrics*, 3rd ed. Philadelphia, PA: W.B. Saunders, 1999.

Loggie JHM, Kleiman LI, Van-Maanen EF. Renal function and diuretic therapy in infants and children. *J Pediatr* 1975;86:485-496.

McMillan JA, DeAngelis CD, Feigin RD, Warshaw JB. *Oski's Pediatrics: Principles & Practice*, 3rd ed. Philadelphia, PA: JB Lippincott, 1999.

Miller LJ. Postpartum depression. *JAMA* 2002;287(6):762-765.

Rudolph AM, Kamei RK, Overby KJ. *Rudolph's Fundamentals of Pediatrics*, 3rd ed. New York, NY: McGraw-Hill, 2002.

Rudolph CD, Rudolph AM, Hostetter MK, et al. *Rudolph's Pediatrics*, 21st ed. New York, NY: McGraw-Hill, 2003.

Satterfield S. Common sexual problems of children and adolescents. *Pediatr Clin North Am* 1975;22:643-652.

Smith RD, Fosarelli PD, Palumbo F, et al. The impact of television on children. *Am J Dis Child* 1986;140:78-79.

Wisner KL, Parry BL, Piontek CM. Postpartum depression. *N Engl J Med* 2002;347(3):194-199.

Zuckerman DM, Zuckerman BS. Television's impact on children. *Pediatrics* 1985;75:233-240.

CAPÍTULO 7

Doenças Infecciosas

Mary Anne Jackson, MD
Emily A. Thorell, MD

Uma estimativa de 80% das consultas de puericultura relacionam-se a doenças infecciosas. Os programas de saúde pública dirigidos para as melhorias da água, da nutrição e da imunização contra doenças transmissíveis resultaram em significantes declínios da mortalidade infantil de até 200 vezes entre os meados de 1800 até o fim de 1990. Além disso, a metade das mortes pós-natais nos Estados Unidos resulta de infecções e traumas, ambos potencialmente evitáveis. O advento da vacina contra o *Haemophilus influenzae* tipo b no final de 1980 erradicou virtualmente o mais importante patógeno de sépsis e meningite na população infantil. A persistência de patógenos como o da tuberculose, o HIV, e o da malária, bem como o surgimento de novos agentes infecciosos, obscurece os ganhos do último século e continuam a alicerçar a importância do estudo das doenças infecciosas, particularmente das que são envolvidas no tratamento de crianças. As questões que se seguem direcionam o conhecimento apropriado das infecções pediátricas, com focalização sobre agentes etiológicos específicos, epidemiologia das doenças, manifestações clínicas, testes diagnósticos, tratamento e medidas de controle.

Questões

ORIENTAÇÕES (Questões 1 a 84): Nesta seção, cada um dos itens numerados ou das afirmativas incompletas é seguido pelas respostas ou pelas afirmativas certas. Selecione a ÚNICA resposta letrada ou afirmativa que é a MELHOR para cada caso.

1. Os freqüentes aspectos do choque tóxico estafilocócico incluem

(A) pneumonia e efusão pleural

(B) eritrodermia e hiperemia conjuntival

(C) tonsilite exsudativa e adenite cervical

(D) artrite e miosite

(E) abscesso intra-abdominal e ascite

2. A histoplasmose na criança pequena é adquirida quando os esporos são

(A) ingeridos

(B) propagados de pessoa-a-pessoa

(C) inalados

(D) inoculados na pele

(E) transmitido por fômites contaminados

3. Os anticorpos IgG transferidos passivamente da mãe, atingem o nadir com

(A) 1-2 meses

(B) 3-6 meses

(C) 12-18 meses

(D) 18-24 meses

(E) 24 meses

4. Qual dos seguintes parasitas ganha entrada por penetração larvária na pele?

(A) *Enterobius vermicularis*

(B) *Trypanosoma brucei gambiense*

(C) *Trichinella spiralis*

(D) *Strongyloides stercoralis*

(E) *Taenia solium*

5. Os neonatos com rubéola congênita

(A) estão livres do vírus ao nascer

(B) têm vírus no sangue, porém não nas secreções nasofaríngeas

(C) excretam vírus na urina e nas secreções nasofaríngeas durante alguns dias depois do nascimento

(D) excretam vírus, mas não são infectantes

(E) excretam vírus e podem ser infectantes por até um ano depois do nascimento

6. Os pacientes com varíola são contagiosos

(A) por toda a duração do pródromo febril

(B) durante a primeira semana da erupção

(C) durante o pródromo e a primeira semana da erupção

(D) 7-8 dias até que as lesões formem crostas

(E) 3-4 semanas depois do início da erupção

7. Uma criança de seis anos, não vacinada, tem febre de 38°C e vesículas aglomeradas no tronco e lesões crostosas esparsas. Qual das seguintes infecções é o provável diagnóstico?

(A) sarampo

(B) caxumba

(C) roséola

(D) vírus herpes simples

(E) varicela

8. A primeira dose de vacina atenuada de sarampo (como MMR) deve ser comumente administrada

(A) aos 2 meses de idade

(B) aos 6-9 meses de idade

(C) aos 12-15 meses de idade

(D) aos 24 meses de idade

(E) na época de entrada na escola

9. A vacina combinada difteria-tétano-coqueluche acelular (DTaP) para a imunização primária da criança é contra-indicada

(A) se uma dose anterior foi seguida de convulsão local protraída, sem recuperação em 24 horas
(B) para as que têm história familiar de convulsão
(C) para um pré-termo com dois meses de idade
(D) em criança internacionalmente adotada
(E) se uma dose anterior foi seguida de temperatura de $\geq$ 39,5°C.

10. O método comum de imunização de lactentes e crianças normais contra a pólio nos Estados Unidos consiste no uso de

(A) somente vacina inativada
(B) somente vacina viva oral
(C) vacina inativada seguida de vacina viva oral
(D) vacina viva seguida de vacina inativada
(E) vacinas inativada e viva simultaneamente

11. Em crianças, os fatores de risco para a tuberculose resistente à drogas inclui o contato com um indivíduo infectado

(A) originário do leste da Europa
(B) da Escandinávia
(C) das ilhas do Pacífico
(D) com infecção por HIV
(E) que esteve preso

12. Os mosquitos são conhecidos vetores na transmissão da encefalite causada por

(A) arbovírus
(B) coxsackievírus
(C) enterovírus
(D) vírus da influenza
(E) vírus da caxumba

13. Uma criança de três anos tem um teste de tuberculina positivo. Qual das seguintes poderá se o mais preocupante no concernente às doenças extrapulmonares?

(A) febre
(B) linfadenopatia hilar na radiografia
(C) suores noturnos
(D) perda de peso
(E) hepatosplenomegalia

14. A infecção pelo *Mycoplasma pneumoniae*, além da pneumonia e do exantema, tem mostrado mais comumente associação com

(A) complicações hepáticas
(B) complicações renais
(C) complicações neurológicas
(D) anemia aplástica
(E) supressão imunológica

15. A bronquiolite aguda é

(A) em geral acompanhada de febre alta e exantema
(B) comumente associada a infiltrados lobares na radiografia de tórax
(C) comumente associada a retrações, taquipnéia e sibilos
(D) caracterizada pela ausência de tosse apesar da dificuldade respiratória
(E) mais comum entre os dois e os cinco anos de idade

16. Uma criança de cinco anos que veio do México no ano passado, no teste com cinco unidades de tuberculina (UT) com o derivado protéico purificado (PPD) apresenta uma enduração de 8 mm. Não há história sugestiva de contato com tuberculose. Esta reação provavelmente indica

(A) sensibilidade ao diluente
(B) a injeção do material de teste foi subcutânea em vez de intradérmica
(C) sensibilidade cruzada à micobactéria não-tuberculosa
(D) infecção tuberculosa
(E) inoculação tuberculosa

17. Lactentes e crianças com doença tuberculosa não-complicada podem comparecer à escola ou aos jardins de infância
    (A) desde que tenham iniciado a terapia eficaz
    (B) duas semanas depois de iniciada a terapia
    (C) desde que os exames de escarro sejam confirmados como negativos
    (D) desde que seja completada a terapia
    (E) a criança que esteja recebendo ou não a terapia

18. A criança com febre entérica secundária à infecção por *Salmonella* freqüentemente apresenta
    (A) prolapso retal
    (B) hepatosplenomegalia e dor abdominal
    (C) exantema cutâneo intensamente pruriginoso
    (D) tosse e linfadenopatia
    (E) megacólon tóxico e perfuração

19. As crianças com a doença granulomatosa crônica têm um defeito
    (A) na migração dos leucócitos
    (B) na síntese do colágeno
    (C) na permeabilidade capilar
    (D) na reparação do tecido depois do trauma
    (E) no poder de destruição pelos leucócitos

20. A erupção da escabiose em lactentes
    (A) é maculopapulosa
    (B) é raramente observada em crianças
    (C) caracteristicamente poupa a face
    (D) começa em geral com febre
    (E) é papulovesiculosa

21. Qual das seguintes é a complicação mais comumente observada da infecção pela *E. coli* produtora da toxina shiga (outrora conhecida como diarréia êntero-hemorrágica *E. coli)*?
    (A) meningite
    (B) síndrome hemolítico-urêmica
    (C) diarréia crônica
    (D) endocardite
    (E) pneumonia

22. Uma característica da manifestação cutânea da sífilis congênita é
    (A) que as lesões são estéreis
    (C) que as lesões são mais numerosas no tronco
    (C) um exantema macular róseo flutuante
    (D) uma lesão purpúrica papular nas pernas e nas nádegas
    (E) lesões vesiculobolhosas das palmas e nas solas

23. A infecção bacteriana grave com mais probabilidade de ser encontrada em um lactente febril com 1 mês de idade é
    (A) infecção do trato urinário por *E.coli*
    (B) enterite por *Salmonella*
    (C) bacteremia por estreptococo do grupo A
    (D) meningococcemia
    (E) meningite por *H. influenzae* tipo b

24. Ao nascer, uma criança com sífilis congênita possivelmente apresenta
    (A) osteocondrite e pseudoparalisia
    (B) um cancro primário no umbigo
    (C) uma grande incidência de envolvimento cardiovascular
    (D) articulação Clutton
    (E) ceratite intersticial

25. A manifestação mais comum da infecção pela *Neisseria gonorrhoeae* em meninas pré-puberes é
    (A) artrite
    (B) conjuntivite
    (C) peritonite
    (D) salpingite
    (E) vaginite

26. A doença gonocócica sintomática na menina adolescente é mais freqüentemente caracterizada por
    (A) hematúria
    (B) salpingite
    (C) febre e crises de abalos
    (D) artrite
    (E) cancro indolor

27. A infecção alimentar estafilocócica
   (A) é em geral acompanhada de febre alta
   (B) começa dentro de minutos da ingestão da toxina
   (C) muitas vezes é acompanhada de bacteremia estafilocócica
   (D) é manifestada por vômitos, cólicas abdominais e diarréia
   (E) é freqüentemente acompanhada de erupção

28. Infecção estreptocócica do grupo A em um lactente de um ano tem probabilidade de se apresentar como
   (A) meningite
   (B) escarlatina
   (C) abscesso peritonsilar
   (D) febre reumática aguda
   (E) febre e rinite serosa

29. Qual dos seguintes achados no LCR é o mais provável em uma criança com meningite enteroviral com 48 horas de evolução?
   (A) 5.000 leucócitos, 90% de PMNs
   (B) 100 leucócitos, 90% de eosinófilos
   (C) 500 leucócitos, 90% de linfócitos
   (D) 50 leucócitos, 90% de PMNs
   (E) 50 leucócitos, 40% de monócitos

30. Qual das crianças seguintes tem mais probabilidade de ter infecção estreptocócica do grupo A?
   (A) faringite exsudativa em um lactente de um ano
   (B) tonsilite, exantema e febre em uma criança de cinco anos
   (C) tosse e faringite em uma criança de 15 anos
   (D) aparência de "bochechas esbofeteadas" em uma criança de quinze anos
   (E) empiema em lactente de um ano

31. A pneumonia pneumocócica
   (A) é rara antes dos dois anos de idade
   (B) é mais comum em neonatos
   (C) é acompanhada de erupção vesicular
   (D) é em geral precedida ou é associada à uma infecção respiratória viral
   (E) geralmente se apresenta com febre, retrações e estridor

32. Qual das seguintes infecções estafilocócicas é mediada por toxinas e causada pela circulação das toxinas esfoliativas A e B?
   (A) síndrome da pele escaldada
   (B) intoxicação alimentar
   (C) empiema
   (D) síndrome do choque tóxico
   (E) impetigo bolhoso

33. A manifestação clínica da infecção pelo rotavírus é geralmente por
   (A) febre e tosse
   (B) diarréia de inverno
   (C) convulsões febris do verão
   (D) opístótono
   (E) dificuldade de sucção e deglutição

34. O exantema da febre maculosa das Montanhas Rochosas é caracterizado por
   (A) pápulas vermelhas esparsas no tronco
   (B) poupa as palmas e as solas
   (C) lesões vesiculosas na face
   (D) exantema petequial nos punhos e tornozelos
   (E) exantema urticariforme no tronco

35. A evolução comum da coqueluche em um lactente é caracterizada por
   (A) quatro a cinco dias de febre alta, seguida de tosse cruposa
   (B) início súbito de tosse e febre
   (C) início gradual de tosse, seguido de início brusco de febre e guincho
   (D) rinite seguida de tosse paroxística
   (E) febre protraída e tosse paroxística

36. Qual das seguintes contagens de leucócitos é mais sugestiva de coqueluche?
   (A) 3.000/mm^3 com 75% de linfócitos

(B) 20.000/mm^3 com 65% de linfócitos

(C) 7.000/mm^3 com 65% de leucócitos polimorfonucleares

(D) 25.000/mm^3 com 65% de leucócitos polimorfonucleares

(E) 12.000/mm^3 com 20% de eosinófilos

37. Uma criança de 12 anos apresentou febre cerca de uma semana depois de ter visitado parentes na Índia. A febre persistiu por dez dias. Diarréia, presente por poucos dias, cessou, e a criança agora está constipada. O fígado e o baço estão aumentados. Existem pequenos pontos eritematosos (2-4 mm) somente no tronco. Esta criança provavelmente tem

(A) sarampo

(B) febre tifóide

(C) bacteremia por *N. meningitidis*

(D) febre de dentada de rato

(E) leptospirose

38. Você está trabalhando em uma clínica no México, zona rural, e examina um menino de oito anos que tem temperatura retal de 38° C, inchação sensível da parótida bilateralmente, e dor quando você flexiona seu pescoço. Tem se queixado de cefaléia. Sua história de vacinações é desconhecida. Seu diagnóstico mais provável é

(A) brucelose

(B) cisticercose

(C) infecção pelo vírus Epstein-Barr

(D) caxumba

(E) leucemia

39. Uma criança de três anos, anteriormente bem, apresenta febre, cefaléia, fotofobia e rigidez da nuca. Sua maior preocupação é que a criança possa ter

(A) tumor cerebral

(B) neurite óptica

(C) hemorragia subaracnóidea

(D) meningite

(E) sépsis bacteriana

40. A combinação de febre, lesões cutâneas hemorrágicas e choque em uma criança de seis anos é mais sugestiva de infecção por

(A) *Neisseria meningitidis*

(B) *Haemophilus influenzae*

(C) *Streptococcus pneumoniae*

(D) *Staphylococcus aureus*

(E) *Streptococcus* β-hemolítico do grupo B

41. Efusões subdurais em associação com meningite bacteriana aguda são

(A) o resultado de tratamento inadequado

(B) indicativo de um distúrbio hemorrágico

(C) geralmente fatal

(D) causado por trauma acidental e não pela própria infecção

(E) uma ocorrência comum

42. Uma criança de três anos tem febre há oito dias, tem linfadenopatia, esplenomegalia e numerosos linfócitos reativos ou ativos na lâmina de sangue periférico. O monoteste é negativo. A causa provável deste quadro clínico é infecção por

(A) adenovírus

(B) vírus sincicial respiratório

(C) herpesvírus

(D) vírus Epstein-Barr

(E) vírus da rubéola

43. Qual dos seguintes regimes de drogas é a quimioprofilaxia mais apropriada nos contatos domésticos de um adulto com uma criança com meningite meningocócica?

(A) uma dose única de ciprofloxacina

(B) penicilina durante dois dias

(C) rifampina durante quatro dias

(D) trimetoprim/sulfametoxazol durante sete dias

(E) penicilina e rifampina durante dois dias

44. A infecção estreptocócica do grupo B de início precoce no neonato

(A) é mais comum em neonatos de < 37 semanas de gestação

(B) em geral se apresenta com meningite

(C) é de bom prognóstico quando tratada prontamente

(D) em geral se apresenta com osteomielite

(E) é muitas vezes associada a uma infecção recorrente

45. A infecção por *Listeria monocytogenes* no grupo etário pediátrico é observada principalmente em

(A) pacientes em uso de antibióticos de largo espectro

(B) crianças com otite média crônica

(C) recém-nascidos

(D) crianças com defeitos nos leucócitos

(E) crianças portadoras de *shunt* ventriculoperitoneal

46. Criança de três anos, não vacinada, teve febre durante quatro dias e agora apresenta uma erupção maculopapular. É observada na clínica e diagnosticada como tendo sarampo. Tem um irmão de quatro meses em casa. O tratamento apropriado deste irmão deve consistir de

(A) vacinação imediata com vírus vivo atenuado de sarampo

(B) vacinação imediata com vírus morto do sarampo

(C) imunoglobulina (IG) em dose única

(D) IG e vacina atenuada de sarampo

(E) não é necessário tratamento

47. Criança pequena com febre, tosse, hepatosplenomegalia e eosinofilia, tem resultado negativo do exame de fezes para ovos e parasitas. O parasita mais provável causador desses achados é

(A) *Ascaris lumbricoides*

(B) *Toxocara canis*

(C) *Dracunculus medinensis*

(D) *Enterobius vermicularis*

(E) *Trichuris trichiura*

48. Entre as seguintes infecções parasitárias, qual tem mais probabilidade de se apresentar com obstrução intestinal?

(A) *Enterobius vermicularis*

(B) *Necator americanus*

(C) *Ascaris lumbricoides*

(D) *Strongyloides stercoralis*

(E) *Trichuris trichiura*

49. Qual das seguintes seqüelas da síndrome de Kawasaki é mais comum?

(A) hepatite fulminante

(B) aneurisma da artéria coronária

(C) pericardite recorrente

(D) edema cerebral

(E) insuficiência renal

50. A erupção da infecção pelo parvovírus B-19

(A) é uma erupção papulovesicular facial

(B) é uma erupção urticarial troncular

(C) é um exantema eritematoso nas bochechas e palidez circum-oral

(D) é uma erupção pustular na face e tronco

(E) é petequial envolvendo as palmas e solas

51. Entre as seguintes complicações extragenitais da gonorréia na adolescente, qual é a mais comum?

(A) artrite

(B) cardite

(C) meningite

(D) pneumonia

(E) uveíte anterior

52. As causas mais comuns de meningite bacteriana em crianças (excluindo o período neonatal) são

(A) *Neisseria meningitidis* e *Streptococcus pneumoniae*

(B) *Streptococcus pneumoniae* e *Escherichia coli*

(C) *Neisseria meningitidis* e *Streptococcus* do grupo A

(D) *Neisseria meningitidis* e *Listeria monocytogenes*

(E) *Streptococcus* grupo A e *Escherichia coli*

53. A doença neonatal pelo *herpes simples*
   (A) ocorre comumente em neonatos cujas mães têm história de herpes genital recorrente
   (B) pode se apresentar com pneumonite, hepatite e coagulopatia
   (C) em geral se apresenta dentro de 24 horas do parto
   (D) raramente recidiva em lactentes que tiveram somente apresentação na pele
   (E) é raramente observada em lactentes cujas mães tiveram infecção primária no parto

54. A infecção pelo vírus da hepatite A é
   (A) geralmente acompanhada de icterícia na idade pré-escolar
   (B) com freqüência produz doença fulminante
   (C) subclínica em lactentes
   (D) em geral transmitida verticalmente da mãe para o recém-nascido
   (E) altamente contagiosa nos que estão ictéricos

55. A fase pré-ictérica da hepatite pelo vírus B pode ser associada à
   (A) pneumonia
   (B) linfadenopatia generalizada
   (C) febre protraída
   (D) acrodermatite papulosa
   (E) encefalopatia

56. Qual dos seguintes marcadores identifica o paciente com infecção HBV crônica que tem mais probabilidade de transmitir a infecção?
   (A) AgHBs
   (B) AgHBe
   (C) IgM anti-HBc
   (D) anticorpos para HBc
   (E) anticorpos para HBs

57. Criança de dez meses com temperatura de 40° C durante quatro dias, sem outros sinais. No quarto dia aparece um exantema maculopapular róseo e a temperatura volta ao normal. O diagnóstico é infecção causada por
   (A) echovírus
   (B) herpesvírus humano 6
   (C) vírus do sarampo
   (D) *Streptococcus* do grupo A
   (E) tifo

58. A infecção gonocócica
   (A) pode ser evitada pelo uso de vacina morta
   (B) pode ser evitada pelo uso de vacina viva
   (C) confere imunidade para infecção subseqüente somente se a infecção inicial afetar sítios extragenitais
   (D) não confere imunidade contra infecções repetidas
   (E) pode ser evitada por imunoglobulina intravenosa

59. Na herpangina, os sinais orais característicos incluem
   (A) um exsudato confluente nas tonsilas e na úvula
   (B) pequenas vesículas ou úlceras nas fauces tonsilares, tonsilas, úvula e faringe
   (C) grandes úlceras na língua e na gengiva
   (D) inflamação e ulceração da gengiva e da mucosa bucal
   (E) placas brancas opostas aos molares

60. A síndrome da mão-pé-boca é em geral causada por infecção com
   (A) adenovírus
   (B) coronavírus
   (C) *Arcanobacterium haemolyticum*
   (D) coxsackievírus A16
   (E) vírus da herpes simples

61. Você está tratando de uma criança de 26 meses com meningite bacteriana. As culturas do sangue e do líquido são positivas para *Neisseria meningitidis*. O ambiente da criança consiste dos pais, o avô, um irmão de seis meses, um irmão de cinco anos e um estudante de intercâmbio de 14 anos que vive com a família há mais ou menos um mês. Você aconselha a quimioprofilaxia para

(A) todos da casa
(B) todos exceto o avô
(C) todos exceto o avô e o estudante visitante
(D) somente o irmão de cinco anos
(E) somente o irmão de seis meses

62. Quais dos seguintes pode ser acompanhado de faringite exsudativa?
(A) síndrome de Kawasaki
(B) *Yersínia enterocolitica*
(C) adenovírus
(D) parainfluenza
(E) vírus sincicial respiratório

63. Criança de 12 anos, anteriormente bem, apresenta febre, esplenomegalia e elevação dos níveis das transaminases do soro. O microrganismo com a maior probabilidade de ser o responsável é
(A) *Treponema pallidum*
(B) vírus da hepatite B
(C) vírus da rubéola
(D) vírus Epstein-Barr
(E) *Toxoplasma gondii*

64. Um adolescente de 15 anos apresenta-se com dor, fotofobia e visão nublada em um dos olhos. O exame revela quemose do olho afetado e pequenas lesões vesiculares abaixo do olho e no nariz. A aplicação do corante de fluoresceína revela lesões dendríticas ramificantes na córnea. A causa mais provável deste quadro clínico é
(A) impetigo estafilocócico
(B) infecção adenoviral
(C) retinoblastoma
(D) infecção pelo herpes simples
(E) trauma

65. Qual das seguintes é a infecção oportunística mais comumente encontrada em lactentes com HIV adquirido perinatalmente?
(A) pneumonia por *Pneumocystis*
(B) infecção citomegaloviral disseminada
(C) toxoplasmose disseminada
(D) meningite criptocócica
(E) isosporose

66. Um recém-nascido tem microcefalia, calcificações periventriculares, icterícia e trombocitopenia. A infecção é mais provável com qual dos seguintes?
(A) vírus Epstein-Barr
(B) citomegalovírus
(C) coxsackievírus B
(D) vírus da imunodeficiência humana
(E) parvovírus humano B-19

67. Qual dos seguintes é sugestivo do diagnóstico de tuberculose pulmonar primária na infância?
(A) acrodermatite papulosa
(B) linfadenopatia hilar
(C) pneumonia cavitária
(D) faringite exsudativa
(E) meningite neutrofílica

68. Uma criança de 12 anos que esteve no campo há duas semanas em Oklahoma, apresenta-se agora com febre e cefaléia. Os exames laboratoriais demonstram leucopenia, trombocitopenia e hiponatremia. Você suspeita de infecção causada por
(A) *Rickettsia prowazekii*
(B) *Rickettsia typhi*
(C) *Ehrlichia chaffeensis*
(D) *Coxiella burnetii*
(E) *Borrelia burgdorferi*

69. As taxas de casos fatais por infecção pneumocócica são mais freqüentes em crianças
(A) com hepatopatia subjacente
(B) com asplenia
(C) com cardiopatias subjacentes
(D) com fibrose cística
(E) quando adolescentes

70. A varicela é acompanhada com
(A) um período de incubação de 5-7 dias
(B) um exantema pustular centrífugo confluente

(C) manchas de Koplik

(D) alto risco de herpes zoster *("cobreiro")*

(E) disseminação visceral nos imunocomprometidos

71. A infecção materna pelo vírus da rubéola é mais comumente associada a defeitos congênitos se a infecção ocorre

(A) nas primeiras quatro semanas da gestação

(B) durante o segundo mês

(C) durante o terceiro ou quarto mêses

(D) durante o último trimestre

(E) em qualquer tempo da gravidez

72. Um adolescente de 15 anos tem tonsilite exsudativa, adenite cervical e esplenomegalia. Qual das seguintes é a complicação mais comumente encontrada?

(A) fadiga crônica persistindo > de seis meses

(B) hemorragia

(C) pneumonia

(D) encefalite

(E) obstrução das vias aéreas

73. As manifestações clínicas da infecção por adenovírus envolvem mais comumente

(A) o trato respiratório superior

(B) o trato respiratório inferior

(C) o trato urinário

(D) o pericárdio

(E) o sistema musculoesquelético

74. O exantema da infecção pelo *Arcanobacterium haemolyticum*

(A) apresenta uma textura grosseira de lixa

(B) tem tendência a envolver as palmas e solas

(C) tem tendência a formar vesículas dentro de 24 horas

(D) é pustular

(E) tem predileção pela face

75. As conhecidas manifestações dermatológicas da síndrome do choque tóxico estafilocócico (SCT) incluem

(A) petéquias nos punhos e cotovelos com propagação para o tronco

(B) vesículas na face e no tronco

(C) impetigo bolhoso localizado

(D) eritema macular difuso que descama em 1-2 semanas

(E) erupção morbiliforme no tronco

76. Qual das seguintes é a manifestação da brucelose em crianças?

(A) hepatosplenomegalia

(B) glaucoma

(C) meningite

(D) endocardite

(E) osteomielite

77. Qual das seguintes é a manifestação clínica mais comum que acompanha a infecção pelo *Campylobacter*?

(A) síndrome de Guillain-Barré

(B) artrite poliarticular

(C) encefalite

(D) linfadenite inguinal

(E) uveíte anterior

78. Qual dos seguintes aspectos clínicos é mais comumente encontrado em lactentes e crianças pequenas com a doença de arranhadura de gato?

(A) meningite asséptica

(B) anemia hemolítica auto-imune

(C) linfadenopatia regional

(D) hepatosplenomegalia

(E) pneumonia

79. Qual dos seguintes sinais radiográficos é mais comumente observado em lactentes com bronquiolite causada por vírus sincicial respiratório?

(A) hiperinflação

(B) adenopatia hilar

(C) infiltrado multilobar

(D) infiltrados nos lobos inferiores

(E) efusão pleural

80. Qual dos seguintes poderá ser mais comumente observado em uma criança com infecção por *Giardia lamblia*?

(A) diarréia aquosa

(B) febre

(C) diarréia sanguinolenta

(D) bloqueio do desenvolvimento

(E) tosse

81. Qual dos seguintes é característico do LCR na meningite tuberculosa?

(A) a cor é tinta de sangue

(B) a proteína é normal

(C) as culturas revelam o microrganismo da tuberculose dentro de uma semana

(D) a glicose é baixa

(E) predominam os leucócitos

82. Qual dos seguintes casos é característico dos surtos de verão de infecção por echovírus em crianças pequenas?

(A) conjuntivite e adenopatia generalizada

(B) linfadenopatias pós-auricular e occipital

(C) febre, exantema e meningite asséptica

(D) exantema róseo maculopapular e conjuntivite exsudativa

(E) febre baixa, erupção vesicular troncular, úlcera gengival

83. Qual das seguintes infecções é associada à bacteremia em uma criança com doença das células falciformes?

(A) *Candida albicans*

(B) *Coccidioides immitis*

(C) *Cryptococcus neoformans*

(D) *Histoplasma capsulatum*

(E) *Yersinia enterocolitica*

84. Uma complicação comum da doença inflamatória pélvica secundária à infecção clamídia do trato genital inferior é

(A) periepatite

(B) coagulopatia

(C) artrite

(D) meningite

(E) endocardite

ORIENTAÇÕES (Questões 85 a 95): **Nesta seção, cada série de perguntas paralelas consiste de uma lista de opções letradas, seguidas por diversos itens numerados. Para cada item numerado, selecione a ÚNICA opção letrada com a qual ela está mais intimamente associada. Cada opção letrada pode ser selecionada uma vez, mais de uma vez, ou nenhuma.**

Questões 85 a 88

As questões seguintes referem-se às infecções exantematosas em crianças.

(A) febre maculosa das Montanhas Rochosas

(B) sarampo

(C) síndrome de Kawasaki

(D) vírus herpes simples

(E) parvovírus B-19

85. Exantema polimorfo e mucosite

86. Petéquias nas palmas e solas

87. Vesículas aglomeradas

88. Manchas de Koplik

Questões 89 a 92

(A) *Toxocara canis*

(B) *Ascaris lumbricoides*

(C) *Necator americanus*

(D) *Trichuris trichiura*

(E) *Enterobius vermicularis*

89. Anemia

90. Hepatomegalia

91. Prolapso retal

92. Prurido retal

Questões 93 a 95

(A) cães
(B) peixe
(C) ratos, camundongos
(D) pombos, periquitos
(E) gado, suínos

93. *Streptobacillus moniliformis*

94. *Pasteurella multocida*

95. *Chlamydia psittaci*

Questões 96 a 98

(A) infecção respiratória pela *Chlamydia trachomatis*
(B) infecção respiratória pela *Bordetella pertussis*
(C) infecção respiratória pelo vírus influenza
(D) infecção respiratória pelo vírus sincicial respiratório

96. Causador mais comum de bronquiolite em lactentes

97. Febre alta e aparência tóxica em lactentes

98. Mortalidade mais elevada em lactentes com cardiopatia cianótica

Questões 99 a 103

(A) lâmina de sangue corada pelo Gram
(B) detecção de antígeno pela PCR
(C) cultura
(D) anticorpo IgA

99. Teste diagnóstico preferido para a infecção citomegálica congênita

100. Teste diagnóstico preferido para a encefalite neonatal pelo vírus herpes simples

101. Diagnóstico preferido na infecção HIV perinatal

102. Diagnóstico preferido na meningite estreptocócica do grupo B

103. Diagnóstico preferido na toxoplasmose congênita

Questões 104 a 108

(A) tétano
(B) raiva
(C) difteria
(D) *Streptococcus pneumoniae*

104. Trismo

105. Miocardite tóxica

106. Meningite

107. Encefalite

108. Efeito da heroína

Questões 109 a 116

(A) sarampo
(B) rubéola
(C) caxumba
(D) varicela

109. Tosse, coriza e conjuntivite

110. Fasciite necrosante

111. Orquite

112. Cataratas

113. Meningite asséptica

114. Síndrome de Reye

115. Panencefalite esclerosante aguda

116. Doença grave na deficiência de vitamina A

Questões 117 a 121

(A) *Staphylococcus aureus*
(B) *Streptococcus* grupo B
(C) *Streptococcus pneumoniae*
(D) *Staphylococcus* coagulase-negativo

117. Causa mais comum de meningite em lactentes de quatro semanas

118. Causa mais comum em crianças de quatro anos

119. Causa mais comum de ventriculite em lactentes com *shunt* ventriculoperitoneal

120. Meningite na fratura da base do crânio

121. Causa mais comum de meningite no paciente com anemia de células falciformes

Questões 122 a 127

(A) agamaglobulinemia ligada ao X

(B) síndrome da imunodeficiência combinada severa (SCID)

(C) doença granulomatosa crônica

(D) imunodeficiência variável comum

122. Infecção por *Giardia lamblia*

123. Encefalite por enterovírus

124. Pneumonia por *Pneumocystis jiroveci* (PPC)

125. Deficiência de adenosina desaminase

126. Abscesso hepático

127. O diagnóstico não pode ser feito senão na idade adulta

Questões 128 a 133

Com referência à cronologia preferida para a vacinação de rotina da criança normal.

(A) idade de 12-15 meses

(B) série primária 2, 4 e 6 meses

(C) idade de 11-12 anos

(D) idade de 24 meses ou mais

128. Difteria, tétano, coqueluche acelular

129. Vacina sarampo-caxumba, rubéola

130. Vacina da varicela

131. Vacina pneumocócica conjugada

132. Vacina da hepatite A

133. Vacina tétano-difteria

Respostas e Explicações

1. (B) As manifestações da síndrome do choque tóxico estafilocócico, que consistem de febre, alterações do estado mental, conjuntivite, eritrodermia macular difusa e insuficiência múltipla dos órgãos, são causadas por uma toxina elaborada pelo estafilococo e não por invasão do tecido pelo microrganismo. Este geralmente pode ser cultivado com material coletado na pele e nas mucosas e só raramente no sangue. O microrganismo tem sido cultivado em material da vagina associado ao uso de tampões, em especial os destinados a serem trocados infreqüentemente. *(Long:100; Red Book:625)*

2. (C) Tal como ocorre com os adultos, a porta de entrada para a histoplasmose em crianças é essencialmente em todos os casos o trato respiratório. A inoculação afora a inalação é bastante rara. *(Long:1233; Red Book:354)*

3. (B) A IgG materna transferida passivamente decresce em paralelo com a meia-vida, que é de aproximadamente trinta dias. Portanto, o nadir ocorre em lactentes na idade de 3-6 meses. *(Long:625; Rudolph CD:791)*

4. (D) Do mesmo modo que o *Ancylostoma duodenale*, o *Strongyloides stercoralis* entra no hospedeiro humano por penetração das larvas do solo. As larvas migram para o intestino onde fixam residência e amadurecem. *(Red Book:594)*

5. (E) Os neonatos infectados congenitamente pela rubéola excretam o vírus pela urina e pelas secreções faríngeas e podem ser infectantes por muitas semanas ou meses. Esses lactentes representam um definido perigo para os membros não-imunizados da família, para os seus cuidadores, para os médicos e o pessoal de criação. As mulheres grávidas que não tenham certeza do seu estado de imunização para a rubéola, não devem manipular esses lactentes nem suas secreções. *(Red Book:537)*

6. (E) A vacinação contra a varíola foi interrompida em 1971 e, em 1980, a Organização Mundial da Saúde foi capaz de declarar que todo o mundo estava certamente erradicado desta doença. Após os ataques terroristas sobre o World Trade Center, o Pentágono e a suspeita de tentativa de ataque ao U.S. Capitol, que induziu ao choque aviatório na Pensilvania em 11 de setembro de 2001, surgiu a preocupação sobre o possível uso do vírus da varíola como uma arma bioterrorista. Este fato renovou os esforços educativos a se focalizarem sobre a epidemiologia, o diagnóstico e o tratamento da varíola. Em relação à infectividade, os pacientes são mais contagiosos durante a primeira semana da erupção; entretanto, os indivíduos infectados permanecem contagiosos até que as lesões crostosas tenham caído, geralmente de 3-4 semanas depois do início da erupção. *(Red Book:554)*

7. (E) Entre as chamadas doenças comuns da infância listadas nesta questão, a infecção primária pelo vírus da varicela (catapora), tem mais probabilidade de se apresentar como uma erupção generalizada vesicular, pruriginosa e febre moderada. O exantema típico aparece primeiro no couro cabeludo, na face ou no tronco. Dentro do período de um a sete dias desenvolvem-se novos brotos de lesões. A progressão de vesícula para pústula e para crosta ocorre rapidamente, de tal modo que depois das 48 horas são observadas lesões nos vários estágios da evolução. *(Red Book:672; Long:1042)*

8. (C) Comumente, a primeira dose da vacina com vírus vivo atenuado do sarampo (combinado com o da caxumba e o da rubéola sob a forma de vacina MMR), deve ser administrada entre 12 e 15 meses de idade a fim de maximizar a probabilidade de que tenham desaparecido completamente do sangue da criança os anticorpos adquiridos transplacentarmente. De outro modo, esses anticorpos podem refrear a resposta imunológica da criança à vacina. Por outra

parte, a administração da vacina não deve ser retardada para muito além dos 15 meses, devido à gravidade do sarampo. Atualmente é recomendado que a segunda dose da vacina seja administrada quando a criança entra na escola elementar. Nas áreas onde, ou nas vezes em que o sarampo seja epidêmico, é recomendada uma dose inicial da vacina monovalente do sarampo já aos seis meses de idade, seguida pelas duas MMRs nos prazos mencionados. *(Red Book: 424, 426; Long:1152)*

9. (A) O uso da vacina combinada DTaP é o método de rotina de escolha para a imunização primária para lactentes e crianças pequenas. Existem duas contraindicações para a vacinação da coqueluche: uma reação anafilática imediata, ou uma encefalopatia dentro de sete dias de uma dose anterior. A encefalopatia é manifestada por grandes alterações da consciência ou por convulsões focais sem recuperação dentro de 24 horas. *(Red Book:24:483)*

10. (A) O método padronizado de imunização contra a pólio em lactentes e crianças normais nos Estados Unidos consiste de quatro doses de vacina inativada (morta); as duas primeiras são administradas com intervalos de dois meses, começando na idade de dois meses, e é recomendada a terceira aos 6-18 meses, com uma dose suplementar na entrada da escola. A vacina poliovírus oral não é mais distribuída nos Estados Unidos, mas persiste como a vacina de escolha para os programas de erradicação global. *(Red Book: 507-508; Long:1177-1178)*

11. (A) Nos Estados Unidos é recomendada a isoniazida para a infecção tuberculosa latente. A incidência de resistência à isoniazida na tuberculose é estimada em 9%. Para o paciente pediátrico infectado ou com a doença tuberculosa, o contato com pessoas provindas de certas áreas, incluindo da Rússia e da antiga União Soviética, da Ásia, da África e da América Latina, ou com qualquer pessoa tratada anteriormente por doença tuberculosa, está em risco de resistência à droga, e a existência desta história poderá influenciar o tipo de terapia recomendada para este paciente. *(Long:807; Red Book:654)*

12. (A) O vírus do sarampo, o enterovírus, o coxsackievírus e o vírus da influenza são propagados principalmente pelo contato direto (p. ex., gotículas respiratórias, mãos), e não pelo vetor artrópodo. Na América do Norte os exemplos de transmissão por mosquitos são as encefalites eqüinas do leste e do oeste, a encefalite St. Louis, a encefalite LaCrosse e a encefalite West Nile. *(Long:1110)*

13. (E) Na tuberculose pulmonar primária não-complicada observa-se comumente febre, tosse, linfadenopatia hilar e aumento da velocidade de eritrossedimentação (VHS). Nessas formas, geralmente não existe hepatosplenomegalia, que entretanto pode ocorrer em mais de 50% das crianças com a forma disseminada da doença. *(Long:795)*

14. (C) O *Mycoplasma pneumoniae* é conhecido há muito tempo como causador de bronquite, pneumonia, otite média, laringite bolhosa e infecção respiratória superior inespecífica. Mais recentemente, foi reconhecido que este microrganismo é também causador de várias manifestações não-respiratórias, tais como erupções cutaneomucosas polimorfas incluindo síndrome de Stevens-Johnson, encefalite e meningite. Outras manifestações neurológicas descritas como causadas pelo *M. pneumoniae* incluem mielite transversa, psicose, síndrome poliomielite-símile e síndrome de Guillain-Barré. *(Long:1008; Red Book:443)*

15. (C) Em lactentes com bronquiolite, a febre é em geral baixa, e não existe erupção. A tosse é característica e freqüentemente intensa, assim como as retrações, a taquipnéia e os sibilos. A doença é mais freqüente, bem como mais grave, nos primeiros dois anos de vida. A radiografia de tórax geralmente revela somente hiperaeração, embora a pneumonia seja uma complicação ocasional. *(Long:1142; Red Book:523)*

16. (C) Em crianças sadias com mais de quatro anos uma reação inferior a 5 mm de enduração ao teste de 5 UT é considerada negativa. As reações entre 5 e 15 mm são consideradas duvidosas e em geral representam infecção por micobactérias não-tuberculosas. Reações com 15 mm ou mais de enduração são geralmente consideradas como positivas e indicativas de contaminação pelo *Mycobacterium tuberculosis*, porém não necessariamente significam evidência clínica da doença. O ponto a lembrar é o de que o

limiar para interpretar uma prova tuberculina como positiva é mais baixo para crianças com sinais ou sintomas sugestivos de tuberculose ou com história de contato com pessoa tuberculosa. *(Long:798; Red Book:643)*

17. (A) De modo geral, as crianças com tuberculose pulmonar primária são não-contagiosas e não requerem isolamento. Este fato é admitido como relacionado à escassa produção de escarro, à falta de expectoração, e ao pequeno número de bacilos que podem ser encontrados no escarro ou na cultura gástrica. Ao contrário disso, em crianças com envolvimento laríngeo, com tuberculose pulmonar cavitária, com infecção pulmonar extensa, com esfregaços BAR positivos, ou com suspeita de tuberculose congênita, devem ser consideradas contagiosas e devem ser tomadas as precauções apropriadas. As crianças com a doença tuberculosa podem freqüentar a escola ou os parques infantis, desde que estejam recebendo tratamento. *(Feigin:1200; Red Book: 658)*

18. (B) Nas infecções entéricas pela *Salmonella*, a febre é característica; poderá existir ou não diarréia. Alguns aspectos altamente sugestivos da infecção por *Salmonella* incluem leucopenia e uma relativa bradicardia; quer dizer, a freqüência cardíaca é mais lenta do que podia ser previsto pelo grau da febre presente, embora isto seja mais comumente observado em adultos do que em crianças. São também descritas outras manifestações clínicas, tais como dor abdominal, hepatomegalia, esplenomegalia, manchas róseas e alterações do estado mental. *(Long:883; Red Book:542)*

19. (E) Na doença granulomatosa crônica (DGC), o defeito é a incapacidade que têm os leucócitos polimorfonucleares em matar certas bactérias fagocitadas. Os neutrófilos podem ingerir normalmente as bactérias, porém não podem produzir o peróxido de hidrogênio intracelular necessário para matar certos microrganismos. A DGC é herdada principalmente como um traço recessivo ligado ao sexo, embora tenham sido descritas algumas mulheres com a doença. *(Long:640)*

20. (E) O aspecto clínico da escabiose, que é típico da criança pequena, é uma erupção intensamente pruriginosa, que muitas vezes é pustulovesiculosa, com envolvimento de toda a superfície da pele, incluindo o couro cabeludo, as palmas e as solas. A erupção é causada por uma reação de hipersensibilidade à proteína do ácaro da escabiose, o *Sarcoptes scabiei*. *(Long:1150; Rudolph CD:1154)*

21. (B) Outrora conhecida como *E. coli* êntero-hemorrágica, as cepas de *E. coli* produtoras da toxina shiga (STEC) são acompanhadas de uma faixa de sintomas gastrintestinais, desde diarréia não-sanguinolenta autolimitada até uma colite hemorrágica. Uma tríade de anemia hemolítica microangiopática, trombocitopenia e disfunção renal aguda é designada síndrome hemolítico-urêmica e pode seguir-se a uma doença diarréica dentro de uma semana em 2-20% das crianças infectadas. *(Long:825; Red Book:275-276)*

22. (E) O *T. pallidum* pode ser demonstrado, de modo geral, em qualquer lesão mucosa ou cutânea da sífilis congênita, especialmente das úmidas. Todas essas lesões são capazes de propagar o microrganismo e são altamente infecciosas. As clássicas manifestações cutâneas da sífilis congênita são uma erupção maculopapulosa cor de cobre e lesões vesiculobolhosas das palmas e das solas, designadas como pênfigo sifilítico. *(Feigin:1561-1562; Long:955, 956)*

23. (A) Lactentes com menos de dois meses de idade que apresentam febre indiferenciada estão em alto risco de infecção bacteriana. O padrão de cuidados para esses lactentes consiste de uma meticulosa história e exame físico, com avaliação laboratorial para detectar infecção do trato urinário, da corrente sanguínea, ou do SNC. A infecção bacteriana mais séria comumente encontrada nesta população de crianças pequenas é a do trato urinário, com 90% das infecções causadas pelo *E. coli*. *(Long:112)*

24. (A) Existe uma larga faixa de manifestações em um recém-nascido com sífilis congênita. São notados ronquido nasal, lesões cutaneomucosas, osteocondrite ou periostite, envolvimento renal, anemia e envolvimento do sistema nervoso. Um aspecto característico da sífilis congênita é o comprometimento dos ossos longos. As lesões mais comuns são a osteocondrite, a formação de neo-osso perióstico e a osteomielite. Uma vez que a lesão é transplacentar, não existe

um cancro primário nem linfadenopatia regional associada. O envolvimento cardiovascular é raro na forma congênita da infecção. As manifestações tardias podem incluir a ceratite intersticial, a surdez do oitavo nervo e os dentes de Hutchinson (incisivos centrais com chanfradura, semelhante à cavilha). A presença desses sinais é designada como tríade de Hutchinson. *(Red Book:595; Long:956)*

25. (E) A forma mais comum da infecção gonocócica na mulher pré-púbere é a vaginite. A mucosa vaginal alcalina não-estrogenizada da menina pré-púbere é especialmente vulnerável à colonização e infecção pela *N. gonorrhoeae*. Um estudo confirmou o diagnóstico de gonorréia em 9% das meninas pré-puberes que se apresentavam com a queixa de corrimento vaginal; nessas pacientes deve ser considerado o abuso sexual. Ocorre também infecção ascendente (salpingite, peritonite) porém só raramente na idade pré-pubere. A artrite é incomum, e a conjuntivite é essencialmente restringida ao período de recém-nascido. *(Long:758; Red Book:287)*

26. (B) A infecção gonocócica na mulher adolescente é muitas vezes assintomática; a infecção clínica geralmente se manifesta como artrite, endocervicite e salpingite. O período de incubação é de 2-10 dias. As complicações podem incluir bartolinite, doença inflamatória pélvica (DIP) e periepatite. *(Red Book:285; Long:758)*

27. (D) A intoxicação alimentar estafilocócica é causada por uma toxina elaborada no alimento deteriorado antes da ingestão. Não ocorre bacteremia, porque não é uma infecção. A febre é incomum. Os sintomas – vômitos, cólicas abdominais e diarréia – geralmente começam depois de 2-4 horas da ingestão da toxina. *(Red Book:561; Long:702)*

28. (E) A infecção estreptocócica do grupo A em crianças pequenas é geralmente manifestada por febre persistente e corrimento nasal mucosseroso. Esta síndrome foi designada como "estreptococose". O envolvimento faríngeo localizado é comum no primeiro ano de vida. A meningite causada por este microrganismo é muito incomum em todas as idades. O quadro clínico da escarlatina é raramente observado no primeiro ano de vida e a febre reumática aguda é rara antes dos quatro ou cinco anos. *(Long:716; Feigin:1079)*

29. (C) Nos climas temperados, são comuns os surtos de infecção enteral do verão e do fim do outono, sendo relatados anualmente muitas centenas de casos de meningite, a vasta maioria causada por enterovírus. Nas crianças com meningite enteroviral, comumente é observada febre, cefaléia e fotofobia. No LCR é observada pleocitose, com o número de leucócitos tipicamente entre 100 e 1.000. Embora possa ser inicialmente observada predominância de neutrófilos, os linfócitos predominam entre oito e 48 horas do início. O diagnóstico definitivo é feito pela cultura, embora a detecção pela PCR seja mais rápida, mais sensível e 100% específica. *(Long:288)*

30. (B) A manifestação clínica típica da infecção estreptocócica do grupo A é a faringotonsilite. A escarlatina é uma síndrome de tonsilite, febre e exantema causado por um *Streptococcus* produtor de toxina eritrogênica em um paciente carente de imunidade antitóxica. As infecções estreptocócicas do trato respiratório geralmente atingem o pico da incidência em crianças na idade de 5-11 anos, e em geral é notada a predominância no inverno. As crianças com menos de três anos de idade com faringite exsudativa têm mais probabilidade de ter doença viral, bem como os adolescentes que apresentam inflamação de garganta, tosse cruposa e/ou rinorréia. *(Red Book:576; Long:180)*

31. (D) A pneumonia pneumocócica é a pneumonia bacteriana aguda mais comum em lactentes (excluindo o neonato) e crianças. Geralmente ocorre em associação, ou como uma complicação de uma doença respiratória viral. O início das manifestações clínicas é em geral rápido e brusco e embora a febre seja um aspecto proeminente, os sinais e sintomas respiratórios são comuns e em geral precoces. *(Long:741)*

32. (A) A síndrome da pele escaldada estafilocócica é mediada pelas toxinas esfoliativas A e B. São mais comumente afetados os lactentes e clinicamente apresentam eritrodermia generalizada sensível, seguida pelo aparecimento de bolhas flácidas que se rompem. *(Long;:704; Red Book:561)*

33. (B) Os rotavírus são reconhecidos como os principais causadores de gastroenterite grave na infância. Nos Estados Unidos, a maioria dos casos ocorre durante os meses de inverno. As manifestações clínicas mais proeminentes da infecção pelo rotavírus consistem de diarréia não-sanguinolente, quase sempre precedida de febre e vômitos. Entre os lactentes infectados, aproximadamente 10% são hospitalizados para corrigir a desidratação. *(Long:1107; Red Book:535)*

34. (D) O exantema da febre maculosa das Montanhas Rochosas começa como manchas róseas irregulares que surgem primeiro nas extremidades. O exantema depois se propaga para a face e para o tronco, tornando-se petequial e purpúrico. Não existem pápulas nem vesículas, e o exantema não é evanescente. *(Red Book:532; Long:943)*

35. (D) A coqueluche começa classicamente por um estágio catarral indistinguível de um resfriado comum e que persiste até uma semana. Esta é seguida por um agravamento gradual da tosse, que finalmente atinge o estágio paroxístico, caracterizado por secreções espessas e pegajosas e acompanhada de tosse forçada, que muitas vezes termina por um guincho, quando a criança é finalmente capaz de fazer uma inspiração profunda. Em geral não há febre, ou é baixa. *(Red Book:472; Long:882)*

36. (B) A coqueluche é em geral associada a uma acentuada linfocitose absoluta. A leucocitose periférica está na faixa 20.000-30.000 mm^3, com a maioria de linfócitos sendo característica desta infecção. Esta é uma característica diagnóstica útil e importante. *(Long:883)*

37. (B) A febre tifóide (infecção pela *Salmonella typhi*) é caracterizada por um período de incubação de 6-21 dias, acompanhado de febre, mal-estar e, em alguns casos, pontos róseos. São notadas pequenas lesões eritematosas palpáveis no tronco. (As petéquias são menores e não-palpáveis). A diarréia, que existe em alguns casos, comumente cessa e muitas vezes é seguida de constipação. *(Long:115; Red Book:542)*

38. (D) Uma das complicações mais comuns da infecção pelo vírus da caxumba é a meningite asséptica. De fato, esta ocorre tão freqüentemente que poderia ser considerada uma parte da doença em vez de uma complicação. Na caxumba ocorre muitas vezes pleocitose, mesmo na ausência de sinais de infecção meníngea. A infecção pelo vírus da caxumba é generalizada, e outras áreas-alvo além da parótida e do LCR incluem o coração, os rins, o pâncreas, nos homens os testículos e nas mulheres as mamas. *(Long:284-287; Feigin:2078-2079)*

39. (D) Na meningite, tanto bacteriana como viral, um sinal relativamente comum é a fotofobia. Embora este sinal ocorra também em outros estados neurológicos, tais como no tumor cerebral e na hemorragia subaracnóidea, nestes são menos comuns do que na meningite. Neste paciente, o início agudo, em associação com febre e cefaléia, também favorece o diagnóstico de meningite. *(Long:265, 284-287)*

40. (A) Embora a combinação de febre, erupção hemorrágica e choque possa ser observada na infecção bacterêmica causada por uma larga variedade de microrganismos incluindo *H. influenzae, S. penumoniae, S. aureus*, e *Streptococcus* β-hemolítico, esta combinação de sinais é mais comumente observada na infecção meningocócica (*N. meningitidis*). As lesões cutâneas hemorrágicas (púrpura) sugerem coagulação intravascular disseminada, um ominoso sinal prognóstico. *(Long:750)*

41. (E) As efusões subdurais representam uma complicação comum da meningite bacteriana aguda, ocorrendo em 30-50% dos casos. A patogenia exata é desconhecida, porém as efusões são mais freqüentes em pequenos lactentes, são geralmente estéreis, e não relacionadas com terapia insuficiente nem com distúrbio hemorrágico. São freqüentemente assintomáticas e raramente fatais. *(Pediatrics 86:163-170)*

42. (D) A infecção mononucleose é geralmente causada por infecção do vírus Epstein-Barr em pacientes com o quadro clínico típico de linfadenopatia, esplenomegalia e atípicos (reativo) linfócitos no sangue periférico. O monoteste é a proporção hidrófila dos anti-

corpos que se desenvolvem em 90% das crianças mais velhas com a infecção do vírus Epstein-Barr. O resultado do monoteste é geralmente negativo em crianças com menos de quatro anos. (*Red Book:272; Rudolph CD:1037-1038)*

43. (A) Os contatos domésticos das pessoas com um portador de doença meningocócica propicia um risco 500-1.000 vezes maior de contrair a infecção meningocócica do que na população em geral. Embora sejam aceitáveis diversos esquemas de profilaxia para os contactantes com o portador da doença, os principais regimes atualmente recomendados são o da rifampicina, 10 mg/kg a cada 12 horas por um total de quatro doses em crianças, e uma dose única de ciprofloxacina para as pessoas com mais de 18 anos. *(Red Book:432; Long:753)*

44. (A) O *Streptococcus* do grupo B é a causa bacteriana líder da infecção neonatal na maioria dos centros médicos dos Estados Unidos. Foram descritas duas síndromes clínicas, a de início precoce e a de início tardio, embora alguns aspectos superponham ambas as formas. O quadro de início precoce é mais freqüente em neonatos de alto risco (p. ex., prematuros, ruptura prolongada das membranas) e em geral se apresenta como uma doença grave e rapidamente progressiva no primeiro dia ou mesmo horas de vida. As manifestações mais comuns são a pneumonia e a bacteremia, porém em um terço dos casos ocorre meningite. A forma de início tardio é freqüentemente indolente e inclui bacteremia e meningite, bem como outras infecções focais, tais como osteomielite, artrite séptica, onfalite e abscessos mamários. *(Red Book:584-585; Long:726-727)*

45. (C) A meningite por *Listeria monocytogenes* é incomum na infância, exceto no período de recém-nascido nos quais, em alguma séries, respondem por até 10% dos casos de meningite bacteriana. Alguns casos pediátricos ocorrem em crianças imunodeficientes, e um caso raro em crianças normais. Não existe preferência geográfica e nenhuma relação com otite média, com o uso de antibióticos, nem com a presença de *shunt* ventriculoperitoneal. *(Red Book:405; Long:784)*

46. (C) A imunização ativa com a vacina viva do sarampo por ocasião do contato é demasiado tardia para assegurar proteção. Adicionalmente, as crianças não devem tomar a vacina antes da idade dos seis meses, para assegurar uma resposta imunológica suficiente. O tratamento recomendado para um irmão suscetível no caso de contato é a aplicação de uma dose preventiva de gamaglobulina (0,25 mg/kg) e a imunização mais tardia com a vacina de vírus vivo. Outrora, quando a maioria das mulheres tinha tido a infecção natural do sarampo, os níveis de IgG de anticorpos do sarampo no sangue materno eram muito altos, e a IgG transplacentar conferia ao pequeno lactente uma proteção relativamente forte. Os casos de sarampo neste grupo etário eram com freqüência mais leves do que em crianças mais velhas. Atualmente não é este o caso. Muitas mães têm baixos níveis de anticorpos do sarampo (por vacinação e não por infecção natural) e seus neonatos são suscetíveis a formas graves do sarampo. *(Red Book:422)*

47. (B) O verme áscaris do cão, *Toxocara canis*, não pode completar seu ciclo vital no homem e, por isso, os ovos que vêm do verme são eliminados pelas fezes. O quadro clínico da toxocaríase (designada como larva migrans visceral) é caracterizado por febre, hepatomegalia e eosinofilia, Menos freqüentemente poderá haver envolvimento do pulmão, do sistema nervoso central, do coração, ou da retina. Nenhum dos outros parasitas listados provoca hepatomegalia. *(Red Book:630; Long:1340-1342)*

48. (C) O *Ascaris* é o maior nematelminto intestinal e, ocasionalmente, nas infestações maciças, pode provocar obstrução. A incidência desta complicação tem sido estimada em 2 por 1.000 crianças infestadas por ano. A obstrução intestinal não tem sido observada com qualquer dos outros parasitas listados. *(Red Book:206; Long:1332)*

49. (B) A síndrome de Kawasaki é uma vasculite multissistêmica que se manifesta tipicamente com picos de febre alta por cinco ou mais dias em conjunto à congestão conjuntival, mucosite, exantema polimorfo, alterações nas extremidades periféricas e in-

chação isolada de linfonodos cervicais. O tratamento indicado consiste de aspirina oral e imunoglobulina intravenosa; sem tratamento, 20% das crianças desenvolvem aneurismas da artéria coronária. *(Red Book:392; Long:1015-1016)*

50. (C) As manifestações clínicas da infecção pelo parvovírus humano B-19 incluem eritema infeccioso (criança sadia), síndrome da poliartropatia (adultos, especialmente mulheres), anemia crônica/aplasia pura de eritrócitos (hospedeiros imunocomprometidos), crises aplásticas transitórias (falciformes), e hidropisia fetal/anemia congênita (feto). O eritema infeccioso é o mais comumente diagnosticado e facilmente reconhecido. É notada uma característica distintiva, o aspecto de "bochecha esbofeteada" que muitas vezes é associada à palidez circum-oral. *(Feigin:1623-1626; Red Book:459)*

51. (A) A complicação mais comum da gonorréia na mulher adolescente é a salpingite. A artrite é a segunda complicação mais freqüente e é, sem dúvida a complicação extragenital mais comum, bem como a mais comum das escolhas alistadas na questão. As outras complicações listada são infreqüentes em adultos e raras em crianças e adolescentes. *(Red Book:285; Long:477)*

52. (A) Os agentes bacteriológicos mais comuns da meningite bacteriana em crianças depois do período de recém-nascido são a *N. meningitidis* e a *S. pneumoniae*. É possível que a relativa e recentemente introduzida vacina contra o *S. pneumoniae* possa impactar este microrganismo, porém é improvável que ele seja completamente erradicado. *(Long:264)*

53. (B) A infecção neonatal pelo vírus herpes simples é tipicamente transmitida para os neonatos quando as mães têm a lesão primária no momento do parto e tipicamente manifesta-se nas primeiras 1-4 semanas de vida. Existem três formas da doença, embora muitas vezes seja notada superposição. A doença pode se localizar na pele, nos olhos e na boca, bem como pode ser disseminada com proeminente envolvimento dos pulmões e do fígado, ou poderá ocorrer envolvimento localizado no sistema nervoso central. O DNA do HSV pode ser detectado pela reação de cadeia da polimerase nos pacientes com a doença no sistema nervoso central, e é o teste diagnóstico de escolha para esses pacientes. *(Long:1036; Red Book:344)*

54. (C) As manifestações clínicas típicas da infecção pelo vírus da hepatite A consistem de febre, mal-estar, icterícia, e anorexia; entretanto, apenas um terço dos pacientes acima de seis anos deverá apresentar infecção sintomática. A hepatite fulminante e com perigo de vida no paciente pediátrico é geralmente causada pela hepatite B, raramente pela hepatite A. *(Red Book:309)*

55. (D) Durante a fase pré-ictérica da hepatite, especialmente a do tipo B, é comum a artralgia ou a artrite. Este sinal faz geralmente parte de um complexo imune, síndrome semelhante à doença do soro. As manifestações extra-hepáticas podem também incluir uma acrodermatite papulosa (síndrome de Gianotti-Crosti) que pode preceder à fase ictérica da infecção. *(Red Book:318; Rudolph CD:1224)*

56. (B) A infecção crônica pelo vírus da hepatite B (VHB) ocorre em mais de 90% dos recém-nascidos infectados perinatalmente, em 25-50% dos que se infectam entre as idades de um e cinco anos, e em 6-10% das crianças mais velhas e adultos. Os pacientes com AgHBe detectável têm maior probabilidade de transmitir a infecção porque têm mais elevadas concentrações sanguíneas de DNA do VHB. *(Red Book:319)*

57. (B) Febre alta sem outros sinais e evanescimento da febre ao aparecer de um exantema são característicos da roséola e é a expressão clínica que define a infecção primária pelo herpes vírus 6 humano. No sarampo, a febre persiste durante vários dias depois do aparecimento do exantema. O mesmo é verdadeiro para os vários tipos do tifo exantemático. Na infecção pelo echovírus, o exantema e a febre geralmente aparecem ao mesmo tempo. Na escarlatina, o exantema aparece no tempo de elevação da temperatura. *(Red Book:357)*

58. (D) Não foi conseguida a vacinação contra o gonococo. Atualmente não existe vacina eficaz (viva ou morta) contra a gonorréia e nenhum preparado eficaz de imunoglobulina sérica. O microrganismo não é um antígeno muito potente, e mes-

mo a infecção adquirida de modo natural não confere imunidade contra infecções subseqüentes. *(Long:756-757)*

59. (B) A herpangina é uma síndrome caracterizada por pequenas vesículas ou úlceras saca-bocado nas tonsilas e nas fauces, na úvula, na faringe e nas margens do palato mole. O restante da boca e da garganta geralmente se mostram normais ao exame. *(Long:1182)*

60. (D) A síndrome da mão-pé-boca é inespecífica, e pode ser causada por uma variedade de agentes virais. Foi originalmente descrita em associação com o coxsackievírus A16, porém o enterovírus 71 pode causar um quadro clínico idêntico. *(Red Book 269; Long:1182)*

61. (A) Um dos causadores mais comuns de meningite bacteriana em crianças é *Streptococcus pneumoniae.* A profilaxia dos contatos doméstico é rotina, porque o risco de transmissão secundária é 100-1.000 vezes maior do que na população em geral. *(Red Book:433)*

62. (C) A maioria dos casos de faringite é causada por vírus, embora o encontro de uma faringite exsudativa possa muitas vezes induzir o clínico a considerar o diagnóstico de infecção por estreptococo do grupo A. Entretanto, há um certo número de patógenos, entre os quais adenovírus, vírus Epstein-Barr, *Corynebacterium diphtheriae*, que podem produzir exsudação em crianças, e *Neisseria gonorrhoeae*, que pode produzir alterações exsudativas em crianças com infecção faríngea. *(Red Book:180)*

63. (D) Os achados clínicos e laboratoriais descritos são mais sugestivos de mononucleose infecciosa pelo vírus Epstein-Barr. Nesta infecção é comum o envolvimento hepático, evidenciado pela elevação das transaminases do soro. *(Red Book:271)*

64. (D) O quadro clínico descrito é típico da ceratoconjuntivite por herpes simples. As lesões vesiculosas observadas na pele, e as úlceras córneas dendríticas são quase patognômicas desta infecção. É importante diagnosticar corretamente a ceratite por herpes, porque a infecção pode ser recidivante e induzir perda da visão, e porque é disponível uma terapia. A droga de escolha geralmente considerada é a trifluorotimidina, porém na ceratite superficial são também usadas a iododesoxiuridina e a vidarabina a 3%, também usada como ceratite superficial. *(Red Book:349)*

65. (A) Os lactentes com infecção pelo HIV contraída perinatalmente apresentam sintomas e sinais inespecíficos, tais como linfadenopatia, hepatosplenomegalia, bloqueio do desenvolvimento, candidíase oral e diarréia recidivante. Entre as doenças listadas, a pneumonia por Pneumociste (PCP) é a infecção oportunística mais comumente encontrada em lactentes com infecção pelo HIV adquirida perinatalmente. *(Red Book:360)*

66. (B) Os neonatos com infecção por citomegalovírus adquirida congenitamente são em geral assintomáticos, embora 10% apresentem uma síndrome consistindo de retardamento do crescimento intra-uterino, trombocitopenia, icterícia, hepatosplenomegalia, microcefalia, calcificações intracerebrais e retinite. A infecção pelo EBV não é associada com infecção congênita. A infecção coxsackie perinatal pode manifestar miocardite e encefalite, e o parvovírus humano B-19 apresenta-se como anemia congênita ou como hidropisia fetal. Os neonatos infectados perinatalmente pelo HIV são assintomáticos ao nascer. *(Red Book;259, 269, 360, 460)*

67. (B) A doença cavitária do lobo superior é característica da tuberculose de reinfecção ou de reativação e é observada principalmente em adultos, ocasionalmente em adolescentes. Embora a doença primária progressiva possa ocorrer em crianças, é incomum, e é distribuída ao acaso, sem predileção pelos lobos superiores. Febre, adenopatia hilar e hipersensibilidade à tuberculina manifestada por um prova tuberculínica positiva, são os sinais comuns em crianças com tuberculose primeira. *(Red Book:642; Long:793)*

68. (C) A infecção por *Ehrlichia* é uma doença febril aguda sistêmica, mais comumente observada no centro sul e sudoeste dos Estados Unidos, causada pela *Ehrlichia chaffeensis* é transmitia pela picada do carrapato estrela solitária (*Amblyomma americanum*). É descrito um quadro clínico semelhante ao da febre

maculosa das Montanhas Rochosas (embora menos comumente acompanhado de exantema) com proeminentes sintomas do SNC e gastrintestinais; as manifestações laboratoriais comumente descritas são: hiponatremia, leucopenia, anemia e elevação das transaminases hepáticas. A droga de escolha é a doxiciclina e pode ser usada mesmo nos pacientes jovens, porque têm sido confirmados casos de doença grave e fatal. *(Red Book:267-268; Long:914)*

69. (B) No paciente asplênico, há maior risco de infecção fulminante com perigo de vida na infecção causada pelo *Streptococcus pneumoniae*. A infecção com perigo de vida ocorre nos que têm asplenia pós-traumática, na infecção pelo HIV, na asplenia congênita, nas síndromes da poliesplenia, e nos que foram submetidos à esplenectomia no decorrer de tratamento para malignidade, bem como nos pacientes com a doença falciforme. *(Long:651; Red Book:492)*

70. (E) A erupção da varicela surge depois de um período de incubação de 12-16 dias. Há um início de erupção muito pruriginosa, com brotos de lesões que começam como pápulas e progridem para vesículas e finalmente formam crostas. No exame físico, são tipicamente observados e identificados todos os três estágios de lesões cutâneas. A febre é geralmente leve ou moderada. Embora a evolução seja geralmente autolimitada e benigna, ocasionalmente poderá ocorrer doença grave em pessoas sadias, especialmente adultos e adolescentes. Uma forma progressiva e grave da doença com disseminação visceral, desenvolvimento de hepatite e pneumonia, é observada em 30-50% das crianças com malignidades linfoproliferativas, com tumores sólidos, ou pós-transplante. Em pacientes tratados com altas doses de corticosteróide ou com outros defeitos da função das células-T, têm sido relatados casos fatais. *(Long:1044; Rudolph CD:1043-1044)*

71. (A) Em conseqüência da infecção pela rubéola no início da gravidez tem sido descritas malformações congênitas, natimortos e abortos. A síndrome da rubéola congênita consiste de anormalidades oftálmicas, auditivas, cardíacas e neurológicas, com taxas que se elevam até 85%, e a infecção ocorre nas primeiras quatro semanas da gestação, decrescendo para 20-30% se a infecção materna foi contraída durante o segundo mês e para 5% durante o terceiro ou quarto mês. Esses lactentes podem continuar eliminando o vírus da rubéola durante um ano ou mais depois do nascimento e suscitam risco de infecção para os hospedeiros suscetíveis. *(Red Book: 536-537)*

72. (E) A síndrome de mononucleose infecciosa geralmente se apresenta com faringite exsudativa que pode estar acompanhada de petéquias ou de máculas eritematosas no palato. Ocasionalmente ocorre um exantema e pode ser notada esplenomegalia. Uma complicação infreqüente, porém importante, é a obstrução das vias aéreas. *(Long:1061)*

73. (A) A infecção por adenovírus é caracterizada por manifestações do trato respiratório superior que podem incluir resfriado comum, faringotonsilite, otite média e febre faringoconjuntival. No imunocomprometido pode ser observada doença grave. *(Red Book:190)*

74. (A) A faringite causada pelo *Arcanobacterium haemolyticum* é difícil de diferenciar da infecção estreptocócica. Deverá ser suspeitada no adolescente que apresenta exsudatos faríngeos e um exantema escarlatiniforme e no qual foi excluída a infecção estreptocócica. *(Red Book:205)*

75. (D) A SCT mediada pelo *S. aureus* é causada por certas cepas de estafilococos que produzem uma ou mais exotoxinas e/ou enterotoxina estafilocócica. Essas toxinas podem causar uma doença aguda caracterizada por febre, início rápido de hipotensão, e envolvimento de múltiplos órgãos sistêmicos. O envolvimento característico da pele consiste em eritema macular difuso, que é mais proeminente no tronco. Dentro de 1-2 semanas depois do início, é tipicamente seguida de descamação, particularmente nas palmas, nas solas, nos dedos das mãos e dos pés. *(Red Book:561, 625, Long:99-100)*

76. (A) A brucelose é uma doença zoonótica na qual as crianças são um hospedeiro acidental, contraindo mais comumente a infecção por ingestão de leite não-pasteurizado. O início da doença pode ser agudo ou insidioso. Os sintomas da doença são em geral inespecíficos, consistindo de febre, mal-estar,

anorexia, artralgias, cefaléia e suores noturnos. Os sinais físicos incluem linfadenopatia, hepatosplenomegalia e, ocasionalmente, artrite. Meningite, endocardite e osteomielite são complicações raras da doença. A complicação de glaucoma não foi relatada. *(Red Book:222; Long:877-878)*

77. (A) A infecção pelo *Campylobacter* é definida por diarréia aquosa, possivelmente seguida por fezes com estrias de sangue, febre, dor abdominal e mal-estar. É geralmente autolimitada, mas pode determinar complicações imunorreativas (síndrome de Guillain-Barré, artrite reativa, síndrome de Reiter, e eritema nodoso) que ocorrem durante a convalescença. É estimado que em 30-40% dos casos de síndrome de Guillain-Barré tenha ocorrido infecção pelo *Campylobacter* dentro de duas semanas anteriores. *(Red Book:227; Long:893)*

78. (C) A doença da arranhadura de gato (FAG) é causada pela *Bartonella henselae*. A manifestação mais comum é a linfadenopatia regional unilateral. No local da inoculação podem ocorrer pequenas pápulas eritematosas que precedem a linfadenopatia por 1-2 semanas. O paciente típico carece de sintomas constitucionais, porém 30% apresentam febre baixa, mal-estar, cefaléia e anorexia. A FAG sistêmica é rara. *(Red Book:232; Long:874)*

79. (A) O vírus sincicial respiratório (VSR) é o causador mais importante de bronquiolite em lactentes e crianças pequenas e determina doença aguda do trato respiratório em pacientes de todas as idades. Os aspectos radiográficos típicos consistem de hiperinflação, espessamento peribrônquico e atelectasia, envolvendo especialmente o lobo superior direito. Efusões pleurais e adenopatia hilar não são sinais tipicamente associados à bronquiolite. *(Long:215-216)*

80. (A) A infecção por *Giardia lamblia* pode causar um largo espectro de manifestações clínicas. São observados casos desde excreção assintomática dos microrganismos pelas fezes até diarréia crônica e bloqueio do desenvolvimento. Mais comumente, as crianças são assintomáticas ou têm um episódio agudo de diarréia aquosa. Durante uma crise aguda podem ocorrer febre baixa, dor abdominal, náuseas e anorexia. A doença protraída é em geral acompanhada de eliminação de fezes malcheirosas, distensão abdominal e má absorção. Essas ocorrências podem induzir ao bloqueio do desenvolvimento. Diarréia sanguinolenta e tosse não são associadas à giardíase. *(Red Book:283; Long:1276-1277)*

81. (D) A meningite é a complicação mais grave da tuberculose na infância. Ocorre em geral dentro de 2-6 meses da infecção inicial. É difícil diagnosticar rapidamente, porque os testes cutâneos podem ser negativos e os filmes radiográficos podem ter aparência normal. Os resultados da cultura podem levar qualquer tempo, desde uma a dez semanas para fornecer um resultado positivo. Os achados no LCR podem dar indícios do diagnóstico. O número de leucócitos no LCR poderá variar de 10 a 500/mm^3 com a predominância comum de linfócitos. A glicose é normal a baixa durante a parte inicial do segundo estágio (quando estão presentes os sinais de dipertensão intracraniana) e cai ainda mais para cerca de 5 mg por dia até o terceiro estágio, no qual é muito baixo. A concentração da proteína é elevada, às vezes acentuadamente. O LCR tingido de sangue não é sinal de meningite tuberculosa. *(Feigin:1210-1211; Long:796)*

82. (C) O echovírus é uma subclasse do gênero enterovírus. Estão também incluídos os coxsackievírus grupos A e B e mais novos enterovírus. Os enterovírus não-pólio são responsáveis por doenças muito diferentes em lactentes e crianças. Essas doenças incluem sintomas de resfriado, herpangina, exantema, sintomas gastrintestinais, conjuntivite e miopericardite. Em particular, o echovírus causa comumente doença febril com um exantema inespecífico e meningite asséptica. A infecção é mais comum no verão e no início do outono. *(Red Book:269; Long: 1181-1182)*

83. (E) Os pacientes com aumento da disponibilidade de ferro livre, tais como os portadores de anemia de células falciformes, de β-talassemia, de G6PD etc., estão em maior risco de bacteremia pela *Yersinia enterocolitica*. Lactentes com menos de um ano de idade estão também em risco. Este fato é considerado o resultado dos sistemas de depuração do

pelas bactérias que aumentam a virulência. A manifestação mais comum da *Yersinia enterocolitica* é a enterocolite com febre, diarréia sanguinolenta e cheia de muco, e não bacteremia. Os pacientes com anemia de células falciformes têm também asplenia funcional e são mais suscetíveis às infecções causadas por microrganismos encapsulados. *(Red Book:690; Long:653)*

84. (A) A doença inflamatória pélvica (DIP) é uma síndrome associada à infecção ascendente da vagina através do útero, das trompas falopianas, e para dentro do peritônio pélvico. Os sintomas consistem em inflamação e/ou abscessos das estruturas envolvidas. Os patógenos mais comumente responsáveis são a *Chlamydia trachomatis* e a *Neisseria gonorrhoeae.* Em 5-15% das pacientes ocorre periepatite (inflamação da cápsula do fígado ou síndrome de Fitz-Hugh-Curtis), que é resultado direto da infecção ascendente. Essas pacientes tipicamente se apresentam com dor no quadrante superior direito, que pode ser enganadora. *(Long:351-354)*

85. (C) A síndrome de Kawasaki é uma vasculite aguda autolimitada, de etiologia desconhecida. Tem importância porque aproximadamente 20% dos casos não-tratados poderão provocar anormalidades na artéria coronária. Os critérios diagnósticos incluem febre por pelo menos cinco dias, e mais quatro dos seguintes sintomas: (1) congestão conjuntival bilateral; (2) mucosite, com rachadura dos lábios e língua de morango; (3) eritema e inchação das mãos e dos pés, com descamação periungueal; (4) exantema eritematoso; (5) aumento de linfonodo cervical para > 1,5 cm. *(Long:1015-1016)*

86. (A) O exantema da febre maculosa das Montanhas Rochosas é geralmente ausente até o terceiro ou quinto dias da doença. Inicialmente manifesta-se nos punhos e nos cotovelos e propaga-se para o tronco dentro de horas. Tipicamente, são envolvidas as palmas e as solas. O exantema é caracteristicamente eritematoso e maculoso, progredindo para maculoso e, às vezes, petequial. *(Red Book:532; Long:943)*

87. (D) O exantema cutâneo provocado pelo vírus herpes simples consiste basicamente de vesículas profundas e dolorosas em uma base eritematosa. As vesículas podem ser isoladas, mas quase sempre estão agrupadas. Os grupos coalescem, ulceram e depois de poucos dias formam crostas. Os vírus podem afetar qualquer área da pele, porém mais comumente afetam os dedos (paroníquia herpética), lábios (ferida fria) e área genital. *(Long:1034-1035)*

88. (B) A manchas de Koplik são características do sarampo. São pontos brancos ou salpicos que podem aparecer em qualquer ponto da mucosa bucal, mas em geral são encontrados na bochecha, em posição oposta aos pré-molares inferiores. Manifestam-se dentro de 2-3 dias dos sintomas iniciais (tosse, coriza e febre). Finalmente coalescem e propagam-se por toda a mucosa bucal. *(Feigin 725; Long:1150)*

89. (C) O *Necator americanus* é um verme nematódeo comumente encontrado no hemisfério ocidental, na África subsaariana, no sudeste da Ásia e em algumas ilhas do Pacífico. A infecção por nematelmintos é atualmente a causa principal de anemia por deficiência de ferro nos países em desenvolvimento. As larvas penetram na pele e migram via linfáticos e vênulas para os pulmões e ascendem, sendo deglutidas para o trato GI. As larvas continuam a se desenvolver até vermes adultos. Os vermes se inserem à mucosa intestinal para se alimentar, causando a anemia. *(Long:1333)*

90. (A) A infecção por *Toxacara canis* (larva migrans visceral ou larva migrans ocular) ocorre quando o homem ingere terra contendo o ovo infectante do parasita. As espécies *Toxacara* são nematelmintos comuns de cães e de gatos. Depois da ingestão, as larvas se abrem no intestino delgado e, pela corrente circulatória, migram para todos os órgãos. As manifestações consistem de febre, eosinofilia, hepatomegalia, leucocitose e hipergamaglobulinemia. *(Long: 1340-1341; Red Book:630)*

91. (D) *Trichuris trichiura* é um verme nematódeo, assim designado pela sua forma característica. A infecção ocorre após a ingestão dos ovos fertilizados que se abrem na forma adulta no intestino. A maioria das infestações é assintomática; entretan-

to, as cargas maciças do verme respondem por disenteria ou por colite crônica. A disenteria por trichuris é uma crise diarréica aguda, consistindo na eliminação de sangue e muco nas fezes. O profundo edema da mucosa que ocorre pela inflamação induz tenesmo e, nos casos graves, prolapso retal. *(Long:1335-1336)*

92. (E) A infestação pelos oxiúros, *Enterobius vermicularis*, é muito comum nos Estados Unidos e nos países desenvolvidos. Existem altas taxas de transmissão nas escolas e nas creches. A ingestão dos ovos induz ao desenvolvimento do verme adulto no intestino. A fêmea adulta do verme vive na sua maioria no cólon, de onde migram e põem os ovos na pele perianal. Estes causam prurido intenso, secundário à resposta alérgica. *(Long:1336)*

93. (C) A febre de dentada de rato é causada pelo *Spirillum minus* ou *Streptobacillus moniliformis*. A infecção pelo *S. moniliformis* produz febre, exantema petequial nas extremidades e, ocasionalmente, adenopatia; em aproximadamente metade dos pacientes segue-se uma poliartrite migratória. *(Red Book:521-522)*

94. (A) *Pasteurella multocida* faz parte da flora orofaríngea comum de muitos animais, especialmente gatos e cães. A infecção ocorre mais comumente depois de uma mordida do animal, em até 75% das mordidas de gato e até 50% das mordidas de cães. As infecções características dos ferimentos ocorrem com eritema, inchação e descarga purulenta do sítio. São comuns a febre a linfadenopatia regional. *(Long:853)*

95. (D) As aves são o principal reservatório da *Chlamydia psittaci*. A psitacose é uma doença respiratória aguda febril. Poderá exibir sintomas sistêmicos, tais como tosse improdutiva, mal-estar e cefaléia. As pessoas no ambiente de aves infectadas estão no maior risco de infecção. As aves infectadas são da ordem psitacínea (periquitos, papagaios e araras), bem como pombos e perus. *(Red Book:237)*

96. (D) O causador mais comum de bronquiolite em lactentes é o vírus sincicial respiratório (VSR). Outras causas são os vírus parainfluenza, os adenovírus, o vírus influenza A ou B, metapneumovírus, ou rinovírus. *(Long:214; Pediatrics 111:1407-1410)*

97. (C) O vírus da influenza pode causar síndromes clínicas muito diferentes. Geralmente provoca febre alta, abalos ou calafrios, mal-estar, mialgias, cefaléia e tosse improdutiva. Inflamação da garganta, congestão nasal, rinite e tosse também podem ser proeminentes. Em pequenos lactentes poderá também provocar crupe, bronquite, pneumonia, ou um quadro semelhante ao da sépsis. *(Red Book:382)*

98. (D) Os estados mórbidos que aumentam o risco de infecção grave ou fatal pelo VSR incluem cardiopatias cianóticas, prematuridade com doença pulmonar subjacente e imunodeficiência ou imunossupressão. *(Red Book:523)*

99. (C) A doença congênita pelo citomegalovírus (CMV) é difícil de diagnosticar, porque a infecção inicial pode ser assintomática. A prova da origem congênita da infecção requer uma cultura viral positiva obtida de fluidos corporais dentro de três semanas de vida. As culturas orais e de urina são mais geralmente usadas pela facilidade de obtenção. Depois de três semanas as culturas não comprovam a natureza congênita da infecção. *(Red Book:260; Long:1055)*

100. (B) A encefalite pelo HSV pode ser detectada pela reação em cadeia da polimerase no LCR dos neonatos infectados. Atualmente é este o padrão-ouro para o diagnóstico laboratorial da encefalite pelo HSV. A PCR tem sensibilidade e especificidade que excedem 90% e induz a um diagnóstico mais rápido. *(Long:1036-1037; Red Book:46-47)*

101. (B) A detecção do HIV em um lactente ou criança com menos de 18 meses de idade é complicada porque essas crianças podem portar anticorpos maternos contra o HIV e não estarem infectadas. O teste diagnóstico preferido é a PCR. Os neonatos de mães infectadas devem ser testados para o HIV pela PCR nas primeiras quarenta e oito horas de vida. Essas crianças precisam de testes de acompanhamento com 1-2 meses de idade e novamente aos 2-4 meses. A presença de infecção é confirmada por dois testes positivos separados. A infecção será excluída quando dois testes PCR feitos acima de um mês de idade e um terceiro executado com qua-

tro meses ou acima se mostrarem negativos. *(Red Book:366-367)*

102. (C) O diagnóstico de meningite estreptocócica do grupo B deve ser sempre confirmado por cultura do LCR. A presença de cocos Gram-positivos nas técnicas de coloração proporciona evidência presuntiva, especialmente quando se correlaciona com a história, porém o diagnóstico precisa ser confirmado pela cultura. *(Red Book:586; Long:728)*

103. (D) O método principal para diagnosticar a toxoplasmose é o teste sorológico. A infecção congênita é confirmada pela demonstração de anticorpos específicos do toxoplasma no LCR. Para detectar as infecções congênitas são úteis os testes para detectar anticorpos IgA e IgE, que decrescem para níveis indosáveis mais cedo do que os anticorpos IgM. *(Red Book:633; Long:1313)*

104. (A) As manifestações clínicas do tétano incluem quatro apresentações: generalizada, localizada, cefálica e neonatal. A forma mais comum é o tétano generalizado. O sintoma de apresentação geralmente é o trismo, com progressão para outros grupos musculares. Felizmente, o tétano quase nunca é encontrado em uma criança completamente imunizada (vacinada). *(Long:982; Feigin:1580-1581)*

105. (C) A difteria tipicamente apresenta-se como uma nasofaringite membranosa ou como uma laringotraqueíte obstrutiva. As complicações graves são a miocardite tóxica, a neuropatia tóxica e a obstrução das vias aéreas superiores. A miocardite tóxica ocorre em 10-25% dos pacientes e comporta significante mortalidade. *(Red Book:263; Long:773)*

106. (D) O causador mais comum de infecções bacterianas invasivas em crianças, incluindo pneumonia e bacteremia com ou sem um foco, é o *Streptococcus - pneumoniae (Pneumococcus)*. É também (juntamente com a *Neisseria meningitidis*) um dos dois causadores mais comuns de meningite bacteriana em crianças). *(Red Book:490; Long:740-741)*

107. (B) A infecção pelo vírus da raiva é um processo em quatro fases. A primeira é o período de incubação, que geralmente persiste de 10-90 dias. A segunda fase é de 2-10 dias e é quando o vírus ataca o SNS. A terceira fase consiste em encefalite, quando o vírus causou infecção generalizada no cérebro. Esta fase inclui alterações do comportamento normal. A morte segue-se em geral a sete dias de coma. *(Long:1156-1157; Red Book:514)*

108. (A) Nos Estados Unidos, a maioria dos casos de tétano ocorre nos indivíduos insuficientemente vacinados depois de ferimentos penetrantes, de atividades em fazendas ou jardinagem, ou em associação com drogas ilícitas. *(Long:82)*

109. (A) Os marcos iniciais do sarampo são: tosse, coriza, conjuntivite e, principalmente, as manchas de Koplik. *(Red Book:419)*

110. (D) Fasciite necrosante e outras infecções invasivas por *Streptococcus* do grupo A ocorrem freqüentemente como complicações da varicela. *(Red Book:574)*

111. (C) A orquite é uma complicação do vírus da caxumba, especialmente depois da puberdade. Ocorre em 14-35 dos casos. É em geral unilateral e cede dentro de 3-7 dias. *(Red Book:439; Long:1137)*

112. (B) Na síndrome da rubéola materna são descritas várias anomalias, que incluem: oftalmológicas: cataratas, retinopatia e glaucoma congênito; cardíacas: persistência do canal arterial e estenose da artéria pulmonar periférica; e neurológicas: meningoencefalite, distúrbios comportamentais, deficiência auditiva sensorioneural e retardamento mental. *(Red Book:536)*

113. (C) Na caxumba, um achado comum é a pleocitose no LCR. Em apenas 1-10% dos pacientes com caxumba ocorrem sintomas de meningite asséptica. A doença sintomática manifesta-se em 3-10 dias do início da parotidite e é geralmente autolimitada. Em aproximadamente 0,1% dos pacientes com caxumba ocorre encefalite. *(Long:1136)*

114. (D) A síndrome de Reye é uma complicação incomum da varicela ou da influenza, porém é grave. Houve um significante decréscimo da incidência da síndrome de Reye com diminuição do uso da aspirina em crianças. A síndrome é caracterizada por encefalite e infiltração adiposa do fígado. Apresenta-se com vômitos repetidos e alteração do estado mental. A mortalidade é de cerca de 30%, mesmo com agressivo cuidado de apoio e tratamento. *(Long:320-322)*

115. (A) A panencefalite esclerosante subaguda (PEES) é um raro processo degenerativo do sistema nervoso central que ocorre como resultado da persistência do vírus do sarampo. Caracteriza-se por deterioração comportamental e intelectual, bem como convulsões. Em geral ocorre depois de anos da infecção inicial e no final é fatal. *(Red Book:420; Long:1151)*

116. (A) Estudos nos Estados Unidos confirmaram baixos níveis de vitamina A em crianças com sarampo. A administração de vitamina A em crianças com sarampo ativo nas regiões conhecidas como sendo deficientes em vitamina A, ou onde a mortalidade por sarampo é de 1% ou maior, tem reduzido significantemente a incidência de complicações, tais como a diarréia e pneumonia. *(Long:1150; Red Book:421)*

117. (B) A infecção pelo *Streptococcus* do grupo B em pequenos lactentes classifica-se em duas formas clínicas. A forma de início precoce ocorre dentro dos primeiros seis dias de vida (geralmente dentro de 24 horas) e manifesta-se como dificuldade respiratória, apnéia, choque e, menos comumente, meningite. A doença de início tardio ocorre com 3-4 semanas de idade e comumente manifesta-se como bacteremia oculta ou como meningite. É a causa mais comum de meningite no neonato (tipicamente definido como recém-nascido até quatro semanas de idade). *(Red Book: 585-586)*

118. (C) O causador mais comum de infecções invasivas em crianças é o *Streptococcus pneumoniae* (*Pneumococcus*). Meningite em crianças com menos de cinco anos é mais comumente causada pelo *N. meningitidis* (4-5/100.000) e pelo *S. pneumoniae* (2.5/100.000). *(Long:264; Red Book:490)*

119. (D) O isolamento de estafilococos coagulase-negativos (CoNS) geralmente representa contaminação do material de cultura da pele porque estes fazem parte da flora cutânea comum. Entretanto, o CoNS é o principal agente de infecção em pacientes com *shunts* intraventriculares ou com cateteres de ventriculostomia. Setenta por cento dessas infecções ocorrem dentro de dois meses da colocação do cateter. *(Long:710)*

120. (C) As crianças com fratura da base do crânio ou uma fratura da placa cribriforme e escape de LCR estão em alto risco de infecção pneumocócica. *(Long:264; Red Book:492)*

121. (C) As crianças com asplenia, como as portadores de anemia de células falciformes, estão em grande risco de infecção por microrganismos encapsulados. Por isso, o pneumococo (outro nome do *Streptococcus - pneumoniae*) é o causador mais comum de meningite em crianças com anemia de células falciformes. *(Long:264; Red Book:492)*

122. (A) Na agamaglobulinemia ligada-ao-X (ALX) observa-se comumente diarréia crônica e má absorção, freqüentemente decorrentes de infecções pelo rotavírus ou pela *Giardia lamblia. (Long:626)*

123. (A) Os pacientes com ALX, além da maior susceptibilidade às infecções bacterianas, são também predispostos às infecções enterovirais crônicas e graves. Estas incluem a encefalite. Infecções enterovirais e pulmonares crônicas persistem como as causas mais comuns de morte de pacientes de ALX. *(Long:626-627)*

124. (B) A síndrome da imunodeficiência combinada severa (SCID) é uma deficiência hereditária da função dos linfócitos T e B, que ocorre em cerca de 1/50.000 nativivos. As infecções fúngicas, tais como a PPC, são sugestivas de deficiência severa dos linfócitos CD4. PPC é uma infecção comumente associada à SCID. *(Long:643)*

125. (B) A deficiência da adenosina desaminase é uma forma autossômico-recessiva da SCID. Determina aumento dos timócitos e morte de células-B imaturas por acúmulo de metabólitos da purina. *(Long: 643-644)*

126. (C) A doença inflamatória crônica é causada por defeituosa ou ausente ruptura dos fagócitos respiratórios. O resultado é uma redução da capacidade de superar bactérias e fungos catalase-positivos. As conseqüências são as infecções recorrentes por esses microrganismos. As manifestações mais comuns da

infecção são os abscessos do fígado e a linfadenite.*(Long:638-640)*

127. (D) A imunodeficiência variável comum (IDVC) é um grupo de distúrbios caracterizados pela produção anormal de anticorpos. As infecções sinupulmonares são comuns. Para a sobrevivência são benéficas a reposição de anticorpos via imunoglobulina intravenosa e antibióticos profiláticos. *(Long:628-629)*

128. (B) A vacina DTaP deve ser administrada como série primária aos dois, quatro e seis meses de idade, seguida por uma dose aos 12-15 meses e aos 4-6 anos. *(Red Book:24)*

129. (A) A vacina MMR deve ser aplicada aos 12-15 meses de idade, seguida por uma dose aos 4-6 anos. *(Red Book:24)*

130. (A) A vacina primária da varicela deve ser aplicada aos 12-15 meses de idade. Estão em andamento estudos para avaliar a necessidade de doses adicionais. *(Red Book:24)*

131. (B) A vacina pneumocócica conjugada (PCV) deve ser administrada como série primária aos dois, quatro e seis meses de idade, seguida por uma quarta dose aos 12-15 meses de idade. *(Red Book:24)*

132. (D) A serie de vacinas da hepatite A deve ser administrada na idade de 14 meses ou mais. *(Red Book:24)*

133. (C) A vacina tétano-difteria (Td) deve ser administrada na idade de 11-12 meses (se decorreram pelo menos cinco meses da ultima dose de toxóide tétano-difteria contendo a vacina), com as subseqüentes dose de reforço a cada dez anos. *(Red Book:24-25)*

BIBLIOGRAFIA

American Academy of Pediatrics. 2003 Red Book, *Report of the Committee on Infectious Diseases*, 26th ed. Elk Grove Village, IL: American Academy of Pediatrics, 2003.

Esper F, Boucher D, Weibel C, Martinello RA, Kahn IS. Human metapneumovirus infection in the United States: clinical manifestations associated with a newly emerging respiratory infection in children. *Pediatrics* 2003;111(6 Pt 1):1407-1410.

Feigin RD, Cherry JD. *Textbook of Pediatric Infectious Diseases*, 4th ed. Philadelphia, PA: W.B. Saunders, 1998.

Long SS, Pickering LK, Prober CG (eds.). *Principles and Practice of Pediatric Infectious Diseases*, 2nd ed. New York, NY: Churchill Livingstone, 2003.

Rudolph CD, Rudolph AM, Hostetter MK, et al. *Rudolph's Pediatrics*, 21st ed. New York, NY: McGraw-Hill, 2003.

Snedeker JD, Kaplan SL, Dodge PR, Holmes SJ, Feigin RD. Subdural effusion and its relationship with neurologic sequelae of bacterial meningitis in infancy: a prospective study. *Pediatrics* 1990;86(2):163-170.

CAPÍTULO 8

Pediatria Geral

Catalina Kersten, MD

Este capítulo é destinado a incluir tópicos não cobertos em outros capítulos e reforçar alguns conceitos mencionados anteriormente.

Questões

ORIENTAÇÕES (Questões 1 a 88): Nesta seção, cada um dos itens numerados ou das afirmativas incompletas é seguido pelas respostas ou pelas afirmativas certas. Selecione a ÚNICA resposta letrada ou afirmativa que é a MELHOR para cada caso.

1. A mais elevada taxa de mortalidade no grupo etário pediátrico ocorre
   (A) no primeiro mês de vida
   (B) entre dois e 12 meses de vida
   (C) entre dois e quatro anos de vida
   (D) logo antes da puberdade
   (E) durante a adolescência

2. O diagnóstico da doença de Werdnig-Hoffmann é mais provável em crianças com hipotonia grave e
   (A) reflexos tendinosos profundos normais
   (B) convulsões
   (C) fasciculações da língua
   (D) febres recorrentes
   (E) atrofia do nervo óptico

3. O diagnóstico da paralisia cerebral é importante porque permite
   (A) aconselhamento genético para evitar casos subseqüentes
   (B) tratamento da lesão subjacente e prevenção da progressão
   (C) orientação que pode minimizar ou evitar problemas físicos e emocionais secundários
   (D) tratamento profilático anticonvulsivante antes do início das convulsões
   (E) evitar expectativas não realísticas

4. Na craniossinostose, afora as anomalias da cabeça e da face, as outras malformações congênitas mais comumente observadas envolvem
   (A) traquéia e esôfago
   (B) coração
   (C) umbigo
   (D) extremidades
   (E) coluna vertebral

5. A artrite da febre reumática aguda geralmente
   (A) é monoarticular
   (B) cura sem deixar deformidades
   (C) aparece depois que a febre cessa
   (D) só é observada em pacientes com cardite concomitante
   (E) envolve as articulações grandes e as pequenas

6. Um lactente de dois meses tem dispnéia intensa e cianose. A radiografia de tórax revela cardiomegalia mínima e um tipo reticular difuso dos campos pulmonares. Qual dos seguintes explica melhor esses achados?
   (A) miocardite viral
   (B) coração esquerdo hipoplástico
   (C) atresia da artéria pulmonar
   (D) drenagem pulmonar anômala total com obstrução venosa
   (E) transposição das grandes artérias

7. Qual das seguintes afirmativas referentes aos tumores cerebrais de crianças é a verdadeira?
   (A) a maioria é localizada na linha média e/ou abaixo do tentório cerebral
   (B) os tumores cerebrais são um raro tipo de câncer na infância
   (C) os sinais de hipertensão intracraniana são raros
   (D) na maioria dos casos a queixa de apresentação são as convulsões
   (E) a maioria dos casos ocorre no primeiro ano de vida

8. Um lactente de oito meses apresenta episódios de vômitos há 12 horas. O exame físico revela uma massa em forma de salsicha no quadrante superior direito. Qual dos seguintes recursos poderá ser mais útil?
   (A) passagem de um tubo nasogástrico
   (B) exame de fezes quanto a ovos e parasitas
   (C) hemocultura
   (D) ultra-sonografia abdominal
   (E) estudo de enema de bário

9. A maioria dos casos de insuficiência pancreática na infância é causada por
   (A) hipertireoidismo
   (B) atresia biliar
   (C) carcinoma
   (D) ausência congênita do pâncreas
   (F) fibrose cística

10. Qual das seguintes condições é associada a um maior risco de abscesso cerebral?
   (A) insuficiência renal crônica
   (B) epilepsia idiopática ou familiar
   (C) cardiopatia cianótica congênita
   (D) tonsilite crônica ou recidivante
   (E) histiocitose de células de Langerhans

11. Na doença reumatóide em crianças, afora o lúpus eritematoso sistêmico, o fator reumatóide no soro é incomum. Quando isto ocorre em uma menina, há mais probabilidade de ser
   (A) a forma sistêmica aguda da artrite reumatóide juvenil
   (B) a forma pauciarticular da artrite reumatóide juvenil
   (C) a forma poliarticular da artrite reumatóide juvenil
   (D) artrite psoriásica
   (E) espondilite ancilosante

12. Uma criança negra de 12 anos apresenta anemia e inchações dolorosas nas mãos e nos pés. O diagnóstico mais provável é
   (A) abuso infantil
   (B) sífilis congênita
   (C) leucemia
   (D) doença das células falciformes
   (D) deficiência de vitamina D

13. Qual das seguintes condições tem mais probabilidade de ocorrer como manifestação isolada da febre reumática aguda?
   (A) artrite
   (B) cardite
   (C) coréia
   (D) eritema marginado
   (E) febre

14. Qual dos seguintes eventos é mais freqüentemente um fator importante na etiologia da anemia por deficiência de ferro em uma criança de três anos?
   (A) perversão do apetite
   (B) falta de vegetais frescos na dieta
   (C) ingestão de quantidades insuficientes de sucos de frutas
   (D) ingestão da quantidade excessiva de vitamina C
   (E) ingestão de grandes quantidades de leite de vaca integral

15. A aspiração de medula óssea tem maior probabilidade de confirmar o diagnóstico em um paciente com qual de uma das seguintes malignidades?
   (A) hepatoblastoma
   (B) neuroblastoma
   (C) retinoblastoma
   (D) rabdomiossarcoma
   (E) tumor Wilms

16. A deficiência de lactase intestinal na primeira infância
   (A) pode ser genética ou adquirida
   (B) às vezes é associada à pancreatite

(C) determina um pH fortemente alcalino nas fezes

(D) é uma causa conhecida de obstrução intestinal

(E) em geral induz má absorção

17. As características da síndrome de McCune-Albright incluem displasia fibrosa poliostótica, pigmentação anormal da pele, e

(A) anemia

(B) surdez

(C) puberdade precoce

(D) neurofibromas múltiplos

(E) glomerulonefrite crônica

18. Um canal arterial patente em um lactente normal sob outros aspectos, está provavelmente associado a

(A) um *shunt* de direita para a esquerda

(B) um sopro cardíaco contínuo

(C) um estreitamento de pulso

(D) endocardite bacteriana

(E) hipertrofia ventricular direita

19. A apresentação mais comum do megacólon agangliônico congênito (doença de Hirschsprung) no neonato é

(A) uma massa abdominal

(B) diarréia

(C) obstrução intestinal

(D) peritonite

(E) sépsis

20. Convulsões parciais complexas (psicomotoras) são caracterizadas por

(A) ausência de alterações do estado mental, da consciência, ou da responsividade

(B) uma curta fase tonicoclônica

(C) automatismos

(D) tipos de onda espiga três-por-segundo no EEG

(E) falta do fenômeno pós-ictal

21. O aumento da tensão intracraniana pode ser observado na

(A) acondroplasia

(B) doença de acúmulo glicogênico

(C) hipervitaminose C

(D) galactosemia

(E) artrite reumatóide juvenil

22. Em crianças com artrite reumatóide juvenil, a complicação oftalmológica mais comum é

(A) catarata

(B) ptose

(C) glaucoma

(D) ulceração da córnea

(E) iridociclite

23. Em crianças com lúpus eritematoso sistêmico, qual das seguintes eventualidades comporta o mais desfavorável prognóstico?

(A) febre e leucocitose

(B) presença de anticorpos anti-DNA

(C) polisserosite

(D) nefrite

(E) convulsões

24. Qual dessas malignidades é incomum em crianças com menos de cinco anos de idade?

(A) retinoblastoma

(B) neuroblastoma

(C) osteossarcoma

(D) leucemia

(E) tumor Wilms

25. O tumor Wilms tem mostrado associação a

(A) aniridia

(B) hemi-hipertrofia

(C) síndrome de Beckwith-Wiedemann

(D) síndrome de Denys-Drash

(E) todos acima

26. Menina de 12 anos manifesta icterícia, tremores progressivos e labilidade emocional. Durante o exame físico, você tem mais probabilidade de encontrar qual dos seguintes?

(A) circunferência cefálica superior ao 95º percentil

(B) coloração parda da região límbica da córnea
(C) perda bilateral da audição condutiva
(D) linfadenopatia generalizada
(E) tufo de cabelos e concavidade sacral

27. Um lactente de 12 meses feminino é incapaz de se manter sentado sem apoio, e os pais notaram uma resposta de abalo exagerada. O que você tem mais probabilidade de encontrar ao exame físico?

(A) sopro holossistólico
(B) ausência do reflexo patelar
(C) sindactilia
(D) mancha vermelho-cereja
(E) hérnia inguinal bilateral

28. Um lactente foi diagnosticado como tendo hipoparatireoidismo congênito. Na avaliação, o que você tem mais probabilidade de encontrar?

(A) microcefalia
(B) hiponatremia
(C) hipercalemia
(D) bócio
(E) candidíase

29. Um lactente apresenta eczema intenso, infecções recorrentes sinusais e dos ouvidos e trombocitopenia. A herança desses distúrbios é mais provável de ser

(A) do pai
(B) da mãe
(C) de ambos os pais
(D) mutação casual
(E) multifatorial

30. Menina de 12 anos vem apresentando debilidade muscular progressiva desde semanas anteriores. Manifestou também um exantema eritemato-escamoso na face, braços e coxas e uma erupção rendilhada nas pálpebras superiores. O próximo exame laboratorial deverá ser

(A) fator reumatóide
(B) velocidade de eritrossedimentação
(C) urinálise
(D) creatinina-cinase do soro
(E) painel de anticorpos antinucleares (AAN)

31. Qual dos seguintes é verdadeiro tanto na aplasia pura de eritrócitos (síndrome de Diamond-Blackfan) quanto na eritroblastopenia transitória da infância (ETI)?

(A) a terapia corticosteróide é em geral benéfica
(B) poderão ser necessárias transfusões de sangue
(C) comumente existe hepatosplenomegalia
(D) é comum a cura espontânea
(E) a infecção pelo parvovírus tem sido encontrada em ambas as doenças

32. Uma menina branca, de dois anos mostra-se indiferente e pálida. Você pede um hemograma completo e vê que ela tem anemia megaloblástica grave. Que história adicional poderá explicar isto?

(A) ela só come produtos gerados organicamente
(B) toma exclusivamente leite de vaca
(C) precisou de fototerapia no período neonatal
(D) tem usado múltiplos antibióticos para infecções do ouvido médio
(E) a mãe teve diabete gestacional

33. Um lactente de 12 meses tem aumento de peso insuficiente. Começou por apresentar fezes pastosas na idade de oito meses e tem pouco apetite. Ao exame, você observa uma criança irritável, pele pegajosa, gordura subcutânea muito escassa e abdome protuberante. O próximo exame deve ser

(A) anticorpos IgA-endomisiais
(B) urinálise
(C) prova do cloreto no suor
(D) imunoglobulinas quantitativas
(E) sangue nas fezes

34. O melhor estudo inicial para uma criança com enurese noturna secundária é

(A) ultra-sonografia renal
(B) cistouretrograma miccional
(C) radiografia abdominal

(D) urinálise
(E) depuração da creatinina

35. Uma menina de cinco anos sofre um segundo episódio de meningite meningocócica. Qual deve ser o exame laboratorial mais imediato?
(A) níveis quantitativos das imunoglobulinas
(B) análise das subséries de células-T
(C) CH_{50}
(D) teste do nitroblue tetrazolium
(E) teste da hipersensibilidade cutânea retardada

36. Uma criança de dois anos é encaminhada a você com suspeita de abuso infantil. Ao exame físico, você nota palidez e petéquias difusas. O exame COONG revela proptose bilateral com equimoses periorbitárias. Qual das seguintes afirmativas é a verdadeira sobre este estado?
(A) a idade na apresentação não afeta o prognóstico
(B) deve ser feita logo uma investigação esquelética
(C) uma hematúria é um achado comum
(D) apresenta-se geralmente entre quatro e oito anos de idade
(E) Em algumas crianças ocorre regressão espontânea

37. Qual o estudo mais importante a fazer em uma criança de dois anos com a síndrome de Beckwith-Wiedemann e uma massa abdominal?
(A) cintigrafia hepatobiliar
(B) endoscopia gastrintestinal superior
(C) níveis das catecolaminas urinárias
(D) nível da α-fetoproteína no soro
(E) cistouretrograma miccional

38. Uma criança afro-americana de nove anos apresenta anemia e apoplexia. O achado mais provável na eletroforese da hemoglobina é
(A) HbS 45%
(B) HbA 65%
(C) HbA_2 15%
(D) HbF 15%
(E) HbC 45%

39. Na suspeita de AIDS, o achado de qual microrganismo nas fezes é o melhor para apoiar seu diagnóstico?
(A) rotavírus
(B) *Salmonella*
(C) *Mycobacterium avium*
(D) *Giardia*
(E) *Yersinia enterocolitica*

40. Todos os seguintes são associados às infecções estreptocócicas beta-hemolíticas da faringe, da pele, ou de ambas. Qual desses é associado somente às infecções faríngeas?
(A) escarlatina
(B) síndrome do choque tóxico
(C) febre reumática
(D) fasciite necrosante
(E) glomerulonefrite

41. Uma criança de sete anos tem dor abdominal e um exantema iniciados há vários dias. Ao exame, você observa um exantema purpúrico palpável nas panturrilhas e nas nádegas e inchação de ambos os tornozelos. O exame abdominal é irrelevante. Você irá mais provavelmente encontrar
(A) decréscimo do número de plaquetas
(B) anemia microcítica hipocrômica
(C) elevação da uréia e da creatinina no sangue
(D) baixos níveis do complemento C3
(E) parâmetros da coagulação normais

42. Uma afirmativa verdadeira sobre a síndrome do X-frágil, é
(A) os portadores de pré-mutação têm geralmente manifestações fenotípicas
(B) a herança é autossômico-dominante
(C) é a forma mais comum de retardamento mental hereditário
(D) os homens afetados têm microrquidia
(E) a causa desta síndrome é uma mutação em ponto em gene único

43. Qual das seguintes anormalidades é a mais comum na síndrome de Down?
(A) leucemia
(B) persistência do canal arterial
(C) distúrbio convulsivo
(D) perda da audição
(E) anomalias do trato gastrintestinal

44. Em uma menina de 14 anos com amenorréia primária, baixa estatura e um estalido de ejeção ouvido na borda esternal direita, o exame mais importante é
(A) teste do cloreto no suor
(B) cariotipagem
(C) hibridização fluorescente *in situ* (FISH) do cromossomo 22q11
(D) anticorpos antiendomisiais
(E) anticorpos citoplasmáticos antineutrófilos no sangue

45. Em um paciente com hipocalcemia, cardiopatia e infecções recorrentes, quais são as exigências no sangue para lhe fazer uma transfusão?
(A) depleção de leucócitos
(B) compatibilidade HLA
(C) CMV negativo
(D) O negativo
(E) irradiado

46. Em um recém-nascido com ausência bilateral do rádio, qual a anormalidade hematológica que você deve suspeitar?
(A) trombocitopenia
(B) anemia
(C) neutropenia
(D) pancitopenia
(E) linfopenia

47. Em uma criança de três anos com retardamento mental profundo, fácies grotesco, córneas opacas, hepatosplenomegalia e múltiplas anormalidades ósseas na radiografia, qual a anormalidade hematológica que você prevê encontrar?
(A) aumento da homocistina no soro
(B) deficiência da hexosaminidase A nos leucócitos
(C) excreção urinária do sulfato de dermatan e do sulfato de heparan
(D) deficiência de atividade da glicose-6-fosfatase no fígado
(E) aumento do ácido úrico no soro

48. Qual das afirmativas sobre o fator reumatóide (FR) no soro em crianças é a verdadeira?
(A) na criança pequena, o FR é muitas vezes positivo no início do diagnóstico
(B) a presença do FR implica em bom prognóstico
(C) é mais freqüentemente encontrado em crianças mais velhas com início mais tardio da doença
(D) a presença de FR está associada ao desenvolvimento de uveíte
(E) FR é uma ferramenta diagnóstica útil em uma criança com artrite aguda

49. O principal contribuinte para a morte na síndrome nefrótica é
(A) peritonite bacteriana
(B) insuficiência renal aguda
(C) hiperlipidemia
(D) insuficiência cardíaca congestiva
(E) hipertensão

50. O microrganismo infeccioso que mais comumente causa má absorção crônica é
(A) vírus da imunodeficiência humana
(B) rotavírus
(C) *Salmonella*
(D) *Cryptosporidium*
(E) *Giardia*

51. Em crianças obesas, a causa mais comum de insuficiência pulmonar é
(A) pneumotórax
(B) doença do refluxo gastresofágico
(C) insuficiência cardíaca congestiva

(D) asma
(E) apnéia do sono

52. Na avaliação do crescimento de uma criança, o fator isolado mais essencial é
(A) índice da massa corporal
(B) relação segmento superior/inferior do corpo
(C) idade óssea
(D) velocidade da estatura
(E) largura do braço aberto

53. Na constipação da criança, a explicação mais comum é
(A) doença de Hirschsprung
(B) retenção fetal funcional
(C) hipotireoidismo
(D) intoxicação pelo chumbo
(E) terapia pelo ferro

54. Um lactente de seis meses apresenta níveis muito baixos de IgG, IgM e IgA. Qual dos seguintes microrganismos tem mais probabilidade de causar problemas neste paciente?
(A) enterovírus
(B) herpesvírus
(C) *Shigella*
(D) *Escherichia coli*
(E) *Mycobacterium tuberculosis*

55. Qual das afirmativas seguintes sobre crescimento é a verdadeira?
(A) neonatos a termo perdem 10-15% do peso nos dias imediatamente após o nascimento
(B) neonatos a termo duplicam o peso aos 4-5 meses e triplicam com um ano de idade
(C) o comprimento de uma criança aos dois anos de idade é o dobro daquele do nascimento
(D) o tamanho médio de uma criança de quatro anos de idade é de 50 in e de 45 lb
(E) dos três aos dez anos de idade, as crianças crescem na média, 1,5 in por ano

56. Qual da seguinte lista sobre hipertensão é a correta?
(A) a coartação da aorta é uma rara causa de hipertensão na primeira infância
(B) entre adolescentes, a causa mais comum é a hipertensão essencial
(C) a incidência em adolescentes brancos é o dobro da observada nos adolescentes afro-americanos
(D) a maioria dos pacientes pediátricos hipertensos é assintomática
(E) um adolescente com hipertensão não deve participar de esportes

57. A causa mais comum de sangramento uterino disfuncional em adolescentes é
(A) eixo hipotálamo-hipófiso-ovariano imaturo
(B) síndrome do ovário policístico
(C) discrasia sanguínea
(D) doença sistêmica
(E) doença transmitida sexualmente

58. Qual a afirmativa seguinte sobre o início da artrite reumatóide juvenil (ARJ) é a verdadeira?
(A) freqüentemente o diagnóstico é de exclusão
(B) os picos de febre são imprevisíveis e a temperatura não retorna à linha básica.
(C) os anticorpos antinucleares (AANs) e o fator reumatóide (FR) são muitas vezes positivos
(D) a febre responde bem às drogas antiinflamatórias não-esteróides
(E) com freqüência há um exantema durante dias

59. A causa mais comum de inchação escrotal aguda em adolescentes é
(A) hérnia inguinal
(B) hematocele
(C) torção do cordão espermático
(D) epididimite
(E) orquite

60. A causa mais comum de amenorréia secundária em mulheres jovens e que já completaram seu desenvolvimento sexual é
(A) síndrome do ovário policístico

(B) síndrome de Kallman
(C) infarto hipofisário
(D) hipotireoidismo
(E) hímen imperfurado

61. Qual dos seguintes exames é mais útil para estabelecer o diagnóstico de espondilite ancilosante?
(A) velocidade de hemossedimentação (VHS)
(B) fator reumatóide
(C) anticorpos antinucleares (AANs)
(D) HLA-B8
(E) radiografias sacroilíacas

62. O prolapso retal em um lactente com bloqueio do desenvolvimento é mais sugestivo de
(A) doença de Crohn
(B) constipação funcional
(C) síndrome de Ehlers-Danlos
(D) invaginação do cólon
(E) fibrose cística

63. Qual das seguintes afirmativas referentes ao divertículo de Meckel é a verdadeira?
(A) os estudos de bário de rotina são tipicamente diagnósticos
(B) é a anomalia gastrointestinal congênita mais comum
(C) é tipicamente localizado dentro de 1 cm da válvula ileocecal
(D) a apresentação mais comum é a obstrução intestinal parcial ou completa
(E) em geral torna-se clinicamente aparente depois dos dois anos de idade

64. Qual dos seguintes distúrbios é acompanhado de uma elevação da bilirrubina conjugada?
(A) síndrome de Crigler-Najjar
(B) síndrome de Gilbert
(C) síndrome de Dubin-Johnson
(D) síndrome de Lucey-Driscoll
(E) hemólise isoimune

65. Os critérios diagnósticos para a doença de Kawasaki incluem
(A) conjuntivite, febre, linfadenopatia cervical
(B) meningite, conjuntivite, palidez
(C) linfadenopatia cervical, hepatite, exantema
(D) febre, irritabilidade, pancreatite
(E) hepatosplenomegalia, exantema, conjuntivite

66. Em pacientes com histiocitose de células de Langerhans, as lesões ósseas ocorrem com maior freqüência
(A) nas costelas
(B) no fêmur
(C) no esterno
(D) no crânio
(E) no úmero

67. Na síndrome de Prader-Willi os sinais consistem de
(A) hipotonia, bloqueio do desenvolvimento e retardamento mental
(B) retardamento mental, convulsões e criptorquidia
(C) hipogonadismo, criptorquidia e hipertonia
(D) convulsões, hipotonia e obesidade
(E) obesidade, retardamento mental e hipotonia

68. A trombocitopenia é mais comumente observada em associação a
(A) intoxicação pelo chumbo
(B) síndrome hemolítico-urêmica
(C) púrpura de Henoch-Schönlein
(D) doença de Kawasaki
(E) anemia por deficiência de ferro

69. Qual é a causa mais comum de estridor persistente durante a primeira infância?
(A) anéis vasculares
(B) laringomalacia
(C) traqueomalacia
(D) fendas laríngeas
(E) estenose subglótica

70. Qual dos seguintes resultados laboratoriais é característico da esferocitose hereditária?
   (A) decréscimo da fragilidade osmótica
   (B) aumento do volume corpuscular médio (VCM)
   (C) decréscimo da concentração da hemoglobina corpuscular média (CHCM)
   (D) aumento da distribuição relativa da largura (DRL)
   (E) decréscimo da contagem de reticulócitos

71. A causa mais provável de hematúria e de decréscimo do nível do complemento (C3) do soro é
   (A) glomerulonefrite pós-estreptocócica aguda
   (B) nefropatia IgA
   (C) síndrome de Alport
   (D) síndrome hemolítico-urêmica
   (E) hipercalciúria

72. O primeiro sinal de puberdade em meninas é o desenvolvimento de
   (A) menarca
   (B) pêlos axilares
   (C) botões mamários
   (D) pêlos púbicos
   (E) acne

73. Qual a afirmativa sobre anorexia nervosa é verdadeira?
   (A) freqüentemente ocorre acidose hiperclorêmica
   (B) a taxa de mortalidade é de cerca de 2%
   (C) a incidência tem se mantido estável durante os últimos 20 anos
   (D) a amenorréia é rara
   (E) a constipação é um problema comum

74. Na uropatia obstrutiva grave de crianças, qual é a causa mais comum?
   (A) estreitamentos uretrais
   (B) válvulas uretrais anteriores
   (C) síndrome de *prune-belly*
   (D) válvulas uretrais posteriores
   (E) estenose meatal

75. A causa mais comum de infecção esofágica em crianças imunocompetentes é
   (A) vírus herpes simples
   (B) cândida
   (C) citomegalovírus
   (D) *Streptococcus* do grupo A
   (E) virus varicella-zóster

76. No desenvolvimento da traqueíte bacteriana, o fator de risco mais comum é
   (A) crupe viral
   (B) laringomalacia
   (C) esofagite necrosante
   (D) doença reativa das vias aéreas
   (E) fibrose cística

77. Em um menino de quatro semanas com vômitos e alcalose metabólica hipoclorêmica, qual o diagnóstico mais provável?
   (A) doença da urina do xarope de bordo
   (B) insuficiência adrenal
   (C) gastroenterite
   (D) estenose pilórica
   (E) homocistinúria

78. Qual a combinação dos seguintes sinais caracteriza a síndrome de *prune-belly*?
   (A) imperferução anal, anormalidades do trato urinário e retardamento mental
   (B) deficiência dos músculos abdominais, retenção dos testículos e anormalidades do trato urinário
   (C) retardamento mental, retenção dos testículos e fenda labial
   (D) disgenesia ovariana, agenesia renal e cardiopatia congênita
   (E) bexiga ectópica, agenesia renal e cardiopatia congênita

79. Qual o mais útil sinal para diferenciar entre doença de Crohn e colite ulcerativa?
   (A) sangramento retal

(B) abscessos crípticos
(C) envolvimento ileal
(D) eritema nodoso
(E) colangite

80. Um lactente de quatro meses, anteriormente sadio, manifestou debilidade generalizada com dificuldade de sucção, deglutição, choro e respiração. Não tem febre. Qual é o diagnóstico mais provável?

(A) botulismo
(B) hipocalcemia
(C) hipotireoidismo
(D) poliomielite
(E) encefalite

81. Uma criança de cinco anos anteriormente sadia, manifesta claudicação e queixa-se de dor no quadril. A causa mais provável é

(A) artrite séptica
(B) deslizamento da cabeça do fêmur
(C) sinovite transitória
(D) osteossarcoma
(E) artrite reumatóide juvenil

82. Você acompanhou um lactente de sete meses que tinha insuficiência de aumento de peso. O peso de nascimento foi de 3.250 g; agora a criança pesa 5.500 g. No seu consultório, a criança tomou uma mamadeira de 250 g e não vomitou. O próximo passo é

(A) colocação de tubo nasogástrico para alimentar
(B) hospitalização da criança com alimentação sem limites
(C) fazer contato da criança com os serviços de proteção em serviços de nutrição
(D) um estudo de deglutição de bário
(E) programar visita de retorno em um mês

83. Um paciente com faringite estreptocócica manifesta tumefações vermelhas sensíveis ao longo de toda a tíbia. O diagnóstico mais provável é o de

(A) sarcoidose
(B) celulite
(C) tromboflebite
(D) picada de insetos
(E) eritema nodoso

84. Uma criança de dois anos, após ter sido repreendida por sua mãe, manifestou apnéia, cianose e perda da consciência, com repetidos abalos clônicos. Ao exame, a criança é completamente normal, a melhor opção de tratamento é

(A) tegretol
(B) ácido valpróico
(C) antiarrítmicos
(D) marca-passo cardíaco
(E) aconselhamento dos pais

85. Um acadêmico de 16 anos, jogador de futebol, queixa-se de dor crônica no joelho, que não foi causada por nenhum trauma. A dor piora quando sobe escadas e depois de estar sentado por períodos prolongados. Ao exame, o único sinal anormal é a sensibilidade patelar. O diagnóstico mais provável é

(A) ruptura do menisco
(B) síndrome da dor patelofemoral
(C) tibialgia
(D) fratura de estresse
(E) distensão do ligamento cruciforme anterior

86. Qual das seguintes manifestações é necessária para firmar o diagnóstico de distúrbio do déficit de atenção-hiperatividade?

(A) ocorrência antes da idade dos dez anos
(B) concomitante inabilidade no aprendizado
(C) impulsividade
(D) história de trauma de parto
(E) um irmão com ADHD

87. Qual a afirmativa sobre circuncisão neonatal é a verdadeira?

(A) existe claramente um maior risco de câncer do pênis nos homens que não foram circuncidados

(B) em lactentes não-circuncidados, as infecções do trato urinário são 10-15 vezes mais comuns
(C) a ciucuncisão reduz o risco de doenças transmitidas sexualmente
(D) as complicações da circuncisão são muito raras
(E) em lactentes com hipospadia, a circuncisão pode ser seguramente feita

88. Uma afirmação verdadeira sobre o conceito ético da competência é o de que
(A) os adolescentes não podem ser vistos como indivíduos competentes na tomada de decisão sobre o tratamento das suas doenças
(B) os pais têm total autoridade para tomar decisões em relação ao tratamento dos filhos menores
(C) os pacientes competentes têm direito quase absoluto para determinar o que deverá ser feito com seus próprios corpos
(D) os pacientes competentes têm direito absoluto na decisão do seu tratamento, se a saúde ou a vida não forem ameaçadas com esta decisão
(E) a autonomia não está relacionada com a competência

ORIENTAÇÕES (Questões 89 a 113): Nesta seção, cada série de perguntas consiste de uma lista de opções letradas, seguidas por diversos itens numerados. Para cada item numerado, selecione a ÚNICA opção letrada com a qual ela está mais intimamente associada. Cada opção letrada pode ser selecionada uma vez, mais de uma vez, ou nenhuma.

Questões 89 a 94
(A) defeito septal ventricular
(B) defeito septal atrial
(C) válvulas aórticas bicúspides
(D) aneurisma da coronária
(E) bloqueio cardíaco do terceiro grau
(F) aneurisma aórtico
(G) estenose aórtica supravalvular
(H) estenose da pulmonar

89. Síndrome de Williams

90. Lúpus neonatal

91. Síndrome de Noonan

92. Doença de Kawasaki

93. Síndrome de Turner

94. Síndrome de Marfan

Questões 95 a 99
(A) seis semanas de idade
(B) oito semanas de idade
(C) 12 semanas de idade
(D) 16 semanas de idade
(E) seis meses de idade
(F) oito meses de idade
(G) 12 meses de idade

95. Senta-se sem apoio

96. Mantém as mãos juntas na linha média

97. Junta dois cubos

98. Agarra com o dedo polegar

99. Desaparece o reflexo Moro

Questões 100 a 105
(A) Hb 12 g/dl; Leuc 11.500/mm^3; plaquetas 160.000/mm^3; reticulócitos 1%
(B) Hb 12 g/dl; Leuc 11.500/mm^3; plaquetas 25.000/mm^3; reticulócitos 1%
(C) Hb 5,5 g/dl; Leuc 3.000/mm^3; plaquetas 35.000/mm^3; reticulócitos 0,5%
(D) Hb 5,5 g/dl; Leuc 8.000/mm^3; plaquetas 400.000/mm^3; reticulócitos 0,5%
(E) Hb 8 g/dl; Leuc 19.500/mm^3; plaquetas 17.000/mm^3; reticulócitos 14%

100. Púrpura trombocitopênica idiopática

101. Criança normal de dois anos

102. Doença das células falciformes, não em crise

103. Anemia por deficiência de ferro

104. Leucemia linfoblástica aguda

105. Pancitopenia aplástica aguda

Questões 106 a 108

(A) megacólon agangliônico congênito
(B) atresia duodenal
(C) atresia jejunoileal
(D) má rotação intestinal
(E) íleo mecônio

106. Fibrose cística

107. Vólvulo do mesogástrio

108. Enterocolite

Questões 109 a 113

(A) surdez neurossensorial
(B) anormalidades dos membros
(C) baixa estatura
(D) glaucoma
(E) hidrocefalia
(F) calcificações em trilho de trem
(G) nariz em sela
(H) infecção da pele, dos olhos e da boca

109. Herpes neonatal

110. Infecção citomegaloviral congênita

111. Toxoplasmose congênita

112. Sífilis congênita

113. Varicela congênita

Respostas e Explicações

1. (A) A taxa de morte pediátrica mais elevada incide no primeiro mês de vida. Em seguida, a mortalidade decresce gradualmente com o progredir da idade até à adolescência, quando a taxa de morte se eleva, principalmente devido a um aumento de traumas, incluindo os causados por homicídios e suicídios. No primeiro ano de vida, mais da metade das mortes ocorre durante os primeiros 28 dias. *(Behrman:1-2)*

2. (C) A doença de Werdnig-Hoffman é um distúrbio autossômico-recessivo, que afeta as células do corno anterior e os núcleos motores do tronco cerebral. A perda da função motora começa no período de lactente e progride de modo regularmente rápido dentro dos dois primeiros anos de vida. As características clínicas consistem de hipotonia, debilidade ou paralisia, hiporreflexia e fasciculações musculares, que são mais facilmente notadas na língua. Convulsões, atrofia óptica e febre não são características desta doença. Existe também uma forma rara de distúrbio degenerativo das células do corno anterior, com início tardio, e mais lentamente progressiva, designada doença de Kugelberg-Welander. *(Behrman:1887-1888)*

3. (C) O termo paralisia cerebral refere-se a uma anormalidade estática, não-progressiva, do sistema nervoso central que afeta a função motora e resulta em um insulto perinatal (antes ou durante o parto, ou na primeira infância). Por definição, é um distúrbio não-progressivo e, portanto, o tratamento deve ser destinado somente a evitar os problemas secundários, e não os de evitar a progressão do próprio distúrbio. A lesão subjacente é o resultado final de uma lesão perinatal e, como tal, não é tratável. Como as causas da paralisia cerebral são tão variadas e como tão poucos casos são relacionados a distúrbios genéticos reconhecíveis, é difícil um aconselhamento genético eficaz para evitar casos subseqüentes. Embora o risco de desenvolvimento de epilepsia seja significantemente maior para essas crianças do que para a população em geral, apenas 25-35% poderão finalmente apresentá-la, portanto a administração de drogas anticonvulsivantes antes do início de convulsões não é indicada. Por isso, a importância do diagnóstico precoce é a de ajudar os pais a entender o lactente ou a criança e seus problemas e o de minimizar ou evitar problemas físicos ou emocionais secundários. *(Behrman:1843-1845)*

4. (D) A craniossinostose é o resultado da fusão prematura de uma ou mais das suturas cranianas e ocorre tanto como uma anormalidade isolada como também em associação com uma larga variedade de malformações congênitas, de síndromes e de anormalidades cromossômicas. Excluindo as anormalidades da cabeça e da face, as extremidades são os órgãos mais freqüentemente envolvidos como defeitos associados. A mais comum e mais conhecida dessas associações é a síndrome de Apert, autossômico-dominante – craniossinostose e extensa sindactilia dos dedos das mãos e dos pés. *(Behrman:1812-1813)*

5. (B) A artrite da febre reumática aguda é uma poliartrite dolorosa migratória aguda. Embora qualquer articulação possa ser afetada na maioria dos casos, são principalmente afetadas as grandes articulações das extremidades. A dor e a inchação em uma articulação cessa enquanto outra articulação torna-se sintomática. Finalmente, todas as articulações curam sem deixar deformidade ou outra seqüela permanente. A febre e a artrite geralmente ocorrem concomitantemente, mas podem ocorrer na presença ou na ausência de cardite. *(Behrman:807)*

6. (D) Os sinais clínicos descritos são clássicos da entidade do retorno venoso pulmonar anômalo com obstrução das veias. Nesta anomalia, as veias pulmonares drenam para o átrio direito em vez de para o esquerdo. Depois da mistura com o sangue venoso sistêmico, alguma parte do sangue venoso pulmonar oxigenado retorna para o átrio direito através do forame oval (que é mantido aberto pelo aumento da pressão atrial direita) proporcionando um *shunt* de direita-para-esquerda do sangue parcial-

mente oxigenado para dentro da circulação sistêmica. Em muitos casos, o retorno venoso pulmonar não se faz diretamente para o átrio direito, mas segue uma rota desviada, às vezes correndo abaixo do diafragma antes de alcançar o átrio direito. Nesses casos, a regra é a obstrução venosa, e a cianose resulta não só do *shunt* de direita-para-esquerda como também dos pulmões secos e congestionados. Na radiografia do pulmão, é caracteristicamente observado um tipo reticular difuso. Embora o coração possa estar consideravelmente aumentado nos pacientes sem obstrução venosa, poderá estar caracteristicamente normal ou só minimamente aumentado nos que têm obstrução. *(Behrman:1399-1400)*

7. (A) Tumores cerebrais, embora raros no primeiro ano de vida, representam o segundo tipo mais comum de câncer na infância, excedido apenas pela leucemia. Mais da metade dos tumores na criança estão localizados abaixo do tentório, e cerca de três quartos estão na linha média. Por esta razão, o aumento da pressão intracraniana por obstrução do terceiro ou do quarto ventrículos é um achado comum. As queixas de apresentação poderão ser as convulsões, porém não na maioria dos casos. *(Behrman:1858-1862)*

8. (E) O lactente descrito tem mais provavelmente uma intussuscepção intestinal. Este estado é mais freqüente na segunda metade do primeiro ano de vida e consiste na telescopagem de uma parte do intestino na outra, mais vezes do íleo para dentro do cólon (intussuscepção ileocólica). Dor abdominal intermitente e vômitos são os sintomas mais comuns. Febre baixa e leucocitose são freqüentes. Muitas vezes a intussuscepção pode ser palpada como uma massa em forma de salsicha. A circulação para o intestino intussusceptado poderá estar perturbada, resultando em uma descarga de fezes mucosanguinolenta designada "geléia de morango". O procedimento de escolha é o enema de bário, que pode ser diagnóstico como também terapêutico. Sob visualização fluoroscópica, o radiologista muitas vezes consegue empregar a pressão hidrostática do enema para reduzir o intestino intussusceptado. *(Behrman:1142-1143)*

9. (E) A causa mais comum de insuficiência pancreática na infância, respondendo por quase todos os casos, é a fibrose cística. A atresia biliar não é acompanhada de insuficiência pancreática, e o carcinoma do pâncreas não é observado na infância. A hipoplasia ou a ausência congênita é uma causa também conhecida, porém muito rara. A síndrome de Schwachman é uma condição rara, de causa desconhecida, caracterizada por insuficiência pancreática e neutropenia. *(Behrman:1190)*

10. (C) O abscesso cerebral é uma ocorrência infreqüente na infância, porém não rara. Tem sido estimado que quase um terço de todos os abscessos cerebrais ocorre em pacientes em idade pediátrica. As condições predisponentes conhecidas incluem traumas penetrantes na cabeça, cirurgia cerebral, imunodeficiência, fibrose cística, e infecção do ouvido médio, da mastóide, ou dos seios faciais. Os *shunts* de direita-para-esquerda nas crianças com cardiopatias cianóticas congênitas anastomosam o mecanismo de filtração dos macrófagos do pulmão e aumentam o acesso de bactérias para o cérebro. Nessas crianças, a hipoxia cerebral e a encefalomalacia podem também predispor à infecção. *(Behrman:1857-1858)*

11. (C) Existem três apresentações clínicas da artrite reumatóide juvenil (ARJ) – aguda sistêmica, pauciarticular e poliarticular. Na ARJ, a positividade do fator reumatóide (FR) é incomum, ocorrendo somente em alguns pacientes com a forma poliarticular, geralmente mulheres. Os pacientes com a ARJ poliarticular que manifestam FR positivo são em geral mais velhos e tendem a apresentar envolvimento articular mais grave do que os que são FR negativos. Nem a espondilite ancilosante nem a artrite psoriática são acompanhadas de FR. *(Cassidy:233-234)*

12. (D) A criança descrita tem a clássica síndrome da mão-pé, observada em lactentes e pré-escolares com doença das células falciformes. A dactilite, presumivelmente decorrente de infarto dos pequenos ossos, causa inchação dolorosa nas mãos e nos pés. *(Behrman:1479)*

13. (C) O intervalo entre a infecção estreptocócica e o início da manifestação é muito maior para a coréia (meses) do que para qualquer dos outros sinais e

sintomas da febre reumática aguda (1-2 semanas). Em resultado, a coréia reumática ocorre freqüentemente na ausência de qualquer outra manifestação clínica ou laboratorial e muitas vezes na ausência de evidência de infecção estreptocócica recente. *(Behrman:807, 1840-1841)*

14. (E) A causa principal da anemia ferripriva em crianças é a insuficiência dietética do ferro. O leite tem um baixo conteúdo de ferro, e o ferro do leite de vaca não é bem absorvido. Se a maior quantidade das calorias dietéticas for proveniente do leite, a dieta predispõe à carência de ferro. Adicionalmente, a perda microscópica gastrintestinal de sangue que é comum na ingestão de leite de vaca integral é outro fator contribuinte importante para a deficiência de ferro. *(Behrman:1469-1470)*

15. (B) Embora o rabdomiossarcoma e, menos freqüentemente, o hepatoblastoma possam metastatizar para o osso, poucos cânceres sólidos da infância propagam-se para o osso tão regularmente quanto o neuroblastoma. Adicionalmente, embora as metástases ósseas de outros tumores tenham tendência a ser focais, o envolvimento ósseo pelo neuroblastoma é freqüentemente difuso. Em algumas séries de neuroblastomas, o envolvimento ósseo tem excedido 50% dos casos. Por isso, a aspiração da medula óssea, mesmo na ausência da evidência de envolvimento ósseo, tem maior probabilidade de confirmar o diagnóstico de neuroblastoma do que a de qualquer outro tumor sólido da infância. *(Behrman:1552; Pizzo:904-905)*

16. (A) A deficiência de lactase intestinal pode ser genética (rara) ou adquirida (comum), sempre secundária a um dano à mucosa intestinal. A característica proeminente deste evento é uma diarréia aquosa. As fezes são fortemente ácidas devido ao ácido láctico e a outros ácidos produzidos pela ação das bactérias intestinais agindo sobre os açucares não-digeridos. Na deficiência desta dissacaridase não têm sido relatados casos de pancreatite nem de obstrução intestinal. Existe também uma forma de deficiência de lactase de início tardio, que ocorre secundariamente a um gene regulador que atenua a ação da lactase depois do período de alactamento. Esta forma é mais comum em indivíduos não-brancos. *(Behrman:1168)*

17. (C) A síndrome de McCune-Albright consiste de displasia fibrosa do osso, múltiplos nevos grandes e pigmentados (geralmente de um lado do tronco), e puberdade precoce, que é mais comum em mulheres do que em homens. Menos freqüentemente ocorrem outros distúrbios endócrinos, que incluem hipertireoidismo e hiperadrenalismo (síndrome de Cushing). *(Behrman:1692-1693)*

18. (B) Uma vez que a pressão aórtica é significantemente maior do que a pressão da artéria pulmonar por todo o ciclo cardíaco, um canal arterial patente (CAP) resulta caracteristicamente em um *shunt* contínuo da esquerda-para-direita e um sopro contínuo. O aumento do débito ventricular esquerdo, conjugado com o rumor da aorta através do ducto, produz um alargamento da pressão de pulso e um pulso retrocedente ou em colapso. O aumento do fluxo para os pulmões e o retorno para o ventrículo esquerdo causa hipertrofia desta câmara e não a do ventrículo direito. As manifestações de um CAP em um neonato prematuro poderá ser muito diferente daquelas de um lactente de seis meses. Esses lactentes são relativamente intolerantes aos *shunts* de esquerda-para-direita e têm maior probabilidade de manifestar insuficiência cardíaca congestiva. Por outra parte, a alta resistência vascular pulmonar resulta em um sopro somente sistólico em vez do clássico sopro contínuo. *(Behrman:1372-1373)*

19. (C) O megacólon congênito (doença de Hirschsprung) é o resultado da ausência congênita das células aganglionares em um segmento do intestino grosso. A ausência ou a deficiência de peristalse no segmento afetado resulta em obstrução funcional. Esta anormalidade causa constipação, bem com dilatação do intestino proximal à área aganglionar. Esta área intestinal cronicamente distendida induziu ao nome de megacólon. Os casos graves apresentam-se como obstrução intestinal neonatal. Uma complicação bem conhecida é a enterocolite com diarréia, especialmente nos lactentes mais velhos não-diagnosticados e não-tratados, porém certamente não é a apresentação mais comum. *(Behrman:1139-1141)*

20. (C) Convulsões parciais complexas é o nome atual para o que era anteriormente designado convulsões do lobo temporal ou psicomotoras. Convulsões

parciais complexas são caracterizadas por alterações do estado mental, da consciência, ou da responsividade. Durante a convulsão poderá haver confusão, reações emocionais, sentimento de afastamento e alucinações. São freqüentes os automatismos (atos motores semipropositais ou não-apropriados). Não há componente tônico nem clônico. É comum a confusão pós-ictal. Os sinais comuns no ECG é a atividade de onda-espiga sobre uma ou ambas as regiões do lobo temporal. Um tipo de onda-espiga de três-por-segundo no EEG é característico da convulsão de ausência. *(Behrman:1815)*

21. (A) Na acondroplasia a cabeça é grande, sem relação com o corpo pequeno. Embora este fato não esteja diretamente acompanhado de aumento da pressão intracraniana, na acondroplasia há também platibasia do crânio, que muitas vezes resulta em hidrocefalia obstrutiva e hipertensão intracraniana. Overdoses de vitamina A têm se mostrado complicador do pseudotumor cerebral, porém as overdoses de vitamina C não têm este efeito. *(Behrman:2121)*

22. (E) A única complicação oftalmológica observada em crianças com artrite reumatóide juvenil (ARJ) é a iridociclite (uveíte anterior). De modo geral ocorre em pacientes que têm a forma pauciarticular AAN-positiva da doença. A iridociclite pode ser insidiosa e grave, resultando em cegueira permanente. Úlceras da córnea, ptose, glaucoma e cataratas não são complicações conhecidas da ARJ. *(Cassidy:250-251)*

23. (D) O prognóstico das crianças com lúpus eritematoso sistêmico é determinado principalmente pela extensão do envolvimento renal. As principais causas de morte são a insuficiência renal e as infecções oportunísticas. Essas últimas são secundárias à terapia imunossupressiva da doença renal. Nenhum dos outros itens listados (febre, leucocitose, anticorpos anti-DNA, polisserosite, convulsões) é sinal de mau prognóstico. *(Cassidy:436-438)*

24. (C) Retinoblastoma, neuroblastoma e tumor Wilms são os mais comuns nos primeiros anos de vida. O pico da incidência da leucemia na infância é entre dois e seis anos de idade. O osteossarcoma, ao contrário, é raro na primeira década da vida. *(Behrman:1531-1532)*

25. (E) O tumor Wilms é a malignidade renal primária mais comum na criança. Tem mostrado associação com muitas anomalias congênitas, tais como a síndrome de WAGR (tumor Wilms, aniridia, malformações geniturinárias e retardamento mental), com a síndrome de Denys-Drash, com a síndrome de Beckwith-Wiedemann, e com hemi-hipertrofia. Apresenta-se geralmente na criança de 2-3 anos como uma massa assintomática no flanco. A abordagem da cirurgia e da quimioterapia combinada tem melhorado significantemente e sobrevivência. *(Behrman:1554-1556; Pizzo:865-893)*

26. (B) O paciente tem mais provavelmente doença de Wilson. A doença de Wilson ou degeneração hepatolenticular é um distúrbio autossômico-recessivo do metabolismo do cobre. O cobre deposita-se no cérebro, no fígado e na córnea, e os depósitos nesta última são visíveis como anéis pardos (Kayser-Fleisher). Quando não-tratada, esta doença finalmente determina a morte secundariamente às complicações hepáticas, neurológicas, renais ou hematológicas. A terapia de quelação com a penicilamina oral deverá ser iniciada o mais cedo possível. *(Behrman:1209-1210)*

27. (D) O paciente tem mais provavelmente a forma infantil da doença de Tay-Sachs. Esta é um membro da família das doenças de acúmulo de lipídios. Essas doenças têm como base uma deficiência da enzima lisossoma-hidrolase, que induz a um acúmulo de lisossomas de esfingolipídios específicos. Os aspectos comuns dessas doenças são a neurodegeneração e a organomegalia. A doença de Tay-Sachs é causada por deficiência da β-hexosaminidase A e é herdada como um traço autossômico, com uma freqüência de portador de 1/25 na população de judeus Ashkenazi. A forma infantil da doença poderá muitas vezes manifestar-se na primeira infância por perda das etapas evolutivas, aumento da reação do abalo (hiperacusia) e uma mancha vermelho-cereja na retinoscopia. *(Beherman:1850)*

28. (E) A seqüência DiGeorge é caracterizada por aplasia ou hipoplasia do timo e das glândulas paratireóides. Durante o início da embriogênese há dismorfogênese da terceira e da quarta bolsas faríngeas. Outros órgãos que estão sendo formados durante o mesmo período

são também freqüentemente afetados. Algumas das anomalias associadas a esta síndrome são anormalidades faciais, atresia esofágica, úvula bífida, e cardiopatias congênitas. Os pacientes com a seqüência DiGeorge completa têm problemas no início da vida pelo aumento da suscetibilidade às infecções, tais como as por vírus e por fungos. Microcefalia, hiponatremia, hipercalemia e bócio, não são associados a esta síndrome. *(Behrman:559-560, 1716)*

29. **(B)** O paciente descrito tem mais provavelmente a síndrome de Wiskott-Aldrich. Esta síndrome é caracterizada por trombocitopenia, dermatite atópica e imunodeficiência severa. O tipo de herança é ligado ao X e afeta somente meninos. A dermatite atópica severa e as infecções repetidas manifestam-se durante o primeiro ano de vida. Os pacientes são suscetíveis a infecções por bactérias com cápsulas polissacarídeas, tais como os pneumococos resultando em freqüentes otites médias, sinusites, pneumonia e sépsis. As infecções por *Pneumocystis carinii*, herpes vírus e citomegalovírus podem também ser problemas. O único tratamento curável é o transplante de medula óssea. *(Behrman:624)*

30. **(D)** O paciente tem os sintomas clássicos da dermatomiosite juvenil (DMJ). Os pacientes com este distúrbio geralmente apresentam uma combinação de febre, mal-estar, fadiga, debilidade muscular e exantema. A determinação dos níveis séricos das enzimas musculares é importante para o diagnóstico e para a monitoração da evolução da doença desde o início do tratamento. Os testes para o fator reumatóide em crianças com DMJ são quase sempre negativos. Os anticorpos antinucleares (AANs) poderão ser positivos na DMJ, entretanto, não deverá ser o teste de primeira escolha. A velocidade de eritrossedimentação é um indicador inespecífico de inflamação e de pouca ajuda na feitura do diagnóstico. As anormalidades renais são raras na DMJ. *(Cassidy:468-471)*

31. **(B)** No tratamento da síndrome de Diamond-Blackfan, a terapia corticosteróide é muitas vezes benéfica, porém no tratamento da ETI não aparenta ter qualquer valor. Todavia, enquanto a ETI é um distúrbio transitório e em geral cura espontaneamente até os dois meses, a síndrome de Diamond-Blackfan não cura espontaneamente e, se a resposta à prednisona for negativa, pode passar à forma crônica da doença. A hepatomegalia não é sinal de qualquer dessas duas doenças. Para ambas, poderá ser necessária a transfusão de eritrócitos. O parvovírus não é etiologia em nenhum desses estados. *(Behrman:1463-1464)*

32. **(B)** Anemia megaloblástica em crianças quase sempre resulta de deficiência de ácido fólico, de vitamina B_{12}, ou de ambos. No sangue periférico, os eritrócitos são grandes, freqüentemente aparece neutrófilos hipersegmentados. O ácido fólico é abundante em muitos alimentos incluindo vegetais verdes, frutas e órgãos de animais. A vitamina B_{12} está presente em muitos alimentos, e por isso a deficiência dietética é rara. Esta carência pode ser observada em vegetarianos, que não consomem qualquer alimento animal. *(Behrman:157)*

33. **(A)** A criança descrita tem mais provavelmente doença celíaca ou enteropatia sensível ao glúten. Esta doença resulta de lesão da mucosa do intestino delgado causada por sensibilidade ao glúten dietético e, nos Estados Unidos, apresenta uma incidência de aproximadamente 1:10.000. Na Europa, a incidência parece ser mais elevada. Os sintomas começam tipicamente depois que o glúten é introduzido na dieta. O espectro clínico desta doença é largo, e os mais comuns são o bloqueio do desenvolvimento, diarréia, irritabilidade, vômitos e anorexia. A sensibilidade e a especificidade ao teste de anticorpos IgA-endomisiais no soro são muito elevadas, porém os sinais histológicos na biópsia do intestino delgado são o padrão para firmar o diagnóstico. *(Behrman:1165-1167)*

34. **(D)** Enurese noturna secundária é definida pela ocorrência de urinar na cama depois de ter passado por um período mínimo de seis meses "secos". Em apenas 2-3% dos pacientes com enurese noturna poderá ser encontrada uma causa orgânica. Durante a consulta médica, deverá ser apurada a existência de qualquer fator ou doença orgânica. Em toda criança com enurese deve ser feito um exame de urina. A presença de diabete melito, de diabete insípido, ou de infecções do trato urinário deverá ser rapidamente

diagnosticada ou excluída. *(Pediatr Rev18:183-190, 1997)*

35. (C) Em qualquer paciente com infecções piogênicas recidivantes ou infecções por *Neisseria meningitidis* ou *Neisseria gonorrhea* deve ser suspeitada a assistência de um defeito na função do complemento. Os testes para a atividade total do complemento hemolítico (CH_{50}) representam uma boa ferramenta de triagem para as anormalidades do complemento. *(Behrman:631)*

36. (E) A criança apresentada tem mais provavelmente um neuroblastoma metastático. A idade média do diagnóstico é aos dois anos. No neuroblastoma, os fatores prognósticos são a idade, o estágio da doença no momento do diagnóstico e a biologia do tumor. Os lactentes com idade inferior a um ano, com a doença limitada e sem amplificação do gene *mycn* têm uma sobrevivência de 95%. As imagens pela TC ou pela RM, as cintigrafias ósseas e a biópsia da medula óssea fazem parte do estagiamento desta doença. As radiografias ósseas podem estar anormais, porém não são usadas para a finalidade de estagiamento. A hematúria não é uma característica comum deste tumor. Existe um certo número de casos bem documentados de lactentes que tiveram regressão completa do seu tumor sem intervenção médica. *(Behrman:1552-1554; Pizzo:897)*

37. (D) A síndrome de Beckwith-Wiedemann é caracterizada por supercrescimento neonatal. Os neonatos são grandes para a idade gestacional, têm macroglossia, hepatosplenomegalia e, muitas vezes, hipoglicemia difícil de controlar. As crianças com esta doença estão em maior risco de desenvolvimento de tumor Wilms, de hepatoblastoma e de carcinoma adrenocortical. Em 90% dos pacientes com hepatoblastoma a α-fetoproteína do soro mostra-se elevada. *(Behrman:445)*

38. (D) O paciente apresentado tem, mais provavelmente, doença das células falciformes. Cerca de 10% dos pacientes com anemia de células falciformes poderão exibir seqüelas de apoplexia. O diagnóstico de doenças de células falciformes pode ser feito pela eletroforese das proteínas. Um paciente que é homozigoto para o gene de células falciformes não tem hemoglobina normal (HbA1), poderá ter uma grande quantidade de hemoglobina falciforme (HbS), e uma quantidade maior de hemoglobina fetal (HbF). Um portador do gene de células falciformes poderá ter cerca de 50% de HbA1 e menos de 50% de HbS. *(Behrman:1479-1481)*

39. (C) Com exceção da adenite cervical, a infecção por *Mycobacterium* não-tuberculosos é rara em crianças sadias. Entretanto, em pacientes no estágio terminal da síndrome da imunodeficiência adquirida (AIDS), é comum a propagação da infecção pelo *Mycobacterium avium*. As hemoculturas em pacientes de AIDS com a doença disseminada são 90-95% positivas. O desenvolvimento do *M. avium* nas fezes de um paciente com suspeita do vírus da imunodeficiência humana (HIV) não é preditiva do desenvolvimento da infecção disseminada. Rotavírus, *Giardia*, *Salmonella* e *Yersinia* têm mostrado associação com gastroenterite em crianças sadias e a cultura positiva desses microrganismos não poderá apoiar o diagnóstico da infecção pelo HIV. *(Behrman:901-902,1026)*

40. (C) A incidência da doença estreptocócica do grupo A depende do grupo etário, da estação, do clima e do grau de contato com indivíduos infectados. As complicações supuradas e não-supuradas das doenças estreptocócicas do grupo A têm aumentado. As infecções estreptocócicas da pele podem causar impetigo, celulite, erisipela e fasciite necrosante. As complicações não-supuradas das infecções estreptocócicas da pele incluem escarlatina, glomerulonefrite pós-estreptocócica e a síndrome do choque séptico. A febre reumática aguda é uma complicação não supurada da faringite estreptocócica, porém não é associada a infecções estreptocócicas da pele. *(Behrman:802-805)*

41. (E) A criança descrita tem mais provavelmente a púrpura Henoch-Schönlein (PHS). Esta se manifesta de modo típico por um exantema distintivo, que muitas vezes envolve as superfícies extensoras dos membros inferiores, em uma criança que até às vésperas era completamente sadia. Em 75% dos casos desenvolve-se artrite, e a maioria dos pacientes tem alguns sintomas gastrintestinais. Uma complicação grave poderá ser a invaginação, que ocorre em cerca de 5% dos pacientes. Na metade

dos pacientes é detectado o envolvimento renal, que pode variar de leve a muito grave. Um percentual desses pacientes poderá chegar ao estágio terminal da doença renal. Quando os sintomas gastrointestinais ou a artrite precedem ao exantema, poderá ser difícil fazer o diagnóstico. Os exames laboratoriais não ajudam no diagnóstico. As funções da coagulação são geralmente normais, e nesses pacientes o número de plaquetas está inalterado ou elevado. *(Behrman: 728-729; Zitelli: 248-250)*

42. (C) A causa mais freqüente de retardamento mental hereditário é a síndrome do X-frágil. É causada por uma amplificação dos CGC triplos no cromossomo X. Tanto os portadores masculinos como os femininos desta pré-mutação não apresentam manifestações fenotípicas. As pré-mutações poderão se expandir até as mutações completas somente na transmissão meiótica feminina. Os homens afetados manifestam aumento testicular depois de puberdade. *(Behrman:331, 1751-1752; Jones:1550-1553)*

43. (D) A incidência da trissomia 21 ou síndrome de Down aumentam com o avançar da idade materna. Não existe um sinal físico isolado que permita fazer o diagnóstico da síndrome de Down; em vez disso, a combinação de pequenas anomalias freqüentemente estabelecem o diagnóstico. Todas as anomalias listadas são mais comuns na síndrome de Down; entretanto, a perda da audição, que afeta mais de 60% dos pacientes, é a mais comum. Cerca de 40% têm anormalidades cardíacas, sendo a mais comum o defeito do coxim endocárdico. *(Jones:8-13)*

44. (B) A paciente descrita tem mais provavelmente a síndrome de Turner. As pacientes com esta síndrome têm geralmente um cariótipo X0. Em todas as meninas com a síndrome de Turner, o sinal cardinal é a baixa estatura. Existe uma disgenesia ovariana e em geral deixa de ocorrer a maturação sexual, embora uma pequena porcentagem dessas meninas possa ter desenvolvimento espontâneo das mamas e períodos menstruais. Outras características clínicas que podem estar presentes são as dobras no pescoço, linha baixa dos cabelos e mamilos largamente espaçados. Na metade das pacientes ocorre defeitos cardíacos, e a anormalidade mais comumente encontrada são as válvulas aórticas bicúspides. *(Behrman:1753-1755; Jones:81-83)*

45. (E) O paciente descrito tem mais provavelmente a seqüência DiGeorge. A dismorfogênese da terceira e quarta bolsas faríngeas durante o início da embriogênese induz aplasia tímica e hipoparatiróide em variáveis graus de severidade. Quando a ausência do timo é completa, os pacientes manifestam a imunodeficiência combinada severa (SCID), com anormalidade das funções tanto dos linfócitos B quanto dos linfócitos T. Esses lactentes estão em risco da doença enxerto-*versus*-hospedeiro (GVHD) por derivados de sangue não-irradiados e podem realmente desenvolver GVHD por células maternas na sua circulação. A seqüência DiGeorge pode fazer parte da síndrome do CATCH 22 (cardiopatia, anormalidade facial, timo hipoplásico, hipocalcemia), que inclui o largo espectro clínico derivado das deleções do cromossomo 22q11.2. *(Behrman:559-560)*

46. (A) A síndrome de trombocitopenia ausência dos rádios (TAR) é uma das síndromes da trombocitopenia congênita. A severidade da trombocitopenia geralmente se reduz com o avançar da idade. Os pacientes podem ocasionalmente ter outras anormalidades congênitas. A síndrome de Wiskott-Aldrich (SWA) é outra síndrome congênita na qual os meninos são afetados por trombocitopenia, eczema e imunodeficiências severas. A trombocitopenia amegacariocítica congênita geralmente se apresenta nas primeiras semanas de vida, com petéquias e púrpura. *(Jones:322; Behrman:1523)*

47. (C) O paciente descrito tem todas as características da mucopolissacaridose I (MPS I). As MPSs são distúrbios hereditários caracterizados por deficiência das enzimas lisossômicas necessárias para degradação dos glicosaminoglicans, acúmulo intralisossômico de glicosaminoglicans e excessiva excreção urinária de glicosaminoglicans, tais como o sulfato de dermatan, o sulfato de heparan ou o sulfato de ceratan. Os distúrbios MPS compartilham muitos aspectos clínicos, embora em variáveis graus de severidade. A evolução é freqüentemente crônica e progressiva, são envolvidos muitos órgãos, e tipicamente estão presentes uma organomegalia, características faciais anormais, e disostose múltipla nas radiografias. Neste grupo de

distúrbios, o mais grave é a síndrome de Hurler, que é causada por uma deficiência da α-L-iduronidase. *(Behrman:420-423; Jones:456-471)*

48. (C) Os fatores reumatóides são anticorpos IgM contra IgG. FR somente é positivo em uma pequena porcentagem de crianças com ARJ e raramente ajudam na feitura do diagnóstico no início. FR é mais comumente encontrado em crianças com início mais tardio da artrite, em crianças mais velhas com nódulos subcutâneos, e em pacientes com a doença mais grave. *(Cassidy:259-260)*

49. (A) Cerca de 75% dos casos de síndrome nefrótica em crianças de 1-12 anos de idade são decorrentes de doença de alteração mínima. Na síndrome nefrótica de alteração mínima a mortalidade é de 1-2%. A maior parte da mortalidade é relacionada a um aumento da suscetibilidade às infecções, a mais grave das quais é a peritonite bacteriana. A maioria das mortes restantes é decorrentes de eventos tromboembólicos. Na síndrome nefrótica observa-se hiperlipidemia, porém geralmente não é acompanhada de complicações clínicas. Poderá ocorrer insuficiência renal aguda com depleção do volume intravascular e decréscimo da perfusão renal, porém é facilmente tratável. *(Pediatr Rev 23:237-247, 2002)*

50. (E) *Giardia* ocorre mundialmente e é endêmica nos países em desenvolvimento, onde a situação sanitária é deficiente. Nos Estados Unidos é o parasita mais comumente identificado nos espécimes de fezes. Causa significante morbidade nos centros de cuidados de crianças e é crônica nas instituições residenciais. As manifestações clínicas da giardíase podem variar desde uma colonização assintomática até a uma diarréia aguda ou crônica e má absorção. *(Behrman:1036-1037)*

51. (E) A obesidade em crianças está em aumento e, nos Estados Unidos, está atingindo proporções epidêmicas. As estimativas atuais indicam que 20-25% das crianças entre 6-19 anos de idade são obesas. A obesidade é um significante fator de risco para problemas médicos muito sérios. Esses pacientes estão em risco de problemas psicológicos, de insuficiência pulmonar, de anormalidades esqueléticas, doenças metabólicas, doenças cardiovasculares e malignidades. Uma complicação perigosa é a apnéia do sono por obstrução das vias aéreas, e é a causa mais comum de insuficiência pulmonar em pacientes obesos. *(Pediatr Rev 19:312-315, 1998)*

52. (D) Na avaliação da saúde geral da criança, o acompanhamento da sua curva de crescimento representa uma ferramenta importante. Existem curvas de crescimento padronizadas, originadas de dados de crescimento de diferentes grupos étnicos. Entretanto, a distinção entre o crescimento normal e o anormal não é sempre fácil de estabelecer. O fator isolado mais essencial para determinar se o crescimento de uma criança é normal é determinar a velocidade da altura. Um modo para decidir se a velocidade da altura é normal é pela observação de se a estatura está cruzando percentis sobre a curva de crescimento linear. *(Pediatr Rev 19:92-99, 1998)*

53. (B) A constipação é uma fonte de frustrações para os pacientes, as famílias, e o pessoal da saúde. São rotulados como constipação a evacuação de fezes duras, dor na defecação, ou a incapacidade evacuar três vezes por semana. Existem etiologias funcionais e não funcionais da constipação. A explicação mais comum para a "prisão de ventre" na infância é a retenção fecal funcional. Esta pode se manifestar por primeiro durante o tempo de treinamento para a *toalete* ou como uma evitação normal no contexto de inflamação anal dolorosa. Poderá ser acompanhada de uma saciedade precoce, de uma crescente irritabilidade e de dor abdominal. Uma retenção fecal funcional que não diminui com o decorrer do tempo, poderá finalmente induzir a encoprese. *(Pediatr Rev 19:23-31, 1998)*

54. (A) O paciente tem mais provavelmente agamaglobulinemia ligada ao X. Os pacientes com esta imunodeficiência, tipicamente não apresentam sintomas durante os primeiros 6-9 meses de vida, devido à transferência passiva de anticorpos maternos. Depois desta idade, ficam suscetíveis à infecções graves por microrganismos piogênicos extracelulares, tais como *Streptococcus pneumoniae* e *Haemophilus influenzae.* Não ocorrem infecções fúngicas, e as infecções virais são em geral bem controladas, com exceção das hepatites virais e dos enterovírus. *(Behrman:596-597)*

55. (B) O CDC publicou em 2002 os gráficos de crescimento revisados, para substituir os que foram publicados em 1977. Os neonatos a termo geralmente perdem 5-10% imediatamente após o nascimento, porém o recuperam dentro de duas semanas. Neonatos a termo duplicam o peso de nascimento aos 4-5 meses de idade e triplicam-no com um ano. O comprimento de um lactente duplica sobre o do nascimento aos 3-4 anos de idade, e o tamanho médio de uma criança de quatro anos é de 40 in e de 35 lb. Dos três aos dez anos de idade, as crianças crescem uma media de 3,5 no ano *(Pediatrics 109:45-60, 2002)*

56. (B) A hipertensão é classificada como primária (essencial) ou secundária. A hipertensão essencial é um diagnóstico de exclusão. A hipertensão essencial é o tipo mais freqüente em adultos, porém representa um diagnóstico significante somente no grupo etário adolescente. Quanto mais jovem é o paciente e mais severa a hipertensão, maior a probabilidade de ser encontrada uma causa secundária. Na hipertensão neonatal, um terço dos casos é devido à coarctação da aorta. Nos adolescentes afro-americanos, tal como ocorre nos adultos deste grupo étnico, a hipertensão é cerca de duas vezes mais freqüente do que nos adolescentes brancos. A maioria dos pacientes pediátricos hipertensos é assintomática. A participação nos esportes não deve ser limitada somente na base da hipertensão. O exercício regular deve fazer parte das recomendações para o estilo de vida, especialmente se a hipertensão estiver associada à obesidade. *(Pediatr Rev 23:197-208, 2002)*

57. (A) O sangramento uterino disfuncional (SUD) é mais comum nos dois primeiros anos depois da menarca. Quase todos os casos de SUD durante a adolescência são decorrentes de ciclos anovulatórios. A razão mais comum dos ciclos anovulatórios neste grupo etário é a imaturidade do eixo hipotálamo-hipófiso-ovariano. A síndrome do ovário policístico (SOPC) afeta cerca de 5-10% das mulheres e é acompanhado de menstruações irregulares e sinais físicos de hiperandrogenismo. Algumas doenças sistêmicas, especialmente quando associadas à perda de peso significante, poderão induzir anovulação. O distúrbio endócrino que mais comumente está na base da anovulação é o hipotireoidismo, porém a hiperprolactinemia e a síndrome de Cushing podem também ser causas subjacentes. O sangramento uterino anormal poderá muitas vezes ser o primeiro sintoma de apresentação de uma discrasia sanguínea. Doenças transmitidas sexualmente, bem como complicações de gravidez podem se apresentar com menstruações irregulares e/ou dolorosas. *(Pediatr Rev 23:227-232, 2002)*

58. (A) A artrite reumatóide juvenil apresenta-se com sintomas sistêmicos graves em cerca de 10% das crianças. A febre apresenta um tipo quotidiano e responde mal às drogas antiinflamatórias não-esteróides comumente usadas. As febres intermitentes são com freqüência acompanhadas pelo clássico exantema salmão, que tende a ser migratório e evanescente. O diagnóstico poderá ser difícil de fazer nas crianças em início da doença, especialmente quando têm febre muito alta com sinais de infecção sistêmica e sem manifestação de artrite. *(Cassidy:236-239)*

59. (C) A causa mais comum de dor e inchação testicular em adolescentes é a torção do canal espermático. Isto raramente ocorre antes dos dez anos de idade. É causada pela excessiva mobilidade do testículo devido à insuficiente fixação. Depois de várias horas poderá ocorrer isquemia do testículo e é perdida a espermatogênese. Quando houver suspeita de torção testicular, está indicada a rápida exploração cirúrgica para preservar a função. *(Behrman:1651-1652)*

60. (A) Os sinais clássicos da SOPC são a obesidade, o hirsutismo e a amenorréia secundária, porém nem todas essas manifestações estão necessariamente presentes. Existe ainda incerteza sobre a causa da SOPC. As pacientes apresentam tipicamente uma relação LH/FSH elevada. A SOPC é a causa mais comum de infertilidade anovulatória durante os anos de reprodução. *(Behrman:1757-1758)*

61. (E) A espondilite ancilosante juvenil (EAJ) ocorre mais freqüentemente em meninos mais velhos, em adolescentes e em adultos jovens. As primeiras manifestações da EAJ de início precoce são a oligoartrite e a dor em volta dos sítios de inserção dos tendões e dos ligamentos. O envolvimento das articulações sacroilíacas não ocorre em geral senão tardiamente na

doença. Infelizmente não existem exames laboratoriais específicos. Em mais de 90% dos pacientes é encontrado o antígeno de histocompatibilidade HLA-B27, porém não é diagnóstico. Não é encontrado o fator reumatóide nem os anticorpos antinucleares. A velocidade de sedimentação eritrocítica poderá estar elevada, porém é um indicador inespecífico de inflamação. As radiografias poderão documentar envolvimento das articulações sacroilíacas dentro de 3-4 anos do início dos sintomas. A destruição das articulações é progressiva, com obliteração final da articulação. *(Behrman:710-711)*

62. (E) Prolapso retal poderá ocorrer em muitos distúrbios, tais como diarréia aguda, síndrome de Ehlers-Danlos, constipação crônica, colite ulcerativa e fibrose cística. Em um lactente com bloqueio do desenvolvimento, o diagnóstico mais comum é o de fibrose cística. Entretanto, a maioria dos casos de prolapso retal é idiopática. De modo geral, a mucosa retal em protrusão pode ser reduzida por uma pressão suave. Nos casos de fibrose cística, o controle da esteatorréia pancreática pela reposição de uma enzima pancreática, proporciona o tratamento adequado. Ocasionalmente é necessária a intervenção cirúrgica. *(Behrman:1182)*

63. (B) O divertículo de Meckel é um remanescente do ducto onfalomesentérico ou ducto vitelino. No feto, este canal conecta o intestino com o saco vitelino. O divertículo de Meckel é a anomalia gastrintestinal congênita mais comum e ocorre em 2-3% dos lactentes. Está localizado dentro de 100 cm da válvula ileocecal. A maioria dos divertículos de Meckel que apresenta sintomas está revestida por uma mucosa secretante de ácido. O sintoma mais comum é um sangramento retal indolente, causado por ulcerações da mucosa ileal normal adjacente. Os sintomas geralmente se manifestam aos dois anos de vida, mas podem ocorrer por toda a primeira década. A confirmação da presença de um divertículo de Meckel poderá ser difícil. As radiografias abdominais simples e os enemas de bário em geral não são úteis. O estudo mais útil é a cintigrafia com o tecnécio-99 m pertecnetato, que é captado pelas células secretantes de muco da mucosa gástrica ectópica. Para o divertículo de Meckel sintomático, o tratamento é a excisão cirúrgica. *(Behrman:1137-1138)*

64. (C) O diagnóstico diferencial das icterícias é amplo, porém pode ser dividido em casos com elevação da bilirrubina não-conjugada (indireta) ou conjugada (direta). Os pacientes com a síndrome de Gilbert têm leve hiperbilirrubinemia não-conjugada, secundária a um decréscimo da captação da bilirrubina hepática, cujo mecanismo não está esclarecido. Não é necessário qualquer tratamento. A síndrome de Crigler-Najjar é caracterizada por ausência (tipo I) ou deficiência (tipo II) de atividade da glucoronil transferase hepática e conseqüente hiperbilirrubinemia não-conjugada. Nesses pacientes poderá ser necessário o transplante de fígado. A síndrome de Lucy-Driscoll ou hiperbilirrubinemia não-conjugada neonatal familiar, é admitida como causada pela presença transitória de um fator inibidor da glucoronil transferase. A síndrome de Dubin-Johnson é um defeito hereditário na excreção do glucoronídio da bilirrubina pelo hepatócito, resultando em hiperbilirrubinemia conjugada. A causa da hiperbilirrubinemia não-conjugada é uma hemólise isoimune. *(Behrman:1199, 1208-1209)*

65. (A) A doença de Kawasaki, também designada síndrome do linfonodo mucocutâneo, é a forma mais comum de cardiopatia adquirida em pediatria. Os critérios para o diagnóstico são a febre por mais de cinco dias e quatro entre cinco dos sinais seguintes: conjuntivite, adenite cervical, alterações das mucosas, exantema polimorfo no tronco e nas extremidades e alterações na parte distal das extremidades. A doença apresenta três fases. A fase aguda é caracterizada por febre, conjuntivite, adenopatia cervical, exantema, eritema, alterações das mucosas, inchação das extremidades, que são observados nos primeiros dez dias. A fase subaguda ocorre nos próximos 14 dias e é limitada por um abaixamento progressivo da febre, trombocitose e descamação da parte distal das extremidades. A fase convalescente é definida por aneurismas da artéria coronária, que ocorre em aproximadamente 40% dos pacientes não-tratados. O tratamento precoce com gamaglobulina intravenosa e salicilatos reduz o risco de desenvolver aneurismas da artéria coronária. *(Behrman: 725-727)*

66. (D) São conhecidas três classes de histiocitose infantil. Todas têm em comum um acúmulo proeminente de células da linhagem monócitos-macrófagos. O

acúmulo pode ocorrer em diferentes órgãos. Na histiocitose Classe I são incluídos o granuloma eosinófilo, a doença de Hand-Schuller-Christian e a doença de Letterer-Siwe, que são comumente descritas como histiocitoses de células Langerhans (HCL). HCL pode se apresentar como doença localizada ou generalizada. Em 80% dos pacientes é envolvido o esqueleto, e a maioria das lesões é comumente assestada no crânio. *(Behrman:1570-1571)*

67. (E) A síndrome de Prader-Willi consiste de hipotonia, hipogonadismo, obesidade, retardamento mental e, quando afeta homens, criptorquidia. Embora durante a primeira infância possa haver dificuldades alimentares, essas crianças finalmente manifestam apetite excessivo e obesidade. A obesidade acentua a aparência de um micropênis. A hipotonia torna-se menos acentuada no decorrer do tempo. Convulsões não fazem parte da síndrome de Prader-Willi. Aproximadamente 70% dos pacientes afetados apresentam uma microdeleção do braço longo do cromossomo 15 derivado do pai. Na maioria dos restantes o defeito é devido a duas cópias maternas do braço longo do cromossomo 15 e nenhuma cópia paterna. *(Jones:202-205)*

68. (B) Trombocitopenia é parte integrante dos critérios diagnósticos da síndrome hemolítico-urêmica, uma anemia hemolítica microangiopática aguda. A síndrome hemolítico-urêmica segue-se tipicamente a uma infecção gastrintestinal aguda e é caracterizada por anemia hemolítica, insuficiência renal aguda e trombocitopenia. Na síndrome hemolítico-urêmica tem sido mais freqüentemente encontrada a *Escherichia coli* (0157:H7) porém tem sido também observada a presença de outros microrganismos. Intoxicação pelo chumbo, púrpura Henoch-Schönlein, doença de Kawasaki e anemia por deficiência de ferro não causam trombocitopenia. *(Behrman:1586-1587)*

69. (B) Estridor é um som musical inspiratório de uma única tonalidade, produzido pelo estreitamento das vias aéreas extratorácicas. A causa mais comum de estridor persistente em lactentes é a laringomalacia, geralmente observada com seis semanas de idade. É causada por subdesenvolvimento do apoio cartilaginoso das estruturas supraglóticas das vias aéreas. É em geral um distúrbio benigno, que cessa à medida que o apoio cartilaginoso se desenvolve, doença comumente na idade dos dois anos. O diagnóstico é confirmado por visualização direta da laringe durante um procedimento endoscópico. *(Behrman:1271-1272)*

70. (D) A esferocitose é o distúrbio hereditário mais comum das membranas dos eritrócitos. Ocorre em todos os grupos étnicos, porém é observado com maior freqüência nos descendentes do norte da Europa. A esferocitose hereditária poderá ser causada por defeito de uma entre as várias proteínas da membrana. Os mais comuns são os defeitos da espectrina. Nesses casos, o paciente apresenta uma anemia hemolítica crônica entre leve e moderada. Os índices eritrocíticos demonstram decréscimo do VCM, aumento da CHCM (desidratação celular) e elevação da DLVE (presença de microesferócitos e reticulócitos). O número de reticulócitos é elevado em resposta à hemólise crônica). O teste diagnóstico de escolha é o da fragilidade osmótica em hipotônicas soluções. *(Behrman:1475-1477)*

71. (A) O diagnóstico diferencial da hematúria em crianças inclui doenças glomerulares, doenças renais extraglomerulares, e várias doenças não-renais. As doenças glomerulares incluem glomerulonefrite aguda ou crônica, nefropatia IgA, hematúria familiar benigna, síndrome de Alport, vasculite sistêmica e síndrome hemolítico-urêmica. A hipercalciúria também causa hematúria. Em afecções, como glomerulonefrite pós-estreptocócica, lúpus eritematoso sistêmico e endocardite bacteriana, há um decréscimo do complemento do soro, tanto o total quanto o C3. Nas outras doenças listadas o complemento sérico é normal. *(Behrman:1577-1582)*

72. (C) O primeiro sinal físico da puberdade em meninas é o desenvolvimento dos botões mamários. A menarca geralmente ocorre em 2-2,5 anos mais tarde. A produção adrenal de testosterona induz ao desenvolvimento de acne, suores axilares e crescimento de pêlos axilares e púbicos. Essas mudanças ocorrem logo depois do desenvolvimento dos botões mamários. *(Behrman:53-54)*

73. (E) A incidência da anorexia nervosa (AN) tem aumentado constantemente durante os últimos 20

anos, e as atuais estimativas indicam a ocorrência de 1 caso em cada 100 mulheres. Para fazer o diagnóstico da AN devem ser preenchidos os critérios da DSM-IV. Estes incluem medo de ficar obesa, perturbação na percepção da imagem corporal, perda de peso abaixo de 15% do esperado e, nas mulheres, ausência de pelo menos três ciclos menstruais consecutivos. Podem ser observados distúrbios em quase todos os órgãos. Insuficiência cardíaca congestiva, distúrbios eletrolíticos, arritmias cardíacas contribuem para a mortalidade, que é de cerca de 10%. O abuso de diuréticos e de laxativos, combinado com vômitos e excessiva ingestão de água, induzem freqüentemente ao desenvolvimento de uma alcalose hipoclorêmica. A constipação é muito comum entre pacientes com anorexia nervosa. *(Behrman:562-563)*

74. (D) A causa mais comum de uropatia obstrutiva severa são as válvulas uretrais posteriores. Ocorre somente em meninos, e em cerca de 30% poderá induzir ao estágio terminal da doença renal ou à insuficiência renal crônica. Se a obstrução for muito severa, o diagnóstico poderá muitas vezes ser feito no útero, e os neonatos portam o pior prognóstico, porque com freqüência tiveram oligoidrâmnio e hipoplasia pulmonar. Em homens, o estreitamento uretral é em geral o resultado de trauma, que é excepcional em mulheres. Válvulas uretrais anteriores são muito raras. A estenose meatal é uma condição adquirida que pode ocorrer depois da circuncisão e quase nunca induz à uropatia obstrutiva. *(Behrman:1636-1637)*

75. (B) A causa mais comum de infecção do esôfago em crianças imunoincompetentes é a candidíase. Geralmente não existe candidíase oral. A esofagite viral por herpes simples, citomegalovírus e, ocasionalmente, pelo vírus varicela-zóster. Esses dois últimos só causam varicela em pacientes imunocomprometidos. *(Behrman:1126)*

76. (A) A traqueíte bacteriana pode causar obstrução das vias aéreas com perigo de vida. É tipicamente causada pelo *Staphylococcus aureus*. É mais comumente observada durante a estação fria em conjunto com o crupe viral. A traqueíte é mais provavelmente complicação de uma doença viral e não uma infecção bacteriana primária. Laringomalacia, esofagite necrosante, doença reativa das vias aéreas e fibrose cística não estão associadas à traqueíte bacteriana. *(Behrman:1279)*

77. (D) O lactente apresentado tem mais provavelmente estenose pilórica. Esta é uma anomalia quatro vezes mais freqüente em meninos do que em meninas. Existe uma predisposição genética; os lactentes de mães que tiveram estenose do piloro apresentam uma incidência muito maior desta anomalia do que os lactentes da população geral. Às vezes, os casos se apresentam com vômitos não-biliosos nas primeiras semanas de vida. O vômito pode ser em projétil e classicamente poderá se desenvolver uma alcalose metabólica hipoclorêmica. Os lactentes geralmente mostram-se famintos e, na maioria dos casos, os examinadores experientes podem sentir o músculo pilórico espessado (oliva). Depois de corrigida a alcalose, pode ser executada a piloromiotomia. A doença da urina do xarope de bordo é uma acidemia orgânica e poderá não induzir à alcalose. A insuficiência adrenal pode causar vômitos persistentes, porém não causa alcalose. A homocistinúria na infância é em geral assintomática e não apresenta vômitos. As crianças com gastroenterite têm tipicamente diarréia e são mais predispostas a apresentar acidose metabólica. *(Behrman:1130-1131)*

78. (B) Esta síndrome ocorre na maioria das vezes em homens; apenas 5% dos pacientes são mulheres. A síndrome é caracterizada por uma deficiência de músculos da parede abdominal, retenção dos testículos e anormalidades do trato urinário. Imperfuração anal, retardamento mental, fenda labial, agenesia renal e bexiga ectópica, não fazem parte desta síndrome. *(Behrman:1635)*

79. (C) Embora a doença de Crohn e a colite ulcerativa possam ter sintomas semelhantes, geralmente pode ser feito o diagnóstico na base da apresentação clínica e dos achados radiológicos, endoscópicos e histopatológicos. O sangramento retal é mais comum na colite, mas pode também ocorrer na doença de Crohn. A colangite ocorre mais comumente na colite ulcerativa e mais raramente na doença de Crohn. Dor abdominal pode estar presente em ambas as doenças. Abscessos crípticos são mais comu-

mente observados na colite, enquanto que os granulomas são mais comumente observados na doença de Crohn, porém nenhum desses sinais é patognomônico. Comprometimento ileal ocorre somente na doença de Crohn e não é observado na colite ulcerativa. *(Behrman:1150)*

80. (A) O lactente mais provavelmente tem botulismo. O botulismo infantil é uma condição com perigo de vida freqüente e não é diagnosticada logo no início. Na maioria dos casos, a razão para a admissão é a suspeita de sépsis. A toxina botulínica é neurotóxica; liga-se irreversivelmente às sinapses colinérgicas, bloqueia a liberação da acetilcolina e causa dificuldade da transmissão neuromuscular e autonômica. Os nervos sensitivos não são afetados e o envolvimento bulbar é grave. Em lactentes, a inalação e subseqüente deglutição de esporos clostridianos esparsos no ar podem mais provavelmente causar a doença e, por isso, a prevenção é difícil. A única fonte evitável dos esporos botulínicos é o mel. Não deve ser dado mel aos lactentes de menos de um ano de idade. *(Behrman:875-878)*

81. (C) A causa mais comum de claudicação em uma criança sadia nesta idade é a sinovite transitória. Classicamente se manifesta dentro de 1-2 semanas de uma infecção inespecífica do trato respiratório superior. A sinovite transitória é um diagnóstico de exclusão. No diferencial devem ser excluídas a osteomielite e a artrite séptica. Os pacientes com sinovite transitória são em geral apiréticos ou podem ter febre baixa. Os resultados laboratoriais geralmente são normais, mas pode ser observada uma leve elevação da sedimentação eritrocítica. A ultra-sonografia do quadril poderá demonstrar uma efusão articular. O tratamento desta afecção é sintomático, com repouso no leito e analgésicos. *(Behrman:2079-2080)*

82. (B) Este lactente tem mais provavelmente um bloqueio do desenvolvimento (BDD) de natureza não-orgânica (sem causa médica conhecida), que é muito mais comum do que as orgânicas (com causa médica subjacente). BDD não-orgânica é causada por insuficiência calórica. Tipicamente existe uma anormalidade no relacionamento mãe-filho. A opção mais bem oferecida para esta criança com peso de 5,5 kg (muito abaixo do 5° percentil) é a hospitalização. Deve ser-lhe ministrada uma quantidade alta de calorias, seu peso deve ser estritamente acompanhado e deve ser cuidadosamente observada a interação mãe-filho. Os lactentes com BDD não-orgânico e que são postos em um ambiente sadio controlado, deverão aumentar mais de 30 g por dia durante a primeira semana. É razoável e prático evitar exames de laboratório enquanto a criança estiver mostrando bom ganho de peso com esta abordagem. Nessas ocasiões, nenhuma das outras escolhas oferecidas são opções válidas. *(Behrman:117-118)*

83. (E) Provavelmente o paciente tem mais eritema nodoso, que é caracterizado por nodosidades pré-tibiais eritematosas e sensíveis. As doenças infecciosas comuns que têm apresentado associação com eritema nodoso são a faringite estreptocócica, a tuberculose, a *Yersinia*, a histoplasmose e a coccidioidomicose. Outros estados não-infecciosos são a doença inflamatória intestinal, sarcoidose e espondiloartropatia. *(Behrman:699)*

84. (E) O paciente provavelmente tem mais convulsão respiratória afetiva ("tomada do choro"). É sempre provocada por um susto ou por uma repreensão à criança. O pico da idade para esta ocorrência é aos dois anos. A criança manifesta bruscamente um abalo, que é seguido de apnéia, cianose e perda de consciência. Durante o episódio poderá haver abalos clônicos. O impacto clínico e a ocorrência da apnéia e cianose geralmente fazem a diferenciação entre as crises respiratórias e os distúrbios convulsivos. A melhor abordagem consiste em fazer um cuidadoso exame, seguido por uma explicação aos pais quanto ao mecanismo desses episódios. As convulsões respiratórias podem recidivar, e é importante para os pais não repreenderem o comportamento da criança. *(Behrman:1829-1830)*

85. (B) A causa mais comum da dor crônica na parte anterior do joelho é a síndrome do patelofemoral. Como neste paciente, tipicamente a dor aumenta ao subir escadas, depois de ficar sentado durante muito tempo, depois de ficar agachado ou de correr. Ao exame, o sinal de sensibilidade peripatelar confirma o diagnóstico. A intensidade do tratamento é baseada na severidade dos sintomas e é centrali-

zada no sentido de melhorar a força e a flexibilidade do grande músculo medial. *(Behrman:2016)*

86. (C) O distúrbio déficit de atenção-hiperatividade (ADHD) é caracterizado por problemas como cumprimento das tarefas, superatividade motora e impulsividade. De acordo com os critérios do DSM-IV, os sintomas devem ser evidentes antes dos sete anos e devem estar presentes em pelo menos dois diferentes ambientes, tais como na escola e em casa. Devem também prejudicar o desempenho da criança. A prevalência de co-morbidades é elevada. Algumas das mais comuns são os comportamentos oposicionais e agressivos, ansiedade, alterações do humor e concomitante dificuldade de aprendizado. As co-morbidades não devem necessariamente estar presentes para preencher os critérios diagnósticos de ADHD. A existência de outras crianças com ADHD na família ou a história de trauma de parto também não fazem parte dos critérios diagnósticos. *(Behrman:100-103)*

87. (B) Existem muitas controvérsias sobre a questão da circuncisão em recém-nascidos. A Academia Americana de Pediatria, em 1999, publicou uma diretriz sobre circuncisão. A única evidência sólida referente a benefício da circuncisão é a de que as infecções do trato urinário (ITU) são muito menos comuns em lactentes circuncidados. O maior risco de ITU nos lactentes não circuncidados incide principalmente nos primeiros seis meses, embora o risco persista elevado pelo menos até os cinco anos de idade. Não existe evidência concreta de que a circuncisão reduza significantemente o risco de doenças transmitidas sexualmente ou de câncer do pênis. Os meninos com hipospadia não devem ser circuncisados. *(Behrman:1647; Pediatrics 103:686-693, 1999)*

88. (C) Autonomia e competência estão estreitamente ligados, uma vez que somente os pacientes competentes têm completa autonomia para decidir sobre o que deverá ser feito ou não com seus corpos. Se as decisões do paciente forem racionais ou não, poderão modificar as atitudes. Os adolescentes podem muitas vezes ser vistos como competentes e devem exercer o papel principal nesta tomada de decisão. Entretanto, os pacientes mais jovens não são competentes para estas soluções e tradicionalmente cabe aos pais, sem muita controvérsia, tomar essas decisões em benefício dos seus filhos. Os limites desta autonomia dos pais estão sendo crescentemente questionados, especialmente quando a saúde da criança pode ser prejudicada pelas decisões paternas. *(Behrman:5-6)*

89. (G) A estenose aórtica supravalvular pode ser esporádica, familiar, ou estar associada à síndrome de Williams. Outras características da síndrome de Williams são o retardamento mental, a fácies de duende e a hipercalcemia idiopática do lactente. *(Behrman:1377)*

90. (E) Um neonato de uma mãe com lúpus pode manifestar a síndrome do lúpus neonatal. Os problemas encontrados são o bloqueio cardíaco congênito, lesões cutâneas, hepatopatia, trombocitopenia e doença nervosa. Exceto quanto ao bloqueio cardíaco congênito, que muitas vezes requer marcapasso, os problemas associados geralmente cessam com o decorrer do tempo. *(Behrman:716)*

91. (H) A síndrome de Noonan, é caracterizada por baixa estatura, dobras no pescoço, peito escavado, fácies típica e defeitos cardíacos, mais comumente estenose da válvula pulmonar. *(Behrman:1747)*

92. (D) A doença de Kawasaki, em aproximadamente 25% dos pacientes não-tratados, induz a aneurismas das artérias coronárias ou das sistêmicas. Três a quatro por cento dos pacientes com a doença de Kawasaki tratados com gamaglobulina intravenosa poderão manifestar aneurismas. *(Behrman:1449)*

93. (C) As características clínicas da síndrome de Turner incluem edema do dorso das mãos e dos pés, pregas no pescoço, abaixamento da linha posterior dos cabelos, tórax largo e baixa estatura. A maturação sexual deixa de ocorrer na idade esperada. Aproximadamente um terço ou a metade das meninas com a síndrome de Turner apresenta válvulas aórticas bicúspides. *(Behrman:1753)*

94. (F) Os aspectos clássicos da síndrome de Marfan incluem alta estatura, anormalidades oculares, aracnodactilia e escoliose. A morbidade da síndrome deMarfan é substancial: cerca de 80-100% dos pacientes poderão desenvolver dilatação da raiz aórtica. *(Behrman:2131)*

95. (E), **96.** (C), **97.** (F), **98.** (F), **99.** (C) O lactente fica sentado sem apoio na média com seis meses de vida. De modo geral, o lactente pode manter as mãos juntas na linha média aos três meses. O lactente poderá armar dois cubos e conseguir segurar com o dedo polegar aos oito meses. O reflexo de Moro cessa tipicamente aos doze meses de vida. *(Behrman:34-35)*

100. (B) Na trombocitopenia idiopática (TPI) há um decréscimo do número de plaquetas, em geral para baixo de 60.000/mm^3, enquanto que o restante dos elementos do sangue é normal, a menos que tenha havido um sangramento significante, em cujo caso a Hb poderá estar diminuída e os reticulócitos aumentados. A maioria dos casos de PTI pediátricos ocorre nos primeiros 5-6 anos de vida. *(Behrman:1520-1522)*

101. (A) Una concentração de Hb de 12 g/dl e número de Leu de 11.500 mm^3 estão dentro dos limites estatísticos "normais" de uma criança de dois anos de idade (média 12.5; 10° percentil 11.5). *(Behrman:1457)*

102. (E) Em crianças com doença das células falciformes a Hb está em geral entre 7 e 10 g/dl e a contagem de Leu entre 15.000 e 25.000/mm^3. O número de reticulócitos está aumentado, exceto em presença de crises aplásticas, quando a Hb deverá ser mais baixa, com baixo número de reticulócitos. *(Behrman:1480)*

103. (D) Em presença de anemia por deficiência de ferro, o número de reticulócitos é tipicamente baixo. Valores da Hb de 5 g/dl não são raros e ocasionalmente, nos casos muito graves, são observados teores ainda mais baixos, de até 2 g/dl. Em crianças com anemia por deficiência de ferro têm sido observados nítidos aumentos na contagem de plaquetas. *(Behrman:1469-1471)*

104. (C) A leucemia linfoblástica aguda (LLA) freqüentemente se apresenta com anemia e trombocitopenia. A contagem total de Leu poderá estar aumentada, normal, ou diminuída. Em cerca de 10% dos casos o número de Leu periféricos está abaixo de 3.000/mm^3 na ocasião da apresentação. Um diagnóstico mais definitivo de LLA na ausência de aumento dos Leus e de aumento de linfoblastos só poderá ser feito pelo exame da medula óssea. *(Behrman:1543-1546)*

105. (C) Na pancitopenia, como o nome indica, *todos* os elementos do sangue estão quantitativamente diminuídos. A baixa contagem de reticulócitos reflete a insuficiência da medula óssea, que é a causa comum da pancitopenia. *(Behrman:1497-1498)*

106. (E) Íleo meconial é uma obstrução intestinal no recém-nascido, causada por mecônio impactado no intestino delgado, geralmente no íleo. Esta condição é essencialmente sempre associada à fibrose cística. Nesta doença o mecônio é anormalmente espesso e pegajoso, parcialmente devido a glicoproteínas anormais e parcialmente devido à insuficiência pancreática, e acumula-se no lume intestinal, produzindo obstrução, mesmo antes do nascimento. Cerca de 10-15% dos lactentes com fibrose cística apresentam íleo meconial ao nascer. *(Behrman:1318)*

107. (D) A má rotação do intestino é uma anormalidade que resulta da falta de rotação do intestino na direção contra-ponteiros do intestino durante a vida fetal, quando retorna para a cavidade abdominal, aproximadamente nas dez semanas de gestação. Esta patologia é freqüentemente associada à obstrução duodenal secundária à bridas peritoneais constritivas. Entretanto, em uma pequena porcentagem de casos, a obstrução resulta de um vólvulo do mesogástrio. Esta é uma complicação potencialmente devastadora, na qual o intestino móvel e mal-rodado torce a artéria mesentérica superior. Poderá ocorrer infarto e necrose dos principais segmentos do intestino. O vólvulo do mesogástrio é uma emergência cirúrgica. *(Behrman:1136)*

108. (A) Uma bem conhecida complicação do megacólon agangliônico congênito (doença de Hirschsprung) é a enterocolite, que ocorre principalmente nos pacientes não-diagnosticados ou insuficientemente tratados. O sinal de apresentação em um pequeno lactente com megacólon congênito poderá ser uma diarréia severa e recidivante secundária à enterocolite. É importante o reconhecimento da anormalidade subjacente, porque a mortalidade da enterocolite secundária (*megacolo tóxico*) pode ser muito elevada. *(Behrman:1139-1141)*

109. (H) As infecções pelo herpes neonatal são em geral adquiridas no momento do parto, e muitas mães não apresentam evidência de lesões de herpes genital. A infecção geralmente se manifesta dentro do primeiro mês de vida. Nesta infecção existem três principais categorias. Em 30-40% dos lactentes está inicialmente presente a infecção localizada na pele, nos olhos e na boca. As outras duas categorias são a infecção isolada do SNC, e a infecção disseminada. A morbidade e a mortalidade são altas, especialmente na forma de infecção sistêmica. Ao tratar lactentes com sépsis refratária aos antibióticos, deve-se levantar um alto índice de suspeita de herpes. *(Behrman:969)*

110. (A) O citomegalovírus (CMV) é o agente etiológico mais comumente identificado nas infecções congênitas. Apenas 5% dos lactentes com infecção congênita apresentam o espectro completo de hepatosplenomegalia, icterícia, petéquias, púrpura e microcefalia. A maioria desses pacientes nasce com a infecção subclínica, porém crônica. A seqüela mais comum da infecção CMV congênita é a perda da audição neurossensorial. *(Behrman: 982-983)*

111. (E) A infecção congênita pelo *Toxoplasma gondii* pode variar desde completamente assintomática até uma doença neonatal grave. Tal como ocorre com outras infecções congênitas, os pacientes podem ter esplenomegalia, trombocitopenia e envolvimento do SNC. Na toxoplasmose congênita as calcificações intracranianas são em geral difusas. Um problema peculiar na toxoplasmose congênita é a ocorrência de hidrocefalia em alguns lactentes. *(Behrman:1056-1057; Zitelli:450)*

112. (G) As manifestações iniciais da sífilis congênita podem envolver diferentes sistemas orgânicos. As manifestações tardias são a conseqüência de inflamação crônica do osso, dos dentes e do sistema nervoso central. O dente de Hutchinson e o nariz em sela são alguns dos sinais característicos que ocorrem em idade mais tardia. *(Behrman:903-905)*

113. (B) A maioria dos estigmas da síndrome da varicela congênita pode ser atribuída à lesão do sistema nervoso induzida pelo vírus. Os estigmas envolvem principalmente a pele, as extremidades, os olhos e o cérebro. As extremidades podem ser encurtadas e malformadas, muitas vezes cobertas com retrações em ziguezague. *(Behrman:974-975)*

BIBLIOGRAFIA

Abi-Hanna A, Lake AM. Constipation and encopresis in childhood. *Pediatr Rev* 1998;19:23-31.

American Academy of Pediatrics Task Force on Circumcision. Circumcision Policy Statement (RE9850). *Pediatrics* 1999:103:686-693.

Behrman RE, Kliegman RM, Arvin AM. *Nelson Textbook of Pediatrics*, 16th ed. Philadelphia, PA: W.B. Saunders, 2000.

Cassidy JT, Petty RE. *Textbook of Pediatric Rheumatology*, 4th ed. Philadelphia, PA: W.B. Saunders, 2001.

Jones KL. *Smith's Recognizable Patterns of Human Malformation*, 5th ed. Philadelphia, PA: W.B. Saunders, 1997.

Klish WJ. Childhood obesity. *Pediatr Rev* 1998;19:312-315.

Norwood VF. Hypertension. *Pediatr Rev* 2002;23:197-208.

Pizzo PA, Poplack DG. *Principles and Practice of Pediatric Oncology*, 4th ed. Philadelphia, PA: JB Lippincott, 2002.

Rimsza ME. Dysfunctional uterine bleeding. *Pediatr Rev* 2002;23:227-232.

Roth KS, Amaker BH, Chan JCM. Nephrotic syndrome: pathogenesis and management. *Pediatr Rev* 2002;23:237-247.

Schmitt BD. Nocturnal enuresis. *Pediatr Rev* 1997;18:183-191.

Vogiatzi MG, Copeland KC. The short child. *Pediatr Rev* 1996;19:92-99.

Zitelli BJ, Davis HW. *Atlas of Pediatric Physical Diagnosis*, 4th ed. Philadelphia, PA: Mosby, 2002.

CAPÍTULO 9

Terapêutica

Joseph D. Tobias, MD
Sara S. Viessman, MD

A terapêutica pediátrica é desafiadora em muitos aspectos. Você provavelmente já ouviu dizer "Crianças não são simplesmente pequenos adultos". Os princípios básicos usados na terapêutica são os mesmos dos adultos, porém com não mais do que poucos desvios! Os processos mórbidos e as terapias variam com a idade. Para o paciente pediátrico, a idade, o peso corporal, e/ou a área de superfície são dados necessários para calcular as exigências calóricas, as exigências líquidas e as dosagens das drogas específicas. Os problemas práticos, tais como o modo de administração dos medicamentos, as complexas situações sociais, e o impacto dos problemas comportamentais na terapia, tornam-se óbvios com a experiência clínica.

Muitas drogas têm cinéticas peculiares ou efeitos colaterais em certos grupos etários e podem ser contra-indicadas naqueles grupos. Por exemplo, o cloranfenicol é mal metabolizado pelo fígado de um recém-nascido, de tal modo que a droga pode se acumular rapidamente até níveis letais no sangue. As tetraciclinas depositam-se nos ossos em crescimento e nos dentes em desenvolvimento, e por isso são contra-indicadas em crianças pequenas.

Alguns agentes geralmente seguros em adultos comprovaram-se letais em pacientes mais jovens.

Antes de 1972, o hexaclorofeno era largamente usado como um anti-séptico tópico de não-prescrição.

Um desastre em 1972 envolvendo o uso tópico do talco em pó contendo níveis muito altos de hexaclorofeno resultou na morte de 36 lactentes e induziu o FDA restringir o hexaclorofeno ao estado de prescrição.

O propilenoglicol é um segundo agente geralmente seguro em adultos, porém considerado tóxico em pacientes mais jovens. Este ingrediente, basicamente inerte, usado como um solvente ou estabilizador em muitas medicações, foi constatado como causador de intoxicação, hipoglicemia e convulsões em crianças pequenas. Em prematuros, induziu hiperosmolalidade e insuficiência renal. A descoberta desses problemas e de outros induziu à promulgação da 1977 FDA Modernization ACT. Este ACT (Lei) permite ao FDA assegurar que todos os ingredientes, incluindo o álcool e os ingredientes "inativos", sejam identificados nas drogas de não-prescrição e nas de prescrição.

Os médicos que tratam de crianças sabem que a aposta é demasiado alta. Aceitar o desafio de diagnosticar apropriadamente e o de tratar as doenças infantis específicas da idade requer um sólido fundamento dos conhecimentos, uma experiência prática, auto-educação continuada, e bom coração.

Questões

ORIENTAÇÕES: Nesta seção, cada um dos itens numerados ou das afirmativas incompletas é seguido pelas respostas ou pelas afirmativas certas. Selecione a ÚNICA resposta letrada ou afirmativa que é a MELHOR para cada caso.

1. Um menino de cinco anos com hemofilia A clássica, apresenta-se ao centro de emergência com hemartrose do joelho direito. A providência mais importante para esta criança deverá ser
   (A) administração intravenosa do concentrado de fator IX
   (B) administração intravenosa de crioprecipitado
   (C) injeção de fator VIII concentrado na articulação
   (D) injeção intravenosa do concentrado de fator VIII
   (E) administração intravenosa de um análogo de vasopressina DDAVP

2. Qual dos presentes é classificado com o agente despolarizante de bloqueio neuromuscular?
   (A) pancurônio
   (B) vecurônio
   (C) atracúrio
   (D) succinilcolina
   (E) tubocurare

3. Um lactente de seis meses com displasia broncopulmonar (DBP) sob oxigênio em casa e suplementação calórica apresenta crescimento lento. Você considera iniciar um diurético tiazídico para diminuir a resistência das vias aéreas e melhorar a complacência pulmonar. Qual das seguintes anormalidades eletrolíticas resulta do uso dos diuréticos do tipo tiazídico?
   (A) hipoglicemia
   (B) hiperuricemia
   (C) hipercalemia
   (D) hipernatremia
   (E) hipocalciúria

4. O metilfenidato é mais comumente prescrito no tratamento de crianças com
   (A) mau apetite
   (B) acessos de cólera
   (C) distúrbios convulsivos
   (D) convulsões respiratórias afetivas
   (E) distúrbio do déficit de atenção-hiperatividade

5. Um lactente masculino de um ano com a síndrome de Beckwith-Wiedemann apresenta uma massa abdominal, confirmada pelos estudos como sendo um hepatoblastoma. O tratamento de escolha inicial é
   (A) radioterapia
   (B) quimioterapia
   (C) quimioterapia e cirurgia
   (D) vitamina B_{12}
   (E) combinação de radioterapia e quimioterapia

6. Qual dos seguintes é verdadeiro no concernente ao magnésio?
   (A) os efeitos adversos da hipermagnesemia podem ser revertidos pela administração do potássio
   (B) podem ocorrer níveis elevados em pacientes que estão recebendo cronicamente diuréticos
   (C) é o cátion intracelular mais abundante
   (D) poderá dar benefício terapêutico a pacientes no estado de mal asmático
   (E) níveis elevados podem causar excitação neuromuscular

7. Um lactente de dois meses apresenta bloqueio do desenvolvimento e desidratação. O exame laboratorial revela sódio sérico de 164 mEq/l e peso específico da urina em 1.001. Glicosúria negativa. Qual das

prescrições seguintes poderá ser mais benéfica no tratamento a longo-termo deste paciente?

(A) hormônio antidiurético
(B) sal extra no leite ou na fórmula deste paciente
(C) restrição de líquidos
(D) bicarbonato oral
(E) diuréticos tiazídicos

8. Qual das seguintes drogas poderá reduzir a taxa de recidivas das convulsões febris?

(A) carbamazepina
(B) clonapina
(C) fenobarbital
(D) fenitoína
(E) felbamato

9. Uma criança com a doença de Graves e tratada com propiltiuracil apresenta um estado febril. Qual das seguintes condições tem mais probabilidade de estar relacionada com a terapia médica?

(A) agranulocitose
(B) insuficiência renal aguda
(C) hipoglicemia
(D) pseudotumor cerebral
(E) convulsões

10. Uma menina negra de seis anos de idade com síndrome nefrótica esta tomando esteróides. Qual das seguintes é a base lógica para o uso da prednisona em dias alternados?

(A) é mais eficaz
(B) é mais conveniente
(C) determina menos supressão adrenal
(D) permite o uso de dose total mais baixa
(E) determina menor supressão do sistema imunológico

11. Uma menina branca de 14 anos apresenta-se na sala de emergência vinte horas depois da ingestão de 8,5 g de acetaminofen. A terapia deve ser iniciada com qual dos seguintes?

(A) deferoxamina
(B) fisostigmina
(C) *N*-acetilcisteína
(D) glutatião
(E) não é indicada qualquer terapia

12. Para uma criança de dez anos portadora de leve estenose aórtica congênita que vai ser submetida a um procedimento dentário invasivo, qual dos seguintes antibióticos deverá ser mais apropriado para a profilaxia contra a endocardite bacteriana?

(A) amoxicilina
(B) clindamicina
(C) eritromicina
(D) oxacilina
(E) vancomicina

13. Para o tratamento de uma infecção pelo *Mycoplasma pneumoniae* em uma criança de quatro anos, qual dos seguintes antibióticos é o mais apropriado?

(A) cefuroxima
(B) cloranfenicol
(C) eritromicina
(D) penicilina
(E) tetraciclina

14. O cianeto é produzido pelo metabolismo

(A) do nitroprussiato de sódio
(B) da nitroglicerina
(C) do labetalol
(D) da dobutamina
(E) da amrinona

15. Um menino de oito anos é apresentado depois de um episódio sincopal. A mãe está preocupada porque um tio tinha episódios de síncope antes da morte súbita na idade de 35 anos. Depois da história completa e do exame físico, você obtém um ECG que revela um intervalo QT prolongado. Qual das drogas seguintes poderá ser mais benéfica no tratamento deste estado?

(A) atropina
(B) digital

(C) lidocaína
(D) fenilefrina
(E) propranolol

16. O soro salino normal contém
(A) nenhum sódio
(B) 34 mEq/l de sódio
(C) 77 mEq/l de sódio
(D) 104 mEq/l de sódio
(E) 154 mEq/l de sódio

17. Para um pequeno lactente com grave tetralogia de Fallot, cianose profunda e dispnéia paroxística, a cirurgia paliativa poderá ser
(A) constrição da artéria pulmonar
(B) septostomia atrial
(C) anastomose aorta-artéria pulmonar
(D) ligadura ductal
(E) implantação de um marca-passo

18. A etossuximida (Zarontin) é mais útil no tratamento da
(A) superdosagem do fenobarbital
(B) convulsões de ausência (pequeno mal)
(C) convulsões acinéticas
(D) convulsões tônico-clônicas
(E) convulsões parciais complexas

19. Um lactente masculino de seis dias de idade é trazido ao centro de emergência com dificuldade para se alimentar e letargia há dois dias. Ao exame físico o lactente está hipotônico e responde mal aos estímulos dolorosos. O Dextrostix inicial é de 30 mg%. É administrada inicialmente G25A na dose de 2 ml/kg, além do salino normal a 20 ml/kg. A avaliação laboratorial inclui sódio 128 mEq/l, potássio 8,4 mEq/l bicarbonato 8 mEq/l, e cloreto 104 mEq/l. A próxima intervenção deverá ser
(A) dosar o nível da 17-OH progesterona e administrar hidrocortisona na dosagem de 10 mg/kg
(B) iniciar prostaglandina E
(C) administrar salino hipertônico, 3 ml/kg
(D) proceder a um painel metabólico da urina
(E) testar a amônia do soro e fazer as provas de função hepática

20. Um menino de 14 meses é admitido à UTI por hemorragia do nariz e das gengivas. Não existe história familiar de tendência hemorrágica. Na história posterior você apura que a família tem problemas com camundongos e ratos e espalha raticidas em volta da casa. Qual dos seguintes deverá ser incluído no tratamento inicial?
(A) vitamina C
(B) vitamina K
(C) sulfato de cobre
(D) fenotiazinas
(E) atropina

21. Uma menina de 16 anos é enviada ao dentista por infecção do primeiro molar. A história pregressa é positiva para a doença de von Willebrand tipo I que exigiu tratamento só duas vezes depois de pequenos tratamentos cirúrgicos. A terapia apropriada inclui
(A) administração de concentrado do fator VIII
(B) administração de concentrado de fator IX
(C) administração de DDAVP em 1-2 horas antes do procedimento
(D) três unidades de plaquetas uma hora antes do procedimento
(E) vinte unidades de crioprecipitado uma hora antes do procedimento

22. O tratamento da intoxicação aguda por nitritos pode exigir a administração de
(A) hidralazina
(B) morfina
(C) azul de metileno
(D) corticosteróides
(E) tiossulfato

23. Um lactente feminino de seis meses freqüentando uma creche, apresenta febre, vômitos e letargia. Ao exame físico, você confirma a letargia e nota abaulamento da fontanela apesar dos sinais de desidrata-

ção. Qual dos seguintes antibióticos deverá ser o tratamento de escolha inicial?

(A) cefuroxima + vancomicina
(B) ceftriaxona + vancomicina
(C) clindamicina
(D) vancomicina
(E) amoxicilina

24. Qual das seguintes doses de dexametasona é equivalente a 5 mg de prednisona quanto ao efeito glicocorticóide?

(A) 0,1 mg
(B) 0,75 mg
(C) 1,5 mg
(D) 2,5 mg
(E) 5,0 mg

25. Um neonato de dois dias, nascido em casa, recusa a alimentação. Os pais trazem-no ao DE porque ele ficou muito pálido e prostrado há algumas horas. Ao exame, você nota um neonato letárgico e em choque, com hepatomegalia e ritmo de galope. A radiografia revela aumento da vasculatura pulmonar e cardiomegalia. Você começa a antibioticoterapia, porém suspeita de cardiopatia congênita. Qual das seguintes drogas deve ser a escolha?

(A) dobutamina
(B) digoxina
(C) prostaglandina E1
(D) amrinona
(E) nicardipina

26. Qual dos seguintes é o verdadeiro no concernente à lidocaína?

(A) é um agente antiarrítmico da classe II
(B) é útil no tratamento das arritmias atriais
(C) tem efeitos eletrocardiográficos semelhantes à mexiletina
(D) está disponível na forma oral
(E) só pode ser administrado seguramente como gotejamento contínuo

27. Uma menina de 13 anos é enviada por ter apresentado uma enduração de 18 mm ao teste da tuberculina. Seu avô está recebendo terapia para a tuberculose e seu microrganismo infectante é suscetível à isoniazida. Como seu exame físico e radiografia de tórax resultam normais, você diagnostica tuberculose latente (TBL) e inicia isoniazida. Qual das afirmativas que se seguem sobre a isoniazida é a verdadeira?

(A) a administração em pacientes adolescentes deverá ser suplementada com vitamina B6
(B) deve ser dada em dosagem diária dividida, em pelo menos duas vezes
(C) deve ser tomada com leite ou com um antiácido
(D) o efeito tóxico mais comum é a lesão renal com proteinúria
(E) o uso em conjunto à rifampicina é contra-indicado

28. Uma criança de dez quilos e dois anos de idade ingeriu uma quantidade desconhecida de metadona. Na sala de emergência a criança está comatosa. Depois da estabilização das vias aéreas, você deverá administrar

(A) fisostigmina intravenosa
(B) naloxona intravenosa
(C) adrenalina subcutânea
(D) atropina intravenosa
(E) flumazenil intravenoso

29. Um menino de sete anos adotado da Romênia apresenta hematêmese. Sabe-se que ele tem hepatite crônica severa. Uma endoscopia superior revela sangramento varicial esofágico. Qual dos seguintes agentes tem mais probabilidade de ser benéfico para controlar a perda esofágica de sangue?

(A) octreotídea
(B) PGE1
(C) óxido nítrico
(D) prostaciclina
(E) dexametasona

30. Qual das seguintes terapias deverá ser indicada para uma criança com coréia de Sydenham (reumática)?
   (A) aspirina
   (B) repouso no leito
   (C) difenilidantoína
   (D) injeções de Bicilina a cada quatro semanas
   (E) prometazina

31. O uso de reposição de enzima pancreática oral é mais útil em pacientes com
   (A) enteropatia com perda de proteínas
   (B) doença celíaca
   (C) colite ulcerativa
   (D) deficiência de alfa$_1$-antitripsina
   (E) fibrose cística

32. Na leucemia do sistema nervoso central (SNC), qual dos seguintes agentes é eficaz quando administrado sistemicamente?
   (A) metotrexato
   (B) prednisona
   (C) vincristina
   (D) ciclofosfamida
   (E) daunorrubicina

33. Em uma criança de cinco anos, após uma injeção de succinilcolina, foi notado que permanecia apnéica e paralisada por um prolongado período de tempo. Mais provavelmente esta criança
   (A) recebeu uma dose excessiva da droga
   (B) recebeu aminoglicosídeos
   (C) tem perturbação da função renal
   (D) tem deficiência de pseudocolinesterase
   (E) apresenta uma reação alérgica à succinilcolina

34. A hiperuricemia é observada em qual das doenças hereditárias?
   (A) síndrome de Lesch-Nyhan
   (B) doença de Gaucher
   (C) doença de Tay-Sachs
   (D) fibrose cística
   (E) galactosemia

35. O sinal clínico que é comum tanto na galactosemia clássica quanto na deficiência de galactocinase é
   (A) hipotonia
   (B) hiperbilirrubinemia
   (C) cataratas
   (D) convulsões
   (E) acidose metabólica

36. Um neonato de duas semanas apresenta letargia, hipotermia e recusa alimentar. O exame do líquido cérebro-raquidiano revela um número de leucócitos de 1.200 células/mm^3 (95% de polimorfonucleócitos), elevação de proteína e decréscimo de glicose. O regime antibiótico de escolha é
   (A) ampicilina
   (B) ceftriaxona
   (C) cefotaxima
   (D) cefuroxima + ampicilina
   (C) gentamicina + ampicilina

37. Uma colher das de sopa contém cerca de
   (A) 5 ml
   (B) 10 ml
   (C) 15 ml
   (D) 20 ml
   (E) 30 ml

38. Um lactente de seis meses apresenta choro débil, diminuição da atividade e recusa alimentar, que tem progredido há duas semanas. Antes desse período ele era muito sadio, porém constipado. Ao exame, mostra-se em geral flácido e hipotônico, com diminuição do reflexo do engasgo e uma sutil paralisia ocular. Não existem fasciculações da língua. Qual das seguintes afirmativas concernentes a este estado autolimitado é a verdadeira?
   (A) é uma herança limitada ao X
   (B) os sinais iniciais incluem hiperatividade e febre
   (C) poderá estar associada à ingestão de mel pelo lactente

(D) o exame do LCR poderá revelar predominância de linfócitos com elevação da proteína

(E) geralmente resulta de toxina pré-formada

39. O uso da área glútea para injeção intramuscular em lactentes e crianças pequenas deverá ser evitado porque

(A) a área é demasiado vascularizada

(B) os hematomas podem exsudar para dentro da coluna ou do reto

(C) essas injeções podem lesar o nervo ciático

(D) é psicologicamente indesejável

(E) nesta área a absorção é deficiente

40. A sífilis adquirida primariamente é mais bem tratada por

(A) ampicilina, 3,5 g oralmente e 1 g de probenecida

(B) penicilina procaína G, 4,8 milhões de unidades IM como dose única, mais 1 g de probenecida

(C) penicilina benzatina G, 2,4 milhões de unidades IM como dose única

(D) espectinomicina, 2 g IM como dose única

(E) cefuroxina 4 g IV como dose única

41. Um menino de dois anos apresenta um exantema macular e predominantemente localizado no tronco. Três dias antes ele foi diagnosticado com otite média e tratado com amoxicilina. Sob outros aspectos, ele mostra-se sadio. Este exantema

(A) indica dose demasiada de amoxicilina

(B) não está relacionado à amoxicilina

(C) tipicamente cessa em 1-3 dias

(D) coloca o paciente em grande risco de reação de hipersensibilidade imediata se a droga for dada novamente

(E) obriga a suspensão imediata da droga

42. A cistite hemorrágica é mais comumente associada a grandes doses de

(A) ciclofosfamida

(B) metotrexato

(C) actinomicina D

(D) L-asparaginase

(E) predinisona

43. Qual dos seguintes é contra-indicado como agente único para tratar hipertensão por ingestão de cocaína?

(A) labetalol

(B) nitroprussiato de sódio

(C) nicardipina

(D) hidralazina

(F) propranolol

44. A pacientes com ingestão de metanol, é recomendada a administração de qual agente?

(A) *N*-acetilcisteína

(B) nitrito de amilo

(C) tiossulfato de sódio

(D) etanol

(E) vitamina B_{12}

45. Um lactente feminino de dois meses tem história de quatro dias de crises de tosse que duram pelo menos 30 s. Depois das crises ela vomita. Sob outros aspectos é normal. A avaliação laboratorial revela um número de leucócitos em $42.000/mm^3$ com 86% de linfócitos. Os contatos familiares e os da creche desta criança deverão receber profilaxia com

(A) rifampicina

(B) eritromicina

(C) gentamicina

(D) penicilina

(E) trimetoprim-sulfametoxazol

46. Para o tratamento da meningite meningocócica, a droga de escolha é

(A) cefotaxima

(B) ceftriaxona

(C) vancomicina

(D) cloranfenicol

(E) penicilina

47. No tratamento do estado de mal asmático, a administração de agonistas beta-adrenérgicos, tais como albuterol ou terbutalina, incluem as complicações
   (A) bradicardia
   (B) constipação
   (C) hipotonia
   (D) hipercalemia
   (E) isquemia miocárdica

48. No tratamento da metemoglobinemia são usados os agentes redutores, tais como o azul de metileno. A metemoglobina é
   (A) hemoglobina que está ligada ao cianeto
   (B) hemoglobina na qual a metade do ferro foi oxidada do estado ferroso (2+) para o estado férrico (3+)
   (E) hemoglobina contendo duas cadeias alfa e duas cadeias beta
   (D) hemoglobina com uma parte extra de ferro
   (E) hemoglobina com uma cadeia alfa anormal

49. Um menino de três anos foi encontrado na casa dos seus avós portando um vidro vazio de comprimidos de ferro. Com quatro horas depois da ingestão, o nível do ferro no seu soro é de 550 μg/dl. Qual dos seguintes deverá ser administrado?
   (A) dimercaprol (BAL)
   (B) deferoxamina (Desferal)
   (C) versenato (EDTA)
   (D) penicilamina
   (E) bicarbonato de sódio

50. Uma criança foi intoxicada por um inseticida contendo um anticolinesterase (carbamato). Os efeitos nicotínicos (paralisia) do veneno teriam probabilidade de ser diminuídos ou revertidos pela pronta administração de
   (A) atropina
   (B) *N*-acetilcisteína
   (C) pralidoxima
   (D) bicarbonato
   (E) fisostigmina

51. Entre as seguintes malignidades da infância, qual apresenta a mais alta taxa de cura com a terapia apropriada?
   (A) tumor Wilms
   (B) neuroblastoma
   (C) meduloblastoma
   (D) rabdomiossarcoma
   (E) linfoma não-Hodgkin

52. No tratamento da infecção pela *Entamoeba histolytica*, qual dos seguintes agentes é útil?
   (A) ampicina
   (B) rifampicina
   (C) aztreonam
   (D) cefotaxima
   (E) metronidazol

53. A suplementação de flúor é recomendada para
   (A) todos os lactentes e crianças pequenas
   (B) crianças pequenas que vivem em áreas onde a suplência de água contém menos de 0,6 ppm de flúor
   (C) lactentes e crianças pequenas vivendo em áreas de limitada luz solar
   (D) lactentes e crianças pequenas que consomem menos de 350 ml de leite por dia
   (E) adolescentes

54. Entre os seguintes agentes, qual pode provocar fibrose pulmonar?
   (A) bleomicina
   (B) doxorrubicina
   (C) daunomicina
   (D) etoposide
   (E) vincristina

55. Com o uso de qual dos seguintes agentes quimioterápicos o efeito adverso comum é a neurotoxicidade?
   (A) metotrexato
   (B) ciclofosfamida

(C) clorambucil

(D) procarbazina

(E) vincristina

56. Um menino de dez anos é admitido ao hospital com história de quatro dias de náuseas, vômitos e dor abdominal. A dor é localizada no epigástrio e se irradia para o dorso. A história recente inclui um período de dez dias de corticosteróide para uma doença reativa das vias aéreas. O próximo passo mais apropriado é

(A) administrar morfina

(B) fazer provas de função hepática e os títulos de hepatite

(C) solicitar uma consulta cirúrgica

(D) verificar a amilase e a lípase do soro

(E) pedir coproculturas para patógenos bacterianos

57. Um menino de dois anos, com síndrome de Wolff-Parkinson-White, apresenta palidez, letargia e freqüência cardíaca de 240/min. Está obnubilado e em choque. O tratamento de escolha é

(A) digoxina

(B) bretílio

(C) cardioversão sincronizada

(D) propranolol

(E) adenosina

58. Em pacientes com tetralogia de Fallot, qual o agente que tem mais probabilidade de abaixar a resistência vascular sistêmica?

(A) morfina

(B) propranolol

(C) esmolol

(D) nitroprussiato de sódio

(E) fenilefrina

59. Um adolescente masculino apresenta um corrimento uretral. A coloração Gram no exsudato revela diplococos intracelulares Gram-negativos. O tratamento de escolha inicial é

(A) ampicilina, 1 g/dia, oralmente, durante três dias

(B) doxiciclina, 100 mg duas vezes por dia, durante sete dias

(C) penicilina-procaína G, 1,2 milhão de unidades, IM, dose única

(D) penicilina-benzatina G, 2,4 milhões de unidades IM, dose única

(E) ceftriaxona, 250 mg, IM, dose única

60. Sobre a toxicidade da overdose do acetaminofen, qual da lista seguinte é a verdadeira?

(A) compromete principalmente o fígado

(B) envolve principalmente o sistema nervoso central

(C) é mais grave em pacientes com menos de dois anos de idade

(D) é mais bem tratada com betabloqueadores

(E) é mais bem tratada com azul de metileno intravenoso para reverter a metemoglobinemia

61. Qual das drogas seguintes em quantidades tóxicas é resistente aos efeitos de reversão da naloxona (Narcan)?

(A) codeína

(B) dextropropoxifeno (Darvon)

(C) pentazocina (Talwin)

(D) fenobarbital

(E) metadona

62. A naloxona poderá exercer efeitos terapêuticos em pacientes que ingeriram

(A) clonidina

(B) etanol

(C) midazolam (Versed)

(D) acetaminofen

(E) metanol

63. Os efeitos colaterais dos corticosteróides incluem

(A) obesidade periférica

(B) gigantismo

(C) cataratas

(D) hipoglicemia
(E) hipotensão

64. Quais das drogas seguintes tem a capacidade de alterar o potencial de ação cardíaca?
(A) propranolol
(B) metoprolol
(C) esmolol
(D) atenolol
(E) sotalol

65. Um neonato está recebendo ampicilina e gentamicina intravenosa para a sépsis. A hemocultura revela *Streptococcus* do grupo B. O antibiótico de escolha é
(A) clindamicina
(B) penicilina
(C) cefuroxima
(D) vancomicina
(E) tobramicina

66. Menina de seis anos é levada à sala de emergência com obnubilação e incontinência urinária após uma história de oito semanas de cefaléia e visão nublada. Sua freqüência cardíaca é de 52 bpm, a pressão é 160/100 mmHg e freqüência respiratória 8 pm. A pupila esquerda é maior que a direita e minimamente reativa à luz. O olho esquerdo está desviado para o meio. É tomada a decisão de intubar a traquéia e fornecer ventilação controlada. Qual dos seguintes sedativos poderá agravar seu estado?
(A) tiopental sódico
(B) propofol
(C) midazolam
(D) etomidato
(E) cetamina

67. Menino de 14 anos é apresentado à sala de emergência com história de quarenta e oito horas de infecção respiratória superior e seis horas de "dificuldade respiratória". O exame físico revela freqüência respiratória de 30 pm e sibilos inspiratórios e expiratórios difusos. Qual dos seguintes recursos tem o início mais lento dos resultados clínicos?
(A) adrenalina subcutânea
(B) albuterol subcutâneo
(C) inalação de albuterol
(D) inalação de cromolin de sódio
(E) inalação de brometo de ipratrópio

68. Qual o agente eficaz para tratar uma crise de hipertermia maligna?
(A) etanol
(B) succinilcolina
(C) halotano
(D) potássio
(E) dantroleno

69. Que composto funciona como um veículo de transporte para os ácidos graxos através da membrana mitocondrial?
(A) aminoácidos de cadeia ramificada
(B) carnitina
(C) citocromo *c*
(D) coenzima Q
(E) albumina

70. Que agente é indicado em recém-nascidos com atresia tricúspide?
(A) fenilefrina
(B) noradrenalina
(C) PGE1
(D) prostaciclina
(E) óxido nítrico

71. Que agente é conhecido como fator relaxante derivado do endotélio (EDRF)?
(A) prostaciclina
(B) ácido araquidônico
(C) leucotrieno C
(D) óxido nítrico
(E) adenosina

72. A alcalinização da urina aumenta a excreção de qual droga?
(A) morfina
(B) acetaminofen

(C) diazepam
(D) cocaína
(E) salicilato

73. O espectro de atividade do aztreonam lembra mais estreitamente o da
(A) vancomicina
(B) oxacilina
(C) gentamicina
(D) cefazolina
(E) clindamicina

74. Uma menina de 14 anos é admitida ao departamento de emergência por uma alteração aguda do estado mental. Ela recentemente teve uma briga com os pais e ameaçou matar-se. Os sinais vitais estão estáveis. Ela é posta sob monitor cardíaco e é feito um eletrocardiograma que mostra prolongamento do espaço QRS. O agente mais provavelmente ingerido é
(A) nortriptilina
(B) fenobarbital
(C) acetaminofen
(D) cocaína
(E) fenciclidina

75. Minutos depois o complexo QRS bruscamente se alarga. O tratamento deverá incluir a administração imediata de
(A) *N*-acetilcisteína
(B) bicarbonato de sódio
(C) nitroprussiato de sódio
(D) nitrito de amilo
(E) lidocaína

76. Defeitos mesofaciais têm sido descritos após a ingestão materna de
(A) cocaína
(B) acetaminofen
(C) metotrexato
(D) fenitoína
(E) etanol

77. Um menino de cinco anos é admitido ao hospital para tratamento de meningite por *H. influenzae*. Seu irmão de três anos, incompletamente vacinado, deverá receber profilaxia com
(A) ceftriaxona intravenosa
(B) cefotaxima intravenosa
(C) rifampicina oral
(D) eritromicina oral
(E) amoxicilina oral

78. Qual dos seguintes opióides tem a meia-vida plasmática mais longa?
(A) fentanil
(B) morfina
(C) hidromorfona (Dilaudid)
(D) meperidina
(E) metadona

79. Uma criança de quatro anos manifesta linfadenopatia, febre e fadiga generalizada depois de sete dias de uma caçada com seu pai. Durante a viagem da caçada, o pai e o filho mataram e tiraram a pele de vários coelhos. O tratamento de escolha inicial é
(A) estreptomicina
(B) ceftriaxona
(C) oxacilina
(D) vancomicina
(E) ciprofloxacina

80. Qual dos seguintes fatores da coagulação estão contidos no crioprecipitado?
(A) VII, VIII
(B) VIII, IX
(C) I, VIII, XIII
(D) X
(E) I, II

81. Um menino de 12 anos com distrofia muscular Duchenne é admitido à UTI pediátrica com história de fadiga progressiva, "falta de ar" e intolerância ao esforço. A pressão sanguínea é de 130/69 mmHg, freqüência cardíaca de 120 bpm e freqüência respiratória de 24 bpm. A radiografia de tórax revela

uma grande silhueta cardíaca. A ecocardiografia revela diminuição da contratilidade ventricular esquerda. É colocado um cateter na artéria pulmonar e demonstra um decréscimo do índice cardíaco com uma elevada resistência vascular sistêmica. O agente inotrópico mais apropriado para administrar é

(A) dopamina
(B) dobutamina
(C) digoxina
(D) noradrenalina
(E) nitroglicerina

82. A terapia aceita para a síndrome hemolítico-urêmica inclui

(A) exsanguinotransfusão
(B) antibióticos para cobrir microrganismos Gram-negativos
(C) diálise peritoneal
(D) estreptocinase
(E) plasma fresco congelado

83. Qual dos seguintes agentes anti-hipertensivos decresce o efluxo simpático central?

(A) alfa-metildopa (Aldomet)
(B) fentolamina
(C) nitroprussiato de sódio
(D) nicardipina
(E) nitroglicerina

84. Um menino de cinco anos é admitido à unidade de queimados após lesão por imersão em água quente com resultantes queimaduras de segundo grau cobrindo 20% da área de superfície corporal. São iniciados fluidos de manutenção além de 4 ml/kg/% da ASC queimada de acordo com a fórmula de Parkland, sendo administrada a metade do líquido durante as primeiras oito horas e o restante nas 16 horas seguintes. É colocado um cateter Foley para monitorar a excreção de urina. Seis horas depois da admissão, a excreção de urina decresceu em 0,5 ml/kg/h em relação às duas últimas horas. A terapia mais apropriada deverá ser

(A) continuar a observar a excreção urinária
(B) furosemida 1 mg/kg intravenosamente
(C) furosemida 2 mg/kg oralmente
(D) manitol 0,5 g/kg intravenosamente
(E) bolo fluido de 20 ml/kg de salino normal

85. Uma sobrecarga de sódio pode ser observada na administração de

(A) ciprofloxacina
(B) ticarcilina
(C) gentamicina
(D) cefotaxima
(E) vancomicina

86. Um neonato a termo com 3.800 g é apresentado aos seis dias de idade por motivo de recusa alimentar, letargia e cianose. O exame físico revela freqüência cardíaca e pressão sanguínea estáveis, freqüência respiratória de 44 pm. A saturação de oxigênio pela oximetria de pulso é de 72% e aumenta para 76% com uma FiO_2 de 1,0. O ECG revela desvio do eixo esquerdo. O diagnóstico mais provável é

(A) tetralogia de Fallot
(B) atresia tricúspide
(C) transposição dos grandes vasos
(D) retorno venoso pulmonar anômalo total
(E) tronco arterial

87. No tratamento das infecções causadas por *P. aeruginosa*, qual dos seguintes antibióticos tem probabilidade de ser útil?

(A) penicilina
(B) eritromicina
(C) cefuroxima
(D) ticarcilina
(E) ceftriaxona

88. Pode-se esperar um hiato aniônico normal na

(A) cetoacidose diabética
(B) acidose renal tubular proximal
(C) acidose láctica
(D) ingestão de metanol
(E) acidúria metilmalônica

89. Um diabete insípido nefrogênico poderá ocorrer no uso terapêutico de qual entre os seguintes cátions?

(A) cálcio
(B) magnésio
(C) lítio
(D) cobre
(E) zinco

90. No tratamento da leucemia aguda da infância, o alopurinol é útil

(A) para induzir remissão
(B) para manter a remissão
(C) para induzir e manter a remissão
(D) para evitar o vômito da quimioterapia
(E) para evitar a hiperuricemia associada à quimioterapia e à síndrome da lise do tumor

91. O propanolol pode ser indicado para o tratamento

(A) da asma
(B) da rinite alérgica
(C) do choque cardiogênico
(D) das convulsões tônico-clônicas
(E) da taquicardia paroxística supraventricular

92. Um lactente de seis meses é apresentado com história de leve resfriado há dois dias. Durante a noite ele manifestou estridor inspiratório, que alarmou os pais. Ao exame mostra-se afebril, alegre e babando, porém tem um leve estridor inspiratório. Os campos pulmonares estão claros. Você esclarece cuidadosamente os pais sobre este estado. A droga mais apropriada a administrar é

(A) albuterol
(B) amoxicilina clavulanato
(C) dexametasona
(D) amoxicilina
(E) acetaminofen

Respostas e Explicações

1. (D) O aspecto mais importante do tratamento da hemartrose em crianças com a clássica hemofilia A (deficiência do fator VIII) é o de aumentar a atividade plasmática do fator VIII no paciente. Este objetivo é alcançado com a injeção de concentrado do fator VIII. A injeção intravenosa de DDAVP (uma vasopressina arginina sintética que provoca a liberação das reservas do fator VIII), resulta tipicamente em um aumento tríplice dos níveis deste fator. Por isto, o DDAVP é somente útil para os pacientes com hemofilia A *leve*, porque possuem níveis mais elevados do fator VIII na linha básica. O DDAVP deve ser administrado parenteralmente, porém na articulação. *(Rudolph CD:1572)*

2. (D) Os agentes bloqueadores neuromusculares são classificados como não-despolarizantes e despolarizantes. Os agentes despolarizantes atuam como antagonistas competitivos para a acetilcolina no receptor da acetilcolina ao nível da junção neuromuscular. Bloqueando o receptor sem estimulá-lo, impedem a transmissão neuromuscular. Os agentes despolarizantes, como a succinilcolina interagem com o receptor e obrigam a placa terminal muscular a se despolarizar. A succinilcolina, diferentemente da acetilcolina, é resistente à degradação pela acetilcolinesterase e, como tal, continua a ocupar o receptor, evitando que o músculo se despolarize. Poderá ser degradado pela pseudocolinesterase que está presente no soro. Este fato responde pela sua duração de ação de 45 minutos *(Pediatr Ann 25: 317-328, 1996)*

3. (B) No tratamento do edema pulmonar associado à DBP, a terapia pelos diuréticos tiazídico a longo termo tem se mostrado benéfica. As tiazidas atuam bloqueando a reabsorção do sódio e do cloreto na porção final do ramo ascendente da alça de Henle. Além disso, bloqueiam a reabsorção do cálcio, induzindo hipercalciúria, que pode levar à produção de nefrocalcinose e, no final, insuficiência renal. O aumento da excreção urinária do potássio pode resultar em hipocalemia. As tiazidas bloqueiam a excreção do ácido úrico, podendo produzir hiperuricemia, com gota sintomática nos pacientes suscetíveis. *(Rudolph CD:1965; Tobias:198)*

4. (E) As drogas estimulantes, tais como o metilfenidato (Ritalina), as anfetaminas e a pemolina (Cylert) têm demonstrado exercer um efeito benéfico em muitas crianças com o distúrbio do déficit de atenção-hiperatividade. Esta aparentemente paradoxal ação calmante das drogas estimulantes nessas crianças poderá estar relacionada com a conscientização de um estímulo externo, e portanto uma resposta que permite uma atenção mais prolongada. A droga não exerce papel no tratamento de distúrbios convulsivos, de acessos de cólera, nem de crises de suspensão respiratória (tomada do choro). A *supressão* do apetite é muitas vezes um efeito colateral dessas drogas. *(Rudolph CD:431-433; Pediatrics 105:1158-1170, 2000)*

5. (C) Os hepatoblastomas da infância tendem a se metastatizar mais tarde do que os dos adultos. O tratamento de escolha é a cirurgia (hepatectomia parcial) e a quimioterapia, que comportam uma taxa de cura de cinco anos na base de 30-50%. Os hepatoblastomas são associados a anomalias congênitas, incluindo anormalidades geniturinárias, síndrome de Beckwith-Wiedemann e hemi-hipertrofia. São também observados com mais freqüência em pacientes com mutações da linha germinativa do gene da polipose adenomatosa do cólon. *(Rudolph CD:1621)*

6. (D) As aplicações terapêuticas do magnésio incluem a pré-eclâmpsia, a prevenção de arritmias cardíacas e o tratamento do estado de mal asmático. Os efeitos adversos do magnésio relacionam-se à sua capacidade de bloquear a liberação da acetilcolina na junção neuromuscular. Este fato induz debili-

dade do músculo e insuficiência respiratória quando os níveis excedem 8-10 mg/dl. O tratamento desses problemas consiste na administração de cálcio, que antagoniza os efeitos do magnésio na junção neuromuscular. O potássio é o cátion intracelular mais abundante. *(Tobias:48-49, 301-302; Hay:375)*

7. (E) O diabete insípido nefrogênico congênito é uma anormalidade da resposta tubular renal ao hormônio antidiurético (ADH), que é determinada geneticamente (ligada ao X, dominante, com variável penetrância na mulher). Os lactentes com este distúrbio não concentram bem a urina devido a uma insensibilidade do túbulo coletor ao ADH. Os sintomas começam logo depois do nascimento e incluem febre, vômitos, constipação, desidratação, hipernatremia, poliúria, polidipsia e bloqueio do desenvolvimento. Não existe resposta até para grandes doses de ADH ou seus análogos. A resposta aparentemente paradoxal à administração crônica das tiazidas é admitida como resultado da depleção do sódio corporal total e aceleração da reabsorção proximal do filtrado glomerular. A restrição do sal dietético é também útil, porém a ingestão de água deverá ser generosa. O diabete insípido central é improvável nesta idade. *(Rudolph CD:1774)*

8. (C) A administração diária de fenobarbital reduz em dois terços a taxa de recidivas das convulsões febris. Entretanto, na maioria dos casos de convulsões febris, a administração diária de fenobarbital não é necessária nem recomendada. A terapia não impede o desenvolvimento da epilepsia nem evita as convulsões febris, que na esmagadora maioria dos casos é benigna. Entre pacientes em uso contínuo do fenobarbital, em pelo menos 20% são observados efeitos colaterais indesejáveis (erupções, hiperatividade, irritabilidade, letargia). A terapia intermitente com o fenobarbital não é eficaz. A fenitoína não tem demonstrado valor. O ácido valpróico, embora eficaz, sua toxicidade potencial supera os benefícios e impede seu uso rotineiro. *(Rudolph CD:2270-2271)*

9. (A) As reações tóxicas ao propiltiuracil são regularmente comuns. Depois de 4-8 semanas poderá ocorrer granulocitopenia, que em geral cessa com a interrupção do tratamento. Um dos efeitos tóxicos colaterais do propiltiuracil é a agranulocitose. Os pacientes devem ser informados sobre esta probabilidade e aconselhados a fazer hemograma em toda crise febril. Outros efeitos colaterais incluem hepatite, púrpura, dermatite e linfadenopatia. *(Rudolph CD:2075-2076)*

10. (C) A principal vantagem em administrar a dose total de 48 horas de prednisona de uma vez (*terapia em dias alternados*) é a de resultar em menos supressão da adrenal do que a observada na administração diária. Embora esta dosagem não seja eficaz em todas as doenças para as quais são usados os corticosteróides, é eficaz para muitos casos de asma ou de síndrome nefrótica. *(Rudolph CD:2052-2053)*

11. (C) A ingestão de doses tóxicas de acetaminofen (superior a 140 mg/kg) resulta em depleção das reservas do glutatião hepático e na produção do metabólito intermediário tóxico, *n*-acetil-benxoquineinoneimina. O metabólito intermediário tóxico liga-se covalentemente aos hepatócitos e induz morte celular. A *N*-acetilcisteína atua como um substituto do glutatião ou como um doador de sulfato, e desse modo impede a ligação do intermediário tóxico com o hepatócito. A terapia é indicada com base no nível do acetaminofen obtido em quatro horas pós-ingestão. A *N*-acetilcisteína é mais eficaz quando administrada dentro de 12-24 horas da pós-ingestão. *(Rudolph CD:360-362)*

12. (A) Embora muitos microrganismos possam causar endocardite após um procedimento dentário, o *Streptococcus viridans* persiste como o mais comum. A penicilina é altamente eficaz contra este microrganismo, porém a droga de escolha é a amoxicilina, por ter meia-vida mais longa. Os pacientes com doença reumática e que estão recebendo profilaxia contínua com penicilina poderão portar cepas de *S. viridans* relativamente resistentes à penicilina. Por isso, para os pacientes que estão recebendo continuamente penicilina, poderá ser aconselhável um regime antibiótico alternado (p. ex., eritromicina) para a profilaxia da endocardite. *(Rudolph CD:911)*

13. (C) Na infecção pelo *Mycoplasma*, a penicilina e as cefalosporinas são ineficazes. A eritromicina e a

tetraciclina são eficazes, porém em criança pequenas é preferível a primeira, porque a tetraciclina é depositada nos ossos e nos dentes em crescimento. Embora esses depósitos não tenham demonstrado exercer significantes efeitos fisiopatológicos, podem causar escurecimento dos dentes, que é cosmeticamente inaceitável. O cloranfenicol é eficaz; entretanto, o infreqüente porém letal efeito colateral da anemia aplástica restringe o uso desta droga para certas infecções graves. *(Rudolph CD:965-966)*

14. (A) A molécula do nitroprussiato de sódio contém cianeto, que é liberado após o metabolismo do composto-pai. O cianeto é normalmente convertido pela enzima rodanase do fígado em tiocianato, que é depois excretado pelos rins. O risco de toxicidade pelo cianeto aumenta com a dose e com a duração da administração do nitroprussiato de sódio. O cianeto liga-se com a citocromo-oxidase e inibe a fosforilação oxidativa, induzindo a uma acidose metabólica. O cianeto também aumenta os efeitos das catecolaminas sobre o músculo liso das arteríolas, induzindo a um aumento da pressão sanguínea e à necessidade de aumentar a dose de nitroprussiato (taquifilaxia). O tratamento da toxicidade do cianeto consiste na suspensão do nitroprussiato de sódio e na administração do tiossulfato. O tiossulfato proporciona um doador de enxofre para a enzima rodanase converter o cianeto em tiocianato. Nos casos extremos, é administrado o nitrito de amilo ou o nitrito de sódio para induzir metemoglobinemia em vez de citocromo-oxidase. *(Tobias:427; Rudolph CD:1875)*

15. (E) O prolongamento hereditário do intervalo QT ocorre com surdez (síndrome de Jervell-Lange-Nielsen) ou sem surdez (síndrome de Romano-Ward). Ambas as síndromes têm mostrado associação com síncope ou morte súbita. O propanolol, embora não altere os sinais eletrocardiográficos, tem sido útil na prevenção de episódios de fibrilação ventricular e de morte em pacientes com cada uma dessas síndromes. *(Rudolph CD:1762, 1858)*

16. (E) O soro salino normal contém 154 mEq/l tanto de sódio quanto de cloreto. A concentração do sódio é um pouco mais alta do que a do plasma normal (135-145 mEq/l), embora a concentração do cloreto seja significantemente mais elevada. *(Tobias:23)*

17. (C) A tetralogia de Fallot é caracterizada por estenose do trato de ejeção ventricular, defeito septal ventricular, dextroposição da aorta e hipertrofia ventricular direita. O principal problema na tetralogia é o de que uma quantidade de sangue demasiado pequena chega aos pulmões. A paliação consiste em estabelecer um *shunt* circulação sistêmica-artéria pulmonar, aumentando o fluxo sanguíneo para os pulmões. Em pequenos lactentes pode ser usada uma anastomose aorta-artéria pulmonar. Nos lactentes maiores ou crianças é preferível uma anastomose subclávia-pulmonar. Embora a correção cirúrgica intracardíaca total seja factível para a maioria dos pacientes, o lactente muito pequeno com hipoplasia do ventrículo direito ou das artérias pulmonares poderá precisar de um *shunt* paliativo até que possa ser executada a cirurgia definitiva em data mais tardia. *(Rudolph CD:1822; Tobias:161-163)*

18. (B) A etossuximida é uma das drogas de escolha no tratamento das convulsões de ausência (pequeno mal). *(Rudolph CD:2256; Hay:731)*

19. (A) O diagnóstico mais provável para esta criança é o de hiperplasia adrenal congênita (HAC). É um defeito enzimático da produção de corticosteróides pelo córtex adrenal. Noventa por cento dos casos e o da apresentação acima resultam da deficiência da enzima 21-hidroxilase. Sem esta enzima, há uma deficiência de corticosteróides, resultando em um estado Addison-símile, e a deficiência de aldosterona resultando em hipercalemia. A superprodução de andrógenos adrenais poderá resultar em virilização de lactentes femininos. Para se ter certeza de que existem testículos palpáveis e de que o lactente em questão não é um feminino virilizado, é necessário um meticuloso exame físico. *(Tobias:20-21; Rudolph CD:2031-2039)*

20. (B) Muitos venenos para roedores contêm varfarina, um anticoagulante que inibe a produção da protrombina pelo fígado, provocando hemorragia. Os sintomas são tipicamente retardados durante 12-24 horas após a ingestão. O grau e a duração da

toxicidade são variáveis na dependência do tamanho da criança, da quantidade da ingestão e da fórmula do rodenticida. A toxicidade hepática pode ser eficazmente contrabalançada por grandes doses de vitamina K. *(Rudolph CD:361)*

21. **(C)** A doença de von Willebrand (VW) é decorrente de anormalidades na proteína plasmática VWF, que é um fator para a adesão plaquetar, e forma um complexo que transporta o fator VIII. A doença de VW tipo I é classificada como leve por determinar pouca ou nenhuma hemorragia espontânea, mas apenas episódios de sangramento após mínimos traumas. Para uso antes de pequenos procedimentos cirúrgicos em pacientes com a doença de VW tipo I é indicada a administração de DDAVP, um extrato hipofisário posterior sintético que causa liberação do antígeno do fator VIII pelas células epiteliais. O crioprecipitado, embora contenha antígenos do fator VIII, comporta riscos de doença infecciosa e só é indicado nas hemorragias graves. *(Rudolph CD:1573; Hay:457)*

22. **(C)** A intoxicação pelos nitritos pode resultar de overdose de medicações ou de ingestão (nitrato de amilo, nitroglicerina, aditivos de nitratos nos alimentos ou ingestão de águas de poços). Os nitritos aumentam a oxidação da hemoglobina, resultando em metemoglobinemia. A metemoglobina contém ferro oxidado (férrico ou Fe^{3+}) em oposição ao ferro reduzido (férrico ou Fe^{2+}) que é encontrado na hemoglobina normal. A metemoglobina pode ser convertida em hemoglobina por um agente redutor, tal como o azul de metileno, que é administrado intravenosamente em solução a 1%. *(Tobias:429)*

23. **(B)** Uma crescente porcentagem de *Streptococcus pneumoniae* penicilino-resistente seguiu-se ao disseminado superuso de antibióticos. A penicilino-resistência é definida como a concentração inibidora mínima de (MIC) de penicilina superior a 1 μg/ml. Meningite ou septicemia potencialmente causadas por *S. pneumoniae* devem ser inicialmente tratadas com uma cefalosporina de terceira geração, acrescida de vancomicina ou de rifampicina. A terapia poderá ser apropriadamente alterada após identificação e antibiograma do organismo isolado. A cefuroxina é uma cefalosporina de segunda geração e não é recomendada no tratamento da meningite. *(Tobias:400-402; Rudolph CD:903, 979)*

24. **(B)** As várias preparações de esteróides têm diferentes potências em relação aos efeitos glicocorticóides (antiinflamatórios) e de retenção do sódio. Quanto aos efeitos glicocorticóides, as doses equivalentes poderão ser: hidrocortisona 20 mg, prednisona 5 mg, metilprednisolona 4 mg e dexametasona 0,75 mg. *(Rudolph CD:2049-2054)*

25. **(C)** Embora o diagnóstico de sépsis não deva ser imediatamente eliminado, a síndrome do coração esquerdo hipoplástico ou outra lesão cardíaca obstrutiva do coração esquerdo tem mais probabilidade se ajustar à apresentação clínica deste neonato. A prostaglandina E1 mantém a patência do canal arterial e desta forma preserva o fluxo sanguíneo para a circulação sistêmica. Embora este seja sangue desoxigenado devido à mistura total, assegura uma liberação suficiente de oxigênio para manter a vida. A amrinona é um inibidor da fosfodiesterase, cujos efeitos cardiovasculares incluem um aumento da inotrópica e da vasodilatação periférica. Esses efeitos são os mesmos da dobutamina, que atua através de receptores beta-1,2-adrenérgicos. *(Tobias:156; Rudolph CD:292)*

26. **(C)** A lidocaína é classificada como um agente antiarrítmico IB juntamente com a mexiletina (que pode ser dada oralmente) e a fenitoína. É geralmente administrada como uma dose-carga, seguida de infusão contínua para arritmias ventriculares. Não exerce nenhum papel nas arritmias atriais. *(Tobias: 169-179)*

27. **(A)** Uma neurite periférica é raramente observada em crianças pequenas que estão recebendo isoniazida (INH), porém é mais comumente um problema em adolescentes e adultos. Esta complicação pode ser evitada pela administração de 10 mg de vitamina B_6 para cada 100 mg de INH. É geralmente recomendado que a INH seja administrada em uma dose diária, que não é menos eficaz e não é mais tóxica do que as doses divididas. Os principais efeitos tóxicos são hepáticos, não renais. Embora a administração concomitante de rifampicina não aumente o risco de hepatite induzida por droga,

não é contra-indicada, e é uma combinação muito comumente usada. *(Rudolph CD:956-959)*

28. (B) Naloxona (Narcan) é um antagonista específico de opiáceos que atua no receptor opióide-μ. Poderá reverter o coma e a depressão induzidos por opióides. A droga tem uma larga margem de segurança e pode ser repetida a cada 5-10 minutos. Este recurso poderá ser necessário, uma vez que muitos dos opiáceos comumente usados têm meia-vida de 2-3 horas enquanto que naloxona tem meia-vida de 20-30 minutos. A naloxona poderá ser administrada através de tubo endotraqueal se o acesso venoso não puder ser estabelecido. *(Tobias:431-432; Rudolph CD:372)*

29. (A) A octeotrida é um análogo da somatostatina que aumenta a resistência da vasculatura esplâncnica, reduzindo a pressão venosa portal e desta forma diminuindo o sangramento pelas varizes esofágicas. Nesta situação clínica, tem substituído a vasopressina, porque a octreotida exerce menos efeito sobre a pressão sanguínea sistêmica. *(Tobias; 439-443; Rudolph CD:1515)*

30. (D) Não existe evidência para sugerir que a coréia responda aos agentes anti-reumáticos comuns, como os salicilatos. O repouso no leito, por si, não é necessário. Os aspectos mais importantes do tratamento são os cuidados simpáticos e tranqüilos, a evitação de trauma e de estresse emocionais e o uso judicioso de tranqüilizantes ou do fenobarbital. Nos casos graves, as drogas, como o clonazepam e o haloperidol, parecem ser úteis. Os esteróides foram sugeridos por alguns autores, porém não existem dados para documentar sua eficácia. É mais importante que o paciente seja iniciado na penicilina profilática para evitar os ataques recidivantes de febre reumática aguda. *(Rudolph CD:1901-1904)*

31. (E) A causa mais comum de insuficiência pancreática na infância é a fibrose cística. A maioria dos pacientes com esta doença tem menos esteatorréia e mais aumento de peso quando recebem terapia de reposição pancreática. *(Rudolph CD:1977)*

32. (B) Com os atuais regimes de indução para a leucemia aguda da infância, o sistema nervoso central tornou-se o principal sítio de recaída. Entre os agentes antiléucêmicos listados, somente a prednisona alcança os níveis terapêuticos no líquido cerebrospinal quando administrada sistemicamente. O metotrexato é eficaz quando administrado intratecalmente. A radiação craniospinal é também muito eficaz, porém pode resultar em seqüelas nervosas e intelectuais. *(Rudolph CD:1596-1599)*

33. (D) O estado de sensibilidade à succinilcolina, que é determinado geneticamente, é baseado em uma anormalidade (decréscimo da atividade) da enzima pseudocolinesterase do soro, que é a responsável pela degradação da succinilcolina. Os pacientes com esta patologia, após receberem a succinilcolina podem manifestar apnéia prolongada e paralisia, em vez da duração comum de 4-5 minutos. Esses sintomas podem ser revertidos pela transfusão de plasma normal ou pela administração de um preparado de pseudocolinesterase humana purificado. Entretanto, a opção de segurança é em geral a continuação da ventilação mecânica até que a força muscular retorne. Um fenômeno semelhante foi relatado em crianças com intoxicação por organofosforados e que estavam recebendo succinilcolina em preparados para intubação. *(Ann Emerg Med 16:215, 1987; Arch Neurol 28:274, 1973)*

34. (A) A síndrome descrita como Lesch-Nyhan é um distúrbio do metabolismo da purina, com deficiência da enzima hipoxantina-guanina fosforribosiltransferase (HGPRT). Esta doença genética ligada ao X causa profundo retardamento mental, convulsões, automutilação e complicações relacionadas com a hiperuricemia. As crianças portadoras deste estado excretam mais de 600 mg de ácido úrico por dia, que é quatro vezes mais que a taxa normal. *(Rudolph CD:692)*

35. (C) O sinal clínico presente em ambos esses distúrbios da galactose é a catarata. A *galactosemia clássica* é causada por deficiência da enzima galactose-1-fosfato uridil transferase e resulta em uma deficiência sistêmica que induz cataratas, letargia, hipotonia, acidose metabólica e disfunção hepática. Os problemas clínicos se iniciam desde a introdução da alimentação com leite. Outra notável associação clínica é um aumento da incidência de infecções, em especial por *E. coli*. A *deficiência de galactocinase*

produz somente cataratas, sem manifestações sistêmicas. *(Rudolph CD:641:1486)*

36. (E) A meningite e a sépsis neonatal são mais comumente causadas por *Streptococcus* grupo B, bacilos entéricos Gram-negativos e *Listeria monocytogenes*. É recomendada a terapia combinada de penicilina com gentamicina ou penicilina com cefotaxima. Nem as cefalosporinas nem a gentamicina proporcionam cobertura contra *L. monocytogenes*. A cefuroxima não é recomendada para o tratamento de meningite, devido aos relatos de esterilização retardada do LCR. *(Tobias:400; Rudolph CD:899, 945)*

37. (C) A colher de sopa oficial da American Standards Association contem 14.79 ml ou aproximadamente 15 ml. Sem dúvida, as colheres domésticas variam consideravelmente. Uma colher de chá contém cerca de 5 ml. As diferenças nos tamanhos das colheres de chá e de sopa tornam este modo de administração insatisfatório para as situações nas quais for importante uma dosagem precisa. Muitas drogas de prescrição são fornecidas com seringa, colheres, ou conta-gotas devidamente calibrados, essenciais para drogas, tais como digoxina ou furosemida, que requerem dosagem precisa. *(Dorland's:1783, 1791)*

38. (C) O botulismo infantil é causado por produção de toxina pelo microrganismo *Clostridium botulinum*. Diferentemente da doença no adulto, que é causada pela ingestão da toxina pré-formada, a doença no lactente é causada pela ingestão dos esporos, que germinam no trato GI e aí produzem a toxina. Os sinais clínicos consistem de letargia, hipotonia e fadiga, com repetida atividade motora. Tipicamente, a constipação precede os outros sintomas. O exame do LCR é irrelevante. A elevação dos leucócitos ou da proteína no LCR sugere outros diagnósticos. *(2003 Red Book:243-245; Rudolph CD:917-918)*

39. (C) O uso do músculo glúteo como sítio para injeções no lactente ou na criança pequena é perigoso. Poderá ocorrer lesão do nervo ciático com resultante neuropatia, fraqueza, ou retardamento do crescimento da perna. O local preferido para crianças com menos de dois anos de idade é a parte ântero-lateral da coxa. *(Pediatrics 70:944-948, 1982)*

40. (C) A penicilina persiste como a droga de escolha para o tratamento da sífilis. O tratamento requer manutenção de um nível sanguíneo eficaz do antibiótico por cerca de dez dias. Isto é alcançado convenientemente com uma dose apropriada de penicilina benzatina G em uma única injeção. *(2003 Red Book:604; Rudolph CD:1002-1005)*

41. (C) A maioria das erupções que ocorrem em crianças que estão recebendo penicilina ou amoxicilina não representa uma reação de hipersensibilidade do tipo imediato mediada pela IgE. Esses pacientes não estão em risco de uma séria reação imediata se a medicação for tomada novamente. Como uma questão de fato, essas erupções não-urticariformes geralmente não requerem que a droga seja interrompida e não contra-indicam seu uso em uma data mais tardia. Essas erupções são especialmente freqüentes (até 90% em algumas séries) quando crianças com o vírus Epstein-Barr recebem ampicilina. *(Am J Dis Child 125:187-190, 1973)*

42. (A) Altas doses de ciclofosfamida resultam em displasia epitelial da bexiga, cistite hemorrágica e esterilidade. *(Hay:832)*

43. (E) A cocaína resulta na liberação de catecolaminas endógenas, incluindo adrenalina e noradrenalina. Esses agentes aumentam a pressão sanguínea e a freqüência cardíaca via ativação tanto dos receptores alfa quanto dos beta. A hipertensão deve ser tratada por dilatadores que atuam diretamente (nitroprussiato de sódio, nicardipina, hidralazina) ou por drogas que bloqueiam os receptores alfa e beta (labetalol). Os antagonistas beta-adrenérgicos, tais como o propanolol, bloqueiam somente os receptores beta, induzindo a um agonismo alfa sem oposição, que poderá realmente aumentar a resistência vascular sistêmica. *(Rudolph CD:377; Tobias:433-436)*

44. (D) O metanol (encontrado nos fluidos limpadores de pára-brisas, em solventes, em combustíveis e em produtos de pintura), e as ingestões de etilenoglicol (encontrado em anticongelantes), ocorrem mais comumente em crianças pequenas. O metanol é metabolizado, via álcool desidrogenase, em ácido fórmico. O ácido fórmico responde pela maioria das intoxicações por ingestão do metanol. A ingestão de

metanol poderá retardar a conversão do metanol em ácido fórmico (e desse modo prolongar os efeitos tóxicos) por competir com a enzima álcool desidrogenase. *(Rudolph CD:371-372)*

45. **(B)** A droga de escolha para evitar a propagação da coqueluche é a eritromicina. A administração ao caso índice poderá geralmente erradicar o microrganismo da árvore traqueobrônquica e reduzir a disseminação. Embora a eritromicina altere a evolução da coqueluche quando administrada no início do estágio paroxístico, não parece alterar a evolução clínica quando iniciada mais tardiamente. Para a prevenção e tratamento da coqueluche é recomendado um período de 14 dias de eritromicina. *(2003 Red Book:474-475)*

46. **(E)** Para o tratamento da meningite meningocócica, a penicilina persiste como a droga de escolha. É altamente eficaz, pouco dispendiosa e, exceto quanto às reações alérgicas, geralmente isenta de significantes efeitos colaterais. Tem permanecido em uso clínico há mais de quatro décadas, e é improvável que possam ser encontrados efeitos tóxicos não anteriormente conhecidos. Várias das cefalosporinas de terceira geração são úteis para o tratamento da meningite bacteriana por *H. influenzae* e para o tratamento da meningite bacteriana antes da identificação do microrganismo infectante. Entretanto, uma vez que tenha sido identificada a *Neisseria meningitides*, a penicilina torna-se o antibiótico de escolha. Para a profilaxia dos contatos íntimos a droga de escolha é a rifampicina, e não a penicilina. *(2003 Red Book:431; Rudolph CD:970-971)*

47. **(E)** Os agonistas beta-adrenérgicos, tais como a terbutalina e o albuterol, usados no tratamento do estado de mal asmático são agentes inespecíficos que ativam os receptores betacardíacos, induzindo taquicardia, arritmias e isquemia miocárdica. A ativação dos receptores betacelulares induz a um desvio intracelular do potássio, com resultante hipocalemia. *(Pediatr Ann 25:394-399, 1996)*

48. **(B)** A metemoglobina contém ferro que foi oxidado do estado ferroso (2+) para o estado férrico (3+). Muitos agentes, tais como os nitritos, podem fazer com que isto aconteça. A metemoglobina não pode transportar oxigênio, e quando os níveis da metemoglobina excedem 30%, pode ocorrer hipoxia tecidual. O tratamento consiste na administração de agentes redutores tais como o azul de metileno, que regenera a hemoglobina. *(Rudolph CD:371-372)*

49. **(B)** Contra a intoxicação pelo ferro, o agente quelante de escolha é a deferoxamina (desferrioxamina). A droga liga-se eficazmente ao metal e é excretada na urina. A deferoxamina é indicada nas intoxicações graves (ingestão de mais de 25 mg/kg de ferro elementar ou doença grave) ou uma concentração de ferro excedendo 350 mg/dl. O dimercaprol (BAL) realmente aumenta a toxicidade do ferro e é contra-indicado na intoxicação por este metal. *(Tobias 430-431; Rudolph:367-368)*

50. **(C)** Os inseticidas organofosforados da classe dos carbamatos são inibidores reversíveis da enzima acetilcolinesterase. A atropina reverte a ação muscarínica e os efeitos das anticolinesterases sobre o sistema nervoso central. Uma oxima reativante da colinesterase, tal como a pralidoxina (PAM), é eficaz tanto sobre os efeitos nicotínicos (paralisia dos músculos esqueléticos) quanto os efeitos muscarínicos do tóxico sobre o sistema nervoso central. Atua regenerando a acetilcolinesterase que é inibida pela toxina. A fisostigmina é um inibidor da acetilcolinesterase, tal como os organofosforados, e poderia piorar em vez de melhorar o estado do paciente. *(Tobias:426-427; Rudolph CD: 373-374, 2288)*

51. **(A)** Com o uso agressivo e coordenado da cirurgia, radioterapia e agentes quimioterápicos atualmente disponíveis, o tumor Wilms é o tumor sólido da infância que tem o melhor prognóstico. A sobrevida global é de cerca de 80%, e pode se elevar até 90% nos pacientes com características histológicas favoráveis. *(Rudolph CD:1614-1616)*

52. **(E)** Metronidazol, cloroquina, diiodoidroxiquina, emetina e desidroemetina são drogas amebicidas eficazes no tratamento das infecções entéricas. A emetina e a desidroemetina são muito tóxicas (vômitos, dor abdominal, taquicardia, hipotensão, e arritmias) e em geral são só indicadas quando outros agentes mais seguros falharam. Para a infecção intestinal leve ou assintomática é usado o io-

doquinol. Para as infecções mais graves e para os abscessos hepáticos é empregado o metronidazol. *(Rudolph CD:1122-1123)*

53. (B) A suplementação de flúor é útil dos seis meses até cerca dos oito anos de idade, quando a calcificação da maioria dos dentes permanentes estará completa. A suplementação é recomendada para crianças acima de três anos de idade nas áreas onde a suplência de água encerra menos de 0,6 ppm de flúor, para crianças dos seis meses aos três anos onde a suplência de água encerra menos de 0,3 ppm de flúor, para lactentes amamentados exclusivamente ao seio, e para lactentes que estão recebendo somente fórmulas prontas para consumo. A exigência de flúor não está relacionada à exposição à luz solar. *(Rudolph CD:1290; MMWR 50:8, 2001)*

54. (A) As seqüelas a longo termo da quimioterapia recebida na infância estão se tornando cada vez mais claramente definidas à medida que melhoram as taxas de sobrevivência. A fibrose pulmonar é mais comumente um efeito adverso da administração de bleomicina. A toxicidade pulmonar é relacionada à dose e pode ser exacerbada por outros agentes quimioterápicos. Durante esta terapia é recomendada a monitoração periódica com provas da função pulmonar. *(Rudolph CD:1609)*

55. (E) Com o uso da vincristina poderá ocorrer neurotoxicidade sob a forma de neuropatia periférica. Esta se apresenta mais comumente como uma neuropatia mista periférica envolvendo tanto os nervos sensitivos quanto os motores. A perda sensorial consiste em uma distribuição em forma de luva, enquanto que as manifestações motoras mais comuns são as claudicações pé-tornozelo. *(Rudolph CD:2229)*

56. (D) O diagnóstico mais provável deste quadro clínico é o de pancreatite aguda. Você deverá também considerar gastrite ou úlcera. Entretanto, a dor epigástrica com irradiação para o dorso é mais característica de pancreatite. As etiologias mais prováveis de pancreatite na faixa etária pediátrica incluem trauma, infecções virais, doenças da vesícula biliar, drogas ou tóxicos. Esses últimos grupos incluem corticosteróides, álcool, ácido valpróico, tetraciclina e furosemida. A avaliação diagnóstica consiste na verificação da amilase e da lípase do soro. Em crianças, a maior RFG poderá produzir acelerada depuração da amilase, fornecendo resultados falso-negativos. A lípase é excretada mais lentamente e poderá auxiliar no diagnóstico. *(Tobias:452-453)*

57. (C) Este paciente com TSV foi observado com palidez e letargia, indicando um estado hemodinâmico instável. Para estes pacientes, o tratamento apropriado da taquicardia supraventricular inclui a imediata cardioversão elétrica sincronizada (0,5 J/kg). Com a hemodinâmica estável, é geralmente considerada a adenosina como a droga de escolha. O bretílio não é eficaz no tratamento das arritmias atriais e é considerado droga de segunda linha para as arritmias ventriculares. *(Tobias:172-173; Rudolph CD:1854-1855)*

58. (D) Nos pacientes em crises agudas da *tet spells*, o objetivo é o de aumentar a resistência vascular sistêmica e o de aliviar o espasmo infundibular para restaurar a circulação pulmonar eficaz. A redução do espasmo infundibular consiste no uso de agonistas beta-adrenérgicos, tais como o propanolol ou o esmolol, ou de opióides, como a morfina. Os agentes para aumentar a resistência vascular sistêmica e restaurar o fluxo sanguíneo da esquerda-para-direita incluem a fenilefrina. O nitroprussiato de sódio, decrescendo a resistência vascular sistêmica, poderá aumentar o *shunt* da direita para esquerda e aumentar a cianose. *(Tobias:162; Rudolph CD:1753, 1820-1822)*

59. (E) O tratamento da uretrite gonocócica depende de alcançar um elevado nível antimicrobiano durante um curto período; não é necessário tratamento prolongado. A penicilina-benzatina nunca deve ser usada, porque não poderá alcançar níveis sanguíneos suficientemente elevados. A ampicilina, na dose de 3 g oralmente acrescida de 1 g de probenecida em dose única, ou a penicilina-procaína 4,8 milhões de unidades IM com 1 g de probenecida, são eficazes contra cepas penicilino-sensíveis. Entretanto, a penicilinoresistência é tão comum, que tornou o tratamento de escolha a ceftriaxona, 250 mg IM. Este regime deve ser acompanhado de uma terapia antimicrobiana, tal como a doxiciclina, 100 mg 2×d durante sete ou dez dias; ou a azitromicina,

1 g como dose única oral, para a possível co-infecção pela clamídia. *(Rudolph CD:969)*

60. (A) O principal efeito tóxico de acetaminofen é a lesão hepática, que em geral só é observada nas overdoses ou nas intoxicações. O dano hepático não é causado pelo próprio acetaminofen e sim por um produto metabólico tóxico. A via metabólica que produz o metabólito tóxico é menos bem desenvolvida em lactentes e crianças pequenas e, por isso, os riscos de lesão hepática são realmente um pouco menores neste grupo etário. O tratamento consiste na administração oral da *N*-acetilcisteína, que minimiza o metabolismo do acetaminofen em metabólitos tóxicos. O tratamento é mais eficaz quando iniciado dentro de 24 horas de ingestão. *(Rudolph CD:360-362)*

61. (D) A naloxona, um antagonista eficaz dos opióides, poderá reverter o efeito de drogas, como a morfina e seus derivados. Esses incluem metadona, codeína, pentazocina e dextropropoxifeno. Entretanto, não é eficaz contra barbitúricos, como o fenobarbital. *(Rudolph CD:372)*

62. (A) Relatos esporádicos de casos descrevem respostas terapêuticas à naloxona, incluindo melhora do nível de consciência e da função respiratória em pacientes que ingeriram clonidina, que é um agonista do receptor alfa$_2$-adrenérgico. Para esses casos poderão ser necessárias doses relativamente maiores de naloxona (até 0,1 mg/kg) talvez seja necessário uma distinção para doses mais baixas (0,01 mg/kg) do que as usadas para reverter a depressão respiratória induzida por opióides. *(Rudolph CD:364)*

63. (C) Os numerosos efeitos colaterais dos corticosteróides incluem hiperglicemia, retardamento do crescimento, hipertensão, osteoporose, obesidade central, fácies de lua, acne, hirsutismo, miopatia, pseudotumor cerebral, cataratas e glaucoma. *(Am J Dis Child 132:806-810, 1978)*

64. (E) O sotalol é classificado como um antiarrítmico classe III, com base na sua capacidade de alterar o potencial de ação cardíaca. Embora tenha intrínsecos efeitos antagonistas beta-adrenérgicos, estes não respondem pelos seus efeitos terapêuticos (antiarrítmicos). Todos os outros agentes listados são antagonistas beta-adrenérgicos usados para controlar a pressão sanguínea e a freqüência cardíaca. *(Rudolph CD:1849-1857)*

65. (B) Para tratar a meningite ou as infecções pelo *Streptococcus* do grupo B, a droga de escolha é a penicilina. A ampicilina é também uma escolha apropriada. O tratamento deve ser continuado por 14-21 dias. *(Rudolph CD:1000-1001)*

66. (E) O paciente em questão tem óbvios sinais de aumento da pressão intracraniana, incluindo a tríade de Cushing e paralisia do sexto nervo. A cetamina aumenta a PIC e é contra-indicada em pacientes com hipertensão intracraniana. Todos os outros agentes listados decrescem a rapidez metabólica cerebral do oxigênio e desse modo diminuem o fluxo sanguíneo cerebral e a pressão intracraniana. *(Tobias:243-257; Pediatr Ann 25:317-328, 1996)*

67. (D) A administração subcutânea de beta-agonistas, incluindo o albuterol e a adrenalina, embora não comumente usada exceto em circunstâncias extremas, atua rapidamente no alívio do broncospasmo. Enquanto que o albuterol e o ipratrópio (um agente antico-linérgico) por inalação são valiosos no campo agudo, o cromoglicato de sódio requer 2-4 semanas de terapia antes que seja notado o efeito benéfico. *(Rudolph CD:1956-1960)*

68. (E) A hipertermia maligna é um distúrbio metabólico hereditário dos músculos resultando em defeituosa recaptação do cálcio pelo retículo sarcoplasmático. Em conseqüência deste distúrbio ocorre contínua contração e metabolismo muscular induzindo rabdomiólise, mioglobinúria, hipercalemia, acidose e hipertermia. O halotano e a succinilcolina são agentes desencadeantes e podem precipitar um ataque. Dantroleno é um agente eficaz para abortar um ataque. Dantroleno bloqueia a liberação do cálcio pelo retículo sarcoplasmático e evita maior metabolismo do músculo. (*Rudolph CD:2296)*

69. (B) O veículo que transporta os ácidos graxos de cadeia longa através da membrana mitocondrial é a carnitina. A deficiência de carnitina pode se apresentar como uma miopatia limitada aos músculos esqueléticos, ou sob um forma mais dissemi-

nada incluindo os músculos cardíacos. *(Rudolph CD:2296-2298)*

70. (C) Em recém-nascidos com atresia tricúspide, a patência do canal arterial é assegurada pela administração de PGE1. Isto permite ao sangue fluir da aorta através do canal arterial para a artéria pulmonar e receber oxigênio nos pulmões. Este sangue retorna dos pulmões pelas veias pulmonares e cruza sobre um defeito septal atrial ou o forame oval patente para dentro do átrio esquerdo. É depois executada uma paliação cirúrgica que inclui um *shunt* sistêmico-pulmonar. *(Rudolph CD:1817)*

71. (D) O óxido nítrico é também conhecido como um fator relaxante derivado do endotélio ou EDRF. Funciona como um composto auto-regulador em muitos leitos vasculares, especialmente no do pulmão. As deficiências de produção do óxido nítrico em pacientes com persistência da circulação fetal induzem a uma profunda hipoxemia. Atualmente o óxido nítrico pode ser liberado em forma gasosa como um agente terapêutico. *(Tobias:112-114; Rudolph CD CD:215-217, 1922)*

72. (E) Os salicilatos são ácidos fracos, que no meio alcalino se dissociam em forma ionizada. A forma ionizada não cruza as membranas e por isso não é facilmente absorvida pelas células tubulares renais. Os casos graves de intoxicação pelos salicilatos podem precisar de hemodiálise. *(Tobias:432)*

73. (C) O aztreonam é o primeiro membro de uma classe de antibióticos conhecidos como monobactamas. É resistente à degradação pela beta-lactamase. Tem um largo espectro de atividade contra organismos Gram-negativos, e limitada ou nenhuma atividade contra organismos Gram-positivos. Diferentemente dos aminoglicosídeos, não é nefrotóxico. *(Rudolph CD:821-876)*

74. (A), 75. (B) Os antidepressivos tricíclicos atuam como bloqueadores do canal de sódio no tecido de condução cardíaca induzindo a um prolongamento do complexo QRS e com o potencial para o desenvolvimento de arritmias de largo complexo. Além dos cuidados de apoio comuns, a alcalinização poderá reverter prontamente as alterações cardiovasculares. Os mecanismos envolvidos não foram completamente elucidados, porém devem se relacionar à fração livre da droga ou à alterações na relação entre a droga ionizada com a droga não-ionizada. *(Tobias:436-437; Rudolph CD:364-365)*

76. (C) O metotrexato e outros antagonistas do ácido fólico têm mostrado associação com defeitos da linha média facial, incluindo fendas labial e palatina. *(Rudolph CD:775, 1530)*

77. (C) Existe um significante risco de casos secundários de doença invasiva pelo *H. influenzae* (Hib) para as crianças suscetíveis em casa. Por isso, é recomendada a quimioprofilaxia para todos os contatos domésticos quando um dos membros tem menos de 48 meses de idade e não está imunizado, ou só esta incompletamente contra Hib. O agente quimioterápico é a rifampicina, e a profilaxia deve ser iniciada o mais cedo possível. *(2003 Red Book:295-296)*

78. (E) A metadona tem vida plasmática de 12-24 h, na dependência da idade do paciente. Este efeito tem sido usado para melhorar a qualidade da analgesia após procedimentos cirúrgicos, por permitir a dosagem a um só tempo que proporcione um nível plasmático bastante elevado para assegurar analgesia por até 12 horas. Entre os agentes listados, o fentanil é o que tem a mais curta-ação, com meia-vida inferior a trinta minutos, enquanto os outros três opióides têm meia-vida de 2-4 horas. *(Pediatr Clin North Am 41:1269-1292, 1994)*

79. (A) A tularemia é uma doença infecciosa zoonótica, comumente contraída por exposição a carrapatos, coelhos, ou veados. Têm sido descritas diversas formas clínicas de tularemia, que são relacionadas ao modo de infecção e à porta de entrada do microrganismo infectante, o *Francisella tularensis.* Entre crianças, as formas clínicas mais comuns são a ulceroglandular e a glandular. O antibiótico recomendado é a estreptomicina. *(Rudolph CD:1009)*

80. (C) O crioprecipitado encerra os fatores I (fibrinogênio), VIII (fator anti-hemofilia) e XIII (fator estabilizante da fibrina). Contém também o fator von Willebrand. É usado para tratar as deficiências de fibrinogênio que podem ocorrer durante a coagulopatia intravascular disseminada ou nas hepatopatias gra-

ves. Em razão dos relativamente altos riscos de doença infecciosa do crioprecipitado, o agente de escolha recomendado para o tratamento da hemofilia clássica é o concentrado de fator VIII. *(Tobias:341)*

81. (B) O perfil hemodinâmico do paciente revela sinais consistentes com choque cardiogênico, incluindo um decréscimo do débito cardíaco. A resposta natural do organismo a este processo é o de aumentar a resistência vascular sistêmica (RVS) na tentativa de manter a pressão de perfusão. Isto é feito pela de ativação do sistema renina-angiotensina. Embora o aumento da RVS mantenha a pressão sanguínea, o aumento da pós-carga decresce o débito cardíaco. O débito cardíaco iguala o volume sistólico à freqüência cardíaca. O volume sistólico é controlado pela pré-carga, pela pós-carga (RVS) e pela contratilidade. O agente inotrópico escolhido deverá aumentar a contratilidade e decrescer a RVS. A dopamina e a noradrenalina aumentam a RSV enquanto que a dopamina aumenta a contractilidade e decresce a RVS. *(Tobias:26-29)*

82. (C) Na síndrome hemolítico-urêmica a sobrevivência melhorou significantemente com a instituição da diálise precoce (diálise peritoneal ou hemodiálise). A anticoagulação ou os agentes trombolíticos, tais como a estreptocinase, não demonstraram melhorar a sobrevivência, nem tampouco o uso da plasmaférese ou a infusão de plasma fresco congelado. A antibioticoterapia é indicada somente para as infecções documentadas. *(Rudolph CD:1698)*

83. (A) A clonidina e a alfa-metildopa (Aldomet) são agentes anti-hipertensivos que atuam centralmente, decrescendo o efluxo simpático central. Se essas drogas forem interrompidas bruscamente, poderá ocorrer hipertensão de rebote. *(Rudolph CD:1884)*

84. (E) A administração de líquidos a pacientes queimados é baseada na estimativa proporcionada pelas várias fórmulas, tais como a de Parkland. Essas estimativas são guias aproximados para as taxas iniciais de administração de fluidos intravenosos. Os volumes devem ser ajustados para manter a excreção urinária de 1-2 ml/kg/h. Uma excreção insuficiente de urina reflete depleção do volume intravascular. O uso de diuréticos, embora possa aumentar temporariamente a excreção urinária, poderá decrescer ainda mais o volume intravascular. *(Tobias:284)*

85. (B) Todas as penicilinas são administradas sob a forma de sal sódico e podem ser problemáticas em pacientes suscetíveis ao sódio ou à sobrecarga fluida. *(Rudolph CD:871-881)*

86. (B) A cianose no recém-nascido decorrente de cardiopatia congênita é em geral causada a um dos cinco Ts listados que incluem todas as respostas mencionadas. A atresia tricúspide é distinguida das outras em razão do desvio do eixo para a esquerda no ECG, devido à origem inicial do feixe esquerdo no feixe comum. *(Tobias:161)*

87. (D) Cepas de *P. aeruginosa* antibiótico-resistentes variam de um hospital para outro, porém muitas cepas são sensíveis à aminoglicosídeos, ciprofloxacina, aztreonam e ticarcilina. Devido ao rápido surgimento de resistência, é recomendada a terapia dupla (geralmente uma penicilina semi-sintética e um aminoglicosídeo). A ceftriaxona tem uma atividade muito limitada contra este microrganismo. *(Rudolph CD:924)*

88. (B) O hiato aniônico é calculado subtraindo-se do sódio sérico o bicarbonato e o cloreto. Um aumento do hiato aniônico, sugerindo a presença de um ácido não dosado, é observado em todos os estados mencionados anteriormente, exceto na acidose tubular renal proximal, Nesta patologia, a perda excessiva de bicarbonato pelos rins é compensada por um aumento da reabsorção do cloro. Isto resulta em um hiato aniônico normal. *(Rudolph CD:1710)*

89. (C) O diabete insípido nefrogênico pode ser causado pelo lítio. Neste distúrbio os níveis plasmáticos do ADH são normais; entretanto, existe um defeito na resposta das células tubulares normais ao ADH. Em resultado, o paciente manifesta uma perda excessiva de água livre e aumento do sódio sérico. O diagnóstico se apóia na identificação de uma elevada osmolalidade do soro com uma baixa osmolalidade da urina e nenhuma resposta à administração da do ADH exógeno. O tratamento consiste na interrupção do lítio e na lenta reposição da água livre. *(Rudolph CD:1714)*

90. (E) À medida que a quimioterapia se intensificou, a hiperuricemia se tornou mais freqüente, como uma complicação da morte celular (*síndrome lisetumoral*). Um dos principais perigos desta complicação é a nefropatia por ácido úrico, com insuficiência renal aguda. Outros problemas incluem hiperfosfatemia (com hipercalcemia secundária) e hipercalemia. O alopurinol inibe a enzima que acelera a conversão da xantina e da hipoxantina em ácido úrico e é usada para evitar hiperuricemia em crianças em risco da síndrome lisetumoral quando recebem quimioterapia. Neste quadro se incluem principalmente crianças com grandes massas tumorais (linfomas e leucemia com grande número de leucócitos periféricos), provavelmente para responder à quimioterapia. *(Rudolph CD:1606)*

91. (E) O propanolol é um agente bloqueador beta-adrenérgico que é útil no tratamento da taquicardia supraventricular paroxística crônica, especialmente quando associada á síndrome de Wolff-Parkinson-White. A droga é contra-indicada nos casos em que o bloqueio beta-adrenérgico poderá ser desvantajoso, nos quais se inclui a asma, as anormalidades da condução cardíaca, e na disfunção miocárdica. *(Rudolph CD:1854-1857)*

92. (C) A criança descrita tem mais provavelmente crupe viral (laringotraqueobronquite). Este estado sazonal comum, porém potencialmente com perigo de vida é mais comumente observado em crianças entre as idades de três meses a três anos. A administração da dexametasona na dose de pelo menos 0,6 mg/kg tem demonstrado diminuir a duração e a severidade dos sintomas respiratórios. É também importante o esclarecimento e o apoio dos pais. *(Rudolph CD:1275-1276)*

BIBLIOGRAFIA

American Academy of Pediatrics Committee on Quality Improvement, Subcommittee on Attention-Deficit/ Hyperactivity Disorder. Clinical practice guideline: diagnosis and evaluation of the child with attention-deficit/hyperactivity disorder. *Pediatrics* 2000;105:1158-1170.

American Academy of Pediatrics. *Report of the Committee on Infectious Diseases*, 26th ed. Elk Grove, IL: American Academy of Pediatrics, 2003.

Bergeson PS, Singer SA, Kaplan AM. Intramuscular injections in children. *Pediatrics* 1982;70:944-948.

Cherington M, Lasater G. Prolonged paralysis in pseudocholinesterase deficiency. *Arch Neurol* 1973; 274-275.

Dorland's Illustrated Medical Dictionary, 29th ed. Philadelphia, PA: W.B. Saunders, 1999.

Hay WW, Hayward AR, Levin MJ, Sondheimer JM. *Current Pediatric Diagnosis & Treatment*, 16th ed. New York, NY: McGraw-Hill, 2003.

Kerns D, Shira JE. Ampicillin rash in children. Relationship to penicillin allergy and infectious mononucleosis. *Am J Dis Child* 1973;125:187-190.

Nichols DJ. Emergency management of status asthmaticus in children. *Pediatr Ann* 1996;25:394-400.

Rimsza ME. Complications of corticosteroid therapy. *Am J Dis Child* 1978;132:806-810.

Rudolph CD, Rudolph AM, Hostetter MK, et al. *Rudolph's Pediatrics*, 21st ed. New York, NY: McGraw-Hill, 2003.

Selden BS, Curry SC. Prolonged succinylcholine-induced paralysis in organophosphate insecticide poisoning. *Ann Emerg Med* 1987;215-217.

Tobias JD. Airway management for pediatric emergencies. *Pediatr Ann* 1996;25:317-328.

Tobias JD. Pain management and sedation in the pediatric intensive care unit. *Pediatr Clin North Am* 1994;41:1269-1292.

Tobias JD. *Pediatric Critical Care: The Essentials*. Armonk, NY: Futura Publishing Co., 1999.

Tobias JD. Postoperative pain management. *Pediatr Ann* 1997;26:490-500.

U.S. Department of Health and Human Services. Recommendations for using fluoride to prevent and control dental caries in the United States. *MMWR* 2001;50:1-42.

CAPÍTULO 10

Diagnóstico e Tratamento de Casos

Mark A. Ward, MD
Joseph Y. Allen, MD

Este capítulo consiste de cenários clínicos, seguidos de uma série de questões. Esses cenários e questões da "vida real" são destinados a avaliar o julgamento clínico e a capacidade de raciocínio prático do examinador, bem como a profundidade dos seus conhecimentos. As questões baseadas em casos são comuns nos exames nacionais, de modo que é importante estar habituado com elas. Para maximizar sua experiência de aprendizado, responda as questões sobre o caso antes de olhar as respostas. E abstenha-se de pesquisar adiante, na questão seguinte, na esperança de obter informação sobre a pergunta em tela. Isto não só poderia obviar os testes de experiência-aprendizado, como poderia realmente induzir a uma resposta incorreta! Por exemplo, os passos diagnósticos e terapêuticos que poderiam ser corretos mais tarde naquele caso, seriam incorretos mais cedo quando certas informações não eram disponíveis.

Questões

Orientações: Esta parte dos testes consiste de uma série de casos. Cada caso é seguido por um grupo de questões relacionadas. Para cada questão estude o caso e selecione a ÚNICA resposta melhor ou correta para aquela afirmativa. Lembre-se de responder a todas as questões depois de cada caso antes de olhar para qualquer das outras respostas!

Questões de 1 a 3

Um menino de 18 meses apresenta palidez. Ele toma 1.800 ml de leite de vaca por dia. O exame é significante somente quanto a um menino obeso e alegre, porém pálido. As fezes são negativas para sangue.

1. Qual o exame de laboratório tem mais probabilidade de revelar o diagnóstico?
   (A) radiografia de tórax
   (B) exame das fezes para ovos e parasitas
   (C) hemograma completo
   (D) haptoglobina do soro
   (E) aspirado de medula óssea

2. Os exames revelam um volume corpuscular médio de 60 fl (nL72-86 fL) e uma elevada distribuição de largura dos eritrócitos. O diagnóstico mais provável é
   (A) deficiência de B_{12}
   (B) leucemia de células B
   (C) hemossiderose
   (D) anemia por deficiência de ferro
   (E) doença das células falciformes

3. Neste paciente é iniciada a terapia apropriada. Quando a reticulose deverá atingir o pico?
   (A) 12-24 horas
   (B) 1-3 dias
   (C) 5-10 dias
   (D) 2-4 semanas
   (E) 1-2 meses

Questões de 4 a 6

Uma menina de dez meses é apresentada, no inverno, por apresentar rinorréia, taquipnéia e sibilos há dois dias. Sua freqüência respiratória é de 60 pm, freqüência cardíaca de 160 bpm, e saturação de oxigênio de 90% na temperatura ambiente. O exame revela um lactente alerta, com leve dificuldade respiratória, leves retrações intercostais e grosseiros sibilos expiratórios bilaterais.

4. A terapia apropriada para este lactente deverá ser iniciada com
   (A) acesso intravenoso e administração de um bolo salino de 20 cc/kg
   (B) oxigênio por cânula nasal
   (C) máscara de bolsa e válvula com rápida seqüência de intubação
   (D) radiografias póstero-anterior e lateral do tórax
   (E) corticosteróides intravenosos

5. A radiografia de tórax revela retenção bilateral de ar, hiperexpansão torácica e espessamento peribrônquico. O diagnóstico mais provável é
   (A) insuficiência cardíaca congestiva
   (B) síndrome da angústia respiratória aguda (SARA)
   (C) pneumonia pneumocócica
   (D) pneumonia por *Mycoplasma pneumoniae*
   (E) bronquiolite viral

6. As opções terapêuticas adicionais para esta paciente incluem
   (A) terapia beta-agonista por inalação
   (B) ribavirina
   (C) globulina hiperimune RSV (Respigam)
   (D) palivizumab (Synagis)
   (E) Heliox

Questões 7 a 9

Uma criança de seis anos, que anteriormente passava bem, é apresentada por estar com inchação progressiva do cotovelo e febre que perdura uma semana. Nega trauma. O exame revela um menino em leve desconforto, com uma temperatura de 39°C. Seu cotovelo esquerdo está quente, eritematoso, edematoso e sensível em volta da articulação. Ele está se mantendo em semiflexão e resiste fortemente aos movimentos passivos.

7. O mais provável microrganismo ofensor para este estado mórbido é

(A) *Neisseria gonorrhoea*
(B) *Streptococcus* grupo B
(C) *Pseudomonas aeruginosa*
(D) *Mycobacteria tuberculosis*
(E) *Staphylococcus aureus*

8. Qual dos seguintes deve ser executado primeiro?

(A) administração de antibióticos orais
(B) artrodese do cotovelo esquerdo
(C) administração de antiinflamatórios não-esteróides
(D) fasciotomia do membro afetado
(E) avaliação laboratorial quanto a doenças imunológicas

9. Qual dos seguintes é o fator de mau prognóstico para este estado?

(A) idade superior a seis meses
(B) infecção Gram-positiva
(C) ausência de comprometimento fiseal
(D) coloração Gram-positiva do líquido articular
(E) envolvimento do quadril ou do ombro

Questões 10 e 11

Uma menina de um mês de idade é enviada à nossa clínica por uma triagem neonatal positiva para hipotireoidismo. Na história a mãe relata que a criança é "um bom bebê, dorme todo o tempo e mama lentamente". A criança teve icterícia durante as duas primeiras semanas e tem duas evacuações por semana. O exame revela um lactente esperto, com uma grande língua, pele fria, grande hérnia umbilical, extremidades edematosas e hipotonia.

10. A causa mais provável da doença desta criança é

(A) ingestão de propiltiuracil pela mãe
(B) disgenesia da tireóide
(C) falha no transporte do iodo
(D) deficiência de tirotropina
(E) anticorpos bloqueadores do receptor da tirotropina

11. Qual das seguintes opções de tratamento deverá ser logo iniciada?

(A) terapia com a tirosina na dose de 10-15 μg/kg/dia
(B) cintigrafia da tireóide na primeira data disponível
(C) consulta a um especialista em neurodesenvolvimento
(D) radiografia das pernas
(E) confirmação dos achados da triagem pelo nível do TSH

Questões 12 a 14

Um menino de quatro anos, anteriormente sadio, apresenta uma inchação escrotal desde a véspera. A mãe notou que o escroto estava acentuadamente inchado, assim como os olhos. O exame revela uma criança apirética, com pressão sanguínea de 90/50 mmHg. Está alerta, e apresenta significante edema periorbitário. O abdome apresenta ascite, sem organomegalia. O escroto e as extremidades inferiores têm edema despressível duro.

12. O teste laboratorial inicial com maior probabilidade de apontar a etiologia desta doença é

(A) radiografia de tórax
(B) biópsia do fígado
(C) urinálise
(D) painel de hepatite
(E) guáiaco e pH das fezes

13. Os testes subseqüentes revelam albumina sérica de 1 g/dl e o nível de colesterol em 560 mg/dl (nl 109-189 mg/dl), com os níveis do complemento e das enzimas hepáticas normais. O diagnóstico mais provável para este paciente é

(A) glomerulonefrite membranosa
(B) glomeruloesclerose segmentar focal
(C) glomerulonefrite pós-estreptocócica
(D) glomerulonefrite membranoproliferativa
(E) doença de mínima alteração

14. Qual das afirmativas seguintes referentes a este paciente tem mais probabilidade de ser verdadeira?

(A) quase nunca responde à terapia esteróide
(B) a peritonite bilateral espontânea não constitui preocupação
(C) esses pacientes têm maior tendência para hemorragias
(D) durante as explosões da doença é essencial uma dieta pobre em sal
(E) a falta de resposta à terapia por pelo menos um ano impõe referência à nefrologia para uma biópsia

Questões 15 a 17

Uma menina de sete anos, com boa aparência, é apresentada ao seu departamento de emergência por apresentar cefaléia e hipertensão episódicas. Durante os episódios ela fica sonolenta, queixa-se de dores de cabeça, vomita e, às vezes, fica muito suada. Seus atuais sinais vitais são: T 38°C, FC 150 bpm, PS 220/130 mmHg. Ela está diaforética, sonolenta porém despertável, e aperta a cabeça. As pupilas estão reativas e existe papiledema. Não há organomegalia e os pulsos femorais estão presentes.

15. Depois de determinar que suas vias aéreas estão íntegras e a respiração está suficiente, o primeiro passo da ação deverá ser

(A) TC imediata da cabeça para avaliar uma possível lesão de massa
(B) punção lombar para excluir meningite
(C) administração de medicação anti-hipertensiva
(D) administrar uma benzodiazepina para aliviar a ansiedade da paciente
(F) colocar um cateter central de grosso calibre para a diálise

16. Seus sinais vitais foram estabilizados pela terapia apropriada. Agora feliz e interativa, foi transferida para a UTI. A opção mais provável para chegar ao diagnóstico é

(A) imagem de ressonância magnética do cérebro
(B) exame de urina, para as catecolaminas
(C) ECG e ecocardiografia
(D) investigar história familiar de hipertensão essencial
(E) consulta cirúrgica quanto à laparotomia

17. O nível do ácido vanililmandélico retorna a 400 mg/g de creatinina (nl < 8 mg/g de creatinina). O tratamento deste estado é

(A) remoção cirúrgica de todo o tecido
(B) injeção radiológica de ciclofosfamida diretamente
(C) observação vigilante, porque a maioria regride espontaneamente
(D) terapia com mineralocorticóide oral
(E) propiltiuracil oral

Questões 18 a 20

Você está observando um neonato de sete dias quanto ao estado geral. Ele está se amamentando bem no seio. Não teve febre nem vômitos. Eliminou o mecônio somente aos três dias, e não mais evacuou. O exame revela um bebê apirético, vigoroso e com bom aspecto geral. O abdome está endurecido e levemente distendido, com presença de ruídos intestinais. A área perianal está levemente eritematosa e o exame retal mostra aumento da tonicidade e ausência de fezes na abóbada retal.

18. Entre os seguintes testes diagnósticos iniciais, qual é o melhor?

(A) coprocultura para *Clostridium botulinum*
(B) ultra-sonografia abdominal
(C) TSH no soro
(D) enema de bário
(E) triagem diagnóstica de óleo mineral

19. A abordagem diagnóstica inicial não teve sucesso. O próximo melhor teste a executar neste paciente é

(A) TSH no soro

(B) exame de fezes quanto à eosinófilos

(C) manometria anal

(D) série radiológica gastrintestinal superior com seguimento no intestino delgado

(E) biópsia retal

20. Os exames revelam ausência dos plexos de Meissner e de Auerbach. Com o tratamento adequado, o prognóstico deste paciente é o de que ele

(A) tem probabilidade de ficar continente

(B) precisa de uma colostomia durante toda a infância

(C) precisa de uma colectomia total e provavelmente terá sérios problemas de incontinência

(D) precisa de um transplante de intestino delgado e requer nutrição parenteral durante toda a vida

(E) está em grande risco de infecções intra-abdominais com ameaça de vida

Questões 21 e 22

Uma menina de dois anos, anteriormente sadia, é levada à sua consulta para examinar seu "cotovelo quebrado". O pai diz que ela estava "nadando" com seu braço e perna esquerdos. Agora ela está chorando e não movimenta o braço esquerdo, mantendo-o em posição fletida e levemente pronada no seu lado. Não são discerníveis efusões nem pontos dolorosos.

21. O tratamento inicial mais apropriado é

(A) colocação de uma linha intravenosa para sedação e redução

(B) hiperpronação ou supinação-flexão do braço

(C) hemograma completo e velocidade de eritrossedimentação

(D) avaliação do serviço social quanto a abuso

(E) exame radiográfico do cotovelo esquerdo

22. Ao esclarecer o pai sobre o estado do seu filho, você deverá dizer-lhe o seguinte

(A) a recidiva é improvável

(B) é desejável prender no leito

(C) a ginástica deve ser evitada

(D) a suspeita de abuso exige que você relate este trauma

(E) as crianças superam a predisposição para este estado

Questões 23 a 25

Uma menina de 16 anos, que vivia em um abrigo apresenta-se por três dias de dor abdominal inferior, que vem piorando. Ela descreve múltiplos contatos sexuais não-protegidos. Tem febre de 39°C e má aparência. Apresenta sensibilidade no quadrante inferior bilateralmente, sem rebote. O exame pélvico revela descarga vaginal purulenta, com sensibilidade aos movimentos da cérvix e do colo. O teste de gravidez é negativo.

23. Neste momento, a estratégia de tratamento apropriado é

(A) admissão, com antibióticos intravenosos para a doença inflamatória pélvica

(B) referência ao serviço social para a designação *in loco parentis* antes do início da terapia

(C) início da antibioticoterapia no departamento de emergência e conceder alta com estrito acompanhamento da paciente

(D) urinálise e antibioticoterapia empírica intramuscular para cistite

(E) terapia não-esteróide e anticoncepcionais como profilaxia de gravidez

24. A paciente continua febril e aumentam as dores abdominais apesar das 72 horas de antibioticoterapia. Neste momento, você decide

(A) continuar a terapia nas doses esquematizadas

(B) adicionar difenidramina para um potencial reação às drogas

(C) consulta ginecológica quanto às imagens e drenagem de um possível abscesso tubo-ovariano

(D) repetir hemoculturas e pesquisar proteína C-reativa para ajudar a monitorar a resposta à terapia

(E) consultar um serviço de doenças infecciosas quanto à possibilidade de infecção por *Staphylococcus aureus*

25. A paciente melhora e está pronta para a alta. Uma afirmativa verdadeira sobre o estado desta paciente é
    (A) a recidiva é rara
    (B) a recidiva é associada a um aumento de risco de infertilidade
    (C) duchas e anticoncepcionais orais podem diminuir o risco de recidivas
    (D) os parceiros masculinos com *Neisseria gonorrheae* são sempre sintomáticos
    (E) as gestações ectópicas não são motivos de preocupação depois de DIP

Questões 26 e 27

É apresentado um menino de 11 anos por ter cortado o tornozelo em um pedaço de metal enferrujado em uma sucata. Seu pai afirma que a criança tem imunização positiva porque recebeu dose reforço aos cinco anos antes de ir para o jardim de infância. O exame revela um menino sadio, sem desconforto, com uma laceração sangrante de 4 cm na parte posterior da perna esquerda.

26. O primeiro passo no tratamento deste ferimento é
    (A) radiografia para avaliar as partículas metálicas
    (B) irrigação do ferimento com salino normal
    (C) antibióticos intravenosos dirigidos contra organismos Gram-positivos
    (D) assistência cirúrgica para esta lesão complicada
    (E) pressão direta sobre o ferimento quanto à hemorragia

27. O ferimento é tratado. Para a profilaxia do tétano, qual das seguintes este paciente deverá receber?
    (A) nenhuma profilaxia
    (B) somente Td
    (C) Td e imunoglobulina tetânica (TIG)
    (D) DTP
    (E) somente TIG

Questões 28 e 29

Um lactente de seis meses é levado por sua mãe porque chora muito. O exame mostra um menino magro, com uma inchação sensível em volta do meio da diáfise do fêmur. Ele chora quando a perna é manipulada, mas fica quieto quando deixado sozinho. A radiografia revela uma fratura no meio da diáfise do fêmur. O pai informa que o irmão de 16 meses tirou-o do berço e caiu com ele no chão no início daquela manhã.

28. O primeiro passo no tratamento deste paciente é
    (A) confronto dos pais sobre a história do trauma
    (B) IRM da extremidade inferior esquerda
    (C) investigação esquelética
    (D) fixação interna da fratura
    (E) exame fibroblástico

29. Durante a avaliação, o pai pede que recebam alta imediatamente porque ele tem que estar cedo no trabalho. A melhor resposta a esta solicitação é
    (A) deixá-los ir para casa e recomendar o acompanhamento pelo seu pediatra no dia imediato
    (B) colocar talas na criança e recomendar acompanhamento por um ortopedista
    (C) pedir segurança para prender o pai
    (D) confrontar diretamente os pais quanto a sua cumplicidade, permitindo que isto aconteça
    (E) informar à família que a segurança da criança pode estar em risco, porque a história fornecida não é consistente com o tipo da lesão

Questões 30 e 31

Uma menina de três meses é apresentada por dois dias de choro e diminuição da ingestão oral. Está apirética, a FC é de 280 bpm e a PA de 85/40 mmHg. Suas saturações são de 99% na temperatura ambiente. Ela está alerta e facilmente consolável, os pulmões estão limpos, e está taquicárdica sem sopros audíveis. Não existe organomegalia e os pulsos periféricos têm potencia normal.

30. O primeiro teste a solicitar para confirmar o diagnóstico é
    (A) hemograma completo e diferencial
    (B) ecocardiograma
    (C) glicose no sangue
    (D) níveis de tiroxina e de TSH
    (E) eletrocardiograma

31. A freqüência cardíaca e a pressão sanguínea permanecem inalteradas depois dos exames. O tratamento inicial para a mais provável causa deste estado é

(A) adenosina
(B) desfibrilação
(C) verapamil
(D) digoxina
(E) ibuprofeno

Questões 32 e 33

Menina de 15 anos, que passava anteriormente bem, apresenta queda de cabelos há uma semana. Ela nega febre, perda de peso, ou uso de medicamentos. Ao exame, mostra-se alegre, porém preocupada com a perda de cabelos. O couro cabeludo apresenta placas de perda completa de cabelos, com pequenos cabelos quebradiços que facilmente se entumescem nas pontas. O couro cabeludo é liso e sem inflamação. O exame microscópico da diáfise revela engrossamento semelhante a pontos de exclamação.

32. A doença mais provável que esta paciente tem é
(A) tinha do cabelo
(B) alopecia areata
(C) tricotilomania
(D) alopecia de tração
(E) exposição química

33. Você informa à paciente que a provável evolução desta doença é
(A) resolução espontânea
(B) resolução por quimioterapia
(C) difícil de predizer
(D) progressão para a perda total e posterior recuperação
(E) melhora com a mudança dietética

Questões 34 a 36

Uma menina de seis meses apresenta tosse persistente com agravamento progressivo dos paroxismos e cianose. Ocasionalmente ela vomita depois da tosse. Não há febre. Entre as crises de tosse, o exame físico resulta normal.

34. Neste momento, poderá ser mais importante indagar à família sobre
(A) peso do nascimento
(B) vacinações
(C) consanguinidade
(D) mortes infantis precoces em parentes
(E) história familiar de doença reativa das vias aéreas

35. A leucometria da paciente mostra $32.000/mm^3$, com 80% de linfócitos e 2% de células mononucleares. Neste momento será apropriado
(A) solicitar exame de medula óssea
(B) prescrever gamaglobulina intravenosa
(C) prescrever eritromicina oral
(D) executar punção lombar
(E) repetir o hemograma em 24 horas

36. O método mais apropriado para identificar o microrganismo responsável é via
(A) esfregaço da garganta
(B) esfregaço nasofaríngeo
(C) hemocultura
(D) cultura do escarro
(E) broncoscopia

Questões 37 a 39

Uma adolescente de 17 anos apresenta-se à nossa clínica com a queixa de dores de cabeça recidivantes há seis meses. As cefaléias são descritas como circunferenciais; o início não tem relação com as horas do dia. Não tem havido vômitos e as dores não interferem com suas atividades. O peso é de 140 kg e a pressão sanguínea é de 140/90 mmHg. O exame revela papiledema bilateral e o exame neurológico resulta normal.

37. O primeiro passo no tratamento desta paciente é
(A) administração oral de nifedipina
(B) determinação dos níveis de renina
(C) gotejamento intravenoso de nitroprussiato
(D) tomografia computadorizada da cabeça
(E) manitol e furosemida intravenosos

38. Os estudos de imagens resultam normais, não revelam massas nem aumento do tamanho dos ventrículos. Neste ponto você deverá
(A) fazer uma punção lombar

(B) tratar com dexametasona
(C) tratar com acetazolamida
(D) encaminhá-la para exame oftalmológico
(E) encaminhá-la para exame psiquiátrico

39. Você observa e ela manifesta alívio dos sintomas. Apesar do tratamento apropriado, ela começa a manifestar perda visual e é suspeita de atrofia do nervo óptico. Agora, seu melhor modo de agir é
(A) aumentar a dose de dexametasona
(B) aumentar a freqüência das punções lombares
(C) aumentar a dose de acetazolamida
(D) encaminhá-la a um cirurgião para redução gástrica e acelerar a perda de peso
(E) encaminhá-la a um oftalmologista para avaliação de fenestração do nervo óptico

Questões 40 a 42
Menina de dez meses é apresentada ao DE com a história de dois dias de corrimento nasal e febre de 39°C. Ao exame, a temperatura é de 39,5°C, a FC 140 bpm, e a FR 60 pm. Ela está alerta e alegre, com copiosa rinorréia. Depois de ter sido completado o exame ela torna-se rija e exibe movimentos tônico-clônicos de todas as quatro extremidades.

40. A tarefa mais importante é
(A) coletar sangue total para a glicose
(B) administrar lorazepam intravenoso (Ativan)
(C) fazer punção lombar
(D) estabelecer patência das vias aéreas
(E) administrar fosfenitoína intramuscular (Cerebryx)

41. Depois de cinco minutos, a convulsão cessa e a freqüência respiratória é de 30 p/m. A paciente está sonolenta, porém despertável. O exame fundoscópico resulta normal, bem como o restante do exame físico. É administrado acetaminofen retal. Qual dos seguintes testes deverá ser executado nesta ocasião?
(A) eletroencefalograma
(B) radiografia do crânio
(C) dosagem dos gases do sangue arterial
(D) tomografia computadorizada da cabeça
(E) punção lombar

42. A paciente torna-se rapidamente alerta e alegre. Está apirética e o exame clínico resulta normal. Neste momento, qual dos seguintes planos de tratamento é mais apropriado?
(A) dar alta, depois de instruções sobre tratamento da febre e das convulsões em casa
(B) dar alta sob fenitoína
(C) dar alta sob fenobarbital
(D) dar alta sob doses alternantes de ibuprofeno e acetaminofen a cada três horas durante os próximos três dias
(E) admissão para observação e IRM

Questões 43 a 45
Uma menina de seis anos é consultada por motivo de baixa estatura. A família diz que ela passa bem e não tem tido problemas médicos. A dieta e a revisão dos sistemas mostram-se irrelevantes.

43. Qual dos seguintes deverá ser mais importante conhecer neste momento?
(A) idade materna na menarca
(B) velocidade de crescimento e a altura final dos pais
(C) idade paterna na concepção
(D) idade materna na concepção
(E) velocidade de crescimento e a altura dos irmãos

44. O exame físico revela uma criança alegre, abaixo do 5° percentil para a altura e do 10° percentil para o peso. Além da sua baixa estatura, ela apresenta tórax largo, cúbito valgo, e um sopro de ejeção sistólica 2/6 na borda esternal superior direita. O exame com maior probabilidade de confirmar a etiologia da sua baixa estatura é
(A) níveis do LH/FSH no soro
(B) ultra-sonografia abdominal
(C) níveis do hormônio do crescimento
(D) cariótipo
(E) análise da idade óssea da mão não-dominante

45. Entre as opções de tratamento que se seguem, qual é a indicada para esta paciente?

(A) ecocardiograma transtorácico

(B) colar para a lassidão cervical

(C) aconselhamento quanto à probabilidade de grave deficiência mental

(D) histerectomia para evitar o carcinoma endometrial

(E) início da terapia de reposição de hormônio tiroidiano

Questões 46 a 48

Um menino de 13 meses tem febre de 39,5°C há 5 dias. No momento, sua temperatura é de 39°C, FC 160 bpm e FR 36 p/m. Ao exame mostra-se irritável, com as conjuntivas acentuadamente injetadas, língua de morango, lábios vermelhos e rachados. Na cadeia cervical anterior esquerda está presente um linfonodo de 2 cm. Não existe meningismo. Os pulmões estão claros e ele está taquicárdico. No tórax e nas extremidades há um exantema eritematoso difuso que branqueia à pressão. Não se nota descamação nas pontas dos dedos.

46. A doença que tem mais probabilidade de causar esta constelação de sintomas é diagnosticada por

(A) hemograma completo

(B) velocidade de sedimentação eritrocítica

(C) cultura viral

(D) julgamento clínico

(E) presença de anticorpo antinuclear

47. Depois de confirmado o diagnóstico, é iniciada a terapia, tendo promovido melhora dos sintomas dentro de 24 horas. Qual das complicações seguintes tem mais probabilidade de ocorrer nesta doença?

(A) trombocitopenia

(B) esterilidade

(C) hidropisia da bexiga

(D) colite ulcerativa

(E) mielite transversa

48. Antes da alta, os pais dizem que seu filho precisa atualizar as vacinas. Você deve informar aos pais que a criança precisa

(A) manter-se no esquema das vacinações

(B) transferir as vacinações do sarampo e da varicela para alguns meses depois da IVIG

(C) não administrar vacina difteria-tétano-pertussis-acelular porque pode potencializar uma recaída da sua doença

(D) não tomar vacina da influenza porque ele poderá estar em terapia crônica pela aspirina

(E) repetir sua série de vacinas primárias

Questões 49 e 50

Uma criança de dois anos é levada ao seu departamento de emergência porque recusa a andar depois de ter tropeçado e caído enquanto corria. O exame revela uma criança apirética e de boa aparência, sem desconforto. Sua perna esquerda tem a faixa completa de movimentos e um ponto sensível na tíbia distal.

49. O primeiro passo mais apropriado a obter na sua avaliação é

(A) uma proteína C-reativa

(B) uma hemocultura

(C) radiografias da tíbia

(D) consulta a um agente social

(E) dosagem da fosfatase alcalina

50. Sua avaliação inicial confirma sua suspeita. Neste ponto, você deverá

(A) fazer uma referência a um serviço de proteção à criança quanto à abuso

(B) colocar um cateter intravenoso a longo-termo para administração de antibióticos

(C) providenciar imediata referência ortopédica

(D) fazer com agulha um aspirado da região afetada

(E) imobilizar em uma tala o membro afetado e fazer acompanhamento ambulatorial do paciente

Questões 51 a 53

Você é chamado ao berçário para examinar um neonato a termo, de três dias, em letargia. A enfermeira informa que ele estava se alimentando bem com fórmula comum até quatro horas antes. Não apresentou vômitos. Não existe história materna de febre nem exantema. O neonato está atualmente apirético, com FC de 110 bpm, FR de 50 pm e PS de 80/45 mmHg. Está letárgico, porém o exame é negativo sob outros aspectos. Não se observa características dismórficas. A glicemia é normal. Os resultados do cálcio e dos eletrólitos do soro estão sendo aguardados.

51. O próximo passo na avaliação deverá ser
   (A) uma ultra-sonografia abdominal urgente
   (B) hemograma completo, urinálise e punção lombar, bem como culturas de sangue, de urina e de LCR
   (C) painel de drogas na urina
   (C) obter urgente uma série gastrintestinal superior com seguimento no intestino delgado
   (D) obter urgente IRM da cabeça para avaliar a possibilidade de uma hemorragia intracraniana

52. A avaliação neonatal é completa e o neonato é posto em antibióticos. No dia imediato não há evidência de infecção e o neonato não melhorou. São feitos estudos adicionais incluindo dosagem de amônia no soro, que é de 1.150 µmol/l (nl 64-107) e um pH do sangue de 7,36. É iniciado o tratamento médico. O nível do ácido orótico urinário retorna e está acentuadamente elevado. Neste ponto, o mais provável diagnóstico é
   (A) deficiência da ornitina transcarbamilase
   (B) deficiência de carbamoil sintetase
   (C) acidemia metilmalônica
   (D) deficiência de carnitina palmitoil transferase
   (E) deficiência de glicogênio sintetase

53. Seis horas depois da instituição do tratamento com doses apropriadas de arginina intravenosa, a amônia do soro é de 1.200 µmol/l. Neste tempo, o melhor andamento do tratamento é
   (A) aumentar a rapidez da arginina IV para depurar mais rapidamente a amônia
   (B) iniciar uma transfusão em volume duplo
   (C) transferir o paciente para um centro onde possa ser feita uma hemodiálise
   (D) discutir a condição da DNR com a família
   (E) fazer mais seis horas de terapia, porque a amônia que está retida nos tecidos precisa ser primeiro metabolizada e a terapia pode ser também tóxica

Questões 54 a 56

Uma menina de três anos é observada no departamento de emergência por motivo de equimoses. A família nega febre ou perda de peso, e informa que ela teve um "resfriado" há três semanas. Ela está apirética e os sinais vitais estão normais. Está alegre e brincalhona, mas apresenta equimoses e petéquias generalizadas.

54. O primeiro exame a obter é
   (A) aspirado da medula óssea
   (B) ensaio do látex para *Neisseria meningitidis* no líquido cerebroespinal
   (C) sorologia *Rickettsia rickettsiae*
   (D) investigação esquelética pesquisando fraturas em cicatrização
   (E) hemograma completo e diferencial

55. Os exames laboratoriais chegam e as plaquetas estão em numero de 10.000/mm^3. O aspirado de medula óssea demonstra aumento dos megacariócitos, porém é normal sob outros aspectos. Qual dos seguintes é uma indicação para WinRho (anticorpos anti-RhoD)?
   (A) plaquetas abaixo de 100.000/mm^3
   (B) febre acima de 39°C
   (C) esplenomegalia
   (D) epistaxe
   (E) medula óssea com hipoplasia dos megacariócitos

56. Qual dos seguintes poderá ser indicação para esplenectomia neste paciente?
   (A) contagem de plaquetas abaixo de 10.000 mm^3
   (B) sangramento gengival

(C) persistência da trombocitopenia por mais de um mês

(D) persistência da trombocitopenia por mais de 1-2 anos

(E) presença de esplenomegalia e anemia

Questões 57 e 58

Uma criança de quatro anos é levada ao departamento de emergência com a queixa principal de palidez. Estava bem até uma semana anterior, quando teve uma diarréia sanguinolenta que cessou com antibióticos orais. Está apirética, com PS de 150/100 mmHg, FC de 130 bpm. Está alerta e o exame fundoscópico é normal. O exame só é significante quanto à palidez.

57. O teste que tem maior probabilidade de revelar o diagnóstico é

(A) hemograma completo e lâmina de sangue

(B) coprocultura

(C) tomografia computadorizada da cabeça

(D) ultra-sonografia renal

(E) níveis de mioglobina na urina

58. Os resultados laboratoriais revelam hemoglobina de 8 g/dl, UNS e creatinina de 40 e 1,8, respectivamente. A excreção de urina é normal. Com referência ao tratamento desta doença, você diz à família que

(A) o tratamento médico agressivo e a diálise, na maioria dos casos, resultam na melhora do paciente

(B) no tratamento desta doença são essenciais os esteróides em elevadas doses

(C) a maioria dos pacientes finalmente precisa de transplante renal

(D) os antibióticos devem ser mantidos por vinte e um dias

(E) a recaída desta doença é freqüente

Questões 59 e 60

Uma menina de 18 meses é levada ao departamento de emergência com febre de 39°C, tosse ladrante e estridor. O exame mostra FR de 60 pm, com saturação de 95% de oxigênio enquanto respira o ar ambiente, estridor acentuado, retrações subesternais moderadas e aeração igual sem sibilos nem roncos.

59. À medida que esta paciente está sendo avaliada, a terapia para ela deverá começar com

(A) acetaminofen via retal

(B) dexametasona por nebulização

(C) adrenalina racêmica por nebulização

(D) ar umidificado somente em uma posição de conforto

(E) filmes AP e laterais do pescoço com aparelho portátil

60. Apesar da terapia, mostra aparência ainda mais tóxica e está babando. Os pais informam que a criança não tomou as vacinas. Sua freqüência respiratória é de 70/min e ela parece sonolenta. Neste ponto, a melhor intervenção é

(A) intubação cega com uma máscara laríngea para as vias aéreas

(B) oxigênio umidificado e observação com a paciente em posição de conforto

(C) intubação de rápida seqüência no departamento de emergência

(D) assistência anestésica para a intubação na sala de operação com disponibilidade cirúrgica

(E) rápida administração de cefotaxima intravenosa (Claforan)

Questões 61 e 62

Um menino de 12 anos é apresentado ao consultório com sibilos e aumento do esforço respiratório pela quinta vez no ano passado. Ao exame, sua FR é de 30 pm e a saturação de oxigênio é de 98% enquanto respira o ar ambiente. Ele está falando com sentenças completas e emite sibilo expiratório, com uma prolongada fase expiratória.

61. O primeiro tratamento que ele deverá receber é

(A) terapia beta-agonista em nebulização

(B) terapia beta-agonista intravenosa

(C) adrenalina subcutânea

(D) oxigênio via não-respirador 15 l

(E) esteróides intramusculares

62. O paciente melhora depois de receber o tratamento selecionado. A história posterior revela que o paciente tem usado o albuterol três vezes por semana para controlar os sibilos. Além do albuterol e de um curto período de esteróides orais, o melhor medicamento que ele deverá receber é

(A) epinefrina auto-injetor (Epi-Pen) para ser usada quando necessário
(B) salmeterol (Serevent) para ser usado em doses divididas, diariamente
(C) fluticasone (Flovent) para ser usado em doses divididas, diariamente
(D) teofilina para ser usada em doses divididas, diariamente
(E) cetirizina (Zyrtec) para ser usada em doses divididas, diariamente

Questões 63 a 65

Um menino hispânico de nove anos, anteriormente sadio, tem febre há dois dias, os olhos amarelos e dor abdominal. Ele visitou o México no mês passado. Ao exame está com febre de 38,5°C, escleras ictéricas e moderada sensibilidade no quadrante superior direito. O fígado está um pouco aumentado.

63. Qual poderá ser a história adicional mais útil?

(A) doença das células falciformes na família
(B) ingestão excessiva de cenoura
(C) história de exantema malar
(D) uso de acetaminofen
(E) estado de vacinação antes da viagem

64. O teste com mais probabilidade de confirmar seu diagnóstico é

(A) sorologia para hepatite A
(B) sorologia para hepatite B
(C) excreção de cobre durante 24 horas
(D) ultra-sonografia abdominal
(E) nivel de acetaminofen

65. Os exames confirmam o diagnóstico e a família tem dúvidas sobre a doença. Você lhes informa que

(A) uma vacina eficaz não está rotineiramente disponível
(B) o risco de recidiva é de cerca de 25%
(C) se ele tiver contraído simultaneamente a hepatite D poderá provavelmente precisar de transplante de fígado
(D) a hepatite fulminante é incomum em crianças com hepatite A
(E) a via mais comum de transmissão é o contato sexual íntimo

Questões 66 a 68

Você é chamado para examinar um neonato com duas horas de vida, com cianose e taquipnéia. A saturação de oxigênio é de 80% respirando o ar ambiente e a FR é de 60 pm, PS de 80/50 mmHg. O neonato está cianótico e não exibe sopros. O restante do exame é irrelevante. O bebê é posto sob uma FiO_2 de 1,0 por capacete e os gases sanguíneos arteriais revelam que a PaO_2 é de 30 mmHg.

66. A etiologia mais provável da hipoxemia é

(A) metemoglobinemia
(B) cardiopatia congênita cianótica
(C) sépsis
(D) pneumonia
(E) fístula arteriovenosa

67. A radiografia de tórax mostra campos pulmonares normais, silhueta cardiotímica levemente aumentada e o mediastino superior estreitado. O eletrocardiograma é normal. Com base nessas informações, o diagnóstico deverá ser

(A) transposição das grandes artérias
(B) tetralogia de Fallot
(C) defeito septal ventricular
(D) fibroelastose endocárdica
(E) retorno venoso pulmonar anômalo total

68. A via aérea é estabilizada e é iniciada a terapia com a prostaglandina E1. O ecocardiograma confirma o diagnóstico. Neste ponto, a melhor intervenção é

(A) cateterismo cardíaco de emergência e septostomia atrial

(B) não administrar nada até que a hipoxemia melhore

(C) antibióticos empíricos para a sépsis

(D) consulta de emergência à cirurgia cardiovascular para a troca arterial

(E) dobutamina e milrinona para facilitar a função cardíaca

Questões 69 a 71

Uma criança afro-americana de seis anos, anteriormente sadia, apresenta um início de icterícia, urina escura e palidez. Há história de recente infecção respiratória superior. Os sinais vitais estão normais. O exame físico se caracteriza por icterícia e palidez. Os exames laboratoriais revelam hemoglobina de 7 g/dl, contagem de plaquetas e de leucócitos normais. A bilirrubina total é de 4 mg/dl.

69. Qual dos seguintes dados da história tem mais probabilidade de indicar o diagnóstico?

(A) o pai tem traço de células falciformes

(B) a aspirina de bebê que lhe foi dada no ano passado provocou urina escura

(C) sua avó recebeu o diagnóstico de leucemia no ano passado

(D) a criança foi diagnosticada como tendo deficiência de ferro há quatro anos

(E) seu primo sadio retornou de uma viagem no máximo há um mês.

70. A bilirrubina é predominantemente não-conjugada e os reticulócitos estão em 12%. Uma apuração da história revela que há dois dias passados ele ingeriu um antibiótico que sua avó estava usando para uma infecção do trato urinário. Qual é o diagnóstico mais provável?

(A) doença das células falciformes

(B) pré-leucemia

(C) hepatite infecciosa

(D) esferocitose

(E) deficiência de glicose-6-fosfato desidrogenase

71. Nesta altura, o tratamento mais apropriado é

(A) transfusão imediata até reconduzir a hemoglobina para 14 g/dl

(B) transfusão imediata até reconduzir a hemoglobina para 10 g/dl

(C) suspender a transfusão e acompanhar os sinais vitais e o nível da hemoglobina

(D) iniciar prednisona a 2 mg/kg/dia

(E) transfusão para elevar o nível da hemoglobina para 10 g/dl e prednisona na dose de 2 mg/kg/dia

Questões 72 e 73

Uma menina de 16 anos apresenta um joelho fraco depois de recuperar-se de uma doença respiratória. Nos exames seus sinais vitais são normais. Ela está inapta para ficar sozinha. Sua força motora é 5/5 nos braços e 2/5 nas pernas. Reflexão profunda do tendão está livres nas pernas.

72. Um sinal classicamente associado a esta doença é

(A) hidrocefalia

(B) elevação da proteína c-reativa do soro

(C) mioglobinúria

(D) elevação da proteína do líquor

(E) presença das espécies *Clostridium* na cultura de fezes

73. Os exames demonstram acentuado retardamento da velocidade de condução dos nervos. Neste ponto, a intervenção mais apropriada deverá ser

(A) administração de imunoglobulina intravenosa

(B) alta e tranquilização quanto à natureza global benigna desta doença

(C) administração intravenosa de plasma fresco congelado

(D) oxigênio suplementar via cânula nasal

(E) administração intravenosa de interferon-beta

Questões 74 e 75

Um menino de cinco anos é apresentado por uma perda de peso de 5 lb durante a duas semanas anteriores e enurese noturna. Ao exame, está alerta e comunicativo, com PS de 90/60 mmHG e FC de 130 bpm. As membranas estão úmidas e as respirações são rápidas e profundas. A glicemia total de cabeceira é de 750 mg/dl. É feito o acesso intravenoso.

74. O primeiro passo no tratamento deverá ser
(A) insulina regular 0,1 kg, carga IV
(B) bicarbonato 1 mEq/kg, IV durante uma hora
(C) intubação endotraqueal
(D) solução cristalóide isotônica, 20 cc/kg, durante uma hora
(E) uma dieta de soda

75. Depois da sua intervenção, a glicose total do sangue é de 485 mg/dl. São administrados solutos e insulina intravenosas, e o paciente é admitido para maior tratamento. Qual da anormalidades metabólicas seguintes tem mais probabilidade de ocorrer durante a insulinoterapia?
(A) hipocalemia
(B) hipercalemia
(C) hiperfosfatemia
(D) hipercalcemia
(E) hipermagnesemia

Questões 76 a 78

Uma menina de 13 meses, em creche, é levada ao ambulatório por apresentar rinorréia há três dias, tosse e febre de 38,5°C. Seu exame é significativo quanto a um corrimento nasal claro e membranas timpânicas vermelhas, que são móveis pela insuflação. A mãe pede antibióticos.

76. Neste ponto, a terapia mais apropriada é
(A) amoxicilina, 80-90 mg/kg/dia durante dez dias
(B) amoxicilina, 40-50 mg/kg/dia durante cinco dias
(C) ceftriaxona 50 mk/kg IM, dose única
(D) consulta otorrinolaringológica quanto à timpanocentese
(E) acetaminofen e líquidos

77. A mãe leva a criança seis dias mais tarde pela persistência da febre (até 39°C) e corrimento no ouvido esquerdo. Ao exame, a membrana do tímpano está abaulada e imóvel. As marcas ósseas não são visíveis. A mãe diz que a creche não aceita a criança sem antibióticos. A terapia mais apropriada é
(A) amoxicilina, 80-90 mg/kg/dia durante dez dias
(B) eritromicina 40-50 mg/kg/dia durante dez dias
(C) ceftriaxona 50 mg/kg IM em dose única
(D) consulta otorrinolaringológica para drenagem
(E) acetaminofen e fluidos

78. O paciente retorna novamente depois de dois dias com a continuação da febre a 40°C. A criança está ainda irrequieta. Há vermelhidão, tumefação e sensibilidade na parte posterior do ouvido esquerdo e o pavilhão é deslocado para diante. Neste ponto, a terapia mais apropriada é
(A) amoxicilina 80-90 mg/kg/dia durante dez dias
(B) amoxicilina 40-50 mg/kg/dia durante cinco dias
(C) ceftriaxona 50 mg/kg, IM, em dose única
(D) consulta otorrinolaringológica para drenagem
(E) acetaminofen e fluidos

Questões 79-81

Uma mãe leva a filha de 17 anos para avaliação por apresentar fadiga há seis semanas, perda de peso de 10 lbs, e indiferença. Os sinais vitais incluem FC de 70 bpm e PS de 90/50 mmHg. O exame revela uma menina magra com pouco afeto, sem outras anormalidades.

79. O melhor passo imediato para a sua clínica no tratamento desta paciente deverá ser
(A) obter o nível sérico da gonadotropina humana betacoriônica (β-HCG)
(B) referência a um oncologista para um aspirado de medula óssea
(C) fazer um perfil de drogas na urina
(D) tranqüilizar a mãe sobre que este é um comportamento normal
(E) entrevistar a paciente sozinha

80. Uma discussão maior com a paciente revela sinais de depressão. Entretanto, ela é interativa e nega uso de drogas ou idéias suicidas. Ela tem amigas e recebe As e Bs na escola. Os resultados do trabalho de triagem laboratorial são normais. O tratamento inicial apropriado deverá ser
(A) consulta psiquiátrica imediata devido ao risco médico-legal imposto pela paciente

(B) imediata admissão da paciente com observação de 24 horas quanto a tendência ao suicídio

(C) coleta de urina quanto a substâncias ilícitas

(D) início do emprego de um inibidor seletivo da recaptação da serotonina (IRRS) e programar aconselhamento com um terapêuta

(E) tranquilização da paciente, informando que este é um sinal de puberdade e deverá passar

81. Três semanas depois você é chamado porque a paciente foi levada ao ED em razão de uma crescente hiperatividade, loquacidade, e três dias de insônia. Os pais da paciente dizem que ela comprou uma grande quantidade de roupas. A toxicologia da urina é negativa. Esta paciente tem mais provavelmente

(A) reação à drogas

(B) distúrbio bipolar

(C) esquizofrenia

(D) reação a abuso sexual

(E) comportamento adolescente normal

Questões 82 a 84

Uma menina de sete anos apresenta história de três semanas de fadiga, perda de 5-lb de peso e indiferença. O exame só é significante quanto a uma criança magra, que parece fatigada. São observadas petéquias e equimoses no tronco e nas extremidades. O hemograma completo revela leucocitose de 85.000 mm^3, hemoglobina de 7 g/dl e plaquetas de 15.000/mm^3. O diferencial indica 80% de blastos e 20% de linfócitos. Ela está febril com 39,5°C, e PS de 90/50 mmHg.

82. A terapia antibiótica empírica apropriada deverá começar com

(A) ceftriaxona intramuscular (Rocefin)

(B) clindamicina e cefuroxima (Zinacef) intravenosas

(C) ceftazidima intravenosa (Fortaz)

(D) anfotericina intravenosa (Fungizona) e voriconazol (Vfend)

(E) ciprofloxacina oral (Cipro)

83. O exame da medula óssea confirma o diagnóstico de leucemia linfocítica aguda. Qual dos seguintes deverá indicar o pior prognóstico?

(A) idade da paciente (sete anos)

(B) a leucocitose inicial (85.000/mm^3)

(C) hiperdiploidia

(D) ausência do cromossomo Philadelphia (9:22)

(E) ausência de blastos no líquido cerebrospinal

84. É iniciada a quimioterapia de indução. Qual dos seguintes tipos de anormalidades pode-se prever que ocorra?

(A) hipocalemia, hipouricemia, hipofosfatemia

(B) hipocalemia, hipouricemia, hiperfosfatemia

(C) hipercalemia, hiperuricemia, hiperfosfatemia

(D) hipercalemia, hipouricemia, hipofosfatemia

(E) hipocalemia, hiperuricemia, hiperfosfatemia

Questões 85 a 87

Uma mãe de primeira vez, traz seu lactente de cinco semanas devido ao choro excessivo. Ela diz que está amamentando bem e que a criança não tem febre, mas chora "por todo o tempo" durante as últimas três semanas. O exame revela um lactente alerta e vigoroso que aumentou de peso muito bem desde o exame da 2ª semana e está atualmente murmurando, sem nenhuma anormalidade aparente.

85. A abordagem inicial ao tratamento deverá ser

(A) avaliação completa de sépsis

(B) investigação esquelética

(C) escaneamento radioisótopo do leite

(D) urinálise e usocultura

(E) aconselhamento, tranquilização, e estrito acompanhamento

86. Neste momento, a opção de tratamento mais apropriada deverá ser

(A) sugerir que uma única pessoa, de preferência a mãe, cuide da criança

(B) enfaixamento do lactente

(C) dar água morna três vezes por dia para abrandar as crises gástricas

(D) sacudir vigorosamente o bebê para simular os movimentos uterinos

(E) dar paregórico oral para acalmar o sistema nervoso imaturo do lactente

87. As causas potenciais do choro prolongado incluem

(A) um torniquete de cabelo em volta de um dedo

(B) intolerância à proteína do leite

(C) fratura oculta

(D) abrasão da córnea

(E) todos acima

Questões 88 e 89

Uma menina de dez anos é levada ao departamento de emergência para a avaliação de raias de sangue na superfície das fezes. Os pais negam qualquer história de viagens, diarréia ou febre.

88. Que história adicional poderia ter mais probabilidade de apontar para um diagnóstico específico nesta paciente?

(A) história familiar de hemofilia

(B) ingestão de ferro dietético

(C) história de constipação

(D) história de rotavírus nos contatos na creche

(E) historia familiar de doença de Crohn

89. O exame revela uma pequena fissura, sem eritema, na área posterior do ânus. Neste tempo, o tratamento apropriado deverá consistir de

(A) prescrição de leite de magnésia

(B) aconselhar o uso de um dilatador retal para alargar o esfíncter anal interno

(C) prescrever um emoliente fecal e titular a dose para a consistência desejada das fezes

(D) prescrever um antibiótico oral para evitar infecção secundária da fissura

(E) referência a um clínico naturopático para a irrigação colônica

Questões 90 e 91

Uma menina de oito meses apresenta uma história de três meses de inchação intermitente e rigidez da articulação é diagnosticada como tendo artrite reumatóide juvenil.

90. O tipo de ARJ mais acompanhado de desenvolvimento de artrite severa é

(A) ARJ de início sistêmico

(B) ARJ pauciarticular tipo 1

(C) ARJ pauciarticular tipo 2

(D) ARJ poliarticular FR positiva

(E) ARJ poliarticular FR negativa

91. A perda de visão associada à ARJ é mais comumente decorrente de

(A) neurite óptica

(B) trombose da artéria retiniana

(C) descolamento da retina

(D) má absorção de beta-caroteno

(E) iridociclite/uveíte crônica

Questões 92 a 94

Um lactente masculino de quatro meses é apresentado com três dias de profusa diarréia aquosa não-sanguinolenta e vômitos não-biliosos. Estava sendo alimentado com leite, suco de laranja e água de arroz. Seus sinais vitais são T 99°F, FC 170 bpm e PS 80/40 mmHg. Os olhos e a fontanela estão afundados; tem mau turgor da pele e o tempo de reenchimento capilar é de 3-4 segundos; os pulsos estão normais.

92. Esta descrição é mais consistente com

(A) choque hipovolêmico, compensado

(B) choque hipovolêmico, não-compensado

(C) choque cardiogênico, compensado

(D) choque séptico, não-compensado

(E) estado cardiovascular normal

93. O peso da criança antes da terapia líquida intravenosa era de 6,3 kg. Seu déficit fluido é de aproximadamente

(A) 50 cc

(B) 250 cc

(C) 650 cc

(D) 850 cc

(E) 1.100 cc

94. Admitindo-se a função renal normal, seu bolo fluido hidratante deverá conter

(A) sódio, 140 mEq/l

(B) sódio, 100 mEq/l

(C) sódio, 80 mEq/l

(D) sódio, 40 mEq/l

(E) glicose, 10 mg%

Questões 95 a 97

Um neonato atermo, feminino, com oito dias de vida, há 24 horas apresenta lesões vesiculosas na pele e na boca. Está apirética e alerta. Observa-se múltiplas vesículas de 3-5 mm em base eritematosa, no tronco e na boca. A gravidez decorreu sem incidentes e os pais não têm história de lesões genitais.

95. Neste tempo, o melhor modo de ação é

(A) alta para casa e acompanhamento de 72 horas

(B) cultura das lesões e início da terapia com clindamicina oral (Cleocin)

(C) fazer hemograma completo e urinálise e, se normais, dar alta à paciente depois de uma ceftriaxona intramuscular (Rocefin)

(D) solicitar culturas bacterianas do sangue, urina, líquor, culturas bacterianas e virais das lesões e iniciar terapia antibacteriana de largo espectro

(E) solicitar culturas bacterianas do sangue, urina, líquor, culturas bacterianas e virais das lesões e iniciar terapia antibacteriana de largo espectro e aciclovir

96. A propagação viral decorrente de uma reativação do HSV materno é acompanhado de transmissão para o feto em aproximadamente que proporção de casos?

(A) 2%

(B) 10%

(C) 35%

(D) 70%

(E) 90%

97. Os fatores de risco para a transmissão vertical do HSV tipo 2 incluem

(A) co-infecção materna pelo HSV tipo 1

(B) ruptura médica das membranas logo antes do parto

(C) uso de eletrodo no couro cabeludo

(D) co-infecção pelo vírus da imunodeficiência humana

(E) administração tardia do aciclovir à mãe durante o parto

Questões 98 e 99

Um neonato a termo, grande para a idade gestacional, é levado à sua clínica para a avaliação de uma massa torácica. O exame revela um bebê vigoroso, apirético, apresentando uma massa palpável dura e sensível no terço médio da clavícula direita.

98. Qual é a sua ação mais provável quanto a este paciente?

(A) tranqüilizar a família sobre este achado

(B) tomar o peso e fazer comparação das clavículas

(E) investigação esquelética para excluir abuso

(D) exame dos fibroblastos quanto à osteopetrose

(E) comunicar aos serviços de proteção à criança quanto à falta de procura de cuidados no momento oportuno

99. Os fatores de risco para este estado incluem

(A) sífilis congênita

(B) apresentação pélvica

(C) uso de drogas pela mãe

(D) sexo feminino

(E) displasia tanatofórica

Questões 100 a 102

Você é chamado para avaliar a causa da hipotonia de um neonato a termo, feminino, com um dia de idade, de uma mulher com 28 anos. O bebê está alerta e movimenta bem todas as extremidades, porém é hipotônico. Apresenta fissuras palpebrais inclinadas para cima, macroglossia, língua larga, encurtamento dos 5° dedos e dobra palmar transversa bilateral. O cariótipo é 46,XX.

100. A mais provável razão para este resultado é

(A) o número de cromossomos foi contado errado

(B) ela tem uma translocação parcial envolvendo o cromossomo 21

(C) não existe anormalidade cromossômica

(D) interferência da transfusão de sangue materno-fetal sobre o teste

(E) a paciente tem síndrome de Turner

101. A freqüência da síndrome de Down é mais próxima de

(A) 1/12 nativivos

(B) 1/600 nativivos

(C) 1/4.000 nativivos

(D) 1/8.000 nativivos

(E) 1/20.000 nativivos

102. Os pacientes com a síndrome de Down estão em maior risco de

(A) hipertireoidismo

(B) artrite da coluna cervical

(C) estrias gonadais

(D) malformações cardíacas

(E) rabdomiossarcoma

103. Você está observando um menino de 22 meses, anteriormente sadio, que apresenta febre de 39°C, rinorréia e tosse há três dias. Seus pais informam que ele está alegre e sem alteração da sua atividade. Seu exame revela a rinorréia, sem outras anormalidades. O hemograma completo revela leucócitos em número de 6.000/mm^3, hemoglobina e plaquetas normais; leucometria diferencial é de 8% de neutrófilos, 40% de linfócitos, 50% de monócitos, 2% de basófilos. Neste ponto, a melhor ação é

(A) hospitalização e tratamento com ceftazidima e tobramicina intravenosas

(B) doses intramusculares de ceftriaxona por um período de sete dias

(C) aspirado de medula óssea para excluir leucemia

(D) início do tratamento com fator estimulante de colônias de granulócitos

(E) estrito acompanhamento ambulatorial e repetição do hemograma completo em 1-2 dias

Questões 104 a 106

Um menino de dez anos com doença das células falciformes (hemoglobina SS) é apresentado com a história de fraqueza do lado direito há uma hora. O exame revela hemiparesia direita. Uma cintigrafia TC do cérebro resulta normal.

104. O tratamento agudo para o estado deste paciente é

(A) observação

(B) anticoagulação com heparina

(C) exsanguinotransfusão

(D) ativador do plasminogênio tecidual intravenoso

(E) hidroxiuréia

105. O paciente recupera completamente, mas antes da alta manifesta febre de 39°C. Parece normal sob outros aspectos. Uma infecção com qual dos seguintes microrganismos deverá ser a maior preocupação neste paciente?

(A) *Mycobacterium tuberculosis*

(B) *Clostridium botulinum*

(C) *Streptococcus* beta-hemolítico grupo A

(D) *Streptococcus pneumoniae*

(E) influenza A

106. O pai do paciente indaga sobre a possibilidade de que os filhos do seu filho possam ter doença das células falciformes

(A) a possibilidade é desprezível

(B) é de aproximadamente 25%

(C) é de aproximadamente 50%

(D) aproxima-se de 100%

(E) não pode ser determinada no momento

Questões 107 a 109

Durante uma consulta de puericultura de uma criança de cinco anos, anteriormente sadia, a mãe indaga sobre o que você acha do seu filho, que está incomumente grosseiro. A mãe acha que o filho está exibindo "grandes panturrilhas", "*batatas*" ou "*barriga*" da perna, porém a família diz a ela que a criança parece andar muito. Seu exame revela um menino alegre, com uma marcha levemente gingante e panturrilhas um pouco grandes.

107. Qual dos seguintes sinais físicos poderia sugerir o diagnóstico de distrofia muscular tipo Duchenne?

(A) sinal de Rovsing

(B) opistótono

(C) sinal de Gower

(D) sinal de Chovostek

(E) sinal de Grey Turner

108. As complicações da distrofia muscular Duchenne incluem

(A) insuficiência renal por mioglobinúria

(B) oftalmoplegia

(C) convulsões

(D) imunossupressão

(E) pneumonia de aspiração

109. A mãe fica desolada ao conhecer o diagnóstico e saber que ela porta o gene afetado. Uma verdadeira afirmativa sobre a distrofia muscular Duchenne é

(A) 50% das suas filhas poderão ser afetadas pela doença

(B) cerca de 25% dos casos derivam de novas mutações

(C) as mulheres nunca são afetadas pela doença

(D) o risco de recorrência é mínimo

(E) um homem afetado poderá transmitir a doença a todos os seus filhos

Questões 110 e 111

Uma menina de oito anos é observada no departamento de emergência com a queixa de "falta de ar" que vem piorando há uma semana. Não há febre nem tosse. Os sinais vitais são: FC 140 bpm e PS 78/40 mmHg. Ela está alerta, com leve taquipnéia, e sente-se mais confortável quando inclinada para diante. O exame cardiológico revela taquicardia e abafamento dos tons cardíacos.

110. O sinal que poderia ser mais sugestivo de tamponamento cardíaco é

(A) pulso paradoxal superior a 10-20 mmHg

(B) eletrocardiograma com baixa voltagem em todas as derivações

(C) radiografia de tórax demonstrando aumento da silhueta cardiotímica

(D) egofonia sobre o tórax anterior esquerdo

(E) pulso carotídeo retrocedente

111. A ecocardiografia confirma uma grande efusão pericárdica comprometendo a função ventricular esquerda. Depois de confirmar que a via aérea está estável, a próxima intervenção deverá ser

(A) solumedrol intravenoso, 30 mg/kg, em infusão rápida

(B) milrinona intravenoso em infusão contínua

(C) toracotomia e colocação de uma janela pericárdica

(D) pericardiocentese sob guia ultra-sonográfica

(E) albumina e furosemida intravenosas

Questões 112 a 114

Um neonato de sete dias é apresentado à sua clínica por apresentar icterícia que começou no primeiro dia de vida. Está apirético, com sinais vitais e índices de desenvolvimento normais. Esta se alimentando bem ao seio e manifesta cinco evacuações de cor cinza e seis micções por dia. O exame revela um neonato vigoroso, com acentuada icterícia da esclerótica e ao nível do umbigo. O fígado é palpável a 3 cm abaixo da margem costal direita. Sua enfermeira só conseguiu obter uma pequena amostra do sangue.

112. Os testes mais importantes para orientar melhor a avaliação são

(A) hemograma completo e hemocultura

(B) bilirrubina total e direta

(C) tipo sanguíneo e prova de Coomb

(D) aspartato aminotransferase e alanina aminotransferase

(E) níveis a alfa1-antitripsina

113. A criança é enviada para o departamento de emergência, e os testes revelam uma bilirrubina total de 16 mg/dl, com uma fração conjugada de 14 mg/dl. Qual dos seguintes testes poderá ter mais probabilidade de revelar a causa da hiperbilirrubinemia conjugada deste lactente?

(A) urinálise e urocultura
(B) succinilacetona na urina
(C) prova do cloreto no suor
(D) ultra-sonografia abdominal
(E) filmes toracolombares

114. Os testes anteriores foram solicitados e resultaram anormais. A subseqüente biópsia do fígado para confirmar o diagnóstico revela escassez e tamponamento de canais biliares com diâmetro superior a 150 µm. O tratamento para este estado é

(A) fenobarbital ou promover o fluxo biliar
(B) transplante de fígado em tempo imediato usando um enxerto de retalho de fígado dos pais
(C) infusão de hepatócitos diretamente nos resíduos da veia porta
(D) hepatoportoenterostomia Kasai depois dos seis meses de vida, para ficar tecnicamente mais fácil
(E) hepatoportoenterostomia Kasai o mais cedo possível depois do diagnóstico

Questões 115 e 116

Um menino de quatro anos é levado para exame devido a uma irritação perianal e prurido, e pela preocupação dos pais de que possa ser manifestação de abuso sexual. O exame revela uma criança alegre. A inspeção da região perianal demonstra várias escoriações superficiais e diversos vermes em rosário.

115. O próximo passo no tratamento é

(A) tratamento antiparasitário e tranqüilização sobre a natureza benigna do caso
(B) exame de fezes para ovos e parasitas
(C) avaliação pelo agente social e envio para serviços de proteção à criança
(D) instruir a família sobre melhora da higiene
(E) tratamento antiparasitário para os animais domésticos, os mais prováveis reservatórios desses parasitas

116. O tratamento desta infestação é

(A) mebendazol
(B) metronidazol
(C) dietilcarbamazine
(D) praziquantel
(E) tiabendazol

Questões 117 a 119

Uma menina de dois anos, com 13 kg, é levada por seus pais ao departamento de emergência porque eles a encontraram, duas horas antes, com um vidro vazio de acetaminofen sabor cereja. Você observa que o vidro continha 30 g na concentração de 80 mg/0,8 cc. Os pais informam que tinham comprado no início do dia para o outro filho de dois meses. Não foi feito nenhum tratamento antes da chegada ao departamento de emergência. Os sinais vitais da paciente são normais, e seu exame físico nada revela.

117. O próximo passo no tratamento desta paciente é

(A) intubar para assegurar as vias aéreas
(B) não administrar nada até que tenham decorrido quatro horas da suposta ingestão
(C) dar carvão ativado com sorbitol, na dose de 1 g/kg por via oral ou tubo nasogástrico
(D) induzir vômito com xarope de ipeca
(E) proceder lavado gástrico usando tubo orogástrico 12-Fr

118. Você prossegue o tratamento. O nível do acetaminofen é de 200 µg/kg. Agora, você deverá

(A) continuar a observação no departamento de emergência durante seis horas e dar alta se a paciente permanecer assintomática
(B) iniciar o antídoto, *N*-acetilcisteína
(C) continuar o carvão ativado a cada quatro horas além da *N*-acetilcisteína
(D) começar os preparativos para o transplante de fígado
(E) colocar o cateter para o início da hemodiálise

119. A toxicidade do acetaminofen provém

(A) do seu metabólito renal

(B) diretamente do acetaminofen

(C) do seu metabólito glucoronidado

(D) do seu metabólito sulfatado

(E) do seu metabólito citocromo p450

Questões 120 e 121

Um menino de três anos anteriormente sadio é trazido por seus pais com a queixa principal de aumento da sonolência, que começou com uma visita à casa da sua avó no início daquele dia. Os sinais vitais do paciente são de FC 50 bpm, temperatura 36,5°C, FR de 8 pm e PS 98/65 mmHg. O exame revela um menino obnubilado que não responde a um atrito esternal e carece do reflexo do engasgo. Apresenta miose.

120. O primeiro passo no tratamento deste paciente é

(A) verificar a glicemia total no leito

(B) cateterismo urinário para obter urina para o painel de drogas

(C) flumazenil intravenoso

(D) assegurar vias aéreas e respiração suficiente

(E) adrenalina intravenosa para a bradicardia

121. A avó diz que ela tem muitos medicamentos em casa e está preocupada de que os problemas da criança possam ser devidos a uma ingestão. Qual dos seus medicamentos poderá ter mais probabilidade de causar os sintomas exibidos?

(A) clonidina

(B) nifedipina

(C) meperidina

(D) labetalol

(E) diazepam

Respostas e Explicações

1. (C) Considerando a história da ingestão excessiva de leite, um alimento conhecido como sendo pobre em ferro, e a apresentação por motivo de palidez, o exame inicial deve se focalizar no estado da hemoglobina e do ferro. Na deficiência de ferro, o número de reticulócitos e o volume corpuscular médio (VCM) geralmente estão baixos. As radiografias de tórax e os exames de fezes para ovos e parasitas não estão indicados. Nos estados de hemólise a haptoglobina está baixa, porém esta não é a causa mais provável da anemia neste caso. Nesta circunstância, a biópsia de medula óssea não está indicada. *(Behrman:1469-1471)*

2. (D) Na anemia por deficiência de ferro, os eritrócitos são menores do que os normais e têm tamanhos variáveis; por isso, um decréscimo do VCM e uma variada distribuição da largura dos eritrócitos (RDW) são clássicos nesta história. A deficiência de B_{12} por uma dieta pobre ou falta fator intrínseco, apresenta-se com uma elevação do VCM. Na lâmina não foram notados blastos indicando leucemia nem pontilhados sugerindo hemossiderose. Adicionalmente, não há evidência de células falciformes. *(Behrman:1469-1471)*

3. (C) Quando é suspeitada a anemia por deficiência de ferro, deve ser iniciada administração de ferro elementar na dose de 6 mg/kg/dia, dividido em duas ou três vezes. O apetite deverá retornar ao normal em 12-24 horas. A resposta da medula óssea deverá começar em 36-48 horas. A reticulocitose deverá alcançar o pico por volta de 5-7 dias. A repleção das reservas deverá ocorrer em 1-3 meses, na dependência da severidade da anemia. Contrariamente à crença comum, o ferro não constipa os pacientes. Aumentando a ingestão de vitamina C, via dieta ou suplementação, pode-se aumentar a absorção do ferro. Os pais devem ser aconselhados quanto à importância de uma dieta diversificada. A ingestão de leite deve ser limitada a 16-24 oz por dia. *(Behrman:1469-1471)*

4. (B) O passo inicial no tratamento que apresenta dificuldade respiratória é a avaliação dos "ABCs" (vias aéreas, respiração, circulação). A presença de hipoxemia é uma indicação para a administração de oxigênio suplementar. Neste paciente, não existe indicação de comprometimento das vias aéreas (p. ex., estridor). Embora exista uma leve dificuldade, no momento não há indicação de insuficiência respiratória necessitando de urgente intubação. As radiografias de tórax e a administração de corticosteróides poderão ser necessárias, porém não é a primeira prioridade no tratamento deste paciente. *(Behrman:991-993, 1285-1287)*

5. (E) A idade, os sinais físicos, e a estação apontam para a bronquiolite, mais provavelmente em razão do vírus sincicial respiratório (RSV), como a causa do problema do paciente. RSV é o agente etiológico em cerca de 70% dos pacientes com bronquiolite e resulta em cerca 70.000 admissões hospitalares anualmente nos Estados Unidos. A insuficiência cardíaca congestiva deveria estar associada a outros sinais físicos, tais como hepatomegalia ou cardiomegalia demonstrável na radiografia de tórax. A síndrome da angústia respiratória apresenta tipicamente o aspecto de vidro-fosco na radiografia de tórax e sintomas clínicos mais graves. A pneumonia pneumocócica classicamente apresenta um infiltrado mais focal com consolidação, é unilateral, e não é acompanhada de sibilos. As infecções por Mycoplasma não são comuns nesta idade. *(Behrman: 991-993, 1285-1287)*

6. (A) A todos os pacientes com bronquiolite e sintomas de dificuldade deve ser oferecida uma experiência de terapia beta-agonista ou de adrenalina racêmica; entretanto, nem todos irão responder. As indicações da American Academy of Pediatrics recomendam o uso da ribavirina em pacientes com lesões cardíacas congênitas, com imunodeficiências, ou com doença pulmonar crônica; seu uso pode também ser considerado em pacientes muito jovens

ou muito graves, nos intubados, no início da evolução da doença. A ribavirina poderá apresentar alguns desafios técnicos na sua administração. E embora a teratogenicidade tenha sido demonstrada somente em roedores, é uma droga da categoria X. Respigam e Synagis são produtos de imunoglobulina anti-RSV. Todavia, os anticorpos policlonais no Respigam são misturas de doadores com altos títulos de anti-RSV e no Synagis, os anticorpos monoclonais humanizados do camundongo são produzidos recombinantemente. Ambos têm demonstrado reduzir a incidência da infecção pelo RSV, porém não exercem papel no tratamento das infecções confirmadas. Heliox (mistura 70/30 hélio/oxigênio) tem sido usado nas obstruções das vias aéreas superiores e nas bronquiolites graves, porém não está indicado neste caso. *(Behrman:991-993, 1285-1287)*

7. (E) Os organismos Gram-positivos, em particular o *Staphylococcus aureus*, são uma fonte significante de infecções de tecido mole na criança imunocompetente. A propagação para os tecidos profundos poderá ocorrer diretamente ou por via hematógena. A artrite decorrente da infecção por *Neisseria* apresenta-se tipicamente como uma articulação séptica monoarticular em indivíduos sexualmente ativos. A artrite por estreptococos do grupo B é mais comumente observada em neonatos. *Pseudomonas aeruginosa* ou outros Gram-negativos devem ser considerados em usuários de drogas ou em indivíduos imunodeficientes. A artrite causada pelo *Mycobacterium tuberculosis* é incomum e poderá ter uma evolução mais indolente. *(Behrman:777-780)*

8. (B) O exame é muito impositivo de uma artrite séptica do cotovelo esquerdo. A erosão e o dano permanente da articulação podem ocorrer rapidamente. A obtenção de líquido por artrodese é a técnica preferível, particularmente à luz da crescente freqüência de microrganismos resistentes a antibióticos. Para o tratamento da artrite séptica, os antibióticos orais não são apropriados. Os agentes antiinflamatórios não-esteróides proporcionam apenas alívio sintomático e não representam uma modalidade primária de tratamento na artrite séptica. *(Behrman:777-780)*

9. (E) Os pequenos lactentes, os pacientes com envolvimento do quadril e do ombro, e aqueles cuja antibioticoterapia foi retardada, estão em maior risco de mau prognóstico após uma artrite bacteriana. Adicionalmente, a artrite séptica decorrente de gram-negativos e fungos é mais difícil de erradicar. A coloração Gram é somente positiva em 50% dos casos, e a presença ou ausência de organismos na coloração Gram não tem valor prognóstico na artrite séptica. *(Behrman:777-780)*

10. (B) A disgenesia da tireóide responde por 90% dos casos de hipotireoidismo congênito. A ingestão de propiltiuracil pela mãe determina um hipotireoidismo transitório, porém a história deverá revelar o uso materno desta droga. As outras causas de hipotireoidismo congênito são observadas incomumente. *(Behrman:1698-1703)*

11. (A) Quando um paciente apresenta na triagem que é positivo e tem óbvios sintomas clínicos de hipotireoidismo, é essencial iniciar a tiroxina antes da confirmação. A terapia iniciada antes de 2-4 semanas de vida pode assegurar o desenvolvimento normal da inteligência. A dosagem para lactentes começa com 10-15 μg/kg/dia. As crianças maiores requerem 4 μg/kg/dia e os adultos requerem apenas 2 μg/kg/dia. Uma cintigrafia é útil para pesquisar tecido tireóide ectópico. É necessário um estrito acompanhamento neuroevolutivo. As radiografias do fêmur distal de pacientes com hipotireoidismo congênito revelam freqüentemente ausência da epífise distal. Este sinal é comumente usado como uma triagem direta rápida para o hipotireoidismo. *(Behrman:1698-1703)*

12. (C) O edema resulta de dois estados fisiopatológicos: aumento da pressão hidrostática venosa ou decréscimo da pressão oncótica. O aumento da pressão hidrostática, resultando em extravasamento do líquido para dentro do espaço intersticial, é conseqüência de estados, tais como trombose venosa e insuficiência cardíaca. A redução da pressão oncótica resulta mais comumente de hipoalbuminemia decorrente um decréscimo de produção de albumina (p. ex., insuficiência hepática) ou aumento da perda de albumina (p. ex., via trato gastrintestinal ou rins); a redução da pressão oncó-

tica, por seu turno, resulta em extravasamento de líquido para dentro dos tecidos intersticiais. Entre as escolhas exibidas, a urinálise quanto às proteínas é o exame inicial mais rápido, mais barato, menos invasivo e mais útil para orientar maior investigação. *(Behrman:1592-1595)*

13. (E) Em conjunto à proteinúria, elevação do colesterol sérico, hipoalbuminemia e edema, constituem a síndrome nefrótica. Glomerulonefrite membranosa, glomerulonefrite segmentar focal, doença membranoproliferativa e glomerulonefrite pós-estreptocócica aguda, qualquer uma poderá estar associada à síndrome nefrótica. Entretanto, em crianças, é muito mais comum a doença de alteração mínima, respondendo por 85% das nefropatias com perda de proteínas. *(Behrman:1592-1595)*

14. (D) Felizmente, 90% dos pacientes com a doença de alteração mínima respondem rapidamente aos esteróides. Poderá ocorrer a perda do fator B properdina, que opsoniza as bactérias, induzindo ao risco de peritonite bacteriana espontânea. Na urina é também perdida a antitrombina III, de modo que as crianças estão em maior risco de trombose, não de hemorragia. Durante as crises, para diminuir o edema, poderão ser necessárias as combinações de diuréticos e infusões de albumina. Depois de um mês (e não de 1 ano) da falta de resposta à terapia com esteróides, deverá ser feito o encaminhamento e a biópsia renal para determinar a etiologia da doença. *(Behrman:1592-1595)*

15. (C) Uma hipertensão que se apresenta com sintoma (cefaléia, alteração do estado mental, papiledema) requer imediata terapia anti-hipertensiva. As causas de hipertensão grave (> 95° percentil) incluem estenose da artéria renal, hipertireoidismo maligno, aldosteronismo, feocromocitoma e coarctação da aorta. Uma massa intracraniana com a tríade de Cushing causando hipertensão poderá se apresentar com bradicardia, porém esta poderá ser um sinal de apresentação tardio. Em um paciente com papiledema, a PL deverá ser adiada até que as imagens demonstrem a ausência de massa intracraniana. *(Behrman:1184, 1741-1742)*

16. (B) A determinação do nível urinário do ácido vaninil mandélico (VMA, um metabólito da adrenalina), a análise da função tiroidiana e uma imagem do abdome pela TC quanto a presença de uma massa, bem como para o delineamento do calibre da artéria renal, são essenciais na pesquisa da sua hipertensão. Para a terapia final poderá ser necessária uma laparotomia, porém não é parte da avaliação inicial. *(Behrman:1184, 1741-1742)*

17. (A) Um nível elevado do VMA junto aos sintomas desta paciente apontam para um feocromocitoma como a causa da sua hipertensão. O feocromocitoma deriva das células cromafim do sistema nervoso simpático; podem se originar na medula adrenal ou em qualquer parte ao longo da cadeia simpática. Podem ser herdados esporadicamente ou como um componente das síndromes de neoplasia endócrina múltipla dos tipos IIA e IIB por uma mutação no protoncogene RET. O tratamento definitivo é cirúrgico com extremo cuidado à hipertensão peri- e pós-operatória. *(Behrman:1184, 1741-1742)*

18. (D) Entre os neonatos sadios, 90% eliminam suas primeiras fezes (mecônio) dentro de 48 horas do nascimento. O retardamento da eliminação do mecônio suscita preocupação quanto à doença de Hirschsprung. O enema de bário pode demonstrar uma "zona de transição" na junção do intestino normal proximalmente dilatado e o segmento aganglionar distalmente estreitado. Como a freqüente estimulação retal e o exame digital podem alterar o aspecto radiográfico, o enema de bário deve ser retardado, se possível, até 2-3 dias depois desses procedimentos. O botulismo e o hipotireoidismo podem se apresentar com complicação, porém a aparência vigorosa deste neonato e a história tornam improváveis essas hipóteses. Óleo mineral não deve ser administrado a neoatos devido ao risco de aspiração e subseqüente pneumonia lipóide. *(Behrman:1139-1141)*

19. (E) A capacidade diagnóstica do enema de bário depende da demonstração de uma zona de transição do intestino distal estreito expandindo em um intestino proximal de calibre mais normal. Entretanto, ocorrem exames falso-negativos, especialmente

quando executados depois de estimulação retal anterior (p. ex., exame digital). A biópsia acima da linha denteada persiste como o padrão-ouro para o diagnóstico; na doença de Hirschsprung, revela a falta do plexo neuronal (Meissner e Auerbach), feixes nervosos hipertrofiados e aumento dos níveis de anticolesterase. Nos casos de alergia para o leite de vaca, o exame de fezes para eosinófilos poderá ser útil, porém não está indicado neste neonato amamentado ao seio. A manometria anal para medir as medidas da pressão no reto é tecnicamente desafiante em pequenos lactentes, mas pode ser executada em pacientes mais velhos. Uma série GI superior com seguimento no intestino delgado é útil para o diagnóstico de má-rotação intestinal, porém não está indicada no paciente descrito. *(Behrman:1139-1141)*

20. (A) O prognóstico para a DH tratada cirurgicamente é em geral satisfatório, com a maioria dos pacientes conseguindo a continência fecal. Em 75% dos pacientes o segmento aganglionar é limitado à área retosigmóide. A colocação de colostomia é rara e é só temporária até que o segmento proximal se recupere do seu estado dilatado. Uma colectomia total poderá ser necessária em menos de 10% dos pacientes. Um transplante de intestino delgado será necessário somente se existir uma grande extensão aganglionar do intestino delgado (doença de Hirschsprung total). Poderá ocorrer enterocolite na doença de Hirschsprung não-tratada, porém é incomum depois da correção cirúrgica. *(Behrman:1139-1141)*

21. (B) A história de uma tração longitudinal em uma criança com menos de quatro anos, a falta de sensibilidade ou de efusão ao exame, e a postura característica (o braço fletido no cotovelo e levemente pronado) apontam para o "cotovelo de ama seca" (subluxação da cabeça radial) como o diagnóstico mais provável. Isto ocorre quando a cabeça do rádio é submetida a uma tração longitudinal fazendo com que o ligamento anular em desenvolvimento fique parcialmente aprisionado na articulação radioumeral. Nos pacientes com a história e o exame físico típicos, as manobras para reduzir a subluxação são tanto diagnósticas quanto terapêuticas. A hiperpronação ou a supinação/flexão do antebraço são as duas manobras que poderão reduzir a subluxação. Embora causando um pouco de dor, a redução não requer sedativos. Na redução bem-sucedida poderá ser sentido um "estalo" na porção lateral do cotovelo, e o paciente poderá em geral começar a usar o braço normalmente dentro de um curto período. As radiografias não estão indicadas, porque se mostram normais. Embora um trauma não-acidental possa resultar neste tipo de entorse, a história dada é compatível com trauma e, na ausência de outros achados suspeitos, não há indicação para a avaliação pelo serviço social. *(Behrman:2092)*

22. (E) A recidiva dedo cotovelo de ama seca tem sido descrita em cerca de 30% das crianças. Por isso, é importante o esclarecimento dos pais sobre o mecanismo deste trauma. Não é necessária qualquer tipóia e deve ser permitida a atividade física conforme for tolerada. A luxação da cabeça radial é típica por si mesma e não é indicativa de abuso. O ligamento anular e a cabeça radial se fortalecem com a idade, e as luxações da cabeça radial são raras depois dos quatro anos de idade. *(Behrman:2092)*

23. (A) Esta adolescente porta vários fatores de risco que a tornam candidata a uma admissão. A febre e o aspecto tóxico que ela apresenta indicam uma doença além de uma cistite ou de uma simples cervicite causadas pela *N. gonorrhea* ou pelo *C. trachomatis*. A residência em um abrigo sugere também maior dificuldade de acompanhamento ambulatorial. O tratamento para o estado de emergência, bem como para as doenças transmitidas sexualmente não exigem processo legal. Poderá ser necessário o controle da dor, porém a admissão e a terapia antibiótica são os primeiros passos críticos nesta paciente com a doença inflamatória pélvica (DIP). Antes de dar a alta do hospital e esperançosamente depois que esta paciente tenha desenvolvido uma relação de confiança profissional com seu médico, é indicado o aconselhamento referente aos anticoncepcionais e maior proteção, bem como as escolhas de vida. *(Red Book:470-472)*

24. (C) As complicações da DIP incluindo dor pélvica crônica, periepatite, gravidez ectópica, infertilidade e

abscessos tuboovarianos, poderão ser os sinais e sintomas de piora apesar da terapia antibiótica apropriada, e são sugestivos de abscesso tuboovariano. Neste ponto, é apropriada uma consulta ao ginecologista e a execução de imagens diagnósticas (geralmente ultra-sonografia). Quando o quadro clínico sugere claramente falta de resposta à terapia, não é necessário o exame da proteína C-reativa para monitorar o tratamento. O *S. aureus* meticilino-resistente é uma causa incomum de DIP. *(Red Book:470-472)*

25. **(B)** A DIP determina retração do trato reprodutor e pode induzir muitas complicações na vida mais tardia. Depois de um episódio de DIP, existe 10% de infertilidade tubária, que se eleva para 50% de risco depois de três ou mais episódios. As pacientes que tiveram DIP estão em risco maior de repetir as infecções, e o uso de duchas ou de anticoncepcionais orais não as evitam. Os portadores masculinos nem sempre são sintomáticos. DIP é um fator de risco para futuras gestações ectópicas. *(Red Book: 468-472)*

26. **(E)** O primeiro passo no tratamento de qualquer laceração é a hemostasia. Uma vez que esta for conseguida, poderá ser iniciada a irrigação, o exame do ferimento quanto à presença de corpos estranhos, e a terapia antimicrobiana. Se for observado que o trauma envolve tendões, ligamentos, vasos, ou possa gerar grave imperfeição cosmética, será apropriada a assistência cirúrgica para o reparo. *(Red Book:613)*

27. **(B)** Quando se defronta com a profilaxia do tétano, duas questões a serem levantadas são (1) se o paciente recebeu três doses ou mais do toxóide tetânico e (2) se o ferimento é limpo. Para este problema freqüentemente encontrado, um guia é a tabela da 26ª edição da AAP Red Book (usada com permissão) como um guia para a encontrar os problemas freqüentes. *(Red Book:614)*

GUIA PARA A PROFILAXIA DO TÉTANO NOS FERIMENTOS COMUNS

História de toxóide tetânico absorvido (doses)	Ferimentos pequenos limpos		Todos os outros ferimentos[a]	
	Td [b]	***TIG*** [c]	***Td*** [b]	***TIC*** [c]
Desconhecido ou < 3	Sim	Não	Sim	Sim
≥3[d]	Não[e]	Não	Não[f]	Não

Td indica vacina de toxóides difteria e tétano tipo adulto TIG, imunoglobulina tetânica (humana).

[a]Tal como, porém não limitada a ferimentos contaminados com sujeira, fezes, terra, e saliva; ferimentos perfurantes; avulstes; e ferimentos resultantes de balas, esmagamento, queimaduras e geladuras.

[b]Para crianças com menos de sete anos de idade sno recomendadas os toxóides difteria e tétano e a vacina pertussis acelular (DTaP); se for contra-indicada a vacina pertussis, é administrado o toxóide difteria e tétano (DT). Para pessoas de 7 anos ou mais, é recomendada a vacina Td.

[c]Quando for disponível a TIG, deve ser usada a toxina tetânica eqüina.

[d]Se foram tomadas somente trLs doses do toxóide fluido, deverá ser administrada uma quarta dose do toxóide, preferentemente do tipo adsorvido. O toxóide tetânico fluido, embora licenciado, é raramente usado.

[e]Sim, se decorreram mais de dez anos da última dose.

[f]Sim, sim decorreram mais de cinco anos da última dose. Reforços mais freqüentes não são necessários e podem acentuar os efeitos adversos.

28. **(C)** A lesão que esta criança exibe não é consistente com a história que é apresentada. Outras "bandeiras vermelhas" sugerindo trauma não-acidental incluem histórias que são evolutivamente impossíveis ou que mudam no decorrer do tempo, reticência na parte de uma encarregada falar e retardamento em procurar cuidados médicos. A criança está claramente em risco e precisa de uma avaliação esquelética. Os sinais sugestivos de abuso são lesões de múltiplas fraturas, fraturas de costelas, fraturas em cabo de balde, ou fraturas de ossos longos em cicatrização. O tratamento para uma fratura de fêmur em lactente consiste em bandagem do quadril; a fixação interna não é indicada. Embora a osteogênese imperfeita possa se apresentar com fraturas de ossos longos, é uma síndrome rara, e a avaliação quanto a condições mais freqüentes, tais como o abuso infantil, tem precedência. Cerca de 80% dos traumas ósseos infligidos ocorrem em crianças com menos de 28 meses de idade. Entre as fraturas resultantes de abuso, as mais comuns são as do crânio, seguidas pelas das extremidades. *(Rudolph CD:463-469, 561)*

29. **(E)** Quando defrontar com um possível trauma não-acidental, a segurança da criança e a dos outros membros da casa tem importância principal. Deve ser empreendida a avaliação quanto a fatores que possam contribuir para o potencial de abuso. A esse respeito, muitas vezes é valiosa a ajuda de um agente social. Todos os Estados obrigam que os médicos notifiquem qualquer caso de suspeita de abuso. As notificações obrigatórias são livres de processo, mesmo se o abuso não for comprovado, desde que a notificação seja feita com boa fé. O confronto direto e a acusação não são produtivos para retardar maiores esforços no processo de investigação. A prisão do pai não é apropriada, desde que ele não tenha feito ameaças nem exista evidên-

cia suficiente para implicá-lo como o perpretador da lesão. Entretanto, esta criança não deve receber alta senão depois que uma investigação suficiente da situação social permita seu retorno seguro. *(Rudolph:463-469, 561)*

30. (E) A paciente com este grau de taquicardia precisa de imediata avaliação do seu estado cardiorrespiratório. Como suas vias aéreas, a respiração e a circulação estão íntegras sem nenhuma evidência de iminente insuficiência, poderá ser efetuado um rápido exame para avaliar sua taquicardia. A obtenção de um eletrocardiograma durante um episódio provavelmente deverá ser valioso para a análise do ritmo e a determinação da melhor modalidade de tratamento. Os outros testes são úteis para avaliar a taquicardia sinusal, que em geral alcança o pico de cerca de 220-230. Uma taquicardia com mais de 230 é sugestiva de ser supraventricular (TSV), que é a arritmia mais comum a exigir intervenção médica em crianças. *(Rudolph CD:1854-1856)*

31. (A) Uma vez feito o diagnóstico de taquicardia ventricular, o tratamento de escolha é a adenosina, 0,1 mg/kg (máximo 6 mg), em rápida carga intravenosa. Se a tentativa inicial não for bem-sucedida, a dose pode ser duplicada e repetida (até o máximo de 12 mg). Os efeitos colaterais consistem em cefaléia transitória, rubor e dor torácica. Os efeitos colaterais graves da adenosina incluem fibrilação atrial, apnéia, broncospasmo, curtas assistolias, aceleração do ritmo ventricular e taquicardia de largo complexo. Se o paciente estiver instável, é indicada a cardioversão (não a desfibrilação) na dose de 0,5-1 j/kg. Na TSV recalcitrante é também usada a digoxina. Os bloqueadores dos canais de cálcio para lactentes com menos de um ano de idade, porque podem precipitar colapso cardiovascular. Para a taquicardia sinusal decorrente da febre poderá ser útil o ibuprofeno, porém este paciente não tem febre e sua freqüência cardíaca está acima da que é observada na taquicardia sinusal. *(Rudolph CD:1854-1856)*

32. (B) Todas as respostas listadas podem causar perda de cabelos. A tinha capilar geralmente determina maior perda em placas e pode apresentar "pontos negros", que representam cabelos quebrados. A tricotilomania pode apresentar tipos bizarros de perda de cabelos em faixas lineares com tocos de variáveis comprimentos. A alopecia de tração de cabelo ocorre em áreas de estresse, onde o cabelo é puxado em tranças ou rabo de cavalo. Poderá ser permanente se ocorrer retração cicatricial. Na história, deve ser evidenciada a exposição química. Neste paciente, considerando-se a perda total de cabelos e o aspecto característico em pontos de exclamação, a causa mais provável é a alopecia areata. *(Rudolph CD:1210-1212)*

33. (C) A alopecia areata ocorre quando o cabelo em fase de crescimento (anágeno) pára bruscamente de crescer, fazendo com que a diáfise capilar diminua e perca a adesão ao folículo. As placas redondas de cabelo em qualquer parte do corpo podem ser afetadas, porém são mais notáveis quando no couro cabeludo. As indicações para o diagnóstico consistem na falta de inflamação, a remoção fácil dos cabelos pelas bordas e o aspecto de ponto de exclamação do cabelo ao microscópio. Infelizmente a evolução é difícil de predizer, fato este que deverá ser enfatizado ao paciente. Os tratamentos com esteróides, minoxidil, e imunomoduladores, tais como a ciclosporina, tem mostrado algum sucesso, porém seu emprego deve ser empreendido em consulta a um dermatologista. *(Rudolph CD:1210-1212)*

34. (B) Esta história é altamente sugestiva de coqueluche. A evolução clínica é dividida em três estágios: (1) o estágio catarral, com dois a dez dias de duração, caracterizado por rinorréia, lacrimejamento e, algumas vezes, febre baixa; (2) o estágio paroxístico, persistindo 1-6 semanas, durante o qual existem episódios intermitentes de tosse que podem terminar em uma inspiração forçada contra uma glote parcialmente fechada resultando em um "guincho" ou pode terminar com um vômito; (3) o estágio de convalescença, persistindo até seis meses, durante o qual os episódios de tosse vão cedendo gradualmente. Os lactentes com coqueluche muitas vezes não apresentam o guincho, devido à sua incapacidade de gerar suficiente força inspiratória. Entre os episódios de tosse, o exame é freqüentemente normal. Entre as escolhas listadas, o mais importante é o estado de vacinação. *(McMillan:990-993)*

35. (C) Uma elevada leucocitose com acentuada linfocitose é característica da coqueluche. Por isso, a

escolha mais apropriada é a eritromicina. Para acompanhar o tratamento, não é necessária a repetição do hemograma. De fato, os antibióticos realmente não aceleram a resolução da doença, porém decrescerem a propagação a outros membros da família, que deverão também ser tratados. *(McMillan:990-993)*

36. (B) *Bordetella pertussis* tem mais probabilidade da nasofaringe e mais possibilidade de ser positiva no início da doença. Os esfregaços da garganta têm maior probabilidade de ser positivos e o escarro quase nunca pode ser obtido de lactentes. A broncoscopia não é necessária para fazer o diagnóstico e a bacteremia não ocorre. Para o cultivo do microrganismo são necessários meios especiais. *(McMillan:990-993)*

37. (D) Esta história e o encontro de papiledema são fortemente sugestivos de pseudotumor cerebral, um estado marcado pela superprodução de líquido cerebroespinhal induzindo a um aumento da pressão intracraniana. Entretanto, devem ser obtidas imagens para excluir uma massa ou uma trombose do seio. Uma história de vitamina A, de tetraciclina ou de esteróides, ou o relato de gravidez poderão apoiar ainda mais o diagnóstico de pseudotumor cerebral. Sua pressão sanguínea está levemente elevada, porém no momento não justifica agentes anti-hipertensivos orais nem intravenosos. O manitol e a furosemida poderiam ser usados no tratamento de emergência, porém a paciente não tem atualmente sinais que sugiram este problema. *(Rudolph CD:2398; Behrman:1862)*

38. (A) O próximo passo deverá ser uma punção lombar com determinação das pressões de fechamento e de abertura. A remoção de líquido suficiente para reduzir a pressão do LCR é terapêutica. Às vezes poderá ser necessária uma droga esteróide ou mesmo um narcótico para aliviar temporariamente as cefaléias associadas ao pseudotumor cerebral. Para o alívio sintomático continuado poderão ser necessárias punções lombares seriadas. As medicações para reduzir a produção do LCR incluem a acetazolamida e os esteróides. *(Rudolph:2398; Behrman:1862)*

39. (E) As indicações para as intervenções cirúrgicas incluem a perda de visão apesar da terapia adequada ou a incapacidade de tolerar o tratamento. As indicações cirúrgicas consistem nas fenestrações do nervo óptico ou a colocação de um *shunt* lomboperitoneal; a repetição da TC ou as imagens adicionais (IRM) deverão também ser feitas para o caso de um pequeno tumor ter passado inicialmente despercebido. *(Rudolph CD:2398; Behrman:1862)*

40. (D) A primeira prioridade no tratamento desta paciente é a de assegurar que as vias aéreas estejam patentes e a ventilação/oxigenação esteja adequada. Poderá ser também necessária a aspiração do vômito. *(McMillan:579, 1949-1952; Pediatrics 97:769-772, 1996)*

41. (E) Considerando a idade do paciente, a presença da febre e os sinais físicos anormais, o diagnóstico mais provável é o de convulsão febril. A necessidade mais premente é a de excluir a meningite. A American Academy of Pediatrics recomenda a consideração de uma punção lombar em todos os pacientes com menos de doze anos de idade que apresentem uma convulsão febril simples. Na ausência de sinais de aumento da pressão intracraniana, não estará indicada a TC da cabeça antes da punção lombar. Radiografias do crânio, dosagem dos gases arteriais, e eletroencefalogramas têm muito pouco préstimo nesta situação clínica e não são rotineiramente justificados. *(McMillan:579, 1949-1952; Pediatrics 97:769-772, 1996)*

42. (A) É tranquilizador que o exame físico deste paciente tenha retornado ao normal, compatível com o diagnóstico de uma simples convulsão febril. Os pais devem ser esclarecidos de que um terço das crianças que manifestam uma convulsão febril poderão ter pelo menos uma recidiva. O risco é ainda mais alto nas crianças que têm a primeira convulsão antes do primeiro ano de idade. Para as convulsões febris simples, não estão indicados os anticonvulsivantes. Apesar de que em pacientes com história de convulsões febris sejam certamente justificadas as tentativas de controlar a febre, o uso de antipiréticos por si só não tem se comprovado eficaz na prevenção da recidiva da convulsão. Em particular, não há evidência de que o uso de

doses alternativas de acetaminofen e ibuprofeno seja necessário ou eficaz na prevenção convulsiva. Nos pacientes cujo estado retorna ao normal antes da alta do departamento de emergência, não é necessária a admissão hospitalar nem as neuroimagens. *(McMillan:579, 1949-1952; Pediatrics 97:769-772, 1996)*

43. (B) Antes de ser empreendida uma longa e dispendiosa avaliação diagnóstica, deverão ser avaliados os tipos de crescimento dos pais biológicos, porque poderão ser preditivos do tipo de crescimento da criança. A verificação da altura dos irmãos poderá ser útil, porém não é preditiva. A idade dos pais, por si mesma, não afeta a altura da descendência, mas pode estar indiretamente associada nos casos de distúrbios relacionados à idade, tais como na síndrome de Down. Os fatores sociais podem influenciar a velocidade do crescimento, e explicam porque nas crianças institucionalizadas e nas maltratadas é observado o nanismo psicossocial. *(Behrman:1753-1754)*

44. (D) Os sinais físicos descritos sugerem a síndrome de Turner. Como as pacientes com a síndrome de Turner têm ovários disgênicos, seus níveis estrogênicos são baixos, resultando em uma falta de *feedback* negativo sobre a hipófise. Conseqüentemente, os níveis dos hormônios luteinizante e folículo-estimulante são elevados. A ultra-sonografia abdominal poderá revelar os remanescentes ovarianos. Os níveis do hormônio do crescimento são baixos e a idade óssea é retardada. Embora todos os testes listados tenham probabilidade de revelar anormalidades, é o cariótipo que tem probabilidade de confirmar o diagnóstico. *(Behrman:1753-1754)*

45. (A) Nas pacientes com a síndrome de Turner está indicada a ecocardiografia em razão das várias anomalias que podem estar associadas incluindo válvula aórtica bicúspide, estenose aórtica e retorno venoso pulmonar anômalo. A lassidão cervical, que é característica da síndrome de Down, não representa um aspecto da síndrome de Turner. O hormônio de crescimento poderá aumentar a estatura de adulto, e a terapia de reposição estrogênica pode melhorar a densidade óssea, o crescimento e a maturação sexual. A reposição do hormônio tiroidiano não é rotineiramente indicada. O risco de carcinoma endometrial não é maior nessas pacientes. Embora a síndrome de Turner seja acompanhada de maior risco para alguns problemas de aprendizado, o retardamento mental não é uma característica deste distúrbio. O apoio social é importante; a Turner Syndrome Society, nos Estados Unidos, dispõe de agências que podem proporcionar uma rede de apoio para os pacientes e suas famílias. *(Behrman:1753-1754)*

46. (D) A constelação desses sintomas é fortemente sugestiva da doença de Kawasaki. A doença é mais comumente observada em crianças com menos de cinco anos de idade. Os critérios diagnósticos incluem febre de pelo menos cinco dias de duração em conjunto com pelo menos quatro das seguintes características: (1) congestão conjuntival; (2) alterações orais, incluindo eritema da mucosa bucal e da faringe, línguas de morango, lábios vermelhos e rachados; (3) exantema eritematoso generalizado; (4) alterações nas extremidades periféricas consistindo em inchação das mãos e dos pés, palmas ou solas eritematosas, ou descamação das pontas dos dedos; e (5) um linfonodo unilateral com pelo menos 1,5 cm de diâmetro. Além disso, devem ser excluídas outras causas potenciais de doença (p. ex., sarampo, escarlatina e síndrome de Stevens-Johnson). *(Red Book:382-395)*

47. (C) As manifestações e as complicações Kawasaki incluem artralgias, irritabilidade, vômitos, piúria esterial, leve disfunção hepática, meningite asséptica, efusão pericárdica, miocardite, ectasia e aneurismas da artéria coronária. Além desses problemas, uma complicação bem conhecida é a hidropisia da vesícula biliar. Embora tenha sido raramente descrita a trombocitopenia em associação com esta doença, o achado mais característico é a trombocitose. Esterilidade, colite ulcerativa e mielite transversa não são associadas a esta doença. *(Red Book:382-395)*

48. (B) A administração da IGIV pode interferir com a resposta imune a algumas vacinas com vírus vivo. Por isso, a vacinação contra o sarampo e a varicela devem ser transferida para 11 meses depois da administração da IVIG. As outras vacinas de rotina podem ser administradas conforme o esquema. A vacina da influenza deve ser estimulada, porque a

doença (e não a vacina) é associada à síndrome de Reye quando é administrada a aspirina. Não é necessária repetição de nenhuma das vacinas administradas anteriormente. *(Red Book:423)*

49. (C) A historia de trauma com a presença de sensibilidade localizada ao exame e à falta de sintomas sistêmicos, tais como febre, tornam improvável uma infecção. Por este motivo, o exame da proteína C-reativa e a hemocultura não estão indicados. Neste ponto, não há indicação de doença óssea metabólica básica e a dosagem da fosfatase alcalina não está justificada. Embora seja apropriado um alto índice de suspeita de trauma não acidental, a história obtida é compatível com os sintomas descritos e, no momento, não se justifica uma consulta ao serviço social. Considerando a possibilidade de fratura, a escolha mais apropriada é a feitura de radiografias. *(Behrman:2097)*

50. (E) A história e os sinais físicos descritos são sugestivos de uma "fratura dos três anos" também chamada fratura tibial espiral acidental da infância (CAST). Essas fraturas ocorrem mais comumente na tíbia distal, com freqüência pós-trauma relativamente pequeno. Não são sugestivas de abuso. O diagnóstico é confirmado pela radiografia; ocasionalmente, a fratura pode ser radiograficamente oculta, ou demonstrável somente nos filmes oblíquos. A imobilização do membro com uma tala curta na parte posterior da perna poderá proporcionar apoio e reduzir a dor que ocorre nos movimentos do membro. O engessamento poderá ocorrer mais tarde, quando a inchação cessar. A cura ocorre tipicamente de quatro a seis semanas. *(Behrman:2097)*

51. (B) O diagnóstico diferencial do neonato letárgico é extenso e inclui infecções, efeitos de medicações maternas, distúrbios eletrolíticos, anormalidades metabólicas, anomalias congênitas e trauma. O retardamento dos sintomas até o terceiro dia de vida torna as medicações maternas uma causa improvável de letargia neste neonato. Não há história de distensão abdominal nem de vômitos biliosos para sugerir uma emergência abdominal, tais como vólvulo do mesentério e, por isso, não é indicado o diagnóstico por imagens. Se existir razão para suspeitar de trauma craniano, a imagem de escolha deverá ser a TC. Entre as opções apresentadas, o primeiro passo mais apropriado é a execução de uma avaliação quanto a infecções. *(Rudolph CD:106-107)*

52. (A) Neste paciente existem prováveis erros inatos do metabolismo. Esses distúrbios, embora raros individualmente, quando agregados têm uma incidência que se aproxima daquela da sépsis. Por isso, não deve ser retardada a consideração de um desses distúrbios, particularmente quando a avaliação quanto à infecção não exibe evidência definida. Em um menino com elevação do nível da amônia, especialmente sem acidose, a maior probabilidade é a de um defeito do ciclo da uréia. Na urina, a elevação do ácido orótico, um subproduto gerado em quantidades maiores devido à falta da ornitina-transcarbamilase, é consistente com esta deficiência. A herança é dominante ligada ao X, e existem mais de 20 variantes. As mulheres com o gene defeituoso, apresentam tipicamente formas mais leves da doença. *(Behrman:368-369)*

53. (C) Nos casos suspeitos de defeitos do ciclo da uréia, a terapia consiste na nutrição parenteral com glicose, lipídios e aminoácidos essenciais para promover anabolismo. O hidrocloridrato de arginina intravenosamente é essencial para suprir o ciclo da uréia com a ornitina, que então se torna um aminoácido essencial. As medicações adicionais de emergência para abaixar a amônia incluem o benzoato de sódio, que se combina com a glicina para formar acido hipúrico e fenilacetato de sódio, que se combina com a glutamina para formar fenila-cetilglutamina, sendo ambos mais facilmente excretados pelos rins do que a amônia. A citrulina é necessária, porque 1 mol poderá remover 1 mol de amônia. É necessária uma freqüente monitoração dos níveis de amônio. Se não for notada uma apreciável mudança no nível da amônia dentro de algumas horas, a única opção terapêutica que resta é a diálise, que poderá ser tecnicamente difícil ou impossível se não puder ser obtido acesso. Um aumento da rapidez de infusão de arginina ou o prolongamento de uma terapia ineficaz não

deverá proporcionar benefício a esta criança. A exsanguinotransfusão exerce pouco efeito no abaixamento da amônia corporal total. Embora muitas crianças sogram efeitos debilitantes permanentes da hiperamonemia inicial, neste momento é apropriada a consideração do estado de DNR. *(Behrman:367-370)*

54. (E) Em uma criança aparentemente bem, com uma recente infecção viral e sem febre, nem toxicidade ou sinais sistêmicos de doenças, e que se apresenta com petéquias e equimoses inexplicáveis, o diagnóstico de maior probabilidade é o de púrpura trombocitopênica idiopática (PTI). Para estabelecer a presença da trombocitopenia e a avaliação das suas células clínicas, é indicado um hemograma completo. Se forem afetadas outras linhas, poderá ser necessária uma aspiração de medula óssea para excluir leucemia ou outras doenças do sangue. Um trauma se apresentando somente com petéquias generalizadas poderá ser raro. As infecções pelas Rickettsias ou pelas Neisserias podem provocar petéquias, porém a maioria dos pacientes afetados apresenta outros sintomas. *(Rudolph CD:1556-1557)*

55. (D) A presença de trombocitopenia isolada e aumento dos megacariócitos no exame da medula óssea estabelece o diagnóstico de púrpura trombocitopênica idiopática. Se o exame da medula óssea revelasse uma falta de megacariócitos, o diagnóstico não é o de PTI nem de outras causas de trombocitopenia. Existem várias opções de tratamento para a PTI, incluindo a simples observação. Corticosteróides, imunoglobulina intravenosa e anticorpos anti-Rho têm sido usados com sucesso. As indicações para o tratamento incluem a evidência de sangramento, de trombocitopenia abaixo de 50.000, ou uma trombocitopenia prolongada. A presença de febre não é relevante para a decisão de tratamento. O mecanismo de ação dos anticorpos anti-Rho é incerto. Entretanto, é admitido que esteja envolvido um bloqueio do receptor Fc reticuloendotelial. Este tipo de terapia só poderá ser eficaz em pacientes Rh-positivos. *(Rudolph CD:1556-1557)*

56. (D) Em 80-90% dos casos a PTI cessa completamente dentro de seis meses. A esplenectomia é raramente necessária e é reservada para casos crônicos que persistem mais de 6-9 meses. A esplenectomia pode também ser necessária para o controle de hemorragia grave recalcitrante. Número baixo de plaquetas, sangramento, esplenomegalia e anemia, não são, por si mesmos, indicações para esplenectomia. *(Rudolph CD:1556-1557)*

57. (A) Em um paciente que apresenta hipertensão e palidez depois de uma história de enterite hemorrágica, deve ser considerada a presença da síndrome hemolítico-urêmica (SHU). A causa mais freqüente é a infecção pelo *E. coli* O157:H7. O evento primário nesta patologia é a lesão endotelial pela liberação da verotoxina, resultando em uma anemia hemolítica microangiopatica. O envolvimento vascular resulta em hipertensão. O hemograma completo e a lâmina de sangue poderão mostrar anemia, trombocitopenia e esquistócitos. Outros exames poderão mostrar anormalidades, porém não estabelecem o diagnóstico. *(Behrman:367-370)*

58. (A) Uma evidência adicional da SHU é manifestada pela elevação da uréia (UNS) e da creatinina. O tratamento da SHU é principalmente um cuidadoso manuseio médico em conjunto a uma diálise precoce e freqüente para controlar a sobrecarga fluida, tratar as anormalidades eletrolíticas e remover o inibitor-1 do ativador do plasminogênio, de modo que os mecanismos fibrinolíticos endógenos possam dissolver os trombos vasculares. A plasmaférese e o plasma fresco congelado têm sido também usados com algum sucesso. Os esteróides e os antibióticos não determinam melhoras, e esta doença raramente recidiva. Entre os pacientes, 90% sobrevivem à fase aguda e a maioria recupera a função renal normal. *(Behrman:367-370)*

59. (C) Este paciente tem sinais e sintomas típicos de crupe, que é causado principalmente pelos vírus parainfluenza. A infecção resulta em inflamação da via aérea traqueal e edema. Nos casos leves, a pressão positiva intratorácica das vias aéreas criada pela tosse adquire uma alta tonalidade conhecida como tosse ladrante. À medida que o estreitamento continua, a pressão negativa gerada pelo diafragma, poderá causar colapso das vias aéreas,

gerando maior esforço dos músculos acessórios para gerar fluxo aéreo. A adrenalina em nebulização proporciona efeito imediato sobre o alívio do edema, principalmente pela sua ação alfa agonista. Os esteróides são eficazes para aliviar o edema do crupe porém tipicamente exigem várias horas para que sejam observados seus efeitos. A hipoxia e o grau de dificuldade respiratória que esta criança está manifestando exigem mais do que apenas ar modificado. Embora as outras opções apresentadas possam ser úteis no tratamento do crupe, a adrenalina racêmica poderá proporcionar efeito mais rápido. *(Behrman 836:1275-1278)*

60. (D) Se o paciente não está respondendo às terapias iniciais, devem ser consideradas outras etiologias de obstrução das vias aéreas. Entre essas (corpo estranho, abscesso retrofaríngeo, epiglotite, abscesso peritonsilar, angina de Ludwig), neste paciente a mais provável é a epiglotite. Em comparação com os portadores de crupe viral, os pacientes com epiglotite bacteriana têm tipicamente uma aparência mais tóxica. Apresentam-se em letargia, babando e com um rápido início de insuficiência respiratória. Quando é altamente suspeitado o diagnóstico de epiglotite bacteriana, não deve ser retardada a intervenção (intubação) para esperar a confirmação radiográfica (*sinal da impressão do polegar*), a administração do antibiótico, ou a observação. Devido ao risco de desenvolvimento de obstrução completa das vias aéreas, a primeira prioridade é a de instalar uma via aérea artificial. A intubação endotraqueal controlada, executada se possível na sala de operações, deve ser empreendida com imediato respaldo cirúrgico. Às vezes poderá ser necessária uma rápida intubação no departamento de emergência, porém não é preferível ao ambiente mais controlado da sala de operações. *(Behrman:836, 1275-1278)*

61. (A) O paciente descrito não está em desconforto tão grave, conforme é observado pela capacidade de conversar com frases completas e falta de hipoxia. Os repetidos episódios de sibilos sugerem asma como a etiologia mais provável. A escolha mais apropriada é uma tentativa inicial com um beta-agonista por inalação. O modo de ação principal desses agentes é o de relaxamento dos músculos lisos das vias aéreas. As outras terapias listadas são às vezes usadas, porém não como agentes iniciais no tratamento das exacerbações agudas da asma entre leve e moderada. *(Rudolph CD:1950-1963; Behrman:674-679)*

62. (C) A classificação do National Asthma Education and Prevention Program, tomando como base a gravidade, divide as apresentações clínicas da asma em quatro tipos (ver quadro).

O painel fornece também indicações para o tratamento com base na gravidade da doença. O paciente descrito em uma asma leve persistente. O tratamento recomendado consiste no uso diário de um agente antiinflamatório. Por isso, a fluticasona em inalação é a escolha mais apropriada. A adrenalina

Gravidade da Asma	Sintomas	Sintomas Noturnos	Função Pulmonar
Severa persistente	Sintomas contínuos	Freqüente	Previsto FEV_1 ou PEF ≤ 60%
	Limitação da atividade física		
	Exacerbações freqüentes		> 30% de variabilidade da PEF
Moderada persistente	Sintomas diários	> 1 vez por semana	Previsto FEV_1 ou PEF > 60-80%
	Uso diário de agonista $beta_2$ de curta ação		Variabilidade > 30% da PEF
	As exacerbações afetam a atividade		
	Exacerbações > 2 vezes por semana; podem persistir dias		
Leve persistente	Sintomas > 2 vezes por semana porém > 1 vez por dia	> 2 vezes por mês	Previsto FEV_1 ou PEF > 80%
	As exacerbações podem afetar a atividade		Variabilidade 20-30% da PEF
Leve intermitente	Sintomas > 2 vezes por semana	≥ 2 vezes por mês	Previsto FEV_1 ou PEF > 80%
	Assintomático e PEF normal entre as exacerbações		Variabilidade da PEF > 20%
	Exacerbações curtas; a intensidade poderá variar		

Fonte: Adaptado de National Asthma Education And Prevention Program: Clinical Practice Guidelines. Expert Panel Report 2. Guidelines for the diagnosis and management of asthma. NIH Publication No. 97-4051, July 1997.

injetável deve ser usada para a anafilaxia e não está indicada no tratamento de rotina da asma. O salmeterol, um agonista $beta_2$ de ação prolongada, é indicado para pacientes com asma mais grave. O uso da teofilina tem diminuído, em razão de seu estreito índice terapêutico e da necessidade de freqüente monitoração, e atualmente é considerada somente como o agente de segunda linha para pacientes com asma leve persistente. Os anti-histamínicos não decrescem a broncoconstrição e não fazem parte rotineiramente do tratamento da asma crônica. *(Rudolph CD:1950-1963; Behrman:674-679)*

63. (E) A história de uma recente viagem a um país com alta incidência de doenças contagiosas, torna a etiologia infecciosa a mais provável nesta criança anteriormente sadia. Sua icterícia e hepatomegalia apontam para uma hepatite infecciosa. Poderia ser mais útil saber se ela tinha recebido a vacina da hepatite A. As células falciformes podem estar acompanhadas de icterícia, porém é mais comum em indivíduos de descendência africana. O consumo de grandes quantidades de legumes contendo caroteno, tais como cenouras, poderá resultar em carotenemia. Esta pode causar uma coloração cutânea lembrando icterícia, porém não poderá causar icterícia da esclera nem sintomas sistêmicos. Um exantema malar poderia sugerir a possibilidade de lúpus eritematoso sistêmico, que poderia estar acompanhado de hepatite, porém a constelação de sinais apresentados é mais sugestiva de doença infecciosa. O acetaminofen pode causar disfunção hepática, porém geralmente no contexto de uma overdose. *(Behrman:769-771)*

64. (A) Considerando a história de viagem ao México, a etiologia mais provável desta doença é a hepatite A, e pode ser diagnosticada pela sorologia. A aspartato aminotransferase deverá estar aumentada, porém a elevação não estabelece a etiologia da hepatite. A excreção do cobre urinário de vinte e quatro horas é útil para o diagnóstico da doença de Wilson, que pode se apresentar com disfunção hepática, porém não está indicada no contexto clínico aqui apresentado. A determinação do nível sérico do acetaminofen não está justificada, exceto quando existir uma suspeita de overdose desta droga. *(Behrman:769-771)*

65. (D) A hepatite A é um picornavírus propagado via oral-fecal, que tem um período médio de incubação de aproximadamente quatro semanas. A maioria das crianças infectadas é assintomática. Em alguns países desenvolvidos a prevalência da infecção por este agente se aproxima de 100%. Depois da infecção os anticorpos persistem por toda a vida. Atualmente está disponível uma vacina eficaz e em uso generalizado. Felizmente, a maioria das crianças se recupera completamente da hepatite. Raramente, a doença poderá progredir para a insuficiência hepática fulminante. Nos pacientes com infecção pelo vírus da hepatite B, a co-infecção com a hepatite D pode induzir à insuficiência hepática fulminante. As hepatites B, C e D são propagadas via exposição a produtos de sangue ou via contato sexual íntimo. A hepatite A poderá teoricamente se propagar por esta via, que entretanto não é o modo mais comum. *(Behrman:769-771)*

66. (B) No diagnóstico diferencial da cianose no neonato, é útil a resposta ao oxigênio suplementar. A falta de resposta ao aumento de oxigênio sugere um *shunt* de direita-para-esquerda, que em um recém-nascido poderá mais provavelmente ser decorrente de uma cardiopatia congênita cianótica. A hipoxemia causada pela sépsis ou pneumonia deverá responder ao aumento do oxigênio inspirado. Como a PaO_2 é uma mistura de oxigênio dissolvido em plasma, deverá estar normal em pacientes com metemoglobinemia e poderá aumentar pela administração do oxigênio. Entretanto, a cianose poderá persistir, porque a saturação de oxigênio da hemoglobina deverá permanecer inalterada. Apesar de que uma fístula arteriovenosa poderia produzir um *shunt* de direita para a esquerda, e poderia não responder ao aumento de oxigênios, é uma entidade muito menos provável do que a cardiopatia concênita cianótica. *(Rudolph CD:1824-1836)*

67. (A) A malformação cardíaca com maior probabilidade de se apresentar no período neonatal inicial com cianose e ausência de sopro é a transposição das grandes artérias (TGA). Esta cardiopatia ocorre em cerca de 1:5.000 nativivos e é mais comum em masculinos e em filhos de mães diabéticas. Nas radiografias, freqüentemente o mediastino se mostra estreitado. A tetralogia de Fallot se apresenta em

geral um pouco mais tarde no período de lactente, com cianose e um sopro sistólico devido ao septal ventricular associado. O retorno venoso pulmonar anômalo total manifesta-se de modo semelhante, porém, nas radiografias de tórax, geralmente está associado a uma acentuação das marcas vasculares pulmonares. *(Rudolph CD:1824-1836)*

68. (A) Este neonato está gravemente doente e é necessária uma intervenção imediata. A hipoxemia requer cateterismo cardíaco para a septostomia atrial criar um *shunt* e melhorar a oxigenação. Os antibióticos, ou os pressores, como a dobutamina, podem ajudar a melhorar o estado clínico, mas não fazem nada para corrigir o problema subjacente. A troca de reversão arterial é em geral adiada até que os eletrólitos e o estado clínico do paciente estejam estabilizados. *(Rudolph CD:1824-1836)*

69. (B) A presença de palidez, icterícia e urina escura sugere hemólise como a causa mais provável da anemia. Na avaliação deve-se interrogar sobre doenças anteriores, episódios de palidez e a lista dos medicamentos tomados, tais como aspirina, antibióticos, e antimaláricos. A história familiar de leucemia ou de traço de células falciformes não tem probabilidade de ser relevante para uma criança que anteriormente era sadia. A hepatite A pode causar icterícia, porém não palidez; o primo, que também retornou do México, é descrito como sadio. Os exames laboratoriais a solicitar incluem uma lâmina de sangue para definir a morfologia dos eritrócitos, uma contagem de reticulócitos para determinar a resposta da medula e o tipo de bilirrubina. Poderá ser necessária uma punção da medula óssea em uma fase mais tardia. *(Behrman:1474, 1489-1491)*

70. (E) A bilirrubinemia não-conjugada é compatível com um aumento de produção da bilirrubina resultante da hemólise. A apresentação inicial da doença das células falciformes aos seis anos de idade poderia ser incomum. A ausência de esferócitos na lâmina de sangue periférico pesa contra o diagnóstico de esferocitose, embora possam estar ausentes em face de hemólise aguda. Entre as etiologias apresentadas, a mais provável é a deficiência de glicose-6-fosfato-desidrogenase. A hemólise que é associada a esta carência poderá ser precipitada por antibióticos à base de sulfa, antimaláricos, aspirina, bem como solventes orgânicos. O diagnóstico depende dos resultados da dosagem dos níveis da G6PD nos eritrócitos mais velhos. *(Behrman:1474, 1489-1491)*

71. (C) O paciente descrito não tem evidência de instabilidade cardiovascular; por isso, a transfusão não é necessária nem indicada. Uma estrita observação e determinações seriadas da hemoglobina para monitorar a continuação da hemólise são suficientes. A remoção do agente ofensor geralmente resulta na cessação da hemólise. A prednisona e outros esteróides não têm demonstrado mudar a evolução da doença. *(Behrman:1474, 1489-1491)*

72. (D) Esta é a apresentação clássica da síndrome de Guillan-Barré (SBG), uma polineuropatia pós-infecciosa. A doença é freqüentemente precedida por uma infecção viral inespecífica. O paciente manifesta paralisia ascendente, sendo os músculos bulbares afetados mais tardiamente, ou mesmo poupados. Os reflexos tendinosos mostram-se ausentes, em geral no início da evolução da doença. A função sensitiva geralmente não é comprometida. A velocidade de condução nervosa é diminuída. Embora não exista teste diagnóstico específico, o quadro clínico em combinação com um líquido cérebro-espinhal e com um número normal de células é altamente sugestivo. Casos ocasionais de SGB podem estar associados à infecção pelo *Mycoplasma pneumonia* ou com espécies *Campylobacter.* As outras anormalidades laboratoriais listadas não são associadas à síndrome de Guillan-Barré. *(Behrman:1335-1336, 1892-1893)*

73. (A) Os pacientes na fase inicial da doença devem ser admitidos para a monitoração do seu estado respiratório, porque os músculos da respiração podem estar afetados. A administração da IVIG tem mostrado diminuir a duração da doença e a associada incapacidade a longotermo. A maioria dos pacientes deverá curar completamente dentro de duas a três semanas, e tudo quanto é necessário é o tratamento de suporte de rotina. Para as evoluções rapidamente progressivas têm sido usadas outras terapias, que incluem plasmaférese, esteróides em altas doses e agentes imunossupressivos. O interon-beta intravenoso é um agente terapêutico que tem sido promissor no tratamen-

to da esclerose múltipla, porém não na SGB. *(Behrman:1335-1336, 1892-1893)*

74. (D) A causa mais provável da doença deste paciente é diabete melito com cetoacidose diabética (CAD). Depois de avaliar o estado mental e certificar-se que as vias aéreas e a respiração estão íntegros, a primeira prioridade no tratamento da CAD é a restauração do volume circulante, usando para isso fluidos isotônicos. A cetoacidose diabética tem em geral um início insidioso porque o organismo tenta compensar a hiperglicemia e a acidose. A deficiência de insulina aumenta a produção de ácidos graxos e de corpos cetônicos, resultando em acidose metabólica. A respiração fica profunda e rápida (respiração Kussmaul) porque os centros respiratórios aumentam a ventilação para compensar a acidose metabólica. Quando a diurese osmótica causada pela hiperglicemia resulta em aumento da excreção urinária (poliúria) e em depleção do volume, instala-se uma acidose láctica adicional. A desidratação e a perda calórica decorrentes da flicosuria condicionam perda de peso. À medida que a sede aumenta, os pacientes podem aumentar o volume da ingestão (polidipsia), porém a acidose e outros desequilíbrios metabólicos podem provocar náuseas, vômitos e dor abdominal. Uma vez que esses mecanismos compensadores sejam suparados, a CAD poderá se manifestar, como neste paciente. A infusão de carga de bicarbonato tem mostrado associação com o desenvolvimento de edema cerebral. Embora a ingestão oral não seja contra-indicada na CAD, não é o passo inicial no seu tratamento. *(Behrman: 1772-1777)*

75. (A) Do tratamento da CAD poderá resultar uma variedade de desequilíbrios metabólicos. Um dos mais comuns é a hipocalemia. Embora no estado não-tratado o potássio do soro possa estar elevado, o potássio corporal está realmente baixo. Com a reposição da insulina e a resolução da acidose, a hipocalemia pode se tornar evidente. Poderá também ocorrer hipofosfatemia, porque o fosfato é transportado para dentro da célula a fim de restauras as reservas do trifosfato de adenosina. Igualmente, na CAD ocorre depleção das reservas corporais totais de magnésio e de cálcio. *(Behrman:1772-1777)*

76. (E) As solicitações dos pais para a administração de antibióticos são freqüentes. O tímpano vermelho por si só não é diagnóstico de otite média. O diagnóstico só deve ser feito em presença de uma membrana timpânica abaulada, de líquido opaco no ouvido médio e de mobilidade anormal da membrana na otoscópia pneumática. Para a doença provavelmente viral desta criança, a terapia antipirética e os líquidos são tudo o que é indicado neste momento. O médico deverá despender tempo para discutir o desenvolvimento de uma infecção bacteriana do ouvido de modo que os pais compreendam porque os antibióticos não são necessários agora, mas poderão ser exigidos no decorrer da doença. *(Rudolph CD:1249-1255)*

77. (A) A criança agora desenvolveu otite média aguda com efusão. Em crianças pequenas, as infecções respiratórias virais são o antecedente mais freqüente da otite média. Essas infecções resultam em disfunção da trompa eustaquiana, que predispõe à superinfecção bacteriana do ouvido médio, mais comumente por *Streptococcus pneumoniae, Haemophilus influenzae* não-tipável ou *Moraxella catarrhalis*. A amoxicilina é considerada por muitas autoridades como a terapia de primeira linha para a otite média. Devido à crescente penicilino-resistência do pneumococo, são apropriadas as altas doses (isto é, 80-90 mg/kg/dia). Esta afirmativa é especialmente verdadeira no contexto da freqüência às creches devido ao crescente risco de resistência ao pneumococo neste campo. A ceftriaxona tem se mostrado eficaz no tratamento da otite média, porém deve ser em geral reservada para os casos que não respondem ao tratamento inicial. A eritromicina não é apropriada no tratamento desta infecção, porque muito dos organismos ofensores é resistente. No tratamento da otorréia da água, geralmente não é necessária a consulta ao otorrinolaringologista. *(Rudolph CD:1249-1255)*

78. (D) Os sinais físicos descritos indicam que se desenvolveu mastoidite com complicação da otite média. Os microrganismos que causam a mastoidite são os mesmos da otite média. A tomografia computadorizada permite o delineamento da área de envolvimento. A terapia antibiótica intravenosa, incluindo cefalosporina de terceira geração e possivelmente uma cobertura Gram-positiva adi-

cional são também indicados. Uma consulta ao otorrinolaringologista para a drenagem é apropriada. Neste estágio, as outras escolhas são impróprias. *(Rudolph CD:1249-1255)*

79. (E) As opções diagnósticas para avaliar a etiologia dos problemas desta paciente são numerosas. Entretanto, o primeiro passo é entrevistar a paciente sozinha. Seus sintomas e um baixo afeto justificam uma discussão franca e privada com a paciente sobre problemas, tais como depressão, idéias suicidas, abuso (físico, mental e sexual), distúrbios alimentares e abuso de drogas. Deve ser enfatizado que essas discussões deverão ser mantidas em confidência. Apesar de que tanto os estados orgânicos quanto os psiquiátricos possam causar a constelação de sintomas observados nesta paciente, o passo inicial na avaliação de cada um desses envolve uma cuidadosa história. O comportamento descrito não é típico de uma adolescente sadia e não deve ser ignorado. *(Behrman:80, 92)*

80. (D) As doenças psiquiátricas precisam ser agressivamente tratadas. O profissional de saúde precisa avaliar se a paciente representa uma ameaça para si mesma ou para os outros; a incidência de suicídios no grupo etário de 15-19 anos é de cerca de 9/100.000. Se existir qualquer indicação de idéias suicidas, a paciente deve ser avaliada urgentemente por um psiquiatra. Nesses casos, poderá ser justificada a internação da paciente. A coleta de urina para o painel de drogas contra o desejo desta paciente poderá aumentar as barreiras para estabelecer uma aliança terapêutica. Embora a co-morbidade com o uso da droga seja comumente observada em pacientes com distúrbios psiquiátricos, a triagem quanto ao uso das drogas só deve ser feita com o consentimento da paciente. A variação do humor é característica dos adolescentes, porém a severidade aqui indicada está fora do normal. Os inibidores seletivos da recaptação da serotonina (ISRS) são seguros e exercem mínimos efeitos colaterais. No caso descrito, é apropriado o início desta classe de agentes terapêuticos, juntamente com o aconselhamento e estrito acompanhamento. *(Behrman:80, 92)*

81. (B) O distúrbio bipolar geralmente se apresenta na terceira década da vida, mas pode se manifestar na adolescência tardia. Os pacientes com este distúrbio vacilam da depressão à mania, ou podem se apresentar somente com a mania. Durante as crises maníacas, o comportamento do paciente é caracterizado por altos níveis de atividade, loquacidade, insônia, sentimentos de grandeza, tendência para esbanjar, e humor expansivo que pode persistir durante semanas. Os ISRSs podem aumentar a energia, porém não nesta extensão. A falta de desilusões e a capacidade de funcionar bastante bem para comprar artigos, torna a esquizofrenia menos provável. O abuso sexual pode se apresentar sob uma variedade de modos, porém, considerando-se a história, há mais probabilidade de distúrbio bipolar. Para controlar os sintomas desta doença poderá ser necessário o carbonato de lítio, o ácido valpróico e/ou a carbamazepina, em conjunto à terapia psiquiátrica intensa. *(Behrman:80, 92)*

82. (C) Os sinais indicam que este paciente tem leucemia e está presentemente neutropênico. A maioria das infecções em pacientes neutropênicos deriva da flora endógena, principalmente do trato gastrintestinal. As bactérias inseminam intermitentemente a corrente sanguínea por translocação através da superfície da mucosa devido a uma perturbação da vigilância imune. Devem ser dirigidos antibióticos empíricos contra microrganismos Gram-negativos, incluindo *Pseudomonas aeruginosa*. Entre as opções apresentadas, a ceftazidima (Fortaz) é a mais apropriada, oferecendo a cobertura de organismos gram-negativos, incluindo a *P. aeruginosa*. A ciprofloxacina administrada oralmente, apesar da sua larga atividade contra bactérias gram-negativas incluindo a *P. aeruginosa*, não é apropriada para a situação descrita. *(Behrman:785-787, 1543-1546)*

83. (B) Os indicadores de um prognóstico mais favorável na leucemia linfocítica aguda incluem idade 1-10 anos, hiperdiploidia de mais de 50 cromossomos, ausência de blastos no LCR, uma leucocitose de menos de 50.000, ausência da translocação 9:22 (cromossomo Philadelphia) e uma translocação TEL/AML-1. Os fatores de mau prognóstico incluem translocações 11q23 ou 4:11, ou falta das condições favoráveis anteriormente descritas. *(Behrman:785-787, 1543-1546)*

84. (C) A quimioterapia de indução pode produzir a síndrome da lise tumoral, uma constelação de anormali-

dades metabólicas resultantes da destruição de grande número de células tumorais com liberação de constituintes intracelulares. No particular, os níveis do potássio, do cálcio e do fósforo podem subir precipitadamente. A hipercalemia pode induzir a perigosas arritmias. O desenvolvimento simultâneo de hiperfosfatemia e hipercalcemia pode induzir a calcificações heterotópicas em vários sistemas orgânicos; o envolvimento dos rins, poderá resultar em insuficiência renal. A liberação de ácido úrico pode induzir nefrolitíase. As medidas preventivas contra essas complicações consistem em hidratação agressiva, alcalinização da urina, e administração de alopurinol. Se esses esforços preventivos falharem, poderá ser necessária a diálise. *(Behrman:785-787, 1543-1546)*

85. (E) As cólicas começam tipicamente antes dos três meses de idade e são caracterizadas por três ou mais horas de inexplicável choro pelo menos três vezes por semana. O choro é espontâneo e contínuo, com a face ruborizada, as pernas encolhidas e as mãos fechadas. As crises de choro ligadas às cólicas podem cessar quando a criança fica exausta ou com a eliminação do flato ou da eructação. Sem febre, sem mau aspecto, sem vômitos, perda de peso, ou sinais ou sintomas anormais, a tranquilização e o acompanhamento são os passos iniciais mais apropriados. *(Rudolph CD:414-417)*

86. (B) Tem sido sugerida uma larga modalidade de tratamentos para as cólicas. O mais eficaz continua sendo o tempo, porque as cólicas raramente persistem além dos três meses de idade. A troca de fraldas tem mostrado acalmar alguns lactentes. O estresse é um precipitante da cólica e o fato de sujeitar um encarregado único ao incessante choro associado à cólica acarreta a probabilidade de agravar o estresse (do encarregado e do bebê). A ingestão de água não tem se demonstrado eficaz neste estado, e as quantidades excessivas administradas aos pequenos lactentes precipitam a hiponatremia. Por outra parte, a sacudidela muito vigorosa é nociva para o lactente. O paregórico (morfina, álcool, óleo de anis) é ineficaz e potencialmente perigoso. *(Rudolph:414-417)*

87. (E) A criança pré-verbal chora para expressar-se, e isto precisa ser enfatizado para os pais. Uma pesquisa das causas do desconforto precisa ser executada pelo médico. As causas potenciais incluem torniquetes de cabelos, fraturas ocultas ou infecções, abrasões córneas e erupções severas na região da fralda. A irritabilidade pode ser também causada pela sépsis, invaginação, hérnia, ou intolerância alimentar. Considerando-se a boa aparência desta criança, é improvável a presença de uma dessas causas mais séria do choro. *(Rudolph CD:414-417)*

88. (C) Uma história de constipação e o potencial para uma fissura anal associada poderão ser úteis para o esclarecimento das raias de sangue na superfície das fezes. A hemofilia raramente se apresenta com sangramento gastrointestinal. A ingestão de ferro é irrelevante, porque o ferro (exceto em overdose) não causa sangramento gastrointestinal. O rotavírus é improvável na ausência de diarréia, e tipicamente não resulta na presença de sangue macroscópico nas fezes. A doença de Crohn deverá ser rara em um paciente desta idade. *(Behrman:1181)*

89. (C) As fissuras anais são a causa mais comum de fezes sanguíneas na população pediátrica. A passagem contínua de fezes duras poderá impedir a cicatrização, um fato que deverá ser explicado para os pais. O tratamento inicial deve ser destinado ao amolecimento das fezes. O aumento da ingestão de fibras é muito útil, porém difícil de executar porque pode exigir drasticamente uma alteração na dieta da criança (e também exigir dos pais). Em geral é também necessário um emoliente fecal (tal como a lactulose ou óleo mineral), titulado até obter a consistência fecal desejada. As infecções da fissura anal são raras. Nesses casos, os pais devem saber o que fazer, porém os antibióticos de rotina não estão justificados. O uso dos dilatadores retais, as freqüentes tomadas da temperatura retal, ou as manipulações colônicas, não devem ser executados. *(Behrman:1181)*

90. (D) A artrite reumatóide juvenil (ARJ) afeta cerca de 250.000 crianças nos Estados Unidos, com uma incidência anual de aproximadamente 14/100.000 crianças com menos de 16 anos de idade. Os sintomas articulares são tipicamente mais severos durante a manhã e melhoram durante o dia. Em geral são afetadas as grandes articulações. A progressão da doença poderá resultar em persistente efusão articular, artrite e fusão das articulações do punho, com

perda do movimento. A ARJ é classicamente dividida em três tipos: poliarticular, pauciarticular (com dois subtipos) e a de início sistêmico. Entre estes, a ARJ poliarticular FR positiva tende a ter o pior prognóstico com relação ao envolvimento articular. *(Behrman:704-709)*

91. (E) O envolvimento do olho pode ser observado no tipo poliarticular ou no pauciarticular da ARJ. As crianças afetadas queixam-se de vermelhidão, dor, fotofobia e decréscimo da acuidade visual. Para a prevenção da cegueira nessas crianças, é essencial a detecção precoce por exames oftalmológicos seriados. (*Behrman*:704-709)

92. (A) O paciente descrito está em choque que é caracterizado por insuficiente perfusão dos órgãos-alvo. A evidência de perfusão insuficiente neste paciente consiste em taquicardia e retardamento do tempo de reenchimento capilar. O choque é considerado compensado em presença de pressão sanguínea normal. A hipotensão é definida por uma pressão sanguínea inferior ao 5° percentil para a idade. Nas crianças com idade de 1-10 anos os níveis mais baixos da pressão sanguínea (em mmHg) podem ser estimados usando-se a seguinte fórmula: 70 + (idade em anos × 2). Outras causas de choque incluem a cardiogênica (p. ex., decorrente da miocardite) e sépsis. Entretanto, a presença de afundamento dos olhos e da fontanela, em conjunto ao mau turgor cutâneo e a história de perda de líquidos por vômito e diarréia, implicam em hipovolemia como a mais provável etiologia do choque deste paciente. *(McMillan:68-72, 2192-2198)*

93. (C) A desidratação leve (3-6%) do peso corporal é manifestada por um aumento da sede e taquicardia, porém com o turgor da pele e o tempo de reenchimento capilar normais. A desidratação moderada em lactentes pequenos tal como este paciente, ocorre quando a perda fluida é de aproximadamente 10% do peso corporal, enquanto que as crianças mais velhas têm desidratação moderada com perdas líquidas de 6-9% do peso corporal. A desidratação moderada é caracterizada pelos sinais e sintomas da desidratação leve em conjunto à debilidade dos pulsos periféricos. Os pacientes com desidratação grave (perda liquida > 10% do peso corporal) freqüentemente têm hipotensão associada, não presente neste paciente sob discussão. Por isso, esta criança tem uma perda líquida estimada em 10% do peso corporal (aproximadamente 600-700 cc). *(McMillan: 68-72, 2192-2198)*

94. (A) A solução hidratante inicial deve ter entre 130-155 meq/l de sódio, de modo que possa expandir rapidamente o volume intravascular. Se o paciente estiver hipernatrêmico, o sódio do seu soro não deverá decrescer demasiado rapidamente, e deverá também corrigir lentamente qualquer hiponatremia. A ressuscitação fluida apropriada poderá ser com o salino normal (154 meq/l) ou com o lactato Ringer (130 meq/L). *(McMillan: 68-72, 2192-2198)*

95. (E) O início de um exantema ou de um exantema vesicular no período neonatal precoce sugere a possibilidade de infecção pelo vírus herpes simples. A maioria das mulheres que dá à luz neonatos infectados não tem história de infecção por herpes. A avaliação de bebês com suspeita de herpes deve incluir cultura das lesões para vírus. O exame do LCR é também importante para avaliar quanto à uma concomitante infecção do sistema nervoso central. para reduzir a morbidade e a mortalidade, é necessário o início imediato do aciclovir. Em pacientes com sinais e sintomas compatíveis, instituição da terapia antiviral não deve aguardar a confirmação da cultura. *(Red Book:347)*

96. (A) A incidência global da infecção pelo HSV é de 1/3.000 a 1/20.000 entre todos os nativivos. O risco de transmissão vertical nos casos de infecção primária materna é de 33-50%. No campo da doença reativada, o risco de transmissão é substancialmente mais baixo (cerca de 2%). *(Red Book:345-346)*

97. (C) Os fatores de risco para a infecção vertical incluem a ruptura prolongada das membranas superiores a 4-6 horas, a infecção materna primária, a presença de lesões ativas na superfície da mucosa vaginal, e o uso de eletrodos no couro cabeludo. É admitido que a co-infecção materna pelo HSV tipo 1 ou pelo vírus da imunodeficiência humana não aumentam o risco de transmissão do HSV tipo 2. A administração de aciclovir no período periparto não tem se demonstrado eficaz na redução do risco de transmissão. *(Red Book: 350-351)*

98. (A) Este neonato porta uma fratura da clavícula em fase de cicatrização, que certamente ocorreu durante o parto. Os neonatos grandes têm maior risco para este problema. Os sintomas acompanhantes podem ser mínimos ou inexistentes. A formação do calo não é aparente senão depois das duas semanas de idade, de modo que não é surpreendente que só agora os pais tenham levado a criança para a consulta. Na avaliação, não são necessárias radiografias de comparação. O exame para fibroblastos não é justificado, porque este tipo de fratura é mais comumente observado em neonatos normais sob outros aspectos. *(Behrman:492-493)*

99. (B) Os fatores que aumentam a dificuldade do parto podem aumentar o risco de fratura clavicular. Esses fatores incluem o diabete materno (devido a associação com macrossomia fetal), a desproporção cefalopélvica, a distocia de ombro, ou a extensão dos braços na apresentação de nádegas. A sífilis congênita poderá estar acompanhada de anormalidades ósseas, porém não representa aumento de risco de fratura da clavícula. Igualmente, o uso materno de drogas não tem sido implicado como causa deste problema. A displasia tanatofórica é uma forma rara e letal de condrodisplasia com a associação de defeitos do crescimento dos ossos. Esses lactentes têm membros curtos, tórax estreito e cabeça grande, porém não apresentam maior risco de fratura da clavícula. *(Behrman:492-493, 2096, 2120-2122)*

100. (B) O neonato descrito tem as características típicas da síndrome de Down. Entre os pacientes com esta síndrome, 95% têm trissomia do cromossomo 21, geralmente decorrente de uma não-disjunção mitótica das células gonadais maternas. Cerca de 4% dos pacientes afetados têm uma translocação centromérica do cromossomo 21 para outro cromossomo, geralmente para o 13, 14, 15, ou 21. As translocações respondem por 9% dos pacientes com a síndrome de Down nascidos de mães com menos de 30 anos de idade. *(Behrman:324-328)*

101. (B) A síndrome de Down é a trissomia mais comum, ocorrendo em cerca de 1/600-1/800 nascimentos. Para comparação, o traço de células falciformes incide em aproximadamente 1/12 dos afro-americanos, a trissomia 18 (síndrome de Edwards) em cerca de 1/8.000 nascimentos, e a trissomia 13 (síndrome de Patau) em 1/20.000 nascimentos *(Behrman:324-328)*

102. (D) Os pacientes com a síndrome de Down estão em maior risco de uma variedade de distúrbios. Têm mais probabilidade de endocrinopatias, incluindo hipotireoidismo. Em quase metade dessas crianças ocorre cardiopatias congênitas (mais comumente defeitos do coxim endocárdico). Apresentam também maior probabilidade de leucemia, porém não de tumores sólidos. É freqüente a instabilidade atlanto-axial, que entretanto não é acompanhada de artrite. Remanescentes gonadais são um achado comum na síndrome de Turner. *(Behrman: 324-328, 1864, 2091)*

103. (E) A neutropenia é geralmente definida como um número absoluto de neutrófilos inferior a 1.500 mm^3. A neutropenia é um dos principais fatores de risco de infecção em pacientes que estão empreendendo quimioterapia para malignidades. Inversamente, uma criança com boa saúde anterior e que apresenta uma doença febril indiferenciada e aspecto não-tóxico está em muito baixo risco de infecção grave. O fato de que as outras linhas de células sanguíneas estejam normais, é tranqüilizante. A causa mais provável da neutropenia é uma supressão transitória da medula óssea por uma infecção viral. A terapia antibiótica não é rotineiramente necessária. A observação e o acompanhamento do número de leucócitos para documentar a resolução da neutropenia deverá representar o tratamento mais apropriado. *(Behrman:621-626)*

104. (C) O início da hemiparesia é mais provavelmente devido a um acidente trombótico, que é uma conhecida complicação da doença das células falciformes. Para minimizar a morbidade, é essencial uma rápida intervenção. A tomografia computadorizada poderá não mostrar evidência de isquemia senão várias horas depois do início dos sintomas. A intervenção terapêutica de escolha é a exsanguinotransfusão, que atua decrescendo a proporção da hemoglobina S. Diferentemente da situação em adultos, nos quais a apoplexia é principalmente causada por aterosclerose e ativação da cascata da coagulação, a heparinização ou a infusão do ativador do plasminogênio não proporcionam qualquer benefício na isquemia decorrente de células falciformes. A hidroxiuréia poderá ser útil no tratamento a longo-termo para aumentar a hemoglobina F, porém não é útil no tratamento agudo da isquemia. *(Behrman:1479-1483)*

105. (D) Os pacientes com anemia de células falciformes têm uma asplenia funcional a partir de 1-2 anos de idade e são particularmente suscetíveis à infecções por bactérias encapsuladas por polissacarídeos, incluindo *Streptococcus pneumoniae, Haemophilus influenzae* e *Neisseria meningitidis*. Entre esses, o causador mais freqüente de bacteremia é o pneumococo. *(Behrman:1479-1483)*

106. (E) A doença das células falciformes é um distúrbio autossômico-recessivo. Aproximadamente 12% dos afro-americanos são heterozigotos para o gene anormal. Entretanto, em outros grupos étnico-raciais este risco é variável, e o risco para o filho deste paciente não pode ser determinado sem o conhecimento do risco de o seu futuro par portar o gene anormal. Entretanto, o risco para os futuros filhos de casais *com um filho afetado* é de aproximadamente 25%. *(Behrman:1479-1483)*

107. (C) Este menino tem estigmas da distrofia muscular Duchenne (DMD) incluindo uma pseudo-hipertrofia das marcha claudicante. Devido à debilidade muscular, os pacientes podem usar as mãos para fazer "andar" suas pernas quando saem da posição sentada (sinal de Gower). O sinal de Rovsing ocorre na apendicite, quando a palpação do quadrante inferior esquerdo provoca dor no quadrante inferior direito. Ocorre opistótono (hiperextensão da cabeça, do pescoço e do tronco) no tétano e na icterícia nuclear. O sinal de Chvostek se manifesta quando pequenas percussões sobre o percurso do nervo facial provocam contração dos músculos dos olhos, da boca, ou do nariz e ocorrem espontaneamente na hipocalcemia. O sinal de Grey Turner (equimoses dos flancos) é associado à pancreatite hemorrágica. *(Behrman:1873-1877)*

108. (E) À medida que a debilidade progride e segue-se a dificuldade de controlar as secreções orais, a pneumonia de aspiração passa a representar um problema para os pacientes com a distrofia muscular Duchenne. Outras complicações que podem ser observadas incluem osteopenia e escoliose decorrente de fraqueza e debilidade. A escoliose poderá ser severa, a ponto de contribuir para perturbar a ventilação. Poderá também ocorrer cardiomiopatia, progredindo para insuficiência cardíaca congestiva. A mioglobinúria observada nesta doença não causa insuficiência renal, e raramente são afetados os músculos bulbares. *(Behrman:1432, 1797, 1873-1877)*

109. (B) DMD é principalmente uma doença ligada ao X recessivo, ocorrendo em cerca de 1/3.600 lactentes masculinos. Tal como ocorre com outras doenças ligadas ao X recessivas, aproximadamente 50% da descendência masculina poderá ser afetada, enquanto que 50% da descendência feminina poderá ser portadora. Os homens afetados poderão não transmitir a doença para seus filhos, porém todas as suas filhas poderão ser portadoras. Embora as portadoras femininas em geral não sejam gravemente afetadas, a inativação dos corpos Barr poderá resultar na expressão de alguns estigmas da doença. Aproximadamente 30% dos casos resultam de novas mutações. *(Behrman:1432, 1797, 1873-1877)*

110. (A) Entre os sinais listados, o mais sugestivo de tamponamento cardíaco é o pulso paradoxal (declínio de > 10 mmHg da pressão sistólica durante a inspiração). Isto resulta do impedimento da ejeção ventricular esquerda e restrição do enchimento atrial esquerdo durante a inspiração causado em parte pela descida do diafragma exercendo tração sobre o pericárdio. O aumento da silhueta cardíaca não é sensível nem específico do diagnóstico de tamponamento. Nem os pulsos retrocedentes resultam de tamponamento cardíaco. Embora o eletrocardiograma possa mostrar baixa voltagem, este sinal pode ser também observado na miocardite. *(Rudolph CD:1865-1866)*

111. (D) Na presença de sintomas, particularmente de hipertensão, a intervenção pronta para remover o líquido poderá salvar a vida. Esteróides, inotrópicos, diuréticos e/ou abertura de uma janela pericárdica poderão ser necessários como parte do tratamento ulterior, porém a pericardiocentese imediata é necessária para permitir a estabilização do paciente. *(McMillan:2271-2272; Rudolph CD:1865-1866)*

112. (B) O fracionamento da bilirrubina poderá orientar maior investigação da icterícia. A história de fezes acólicas sugere a presença de uma icterícia obstrutiva. Todos os outros testes listados poderão estar

indicados, porém é a determinação da bilirrubina que poderá fornecer o dado mais imediatamente útil. *(Behrman:1205-1206)*

113. (D) A presença de elevação da bilirrubina conjugada em um neonato que prospera torna mais provável lesões obstrutivas, tais como escassez de canais biliares ou um cisto do colédoco dentro do fígado. Na avaliação deste estado, o estudo diagnóstico inicial é a ultra-sonografia. A tirosinemia, que é caracterizada por elevação dos níveis da succinilacetona na urina, poderá se apresentar com hiperbilirrubinemia conjugada, porém não com fezes acólicas. A fibrose cística tem menos probabilidade de se apresentar somente com icterícia, especialmente nesta idade. Finalmente, os filmes radiográficos simples poderão não acrescentar informações específicas. *(Behrman:1205-1206)*

114. (E) A atresia biliar afeta 1/10.000-1/15.000 neonatos e varia de gravidade. Para determinar se existe uma lesão corrigível cirurgicamente, deve ser feita uma laparotomia e colangiografia exploradoras. Para os casos em que nada é observado, deve ser executada a hepatoportoenterostomia Kasai o mais cedo possível para evitar o agravamento da colestasia e do dano hepático. A base lógica desta intervenção é a de que poderá haver a presença de diminutos canais na porta hepática que permitam o estabelecimento de algum fluxo de bile, particularmente se os canais tiverem menos de 150 μm de diâmetro. A taxa de sucesso com este procedimento é maior quando executada com menos de oito semanas de idade. Com este procedimento, alguns pacientes podem viver indefinidamente; para outros, o método é apenas paliativo, permitindo o aumento de tempo para o crescimento e a obtenção de um fígado adequado para transplante. A infusão de hepatócitos tem sido executada em uma base experimental, porém atualmente não faz parte do tratamento comum desta anomalia. *(Behrman:1205-1206)*

115. (A) Os sinais e sintomas apresentados são típicos da infestação por oxiúros. O tratamento consiste de agentes antiparasitários e tranqüilizará a família sobre a natureza benigna do caso. A visualização do verme estabelece o diagnóstico e evita a necessidade do exame de fezes para ovos e parasitas. Os oxiúros são facilmente transmissíveis, e a falta de higiene pessoal não é considerada de importância principal na propagação. Os animais domésticos não portam oxiúros e por isso não são envolvidos na perpetuação da transmissão. Finalmente, o prurido e as escoriações perianais notadas são comuns na oxiurose e não sugestivas de abuso sexual. *(Rudolph CD:1105-1106)*

116. (A) As escolhas apropriadas para o tratamento dos oxiúros incluem mebendazol, albendazol e pamoato de pirantel. Para o alívio sintomático pode ser administrado um agente antipruriginoso como a hidroxizina ou a difenidramina. Não é necessária nenhuma higiene local especial. As outras drogas listadas são úteis em uma variedade de outras infecções parasitárias, porém não para as infestações por oxiúros. *(Rudolph CD:1105-1106)*

117. (C) Nos casos de ingestão acidental, a história deve apurar a substância específica ingerida, a quantidade e a concentração da substância, o potencial para coingestantes, e as intervenções (p. ex., indução de vômito) antes do exame no departamento de emergência. No caso deste paciente, será prudente supor que ele bebeu todo o vidro do acetaminofen. Isto poderá representar 3.000 mg (100 mg/cc × 30 cc = 3.000 mg). Se foi assim, a dose ingerida deverá ter sido de aproximadamente 230 mg/kg, um volume potencialmente tóxico. A melhor opção de tratamento entre as apresentadas é a administração do carvão ativado com sorbitol para se combinar com o acetaminofen ainda dentro do trato gastrintestinal. Não há evidência de comprometimento das vias aéreas, e a absorção do acetaminofen não é acompanhada de perda rápida das vias aéreas. Portanto, a intubação não está indicada. O esvaziamento gástrico por lavado ou por indução de êmese não é recomendado depois de uma a duas horas da ingestão, exceto quando se sabe que a substância ingerida retarda o esvaziamento gástrico. Embora o nível do acetaminofen deva ser verificado depois de quatro horas da ingestão, a administração do carvão não deve ser retardada até que os resultados estejam disponíveis. *(Rudolph CD:356-362)*

118. (B) Para avaliar o risco da toxicidade do paracetamol depois de uma overdose, é usado o nomograma Rumack-Matthew. A dosagem inicial do soro sérico deve ser determinada em quatro horas depois da ingestão. Neste tempo, os níveis acima de 150

μg/ml caem na faixa de possível toxicidade hepática, enquanto que os níveis de 200 μg/ml estão na faixa de provável toxicidade hepática.

Para os pacientes na faixa possível ou provável tóxica, indica-se a *N*-acetilcisteína. O início rápido do tratamento poderá salvar a vida, e o acompanhamento a longo-termo indica que a maioria dos pacientes que recebe o pronto tratamento se é curada completamente. *(Rudolph CD:356-362)*

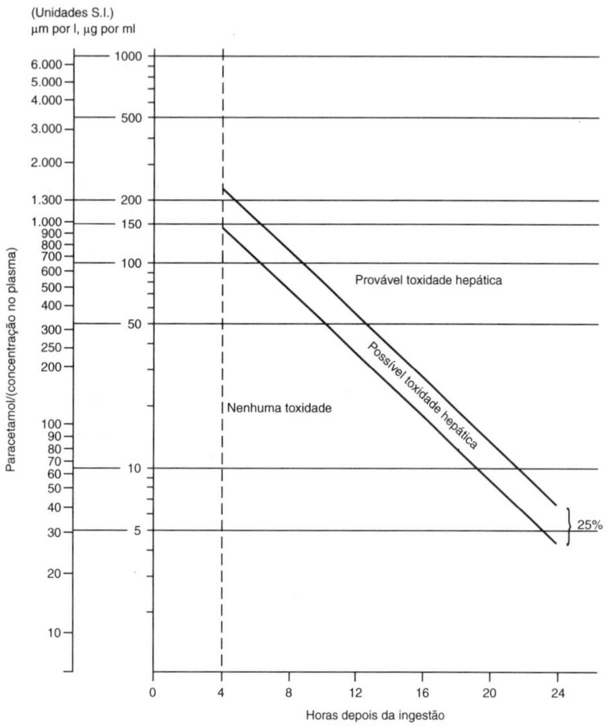

119. (E) O paracetamo é metabolizado primariamente (94%) na forma de sulfato ou de glicoronídeo no fígado. Cerca de 4% é metabolizado via sistema citocromo p450 e glutatião redutase em conjugado mercaptúrico; o restante é secretado inalterado pelo fígado e, em pequena quantidade, pelos rins. Quando a carga de paracetamol determina depleção do glutatião para menos de 70% do normal, o altamente reativo metabólito p450 gera quantidades significantes de radicais livres, induzindo destruição do hepatócito. A NAC serve como um precursor para a síntese do glutatião e impede a formação de radicais livres. *(Rudolph CD:356-362)*

120. (D) A primeira prioridade no tratamento deste paciente é assegurar a patência das vias aéreas. A depressão profunda da consciência, refletida pela falta de resposta aos estímulos dolorosos, e a ausência do reflexo do engasgo, coloca o paciente em risco de aspiração. Além disso, a ventilação é provavelmente insuficiente. Estão indicados o painel de drogas e a determinação da glicemia, porém não deve retardar o estabelecimento da permeabilidade das vias aéreas. O flumazenil poderá ser útil na overdose de benzodiazepinas, porém não é o próximo passo no tratamento deste paciente. *(Gunn:19-20, 39-40, 748, 752, 894)*

121. (C) Taquicardia toxidroma, hipopnéia, letargia acentuada e miose, são mais sugestivos de uma overdose narcótica. A ingestão de clonidina pode produzir bradicardia, hipotensão e depressão respiratória, mas em geral não produz miose. O labetalol poderia causar bradicardia e hipotensão, porém em geral não causa alteração do estado mental. O diazepam pode causar sonolência, mas geralmente não determina miose. *(Gunn:19-20, 39-40, 748, 752, 894)*

BIBLIOGRAFIA

American Academy of Pediatrics Policy Statement. Practice parameter: the neurodiagnostic evaluation of a child with a first simple febrile seizure. *Pediatrics* 1996;97(5):769-772.

American Academy of Pediatrics. *2003 Red Book, Report of the Committee on Infectious Diseases*, 26th ed. Elk Grove, IL: American Academy of Pediatrics, 2003.

Berhman RE, Kleigman RM, Arvin AM. *Nelson's Textbook of Pediatrics*, 16th ed. Philadelphia, PA: W.B. Saunders, 1998.

Dorland's Illustrated Medical Dictionary, 29th ed. Philadelphia, PA: W.B. Saunders, 1999.

Gunn VL, Nechyba C. *The Harriet Lane Handbook*, 16th ed. Philadelphia, PA: Mosby, 2002.

McMillan JA, DeAngelis CD, Feigin RD, Warshaw JB. *Oski's Pediatrics: Principles and Practice*, 3rd ed. Philadelphia, PA: JB Lippincott, 1999.

National Asthma Education and Prevention Program, National Heart, Lung, and Blood Institute. Expert panel report 2, guidelines for the diagnosis and management of asthma. NIH publication no. 97-4051, July 1997.

Ruddy S, Harris ED, Sledge CB, et al. *Kelley's Textbook of Rheumatology*, 6th ed. Philadelphia, PA: W.B. Saunders, 2001.

Rudolph CD, Rudolph AM, Hostetter MK, et al. *Rudolph's Pediatrics*, 21st ed. New York, NY: McGraw-Hill, 2003.

CAPÍTULO 11

Teste de Prática

Sara S. Viessman, MD

Este capítulo, uma amostra de exame com 162 questões, proporciona uma oportunidade final para revisar, avaliar e melhorar seus conhecimentos clínicos em pediatria geral. Você deverá ser capaz de completar este simulacro de exame dentro de três horas. Boa sorte!

Questões

ORIENTAÇÕES (Questões 1 a 106): Nesta seção, cada um dos itens numerados ou das afirmativas incompletas é seguido pelas respostas ou pelas afirmativas certas. Selecione a ÚNICA resposta ou afirmativa letrada que é MELHOR para cada caso.

1. A baixa estatura e a infertilidade são mais comumente associadas a

(A) síndrome de Klinefelter
(B) síndrome de Beckwith-Wiedemann
(C) síndrome de Turner
(D) síndrome de Marfan
(E) seqüência de Pierre Robin

2. O rim displástico multicístico unilateral no lactente, geralmente se apresenta com

(A) uma massa abdominal
(B) hematúria
(C) hipertensão
(D) síndrome nefrótica
(E) oligúria

3. A síndrome de Fanconi é caracterizada por

(A) azotemia, edema e hipertensão
(B) glicosúria, aminoacidúria e fosfatúria
(C) hematúria, glicosúria e proteinúria
(D) hipoglicemia, glicosúria, hipoglicinemia e glicinúria
(E) uremia, fosfatúria e albuminúria

4. Qual das seguintes séries de valores é mais sugestiva de acidose tubular renal proximal?

	Urina (pH)	Bicarbonato do soro (meq/l)	Cloreto do soro (meq/l)
(A)	8	22	98
(B)	8	15	115
(C)	7	22	115
(D)	6	22	98
(E)	6	15	115

5. A presença de massas renais bilaterais e uma massa suprapúbica na linha média em um recém-nascido masculino é mais sugestiva de

(A) tumor Wilms bilateral
(B) neuroblastoma congênito
(C) rubéola congênita
(D) rabdomiossarcoma da bexiga
(E) obstrução congênita uretral ou do colo da bexiga

6. O tumor Wilms (nefroblastoma) é o tumor maligno mais freqüente do trato geniturinário na infância. O sinal de apresentação mais comum desta neoplasia é

(A) massa abdominal
(B) dor abdominal
(C) edema
(D) hematúria
(E) hipertensão

7. Um recém-nascido com distensão abdominal é considerado como tendo íleo meconial. Qual das seguintes entidades tem mais probabilidade de estar presente neste neonato?

(A) trissomia 13
(B) trissomia 21
(C) doença de Tay-Sachs
(D) fibrose cística
(E) doença da urina do xarope de bordo

8. Um menino de cinco anos é apresentado com história de cefaléia e meningismo de 48 horas. O exame do LCR revela líquido claro com níveis de proteína e glicose normais. A contagem de células do LCR revela 300 leucócitos por campo de alto aumento, 90% de linfócitos. Qual dos seguintes é o mais provável agente etiológico?

(A) *Streptococcus pneumoniae*

(B) *Haemophilus influenzae*

(C) *Neisseria meningitidis*

(D) adenovírus

(E) enterovírus

9. A diálise peritoneal, em comparação com outros métodos de diálise, oferece muitas vantagens para crianças e suas famílias, incluindo maior autonomia e flexibilidade, com o resultante maior comparecimento escolar e interação com os companheiros. A diálise peritoneal é menos dispendiosa do que a hemodiálise e pode ser usada para tratar até pequenos lactentes. A principal complicação da diálise peritoneal, seja a ambulatorial contínua (CAPD) seja a ciclada contínua (CCPD) é

(A) alta incidência da síndrome do desequilíbrio

(B) alta incidência de peritonite

(C) necessidade de severa restrição dietética

(D) freqüentes problemas eletrolíticos

(E) deficiência de crescimento

10. Qual das seguintes proporções representa a ocorrência de significante perda auditiva bilateral da audição nos berçários de recém-nascidos nos Estados Unidos?

(A) 1/100

(B) 1/1.000

(C) 1/5.000

(D) 1/10.000

(E) 1/100.000

11. O pico da idade de início da síndrome nefrótica infantil associada à morfologia de mínima alteração é

(A) abaixo do seis meses de idade

(B) entre 12 e 18 meses de idade

(C) entre dois e cinco anos de idade

(D) entre cinco e dez anos de idade

(E) entre dez e 15 anos de idade

12. O achado de uma baixa concentração sérica do componente C3 do complemento em uma criança com síndrome nefrótica

(A) indica uma alta probabilidade de regressão espontânea

(B) indica uma alta probabilidade de boa resposta à terapia esteróide

(C) sugere a presença de esclerose segmentar focal

(D) sugere a presença de nefrite glomerular esclerosa

(E) sugere a presença de nefrite glomerular membranoproliferativa

13. Uma criança sadia de quatro anos é levada à consulta de puericultura. Os pais declaram que a família pratica uma dieta vegetariana estrita desde que a criança tinha dois anos de idade. Entre as seguintes, qual tem maior probabilidade de apresentar deficiência agora e em futuro próximo?

(A) vitamina C

(B) ácido fólico

(C) tiamina

(D) vitamina B_6

(E) vitamina B_{12}

14. Em uma criança com asma, a anormalidade radiográfica mais comum é

(A) bronquiectasia

(B) hiperinflação generalizada

(C) infiltrados nos lobos inferiores

(D) pneumomediastino

(E) atelectasia do lobo médio direito

15. O tipo de herança da acondroplasia é

(A) autossômico-recessivo

(B) autossômico-dominante

(C) ligado ao X recessivo

(D) ligado ao X dominante

(E) poligênico

16. Nos pulmões de pacientes com fibrose cística, os patógenos bacterianos mais comumente encontrados são
    (A) *Escherichia coli* e *Streptocococcus* alfa
    (B) *Escherichia coli* e *Pseudomonas*
    (C) *Staphylococcus aureus* e *Proteus*
    (D) *Staphylococcus aureus* e *Pseudomonas*
    (E) *Haemophilus influenzae* e *Streptococcus pneumoniae*

17. Um adolescente de 16 anos apresenta-se para exame para fazer esporte. O exame revela articulações hipermóveis, pés chatos, palato muito arqueado. Qual dos seguintes exames poderá ser mais apropriado neste momento?
    (A) análise cromossômica
    (B) ultra-sonografia cardíaca
    (C) ácidos orgânicos na urina
    (D) aminoácidos no líquido cerebroespinhal
    (E) relação cálcio/creatinina na urina

18. Um lactente de dois meses tem irritabilidade e insuficiência cardíaca congestiva. O ECG é interpretado como característico de infarto miocárdico. Qual das hipóteses que se seguem é a explicação mais provável para esses achados?
    (A) miocardite viral
    (B) defeito septal ventricular
    (C) fibroelastose endocárdica
    (D) origem anômala da artéria coronária esquerda
    (E) doença cardíaca aterosclerótica secundária a um distúrbio lipídico congênito

19. Um lactente de seis meses é encontrado letárgico e cianótico. O sangue obtido por venipunctura tem cor de chocolate escuro e não fica vermelho vivo quando agitado em presença de ar. É especialmente importante pesquisar a história de exposição à
    (A) exaustor de automóvel
    (B) feijão-fava
    (C) fumaça de tintas
    (D) carne malcozida
    (E) água de poço

20. O pico da velocidade de crescimento em meninas ocorre mais freqüentemente no estágio de maturidade sexual
    (A) zero
    (B) um
    (C) três
    (D) cinco
    (E) sete

21. Qual dos seguintes tópicos é característico do terror noturno infantil?
    (A) ocorre com maior freqüência durante o primeiro terço da noite
    (B) começa em geral durante os anos elementares escolares
    (C) raramente persiste até a adolescência
    (D) ocorre durante o sono REM
    (E) o evento é intensamente lembrado pela criança

22. Na acne, a lesão primária é
    (A) hiperplasia da glândula sudorípara
    (B) inflamação estéril da glândula sudorípara
    (C) entupimento da glândula sebácea
    (D) infecção da glândula sebácea
    (E) aumento da cornificação da epiderme

23. Uma criança de sete anos é levada ao consultório por causa de uma obstrução nasal crônica. O exame revela uma descarga serosa clara do nariz, bilateralmente, porém irrelevante sob outros aspectos. O diagnóstico mais provável é
    (A) um defeito na placa cribriforme
    (B) rinite alérgica
    (C) atresia coanal
    (D) fibrose cística
    (E) imunodeficiência

24. A dermatite atópica em crianças
    (A) tende a poupar a face e os braços
    (B) é freqüentemente acompanhada de uveíte

(C) raramente começa durante os dois primeiros anos de vida

(D) é caracterizada por prurido e liquenificação

(E) é acompanhada de elevação dos níveis séricos de IgA e IgM e decréscimo dos níveis de IgE

25. Um menino de 15 anos é picado na mão por uma cobra, que ele matou e trouxe para a sala de emergência. A cobra é identificada como trigonocéfala, medindo 14 polegadas de comprimento. A complicação mais provável a ser prevista nesta criança deverá ser

(A) febre

(B) necrose tecidual local

(C) paralisia

(D) insuficiência renal

(E) choque

26. Na otite media crônica com efusão, a principal preocupação é o desenvolvimento de

(A) meningite

(B) mastoidite

(C) surdez nervosa

(D) perfuração da membrana do tímpano

(E) perturbação do desenvolvimento da fala e da linguagem

27. Qual das seguintes é a indicação mais comum para o reparo cirúrgico do peito escavado?

(A) escoliose torácica

(B) disfunção cardíaca

(C) comprometimento pulmonar

(D) aspecto cosmético

(E) dor cervical

28. A maioria dos pólipos nasais em crianças é decorrente de

(A) alergia ou imunodeficiência

(B) alergia ou infecção

(C) alergia ou câncer

(D) fibrose cística ou câncer

(E) fibrose cística ou alergia

29. A deficiência da alfas-antitripsina no lactente tem como manifestação mais comum

(A) cistos pulmonares

(B) miocardite

(C) cirrose hepática

(D) insuficiência pancreática

(E) doença pulmonar obstrutiva

30. Os indicadores mais iniciais da síndrome de Cushing (excesso de glicocorticóide) em crianças é

(A) aumento de peso e parada de crescimento

(B) parada de crescimento e acne

(C) acne e hipertensão

(D) hipertensão e estrias

(E) acne e estrias

31. Uma menina de 12 anos tem cefaléia, alterações visuais e papiledema. A cintigrafia TC revelou uma lesão de massa na região da hipófise anterior. O diagnóstico mais provável é

(A) adenoma cromófobo

(B) craniofaringioma

(C) ganglioneuroma

(D) meduloblastoma

(E) neuroblastoma

32. Um menino de oito anos, com doença de células falciformes tem há 2-3 dias corrimento nasal e dor torácica entre leve e moderada. Na radiografia de tórax é notado um infiltrado no lobo médio direito. Entre os diagnósticos listados, qual o mais provável?

(A) síndrome torácica aguda

(B) síndrome do lobo médio direito

(C) pneumonia de aspiração

(D) corpo estranho

(E) bronquiolite por RSV

33. Qual dos seguintes é freqüentemente observado em pacientes de células falciformes com seqüestração esplênica?

(A) hiperesplenismo

(B) pneumonia

(C) policitemia

(D) eosinofilia

(E) trombocitopenia

34. Qual das seguintes é a causa mais comum de morte em lactentes (um a 12 meses de idade) anualmente nos Estados Unidos?

(A) síndrome da morte súbita infantil (SMSI)

(B) bronquiolite por RSV

(C) abuso infantil

(D) leucemia infantil

(E) doença cardíaca congênita

35. Entre os seguintes, qual é o fator de risco para SMSI?

(A) colchão duro

(B) amamentação no seio

(C) introdução precoce de alimentos sólidos

(D) uso de chupeta

(E) fumo materno durante a gravidez

36. Em uma criança de oito anos, qual dos seguintes tem mais probabilidade de indicar um subjacente problema psicológico ou comportamental?

(A) enurese

(B) encoprese

(C) hipercinesia

(D) cefaléia de enxaqueca

(E) faringite recorrente

37. Uma menina de cinco anos é apresentada por uma história de um ano de episódios mensais de febre e estomatite aftosa. Um hemograma feito há cerca de seis meses mostrou-se normal, porém outro feito agora revela um número total de neutrófilos abaixo de 200/mm^3. O resto do hemograma é normal. O exame físico revela inflamação da faringe, e a mucosa oral apresenta várias lesões aftosas nas mucosas gengival e bucal. Existem linfonodos cervicais anteriores sensíveis, bilaterais, o maior dos quais tem cerca de 4 cm de diâmetro. O restante do exame físico é normal. O diagnóstico mais provável é

(A) síndrome de Chediak-Higashi

(B) neutropenia cíclica

(C) infecção pelo HIV

(D) leucemia

(E) síndrome de Schwachman-Diamond

38. Um menino de três anos apresenta movimentos descontrolados dos olhos, ataxia e atraso evolutivo. Entre os diagnósticos seguintes, qual é o mais provável?

(A) ataxia cerebelar aguda

(B) variante de enxaqueca

(C) neuroblastoma

(D) retinoblastoma

(E) rabdomiossarcoma

39. Menino de 11 meses apresenta história de uma semana de diminuição do apetite e constipação. Ao exame, você observa que ele sustenta mal a cabeça e tem um choro fraco. Embora a face seja inexpressiva, ele manifesta um estado paradoxal de alerta e tem características normais. A mais provável patologia deste lactente é

(A) meningite bacteriana

(B) botulismo infantil

(C) hipotireoidismo

(D) doença de Hirschsprung

(E) intoxicação pelo ferro

40. Uma obstrução crônica das vias aéreas superiores por aumento das tonsilas e adenóides em uma criança poderá causar

(A) convulsões

(B) cor *pulmonale*

(C) pneumotórax

(D) hiperplasia tímica

(E) doença reativa das vias aéreas

41. As convulsões febris ocorrem mais freqüentemente

(A) no primeiro mês de vida

(B) nos primeiros seis meses de vida

(C) entre os seis meses e os cinco anos de idade

(D) entre os cinco e dez anos de idade

(E) na puberdade

42. Uma mãe lhe telefona informando que seu filho de quatro anos, anteriormente sadio, vem se queixando de dores de cabeça há cerca de um mês. Nas duas últimas semanas ele vem mantendo a cabeça em posição inclinada e, nos últimos dias, tem vomitado pela manhã. O diagnóstico mais provável é

(A) torcicolo agudo

(B) abscesso cerebral

(C) tumor cerebral

(D) doença degenerativa do cérebro

(E) meningite

43. Episódios de ataxia cerebral podem ser observados na

(A) cistinúria

(B) doença de Gaucher

(C) doença de Hartnup

(D) oxalose

(E) tirosinose

44. Uma criança de oito anos manifesta uma erupção intensamente pruriginosa somente nas pernas. São observadas placas de pápulas e vesículas e diversas estrias de vesiculação eritematosa. A criança está apirética e, sob outros aspectos, está bem. O diagnóstico mais provável é

(A) eczema

(B) púrpura Henoch-Schönlein

(C) dermatite por hera venenosa

(D) escabiose

(E) varicela

45. Um neonato masculino de dois dias apresenta distensão abdominal superior e vômitos biliosos. Eliminou fezes meconiais normais logo depois do nascimento. As radiografias abdominais sugerem obstrução duodenal. Um estudo de contraste gastrintestinal superior revela um aspecto "bico de pássaro" da porção distal do duodeno. Qual dos seguintes é mais provável?

(A) má rotação com vólvulo do mesogástrio

(B) estenose hipertrófica do piloro

(C) atresia duodenal

(D) invaginação

(E) doença de Hirschsprung

46. A apresentação comum do pâncreas anular na infância é

(A) hipoglicemia

(B) acidose hiperglicêmica

(C) icterícia

(D) vômitos

(E) esteatorréia

47. O sinal radiológico clássico da atresia duodenal é

(A) abdome totalmente sem gases

(B) ausência de ar livre abaixo do diafragma

(C) o sinal da bolha-dupla

(D) o sinal da âncora

(E) o sinal do cordel

48. Durante o primeiro ano de vida, o comprimento aumenta sobre o do nascimento em cerca de

(A) 25%

(B) 50%

(C) 75%

(D) 100%

(E) 125%

49. Os lactentes duplicam o peso do nascimento tipicamente na idade de

(A) duas semanas

(B) dois meses

(C) quatro meses

(D) oito meses

(E) 12 meses

50. Um lactente de aparência feminina é operado de hérnias inguinais bilaterais somente por ter o cirurgião descoberto que as massas são testículos não-descidos. A análise cromossômica revela uma constituição XY. A irmã adolescente deste paciente tem amenorréia primária. A análise cromossômica da irmã revela também constituição XY. A causa mais provável da síndrome do paciente e da irmã é
   (A) uma deficiência complexa de 20, 22-desmolase
   (B) insensibilidade dos órgãos-alvo aos andrógenos
   (C) hiperplasia adrenal congênita
   (D) hermafroditismo verdadeiro
   (E) síndrome de Turner

51. A concentração normal da hemoglobina em um lactente de 12 meses é, na média
   (A) 8 g/dl
   (B) 10 g/dl
   (C) 12 g/dl
   (D) 15 g/dl
   (E) 17 g/dl

52. As convulsões respiratórias (tomada do choro)
   (A) são mais comuns entre quatro e seis anos de idade
   (B) são uma causa comum de morte súbita infantil
   (C) são uma manifestação de cólica infantil
   (D) representam um tipo de epilepsia
   (E) podem terminar em cianose e perda de consciência

53. A manifestação mais comuns da infestação por *Enterobius vermicularis* é
   (A) apendicite
   (B) diarréia
   (C) invaginação
   (D) prurido perianal
   (E) vaginite

54. Um neonato de dez dias é examinado por apresentar bolhas e inflamações recidivantes, na maioria nas extremidades e nas áreas de fricção ou trauma. A criança está apirética e em bom estado, exceto quanto à irritabilidade. O exame é irrelevante, exceto quanto às bolhas, que variam em estágio, desde frescas até rotas e crostosas, na sua maioria nas extremidades, especialmente na superfície dorsal das mãos e dos pés. Qual dos seguintes itens poderá ter a mais alta probabilidade no seu diagnóstico diferencial?
   (A) impetigo bolhoso
   (B) sífilis congênita
   (C) necrólise epidérmica tóxica induzida por drogas
   (D) epidermólise bolhosa
   (E) síndrome da pele escaldada estafilocócica

55. Os pólipos gastrintestinais juvenis
   (A) ocorrem mais comumente no íleo
   (B) raramente se apresentam nos primeiros cinco dias de vida
   (C) em geral exibem fezes com raias de sangue
   (D) muitas vezes já têm elementos malignos quando por primeiro diagnosticados
   (E) apresentam um significante risco de transformação maligna depois da puberdade

56. Um neonato de duas semanas mostra irritabilidade, recusa alimentar e febre. O exame do líquido cérebroespinhal revela um aspecto opaco, com 5.500 leucócitos/mm^3 e baixa de glicose. A coloração Gram não revelou bactérias. Qual dos seguintes é o mais provável agente causador?
   (A) *Treponema pallidum*
   (B) citomegalovírus
   (C) *Mycobacterium tuberculosis*
   (D) *Streptococcus* do grupo B
   (E) *Staphylococcus epidermidis*

57. O leite humano, em comparação com o leite de vaca, contém mais
   (A) proteína
   (B) sódio
   (C) caseína
   (D) cálcio
   (E) calorias

58. Um lactente de dois meses, negro, apresenta uma hérnia umbilical de tamanho moderado. Os conteúdos da hérnia são facilmente reduzidos, e nota-se que o defeito da parede abdominal cabe facilmente na ponta de um dedo do examinador, porém não dois. O restante do exame resulta normal e o lactente é assintomático. O próximo passo apropriado no tratamento deverá ser

(A) pedir provas da função tiroidiana
(B) enviar a criança ao cirurgião
(C) ensinar aos pais como enfaixar o defeito
(D) fazer radiografia ou ultra-sonografia abdominal
(E) avisar aos pais que o defeito deverá provavelmente se fechar de modo espontâneo

59. Qual das seguintes afirmativas referentes à ascite quilosa no lactente é a verdadeira?

(A) a causa mais comum é a nefrose congênita
(B) a hipoalbuminemia e a linfopenia são comuns
(C) esta afecção é em geral benigna
(D) a hipergamaglobulinemia é comum
(E) o envolvimento hepático é comum

60. Um menino de doze anos tem intensa dor abdominal, náuseas, vômitos, distensão, sensibilidade epigástrica. A radiografia de tórax revela pequena efusão pleural. A criança está apirética, porém o hemograma revela acentuada leucocitose. Entre as seguintes causas deste quadro, qual é a mais provável?

(A) trauma abdominal difuso
(B) lúpus eritematoso sistêmico
(C) síndrome hemolítico-urêmica
(D) ingestão de álcool
(E) doença de Kawasaki

61. A escoliose idiopática é

(A) mais comum em meninos do que em meninas
(B) só diagnosticada pelos raios X
(C) geralmente acompanhada de retardamento mental
(D) mais comumente notada no período pré-adolescente
(E) em geral associada à considerável dor ao movimento das costas

62. Um menino de seis meses apresenta bloqueio do crescimento, eczema e história de repetidas infecções bacterianas. Os exames revelam uma contagem de trombócitos de 20.000 mm^3. A lâmina do sangue periférico revela microtrombócitos. A mais provável patologia causadora desses sintomas e sinais é

(A) síndrome de Wiskott-Aldrich
(B) síndrome de DiGeorge
(C) doença celíaca
(D) púrpura trombocitopênica idiopática
(E) leucemia

63. Um menino de dez anos apresenta episódio agudo de náuseas, vômitos e intensa dor testicular. Ao exame, nota-se dor escrotal e eritema, com falta do reflexo cremastérico. A ultra-sonografia Doppler colorida confirma a suspeita diagnóstica. O tratamento inicial de escolha é

(A) observação de 24 horas
(B) exploração cirúrgica imediata
(C) quimioterapia
(D) antibióticos intravenosos
(E) ceftriaxona intramuscular

64. Você examina uma criança escolar devido ao prurido no couro cabeludo e nota minúsculas estruturas branco-acinzentadas firmemente inseridas às diáfises dos cabelos. Você recomenda

(A) xampu contendo selênio
(B) creme rinse de permetrina a 1%
(C) tetraciclina oral
(D) tetraciclinas oral e tópica
(E) griseofulvina oral

65. Uma criança de dois anos bebeu querosene que tinha ficado em uma garrafa. Depois desta ingestão, ela chora e quebra o vidro. Ela tem mais probabilidade de manifestar

(A) anemia aplástica
(B) pneumonite química
(C) coma e ou convulsões

(D) hepatite

(E) neurite periférica

66. O hipotireoidismo congênito deve ser incluído no diagnóstico diferencial de um recém-nascido com

(A) coma

(B) icterícia prolongada

(C) edema pulmonar

(D) insuficiência renal

(E) anemia grave

67. Um lactente de dois meses apresenta estridor inspiratório desde o primeiro mês de vida, porém tem passado bem sob outros aspectos. O exame físico é negativo, exceto quanto ao moderado estridor inspiratório e as retarções, que são piores na posição supina ou quando agitado e melhores na posição prona e quieta. A causa mais provável desses sinais é

(A) doença reativa das vias aéreas

(B) laringomalacia

(C) crupe viral

(D) aspiração de corpo estranho

(E) uma fístula traqueoesofágica

68. Um número significante de crianças com hematúria ou macro ou microscópica recidivantes, porém com ultra-sonografia renal normal e provas normais da função renal, pode ter

(A) hipercaliúria

(B) hipercalciúria

(C) hipercalcemia

(D) hiperfosfatemia

(E) uretrite hemorrágica

69. Uma criança de quatro anos, anteriormente sadia, apresenta um início súbito de sibilos que não respondem ao albuterol aerossolizado. É feita uma radiografia de tórax (ver figura). O diagnóstico mais provável é

(A) asma

(B) corpo estranho

(C) enfisema lobar infantil

(D) hipoplasia pulmonar

(E) síndrome do lobo médio direito

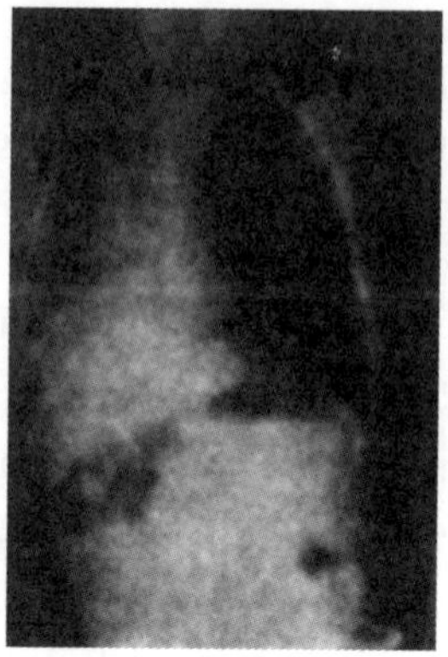

70. Em uma criança de um ano que ainda não anda, o exame físico revela os sinais mostrados abaixo. O diagnóstico mais provável é

(A) artrogripose congênita

(B) luxação congênita do quadril

(C) deformidade eqüinovaro

(D) raquitismo

(E) torção tibial

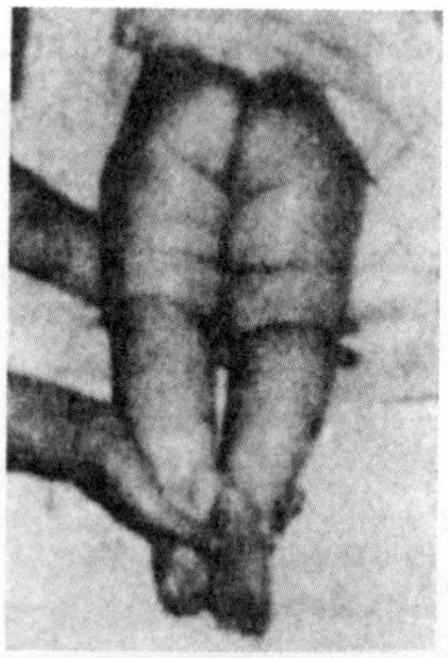

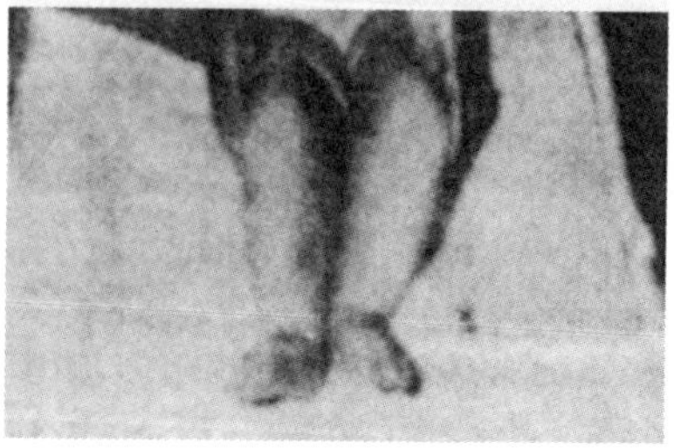

71. Uma menina de doze anos queixa-se de decréscimo da acuidade visual e uma leve sensação incômoda em ambos os olhos. O exame por um oftalmologista revela uveíte anterior. Você suspeita que a criança possa ter

(A) leucemia

(B) toxoplasmose

(C) infecção por toxocara

(D) hipoparatiroidismo

(E) artrite reumatóide juvenil

72. Uma menina de cinco anos apresenta pododáctilo invertido para dentro. A mãe diz que a criança é muito ativa e não se queixa de dor. Ao exame, com a criança em posição prona e os joelhos fletidos a 90 graus, pode-se facilmente colocar seus maléolos laterais sobre a mesa. O estado mais provável aqui descrito é

(A) doença de Perthes

(B) deslizamento agudo da epífise femoral

(C) metatarso aducto

(D) torção tibial

(E) anteversão femoral

73. Para qual dos casos seguintes o exame laboratorial para *Streptococcus* do grupo A (SGA) deve ser recomendado nos Estados Unidos?

(A) uma criança de 18 meses com faringite

(B) uma criança de cinco anos com faringite e estomatite anterior com lesões ulcerativas esparsas

(C) uma criança de dez anos com faringite, conjuntivite e tosse

(D) todos os contatos domésticos com uma criança portadora de documentada faringite por SGA

(E) todos os contatos domésticos com uma criança com documentada glomerulonefrite pós-estreptocócica.

74. Na tireoidite linfocítica (tireoidite de Hashimoto), o sinal mais consistente é

(A) aumento da glândula tireóide

(B) hipertireoidismo

(C) hipotireoidismo

(D) eosinofilia

(E) distúrbios associados das paratireóides

75. Um lactente de seis meses apresenta dermatite da fralda que é resistente à terapia. Tem diarréia intermitente. É amamentado ao seio e raramente parece interessado em alimentos sólidos. A mãe é vegetariana. Ao exame, a criança é magra e desatenta. Apresenta lesões em placas, nitidamente demarcadas em volta da boca e dos olhos. O cabelo é grosso e escasso. A deficiência de qual dos seguintes poderá explicar este estado?

(A) ferro

(B) zinco

(C) vitamina A

(D) vitamina B_6

(E) vitamina D

76. Uma criança de dois anos tem tido episódios repetidos de febre, tosse e, nas radiografias, infiltrados pulmonares. A avaliação diagnóstica revela como normais uma prova do suor, a deglutição de bário e as imunoglobulinas séricas, porém mostra uma grave anemia hipocrômica microcítica. A dieta da criança é normal para a idade. Qual das seguintes hipóteses situa-se mais alto na sua lista de diagnóstico diferencial?

(A) fibrose cística

(B) hemangiomatose pulmonar difusa

(C) eritropoiese extramedular pulmonar

(C) refluxo gastroesofágico e esofagite hemorrágica

(E) hemossiderose pulmonar primária

77. Uma menina de 13 anos, atleta, apresenta-se com dor na parte anterior do joelho de 2-3 semanas. Ao exame, ela tem boa flexibilidade dos membros inferiores. Não existem efusões. Não há sensibilidade sobre o tubérculo tibial nem no pólo inferior da patela. O teste de deslizamento da patela é positivo. Entre as causas de dor na parte anterior do joelho adiante listadas, qual é a mais provável nesta paciente?

(A) doença de Osgood-Schlatter
(B) condromalacia da patela
(C) doença de Sinding-Larsen-Johansson
(D) osteocondrite dissecante
(E) deslizamento da epífise capital do fêmur

78. Na consulta de puericultura de seis meses, você observa um menino em bom desenvolvimento cujo exame físico resulta normal, exceto quanto à fontanela anterior fechada. Qual das seguintes hipóteses você deve considerar para explicar o fechamento precoce?

(A) hipotireoidismo
(B) trissomia 18
(C) hidrocefalia
(D) craniossinostose
(E) hipofosfatasia

79. Um menino de nove anos, anteriormente bem, manifesta uma erupção intensamente pruriginosa, consistindo de lesões elevadas semelhantes a urticária, com margens róseas e centro pálido. As lesões são bem circunscritas e variam de tamanho entre 2 e 6 cm de diâmetro. A história é irrelevante e o exame físico é negativo, exceto quanto à erupção. Uma cuidadosa investigação diagnóstica provavelmente irá evidenciar

(A) alergia alimentar
(B) malignidade oculta
(C) doença colágeno-vascular
(D) deficiência do inibidor da C1-esterase
(E) nenhuma causa específica para a erupção

80. A maioria dos pacientes com a constituição XYY

(A) tem baixa estatura
(B) é homossexual
(C) é comportamentalmente normal
(D) é impulsiva e anti-social
(E) tem retardamento mental severo

81. Em um recém-nascido com dez horas de vida, aspecto geral normal e vigoroso, observa-se um exantema petequial. Não existe hepatosplenomegalia e os rádios estão presentes. Não existem fatores de risco quanto à sépsis. O hemograma completo com diferencial revela leucócitos normais; o número de plaquetas é de 11.000 mm^3 com a presença de grandes plaquetas; a hemoglobina é de 17 g/dl. Qual dos passos que se seguem deverá ser o imediato mais apropriado?

(A) contagem das plaquetas maternas
(B) ultra-sonografia abdominal
(C) aspiração da medula óssea
(D) radiografia de tórax
(E) PT e PTT

82. Um menino de dois meses apresenta tosse que persiste por mais de duas semanas. A mãe notou que a tosse é em acessos e no fim destes, ele vomita. Ela acha que o filho perdeu peso. Ao exame você nota um lactente magro, mas com aparência normal. O hemograma completo revela 30.000 leucócitos com 95% de linfócitos. Qual dos seguintes é o diagnóstico mais provável?

(A) bronquiolite pelo vírus sincicial respiratório
(B) pneumonia pneumocócica
(C) coqueluche
(D) laringomalacia
(E) anel vascular

84. Na doença de von Willebrand a anormalidade mais consistente é

(A) decréscimo do número de plaquetas
(B) prolongamento do tempo de sangria
(C) prolongamento do tempo de protrombina
(D) prolongamento do tempo de tromboplastina parcial
(E) decréscimo do nível plasmático do fator XII

85. A causa mais comum do hipotireoidismo congênito é

(A) disgenesia da glândula tireóide
(B) defeito na síntese da tireóide
(C) tireoidite Hashimoto

(D) ingestão materna de iodetos

(E) deficiência materna de iodo

86. Um menino latino-americano de seis anos de idade apresentou pela primeira vez uma convulsão generalizada, que persistiu menos de cinco minutos. Não há história de trauma nem de doença. Sua família imigrou recentemente do México para os Estados Unidos. A criança está apirética e seu exame resultou completamente normal. Entre as hipóteses seguintes, qual poderá ser a causa mais provável da convulsão?

(A) encefalite herpética

(B) cisticercose

(C) intoxicação pelo chumbo

(D) deficiência de vitamina B_{12}

(E) hipocalcemia

87. Um adolescente de 17 anos, portador de fibrose cística, queixa-se de perda de 5-10 lb de peso durante o último mês, não acompanhada de alterações dos seus sintomas pulmonares ou gastrintestinais. Você suspeita que ele tenha desenvolvido

(A) carcinoma broncogênico

(B) um distúrbio alimentar

(C) cirrose biliar

(D) cor *pulmonale*

(E) diabete melito

88. O diagnóstico de fibrose cística é em geral confirmado por

(A) elevação do cloreto do suor

(B) decréscimo do cloreto do suor

(C) elevação do cloreto do soro

(D) decréscimo do cloreto do soro

(E) elevação dos cloretos do suor e do soro

89. Um menino de dois anos apresenta sintomas respiratório superiores a três dias e um dia de febre, irritabilidade e dor no ouvido direito. O exame revela temperatura de 39°C, rinorréia clara e membrana timpânica direita imóvel com reflexo luminoso difuso. A terapia inicial mais apropriada é

(A) anti-histamínicos e ibuprofeno

(B) anti-histamínicos e acetaminofen

(C) penicilina

(D) amoxicilina

(E) eritromicina

90. Uma hérnia inguinal em uma menina de dois meses

(A) pode conter um ovário

(B) é em geral uma hérnia direta

(C) não requer reparo cirúrgico

(D) é um sinal de pseudo-hermafroditismo

(E) está em geral associada a uma imperfuração anal

91. Qual dos seguintes poderá ser previsto em um lactente de seis meses com um grande defeito septal ventricular?

(A) cianose

(B) aumento do coração

(C) sopro cardíaco contínuo

(D) decréscimo da vasculatura pulmonar nas radiografias

(E) evidência de hipertrofia ventricular predominantemente à direita no ECG

92. No hipoparatireoidismo, além do período neonatal, a apresentação mais comum é

(A) síncope secundária ao prolongamento dos intervalos QT

(B) formigamento das extremidades

(C) convulsões

(D) broncospasmo

(E) laringospasmo

93. A causa mais comum do absenteísmo escolar entre meninas adolescentes é

(A) depressão

(B) asma

(C) cefaléia

(D) dismenorréia
(E) overdose de drogas

94. Um lactente de 12 meses, irritadiço, tem história de uma semana de febre alta e um exantema macular no tronco. O exame revela conjuntivite bulbar, lábios vermelho-vivo rachados, e adenopatia cervical. O passo mais apropriado é
(A) isolamento imediato
(B) antibióticos intravenosos
(C) antibióticos intravenosos para o lactente e antibióticos orais para todos os membros da casa
(D) gamaglobulina intravenosa
(E) corticosteróides intravenosos

95. Uma menina de oito meses manifesta bloqueio do desenvolvimento, constipação, febre e polidipsia. Nos exames, você encontrou hipocalemia e acidose metabólica hiperclorêmica, e suspeita tratar-se da síndrome de Fanconi. Qual das seguintes deverá ser a causa hereditária mais provável?
(A) cistinose
(B) fibrose cística
(C) doença do acúmulo glicogênico
(D) doença de Tay-Sachs
(E) tirosinemia

96. Um menino de 13 anos apresenta uma lesão anular descamante na parte posterior direita do tronco, que não responde a duas semanas de um antifúngico tópico. Na visita de acompanhamento ele apresenta dúzias de lesões elípticas escamosas no tronco. Não existem lesões palmoplantares nem nas mucosas, nem adenopatias. O diagnóstico mais provável é
(A) pitiríase rósea
(B) sífilis secundária
(C) líquen plano
(D) tinha versicolor
(E) síndrome de Munchausen por procuração

97. Uma menina de 18 meses é levada a uma consulta de rotina. Ao exame, é observada assimetria do reflexo vermelho, com o lado esquerdo normal e o direito de cor creme. Entre os seguintes diagnósticos, qual é o mais provável?
(A) rabdomiossarcoma
(B) retinoblastoma
(C) neuroblastoma
(D) leucemia
(E) linfoma

98. Qual dos seguintes representa o grupo étnico com as mais altas taxas de mortalidades neonatal e infantil nos Estados Unidos?
(A) índios americanos
(B) asiáticos e das ilhas do Pacífico
(C) negros
(D) hispânicos
(E) brancos

99. Os pacientes com retardamento constitucional do crescimento
(A) deverão iniciar a puberdade ao mesmo tempo que seus companheiros
(B) têm idade óssea igual à sua idade cronológica
(C) são geralmente obesos
(D) poderão atingir a altura normal de adulto
(E) demonstram estatura que é diferente da idade óssea

100. Um menino de quatro anos apresenta a história de 1 dia de dor abdominal e vômitos. Está apirético e não tem diarréia. Queixa-se de dor nos joelhos bilateralmente, e existe alguma sensibilidade ao toque das articulações do joelho, porém sem efusões. Dentro de 24 horas manifesta erupções petequial e purpúrica nas pernas e nas nádegas, mas a contagem de plaquetas resulta normal. O diagnóstico mais provável é
(A) síndrome hemolítico-urêmica
(B) púrpura de Henoch-Schönlein
(C) glomerulonefrite aguda
(D) doença de Kawasaki
(E) lúpus eritematoso sistêmico

101. Uma menina de quatro anos apresenta claudicação. Na semana anterior ela teve uma infecção respiratória superior. Não há história de trauma. O exame revela limitação dos movimentos da articulação do quadril direito, especialmente na rotação interna. Ela se mantém apirética. As radiografias revelam certo grau de inflamação dos tecidos moles em volta da articulação do quadril. O hemograma completo e a velocidade de sedimentação eritrocítica estão normais. Qual deverá ser o próximo passo mais apropriado?

(A) aspirar a articulação do quadril
(B) prescrever repouso no leito e agentes antiinflamatórios não-esteróides
(C) solicitar uma TC do quadril
(D) solicitar uma IRM do quadril
(E) iniciar antibióticos intravenosos

102. Em um recém-nascido observa-se uma cabeça grande e membros curtos. Em exame posterior apura-se que os dedos são curtos e largos, que a face é pequena e que o comprimento é normal-baixo. O tronco parece longo e estreito. Para confirmar o diagnóstico, você deverá

(A) pedir um exame oftalmológico
(B) solicitar radiografias do esqueleto
(C) pedir análise cromossômica
(D) examinar os pais
(E) fazer as triagens neonatais de rotina.

103. Os lactentes amamentados exclusivamente com leite de cabra são suscetíveis à

(A) deficiência de vitamina A
(B) deficiência de vitamina B_6
(C) deficiência de vitamina E
(D) deficiência de folato
(E) deficiência de tiamina

104. Uma menina de cinco meses é apresentada no inverno com a história de dois dias de vômitos, diarréia e febre. As fezes não mostram sangue nem muco. Ao exame, ela mostra-se moderadamente desidratada e tem um sódio sérico de 152 meq/l. O agente etiológico mais provável é

(A) *Giardia lamblia*
(B) *Salmonella*
(C) influenza
(D) enterovírus
(E) rotavírus

105. Entre adolescentes de 15-19 anos de idade, os acidentes em veículos a motor causam maior número de mortes a cada ano. Quais das seguintes é a segunda causa principal de morte neste grupo etário?

(A) homicídio e intervenção legal
(B) suicídio
(C) doença cardíaca
(D) câncer
(E) fibrose cística

106. A infecção congênita mais comum é causada pelo citomegalovírus, afetando 3-4/1.000 nativivos. Entre esses neonatos infectados, aproximadamente qual a porcentagem dos que são normais ao nascer e se desenvolvem normalmente?

(A) 5%
(B) 15%
(C) 25%
(D) 75%
(E) 90%

ORIENTAÇÕES (Questões 107 a 128): Esta parte dos testes consiste de uma série de casos seguidos de um grupo de questões relacionadas. Para cada pergunta, estude o caso e selecione a ÚNICA melhor resposta para completar cada afirmativa que se segue. [*Nota*: Tente completar todas as questões sobre o caso antes de olhar as respostas.]

Questões 107 a 110

Um lactente de dez meses, no segundo dia de tratamento de meningite pneumocócica, e que antes estava alerta, mostrou-se letárgico. Os eletrólitos do soro revelam: Na 120 meq/l; Cl 82 meq/l; K 3,1 meq/l; uréia 2 mg/dl.

107. A causa mais provável da letargia e da hipoeletrolitemia neste paciente é
(A) insuficiência hepática aguda
(B) insuficiência renal aguda
(C) insuficiência cardíaca congestiva
(D) secreção inadequada de ADH
(E) efusões subdurais

108. O exame apropriado para confirmar este diagnóstico deverá ser
(A) radiografia de tórax
(B) medida da osmolalidade do soro e da urina
(C) determinação da creatinina do soro
(D) medida das enzimas hepáticas
(E) TC da cabeça

109. Pode-se também prever que este paciente exiba
(A) poliúria
(B) hipotensão
(C) alcalose metabólica
(D) elevado peso específico da urina
(E) elevação da fosfatase alcalina do soro

110. O tratamento mais apropriado deste problema deverá ser
(A) administração de salino hipertônico (3%)
(B) restrição da ingestão de líquidos para cerca de 50-70% da exigência de manutenção
(C) restrição da ingestão de sódio para cerca de 10% do normal
(D) administração de um diurético como a furosemida
(E) interromper fluidos intravenosos e iniciar líquidos orais se tolerados

Questões 111 a 113

Uma criança de 12 anos é admitida devido a um início súbito de coma. A criança estava passando bem até seis horas antes da admissão, quando começou a se queixar de dores de cabeça. A cefaléia ficou cada vez mais intensa e a criança entrou em coma. O exame físico revela temperatura de 38,2°C. O paciente está flácido e comatoso. O restante do exame físico é irrelevante. A punção lombar revela líquido espinhal macroscopicamente sanguíneo; depois da centrifugação, o líquido mostrou-se xantocrômico. Existem 3.000 ERTRs e 7 LEUCs/mm^3. A concentração da proteína é de 400 mg/dl e a da glicose é de 62 mg/dl.

111. A etiologia mais provável deste coma é
(A) hemorragia intraventricular
(B) hemorragia subaracnóidea
(C) estenose aquedutal
(D) encefalite viral
(E) efusão subdural

112. Qual das seguintes anormalidades estruturais subjacentes poderá, com mais probabilidade, ter induzido ao evento ou estado anterior?
(A) ausência de corpo caloso
(B) cisto porencefálico
(C) malformação arteriovenosa cerebral
(D) aneurisma cerebral
(E) malformação de Arnold-Chiari

113. Neste ponto, o próximo passo mais apropriado deverá ser
(A) obter uma TC da cabeça
(B) repetir a punção lombar
(C) administrar plasma fresco congelado
(D) executar uma exsanguinotransfusão
(E) iniciar uma transfusão de concentrado de eritrócitos

Questões 114 a 116

Um lactente masculino de 21 dias é admitido por apresentar vômitos há 12 dias. Seu peso ao nascer foi 2.925 g. A criança mostrou-se normal ao nascer e passou bem nos primeiro nove dias. Foi iniciado na amamentação exclusiva ao seio, porém no oitavo dia foi adicionada alimentação suplementar com uma fórmula comercial preparada com leite de vaca. Aos 21 dias de vida foi hospitalizada. Não teve diarréia. Vários dias antes da admissão as fezes tornaram-se duras e infreqüentes. Na admissão, a fontanela anterior está afundada, as mucosas estão ressecadas e o turgor cutâneo é mau. A fralda fica seca, e a mãe não se lembra quando o filho urinou pela última vez. A criança parece desnutrida. Peso: 2.850 g, FC 152 bpm, FR 12 pm, t 37, 5°C. Os pulsos e a cor estão bons. Ao exame, não são percebidas anormalidades.

114. O melhor teste diagnóstico para este estado é
- (A) enema de bário
- (B) prova do suor
- (C) ultra-sonografia abdominal
- (D) análise cromossômica
- (E) fezes quanto a antígenos da *Giardia*

115. Pode-se prever que os dados laboratoriais iniciais revelem
- (A) acidose mista metabólica e respiratória
- (B) alcalose mista metabólica e respiratória
- (C) estado ácido-básico normal
- (D) acidose metabólica primária
- (E) alcalose metabólica primária

116. Qual das seguintes soluções intravenosas poderá ser mais apropriada como fluido hidratante inicial?
- (A) glicose a 5% em água
- (B) salino normal
- (C) Na 140 meq/l, Cl 120 meq/l, bicarbonato 20 meq/l
- (D) glicose a 5%, Na 40 meq/l, K 40 meq/l, Cl 80 meq/l
- (E) glicose a 3% mais Na 140 meq/l, Cl 115 meq/l, bicarbonato 20 meq/l e K 5 meq/l

Questões 117 a 119

Um menino de 15 anos apresenta uma história de dois dias de febre, calafrios e tosse. Queixa-se de dores musculares. Hoje notou que a urina estava vermelha. O exame revelou um paciente com aspecto cansado, com febre, faringite, congestão nasal e sensibilidade muscular nas panturrilhas.

117. A urinálise revela um teste positivo para hemoglobina, sem nenhum eritrócito observável ao exame ao exame microscópico. Qual dos seguintes tem maior probabilidade de revelar a origem da urina vermelha?
- (A) história dietética detalhada
- (B) ultra-sonografia renal
- (C) pielograma intravenoso
- (D) níveis da imunoglobulina
- (E) creatino-cinase do soro

118. Você obtém os resultados dos exames anteriores, que são acentuadamente anormais. O próximo passo mais importante é
- (A) fazer punção lombar
- (B) iniciar antibióticos intravenosos
- (C) fazer radiografia de tórax
- (D) solicitar medida dos eletrólitos, da uréia e da creatinina do soro
- (E) solicitar provas da função hepática

119. Entre os agentes infecciosos adiante listados, qual o que mais provavelmente provoca esta doença?
- (A) influenza
- (B) *Streptococcus* grupo A
- (C) *Streptococcus* grupo B
- (D) hepatite A
- (E) *Escherichia coli*

Questões 120 a 122

Uma criança de dois anos foi hospitalizada por apresentar febre, tosse hepatomegalia. A criança vive em uma casa promíscua em uma pequena fazenda. Ninguém mais em casa está doente. No exame físico nota-se uma criança magra, com acentuada hepatomegalia. O baço não é palpável e todos os linfonodos estão dentro dos limites normais. São auscultados estertores e sibilos leves bilaterais, e se observa mínima taquipnéia e retrações. Nada mais é digno de nota. A radiografia de tórax revela densidades bilaterais esparsas. O número de leucócitos é de 14.000/mm^3 com 36% de eosinófilos.

120. Qual dos seguintes exames terá mais probabilidade de estabelecer o diagnóstico neste paciente?
- (A) aspiração de medula óssea
- (B) exame de fezes
- (C) lâmina de sangue
- (D) biópsia hepática
- (E) aspiração do duodeno

121. A criança contraiu mais provavelmente a doença por
   (A) comer carne de porco malcozida
   (B) comer sujeira
   (C) beijar um cachorro
   (D) ter contato com um pássaro doente
   (E) contato com um roedor doente

122. Esta doença é
   (A) mais prevalente nos Estados Unidos do que nos países em desenvolvimento
   (B) mais comum nas áreas rurais
   (C) quase sempre sintomática
   (D) mais freqüente em crianças em idade escolar
   (E) transmitidas somente por cães adultos

Questões 123 a 125

Uma menina de quatro meses é admitida devido a bloqueio do desenvolvimento e pneumonia refratária. A criança mostrou-se bem ao nascer, porém manifestou diarréia recidivante com cerca de seis semanas de idade. Com oito semanas teve pneumonia que respondeu deficientemente à terapia antibiótica. Uma infecção recorrente da pele e da mucosa oral tem representado um problema. O exame físico revela uma criança pequena e desnutrida com moderada dificuldade respiratória. Observam-se estertores bilaterais, monilíase oral e uma erupção de aparência monilial na área da fralda. O restante do exame está nos limites do normal. O número total de leucócitos é de 5.200/mm^3 com 87% de polimorfonucleares, 12% de linfócitos e 1% de eosinófilos. Os níveis das imunoglobulinas no soro são: IgA, indetectável; IgG 280 mg/dl; IgM < 5 mg/dl.

123. Qual dos seguintes diagnósticos explica melhor o quadro clínico?
   (A) AIDS pediátrico
   (B) síndrome de Wiskott-Aldrich
   (C) agamaglobulinemia hereditária
   (D) imunodeficiência combinada severa
   (E) hipogamaglobulinemia transitória do lactente

124. Em uma avaliação posterior, pode-se também esperar encontrar
   (A) aumento do número de plasmócitos no exame da medula óssea
   (B) aumento dos linfonodos superficiais
   (C) ausência da sombra tímica na radiografia de tórax
   (D) reação intradérmica positiva ao antígeno da Cândida
   (E) Western blot positivo para HIV

125. A radiografia de tórax revela consolidações em placas e densidades granulosas difusas com um aspecto quase de vidro-fosco dos pulmões. A causa mais provável desses sinais radiográficos é
   (A) pneumonia pneumocócica
   (B) pneumonia por *Pneumocystis carinii*
   (C) hemorragia pulmonar
   (D) linfangiectasia pulmonar
   (E) tuberculose miliar

Questões 126 a 128

Um lactente de quatro meses passou bem até quatro semanas da admissão, quando foram notados vômitos e mau apetite. O desenvolvimento psicomotor tinha sido normal. A criança estava sendo alimentada com leite de vaca integral e alimentos passados em peneira. As fezes eram normais. Na manhã da admissão a criança teve uma convulsão generalizada e foi levada à sala de emergência, onde a convulsão foi controlada por medicação intravenosa. Cerca de uma hora depois ocorreu uma segunda convulsão, que novamente respondeu à medicação intravenosa. O exame físico revelou uma criança pálida e prostrada, mal nutrida, porém sem desconforto agudo. O comprimento estava no 25° percentil, o peso no 3° percentil e a circunferência cefálica acima do 97° percentil na curva de crescimento padrão. T 38°C, FR 16 p/m, FC 110/bpm, PS 76/50 mmHg. A fontanela anterior estava plana, porém não abaulada. Não haviam sinais neurológicos focais. O restante dos exames estava dentro dos limites normais.

126. Qual dos seguintes diagnósticos tem mais probabilidade?
   (A) meningite tuberculosa
   (B) mastoidite

(C) hematoma subdural
(D) toxoplasmose congênita
(E) pseudotumor cerebral

127. O exame fundoscópico executado depois da dilatação da pupila com atropina, revela hemorragias retinianas difusas. Agora, o diagnóstico mais provável é
(A) meningite tuberculosa
(B) mastoidite
(C) hematoma subdural
(D) toxoplasmose congênita
(E) pseudotumor cerebral

128. Entre os passos seguintes, o mais importante para o diagnóstico é
(A) punção lombar
(B) eletroencefalografia
(C) TC da cabeça
(D) exame da medula óssea
(E) biópsia conjuntival

ORIENTAÇÕES (Questões 129 a 162): Nesta seção, cada série de questões paralelas consiste de 4-26 opções letradas seguidas de diversos itens numerados. Para cada item numerado selecione UMA opção letrada com a qual está mais intimamente associado. Cada opção letrada poderá ser selecionada uma vez, mais de uma, ou nenhuma.

Questões 129 a 137
(A) acetilcisteína
(B) atropina
(C) cloreto de amônio
(D) cloreto de cálcio
(E) deferoxamina
(F) digoxina
(G) EDTA
(H) etanol
(I) plasma fresco congelado
(J) furosemida
(K) glucagon
(L) metionina
(M) metildopa
(N) azul de metileno
(O) naloxona
(P) nitroprussiato
(Q) oxigênio
(R) fenobarbital
(S) fenilefrina
(T) fisostigmina
(U) cloreto de potássio
(V) citrato de potássio
(W) propanolol
(X) bicarbonato de sódio
(Y) cloreto de sódio
(Z) nitrito de sódio

Para cada droga ou tóxico, selecione o mais específico e mais importante antídoto.

129. Chumbo
130. Ferro
131. Acetaminofen
132. Organofosforado
133. Estramônio
134. Etilenoglicol
135. Morfina
136. Antidepressivos cíclicos
137. Monóxido de carbono

Questões 138 a 144
(A) dois meses
(B) quatro meses
(C) seis meses
(D) nove meses
(E) 12 meses
(F) 18 meses
(G) dois anos
(H) três a quatro anos
(I) cinco anos

Para cada descrição de etapa evolutiva, selecione a idade mais precoce apropriada.

138. Já anda e é capaz de dar alguns passos sem apoio, demonstra boa capacidade de agarrar, bebe em uma xícara

139. Copia um círculo, pula em um pé, reconhece cores

140. Ri em resposta, acompanha um objeto em movimento ou uma face voltando a cabeça

141. Chuta uma bola, levanta uma torre com seis cubos de 1 polegada, combina duas palavras diferentes

142. Senta-se sem apoio, mantêm-se em pé, balbucia forte e alegre, segura um bloco com toda a mão

143. Estremece com um ruído súbito

144. Desenha um triângulo, usa passado e futuro na linguagem

Questões 145 a 149

(A) defeito septal atrioventricular

(B) prolapso da válvula mitral

(C) estenose aórtica supravalvular

(D) coarctação da aorta

(E) estenose pulmonar

Selecione a anomalia cardiovascular mais estreitamente associada à condição abaixo.

145. Síndrome de Down

146. Síndrome de Williams

147. Síndrome de Marfan

148. Síndrome de Turner

149. Síndrome de Noonan

Questões 150 a 154

(A) fasciculações na língua

(B) sinal de Gower

(C) sinal heliotrópio

(D) púrpura não-trombocitopênica

(E) púrpura trombocitopênica

Para cada das condições abaixo, escolha o sinal mais estreitamente associado à lista.

150. Dermatomiosite

151. Doença de Werdnig-Hoffmann

152. Síndrome hemolítico-urêmica

153. Distrofia muscular

154. Púrpura de Henoch-Schönlein

Questões 155 a 160

(A) adenovírus

(B) *Borrelia burgdorferi*

(C) *Ehrlichia chaffeensis*

(D) *Eikenella corrodens*

(E) *Eschrichia coli*

(F) coxsackievírus grupo A

(G) herpesvírus 6 humano

(H) *Pasteurella multocida*

(I) vírus parainfluenza

(J) *Shigella*

(K) *Spirillum minus*

Para cada um dos seguintes cenários clínicos, escolha, na lista anterior, o agente etiológico com maior probabilidade.

155. É apresentada uma criança de três anos depois de dois dias de uma dentada de gato na face. Está febril, porém não com aspecto tóxico e apresenta três áreas de forma tubular de enduração de aproximadamente 1 × 3 cm cada, cercada por uma zona morna e eritematosa. As áreas infectadas são muito dolorosas ao toque.

156. Uma criança de quatro anos é apresentada em Missouri no fim do verão com uma história de três dias de vômitos progressivos e dor abdominal, febre e exantema petequial. O paciente está obnubilado e tem múltiplas picadas de insetos. Tem leucopenia, elevação das enzimas hepáticas e evidência de CID em avaliação laboratorial.

157. No verão, uma criança de seis anos apresenta "olho róseo", inflamação de garganta e febre. A mãe lhe informa que três ou quatro amigos do seu filho estão

com sintomas semelhantes. O exame revela faringite com grandes tonsilas e conjuntiva eritematosa bilateralmente.

158. Uma menina de seis meses tem história de três dias de febre de 39,5-40,0°C. No quarto dia manifestou uma erupção maculopapular eritematosa, e a febre cedeu.

159. Um lactente de oito meses com estridor respiratório intenso, febre e tosse ladrante é admitido ao hospital para tratamento com adrenalina racêmica aerossolizada e corticosteróides.

160. Menina recém-nascida de quatro semanas apresenta febre. A história é de ter passado bem até uma semana antes, quando foi encontrada gemendo no leito. A mãe observou que ela tinha uma mordida no nariz e suspeitou de ter sido provocado por um rato. Ela observou a filha, que parecia estar passando bem até às últimas 24 horas, quando manifestou a febre. Ao exame, a criança está irritada e tem um leve eritema cercando a marca da mordida.

Questões 161 e 162

(A) esclerose tuberosa
(B) neurofibromatose tipo 1
(C) doença de Sturge-Weber
(D) doença de von Hippel-Lindau
(E) síndrome de Albright

161. Mancha vinho-do-porto facial e angiomatose intracraniana.

162. Sardas axilares, braço longo do cromossomo 17, autossômico-dominante com 50% dos casos associados a novas mutações.

Respostas e Explicações

1. (C) Tanto a síndrome de Turner quanto a seqüência Pierre-Robin são associadas à baixa-estatura; entretanto, a síndrome de Turner apresenta também disgenesia gonadal e infertilidade. As crianças com a síndrome de Klinefelter e a síndrome de Marfan têm tipicamente extremidades longas, e as crianças com a síndrome de Beckwith-Wiedemann têm tipicamente gigantismo. *(Rudolph CD:745, 2087-2091)*

2. (A) O rim displástico multicístico é um tipo de displasia renal, um grupo de doenças caracterizadas por anormalidades evolutivas da estrutura e da diferenciação dos rins. A entidade *não é* relacionada com a doença policística renal. Os rins multicísticos bilaterais são rapidamente fatais no período de recém-nascido. O rim multicístico unilateral geralmente se apresenta no período de lactente como uma massa abdominal. Tem sido notada hipertensão, porém é rara. Nos casos unilaterais a função renal é preservada pelo rim oposto normal. *(Rudolph CD:1704)*

3. (B) O termo síndrome de Fanconi é atualmente usado para indicar uma disfunção complexa dos tubos proximais caracterizada por glicosúria, aminoacidúria e fosfatúria. Os níveis da glicose sanguínea, bem como da uréia e da creatinina estão geralmente normais. Poderão ser observados como um sinal isolado (síndrome primária de Fanconi) ou secundária a doenças como a cistinose ou a tirosinemia. [*Nota*: a síndrome de Fanconi não é relacionada à anemia Fanconi, que é um distúrbio recessivo caracterizado por pancitopenia, dedos polegares e osso rádio hipoplásicos.] *(Rudolph CD: 1709-1710)*

4. (E) Na acidose tubular renal proximal o defeito está na perda renal de bicarbonato devido a um limiar anormalmente baixo. O cloreto do sódio está elevado e o bicarbonato é baixo. Portanto, as escolhas (A), (C) e (D) podem ser eliminadas. Uma característica distintiva desses pacientes é sua inigualável capacidade para excretar quantidades suficientes de ácido titulável e desse modo abaixar o pH urinário. Nesses pacientes o pH da urina é geralmente ácido quando o nível do bicarbonato do soro está baixo. Entretanto, se eles recebem uma infusão de bicarbonato para elevar o nível do soro, durante a infusão a urina pode se tornar alcalina. *(Rudolph CD:1710)*

5. (E) Em um recém-nascido, a presença de massas renais bilaterais e uma massa na linha média suprapúbica (bexiga distendida) é obstrução congênita da uretra ou do colo da bexiga até prova em contrário. No neonato masculino, uma causa importante desta obstrução são as válvulas uretrais posteriores. O diagnóstico precoce é essencial, porque o parênquima renal finalmente poderá ser destruído pela resultante hidronefrose. *(Rudolph CD:1641)*

6. (A) Em crianças, o sintoma de apresentação mais comum do tumor Wilms é uma massa abdominal ou no flanco. Muitas vezes a massa é descoberta no exame de rotina ou por uma doença leve. Este fato sublinha a importância de um cuidadoso exame em toda consulta médica. Ocasionalmente, os pais poderão levar a criança ao médico porque observam um grande abdome ou mesmo percebem uma massa. *(McMillan:1515-1517)*

7. (D) O íleo meconial se apresenta tipicamente dentro das primeiras 24-48 horas de vida, e quase sempre ocorre em neonatos com fibrose cística. Entre todas as crianças com fibrose cística, 10-20% têm história de íleo meconial quando recém-nascidas. A localização comum da obstrução é no íleo distal, resultando em um cólon de pequeno calibre designado como microcólon. Os pacientes mais velhos com fibrose cística freqüentemente manifestam obstrução do íleo distal (tipicamente na região ileocecal) secundária a fezes espessadas. Esta obstrução, designada equivalente de íleo meconial ou síndrome da pseudo-obstrução intestinal distal, pode ser observada na fibrose cística de pacientes de qualquer idade acima do período de recém-nascido. *(Rudolph CD:1407)*

8. (E) A apresentação desta criança claramente sugere meningite, um diagnóstico que é confirmado pelos resultados do exame do LCR. O número relativamente baixo dos leucócitos totais, a predominância de linfócitos e os teores da glicose e da proteína normais, são sugestivos de uma doença viral. Por isso, o agente etiológico mais provável é um enterovírus. Tanto o meningismo quanto a meningite asséptica devida a enterovírus alcançam o pico nos meses de verão. *(Rudolph CD:900, 1021; Hay:719)*

9. (B) Na maioria dos aspectos, a diálise peritoneal ambulatória crônica e a diálise peritoneal cíclica comparam-se favoravelmente com os outros métodos de diálise crônica. Entretanto, apresenta um maior risco de peritonite. A peritonite, geralmente diagnosticada pelo encarregado da diálise, que observa um dialisado efluente opaco, é mais freqüentemente decorrente de estafilococos coagulase-negativos e é tratada com antibióticos intraperitoneais em casa. Freqüentes episódios de peritonite podem fazer com que o nefrologista ou o paciente procurem outra forma de diálise. *(McMillan:1574)*

10. (B) Outrora, a avaliação da audição era recomendada para neonatos que preenchiam critérios de alto-risco, tais como peso ao nascer abaixo de 1.500 g, história familiar de surdez neurossensorial e presença de infecções congênitas ou de anormalidades craniofaciais. Entretanto, 50% das crianças com surdez sensorioneural (1/1.000 nos berçários de lactentes normais), não preenchem esses critérios ao nascer. Muitos Estados promulgaram legislação que obriga a programas de triagem auditiva universal de recém-nascidos. A American Academy of Pediatrics e as Joints Commissions of Infant Hearing recomendam que o diagnóstico da perturbação auditiva seja feito antes dos três meses de idade e que o lactente receba os serviços de intervenção antes dos seis meses. *(Hay:227-228; Rudolph CD:477-478)*

11. (C) A maioria dos casos de síndrome nefrótica de alteração mínima é diagnosticada em crianças entre dois e cinco anos de idade, com o pico da idade de início entre dois e três anos. As crianças mais velhas que apresentam a síndrome nefrótica têm mais probabilidade de ter uma subjacente nefrite crônica (glomerulonefrite membranoproliferativa, nefrite do lúpus, etc.,) em vez da síndrome nefrótica de alteração mínima. *(Rudolph CD:1678, 1691)*

12. (E) Uma baixa concentração sérica do componente C3 do complemento em uma criança com síndrome nefrótica indica quase sempre a presença de doença membranoproliferativa (supondo-se que a criança não tenha lúpus sistêmico, endocardite, ou uma infecção de *shunt*). A glomerulonefrite membranoproliferativa tem muito pouca probabilidade de responder aos corticosteróides ou de chegar a uma remissão espontânea. *(Rudolph CD:1681, 1694-1698)*

13. (E) Os vegetarianos estritos comem exclusivamente alimentos com origem de plantas. Por meio de esclarecimentos, os vegans podem ter uma dieta balanceada quanto à maioria das exigências. Entretanto, a vitamina B_{12} é encontrada somente em produtos de origem animal. Por este motivo, os vegans estritos estão em alto risco de deficiência de B_{12}. Os lactentes de mães vegans estritas, quando amamentados ao seio, estão em acentuado risco de deficiência de vitamina B_{12}. Nas crianças com deficiência de vitamina B_{12} poderá ocorrer dano neurológico irreversível antes da presença da anemia. *(Rudolph CD:1338, 1530)*

14. (B) Em crianças com asma, a mais precoce e a mais freqüente anormalidade radiográfica é uma hiperinflação generalizada ou difusa dos pulmões, manifestada por um aumento ântero-posterior do tórax e um achatamento do diafragma. Durante um ataque agudo, são ocasionalmente observados infiltrados, atelectasia e pneumomediastino. A bronquiectasia é uma complicação rara e poderá sugerir a possibilidade de uma doença subjacente, tais como fibrose cística, imunodeficiência, corpo estranho, ou aspirações repetidas. *(N Engl J Med 309:336, 1983)*

15. (B) Acondroplasia, a forma mais comum de nanismo de membros curtos, é um distúrbio autossômico-dominante. Entretanto, a maioria dos casos é o resultado de uma mutação esporádica de *FGFR3*. A maioria dos pacientes tem uma mutação missense do códon 380 do *FGFR3*, fazendo com que um re-

síduo de arginina seja substituído por glicina. A incidência da acondroplasia é de aproximadamente 1 em 26.000 nativivos. *(Hay:797;Rudolph CD:759)*

16. **(D)** Em pacientes com fibrose cística é característica a colonização crônica das vias aéreas por *Staphylococcus aureus* e *Pseudomonas aeruginosa*. A terapia antibiótica ocasionalmente elimina o *S. aureus* da árvore brônquica, porém quase nunca erradica a *P. aeruginosa*, apesar da sensibilidade desta *in vitro* a uma variedade de antibióticos. *(Rudolph CD:1795)*

17. **(B)** A síndrome de Marfan é uma doença do tecido conjuntivo que afeta muitos órgãos. Acometendo 1/5.000 indivíduos sem predileção étnica ou de sexo, esta síndrome acarreta um aumento de risco de morte súbita decorrente de complicações cardiovasculares, principalmente relacionadas com a dilatação progressiva da raiz aórtica e da aorta ascendente. A ultra-sonografia é uma ferramenta útil para diagnosticar e acompanhar esta manifestação potencialmente fatal da síndrome de Marfan. *(Rudolph CD:762-763, 1897)*

18. **(D)** Na cardiopatia congênita da origem anômala da artéria coronária esquerda (ACE), a ACE aberrante origina-se na artéria pulmonar em vez de na aorta. Isto resulta em hipoperfusão do ventrículo esquerdo pelo sangue deficientemente oxigenado sob baixa pressão. A isquemia miocárdica poderá ser severa. Os sinais de apresentação poderão ser irritabilidade e insuficiência cardíaca congestiva. A idade de apresentação é relacionada com o grau de circulação colateral entre a ACE e a ACD. *(McMillan:1386-1387)*

19. **(E)** O achado de cianose e de sangue cor de chocolate escuro e que não fica vermelho pela exposição ao ar são indicativos de metemoglobinemia. Uma das causas de metemoglobinemia é a exposição à água de poço que foi contaminada por nitritos. A intoxicação pelo monóxido de carbono (exaustão de gases de automóveis), ao contrário disso, resulta em carboxiemoglobina, que se liga tão fixamente ao oxigênio que este não pode ser liberado aos tecidos. Nesta situação, o sangue poderá ser vermelho-vivo em vez de pardo-escuro. O feijão-fava é uma causa de hemólise em pacientes com deficiência de G-6-PD, porém não causa metemoglobinemia. *(Rudolph CD:371-371, 1544-1545)*

20. **(C)** O pico da velocidade da altura ocorre tipicamente durante a SMR 2-3 nas meninas e durante a SMR 4 nos meninos. *(Rudolph CD:223-224)*

21. **(A)** Os terrores noturnos representam despertar parcial que ocorre durante o estágio 4 do sono não-REM até próximo das transições do despertar que estão tipicamente presentes na criança em idade pré-escolar. A criança parece desperta, porém não responde ao ambiente, incluindo aos membros da família tentando acalmá-la. A amnésia do evento é outro dos pontos que distingue entre o terror e os pesadelos. Em um terço dos casos, os terrores noturnos persistem até a adolescência. *(Rudolph CD:418)*

22. **(C)** Na acne, a lesão primária é o entupimento do canal da glândula sebácea pelo sebo e a queratina ressecados ou excessivos. A glândula obstruída (comedão) finalmente se inflama. Os papéis relativos dos ácidos graxos, das bactérias, tais como o *Propionibacterium acnes* e do *Staphylococcus epidermidis*, e a resposta imunológica na determinação desta reação inflamatória, são incertos. [*Nota*: A pergunta foi feita quanto à lesão *primária* da acne. A infecção da glândula, que é um fator importante em muitos casos, é uma lesão *secundária* e não primária.] *(McMilllan:729)*

23. **(B)** Embora todas as doenças listadas possam causar obstrução nasal e corrimento, a rinite alérgica é, sem dúvida, a mais comum é a mais provável nesta criança. A atresia coanal bilateral causa dificuldade respiratória no período neonatal; a atresia unilateral causa descarga purulenta unilateral e persistente. A imunodeficiência tem mais probabilidade de causar sinusite crônica e descarga purulenta. A fibrose cística é muito menos comum do que a alergia e um defeito da placa cribriforme é extremamente raro. *(McMillan:2064-2065)*

24. **(D)** A dermatite atópica (eczema) é caracterizada por exsudação, prurido e liquenificação. O envolvimento do lactente é comum, embora a distribuição e outras características possam ser um pouco diferentes das de uma criança mais velha. A distribuição

clássica do adulto, com predileção pelas áreas poplítea e antecubital, geralmente não é observada no lactente. O envolvimento da face é comum. A maioria dos pacientes tem elevação dos níveis da IgE do soro e níveis normais das outras imunoglobulinas. *(McMillan:2059-2060)*

25. **(B)** As trigonocéfalas são um membro do grupo das cobras venenosas conhecidas como víboras ou *Crotálidas*. Este grupo inclui também a cascavel, e a mocasino d'água. Todos os membros do grupo compartilham venenos semelhantes, cujos efeitos incluem lesão tecidual e necrose, manifestações neurológicas, sangramento generalizado e choque. A severidade das reações está relacionada no severidade do veneno injetado (tamanho da cobra) e tamanho da vítima. As reações locais são mais comuns e são observadas em quase todos os envenenamentos significantes. As reações sistêmicas são menos freqüentes e somente observadas nos envenenamentos graves. *(Rudolph CD:397-398)*

26. **(E)** A preocupação principal quanto a crianças com otite média exsudativa (OME) crônica é a de que a perda auditiva de condução poderá interferir no desenvolvimento da fala e da linguagem durante os anos críticos iniciais da vida. *(Rudolph CD:1253)*

27. **(D)** A recomendação mais comum para o reparo cirúrgico do peito escavado é o de melhorar a aparência da parede torácica. *(Rudolph CD:2001)*

28. **(E)** Os pólipos nasais são incomuns na infância. As duas causas principais são a alergia (rinite alérgica) e a fibrose cística. Embora a alergia seja mais comum, qualquer criança com pólipos nasais provavelmente deve se passar por uma prova do suor, uma vez que as manifestações alérgicas não são incomuns em crianças com fibrose cística. Lesões benignas (hemangioma, fibroma) e malignas (rabdomiossarcoma, estesioneuro-blastoma) são raras, mas podem ser confundidas com pólipos. *(McMillan:1245)*

29. **(C)** O orgão-alvo mais freqüente da deficiência da alfa1-antitripsina no lactente, diferentemente da situação nas crianças mais velhas e nos adultos, é o fígado. Esta deficiência pode tomar a forma de colestasia neonatal prolongada e/ou de cirrose e hipertensão portal. Em crianças mais velhas pode ser observada doença pulmonar obstrutiva, porém é rara no lactente. *(Rudolph CD:1490-1491)*

30. **(A)** Em qualquer criança com a combinação de aumento de peso e parada do crescimento, deve ser considerada a síndrome de Cushing (excesso de glicocorticóides). Em crianças com menos de sete anos de idade, o excesso de glicocorticóides (não-iatrogênico) é mais vezes secundário a um tumor adrenal. Em crianças mais velhas, a causa não-iatrogênica mais comum da síndrome de Cushing é a verdadeira doença de Cushing, hiperplasia adrenal causada por hipersecreção do ACTH hipofisário. Mais de 80% dessas crianças mais velhas têm microadenoma hipofisário identificável cirurgicamente. *(Rudolph CD:2045-2046)*

31. **(B)** O tumor que mais comumente causa destruição da hipófise anterior na infância é o craniofaringioma. O diabete insípido que ocorre como destruição hipofisária pode ser muito desafiante ao tratamento. Em adultos, a lesão destrutiva mais comum é o adenoma cromófobo, que é raro na infância. *(McMillan:1780)*

32. **(A)** A síndrome do tórax agudo é uma complicação bem descrita e potencialmente ameaçadora para a vida, que ocorre na doença das células falciformes. O reconhecimento e o tratamento precoces são essenciais. Os pacientes com a síndrome torácica aguda podem se deteriorar rapidamente e por isso requerem intensa observação. *(Pediatrics 109:526-535, 2002)*

33. **(E)** A seqüestração esplênica é caracterizada por um aumento agudo do baço e um decréscimo da hemoglobina, e freqüentemente é acompanhada de trombocitopenia. O reconhecimento e o tratamento rápidos são necessários, porque alguns dos casos raros poderão rapidamente progredir para o choque e morte, A maioria dessas crises de sequestrações esplênicas agudas ocorre durante o período de lactância e primeira infância e são incomuns depois do quarto ou quinto aniversários, em cujo tempo já ocorreu a autoesplenectomia (que se processa devido aos repetidos infartos). Entretanto, nos pacientes com a doença falciforme-C ou com a falciforme-talassemia, o baço pode continuar gran-

de e as crises de sequestração podem ocorrer nos adolescentes e nos adultos. *(Behrman:1480; Pediatrics 109: 526-535, 2002)*

34. (A) Desde 1992 a American Academy of Pediatrics vem recomendando que os lactentes sejam deitados de costas para dormir, a fim de diminuir os riscos da SMSI. Esta campanha foi designada "As Costas para Dormir", e tem tido muito sucesso ajudando a decrescer em mais de 40% a incidência da SMSI. Apesar disso, a SMSI continua sendo a causa principal de mortes no período de lactância além do período neonatal. *(Pediatrics 105:650-656, 2000)*

35. (E) Até o momento, entre os fatores de risco modificáveis para a SMSI que têm sido identificados são de dormir em posição prona, as superfícies moles dos berços, o excesso de aquecimento, o fumo materno durante a gravidez, o compartilhamento do leito (em especial se os adultos que partilham o leito são fumantes), o nascimento pré-termo e o baixo peso ao nascer. O fator mais fortemente associado à proteção contra a SMSI é o modo de dormir em posição supina. Estudos recentes mostraram uma incidência substancialmente mais baixa de casos de SMSI ente lactentes que usam chupeta em comparação com os que não usam. Entretanto, não existem provas de que o uso da chupeta *evite* a SMSI, e o uso da chupeta tem outras conseqüências negativas. Por este motivo, não foi feita pela AAP uma recomendação específica sobre o uso da chupeta na prevenção da SMSI. *(Pediatrics 105:650-656, 2000)*

36. (B) Embora alguns casos de encoprese possam ser secundários a causas orgânicas (espinha bífida, doença de Hirschsprung), a maioria é de natureza psicológica ou comportamental. Ao contrário disso, a maioria dos casos de enurese é mais vezes decorrente de um distúrbio da fisiologia da bexiga ou do mecanismo do sono, e em geral não considerada como representando um distúrbio emocional ou comportamental. Se a criança já se mantinha seca e depois tornou-se enurética (enurese secundária), neste processo podem estar envolvidos fatores emocionais. A enurese secundária pode indicar abuso sexual. *(McMillan:518:1559, 1563, 1566-1568)*

37. (B) Esta criança provavelmente tem neutropenia cíclica, um defeito do fator estimulante da produção de granulócitos-macrófagos (GM-CSF). Nesses pacientes, o GM-CSF é produzido de um modo cíclico ao invés de contínuo. Os episódios de neutropenia, muitas vezes traduzidos por febre, estomatite aftosa e linfadenite cervical, recidivam em intervalos regulares, em geral a cada 21-42 dias. Poucas doenças apresentam tão notável periodicidade. A síndrome de Schwachman-Diamond é uma associação de neutropenia e insuficiência pancreática exócrina. A síndrome de Chediak-Higashi é uma doença autossômico-recessiva caracterizada por neutrófilos morfologicamente anormais, infecções recidivantes, albinismo parcial, retardamento mental e eventual pancitopenia. *(McMillan:1462)*

38. (C) Movimentos descontrolados dos olhos, ataxia, retardamento do desenvolvimento e comportamento anormal são encontrados na síndrome da opsoclonia-mioclonia (também conhecida como síndrome dos "olhos dançantes, pés dançantes"). Esta síndrome é associada ao neuroblastoma. Embora os tumores associados sejam tipicamente pequenos e ressectados, os sintomas neurológicos podem persistir. Deverá haver um mecanismo imune para esses sintomas neurológicos. *(McMillan:1518)*

39. (B) Em qualquer criança com história de debilidade progressiva, recusa alimentar e constipação, deve ser considerada a possibilidade de botulismo infantil. Esses lactentes podem ser confundidos com os portadores de sépsis ou de hipoglicemia, exceto quanto ao início insidioso dos sintomas. Seu estado de alerta com debilidade lembra o que é observado na doença de Werdnig-Hoffmann. Entretanto, os lactentes com a doença de Werdnig-Hoffmann apresentam-se tipicamente antes dos seis meses de idade, carecem dos reflexos tendinosos profundos dos membros e têm face muito inexpressiva. *(Rudolph CD:917-918, 2002, 2280)*

40. (B) A marca da obstrução crônica das vias aéreas superiores por aumento de tonsilas e adenóides é o ronquido. Uma complicação infreqüente, porém importante desta deficiência, é a hipertensão pulmonar com cor *pulmonale*. Essas crianças parecem hipo-

ventilar, especialmente quando dormindo. A hipoxemia que resulta da hipoventilção determina vasoconstrição arteriolar pulmonar, que por seu turno resulta em cor *pulmonale*. *(Rudolph CD:1270)*

41. (C) Todas as convulsões febris ocorrem essencialmente em crianças entre seis meses e cinco anos de idade. De fato, a maioria dos autores incorpora esta faixa etária na definição de convulsões febris, enquanto que alguns alargam a definição para entre três meses e seis anos. Em um estudo, a média da idade foi de 23 meses. *(Rudolph CD:330, 2270-2271)*

42. (C) O quadro clínico inicial descrito é extremamente sugestivo de tumor cerebral. Nesses casos a inclinação da cabeça pode ser causada por vários mecanismos, incluindo o envolvimento de nervos cranianos com estrabismo agudo e compensação secundária com inclinação da cabeça. A inclinação da cabeça é extremamente comum nos tumores da fossa posterior. Os tumores do sistema nervoso central são atualmente as neoplasias mais comuns da infância, respondendo por 20%. A incidência dos tumores cerebrais é igualmente distribuída por toda a infância e adolescência. *(Rudolph CD:2207-2211)*

43. (C) A doença de Hartnup é um distúrbio autossômico-recessivo com um defeito isolado no transporte dos ácidos aminados monoamino-monocarboxílicos pelos túbulos renais e pela mucosa intestinal. Há maior perda dos aminoácidos envolvidos (aminoácidos neutros). A maioria das crianças conserva-se assintomática, e a principal manifestação clinica é a fotossensibilidade cutânea. Algumas crianças com esta doença podem ter crises de ataxia cerebelar que cessam espontaneamente, mas podem também ser revertidas pela administração do ácido nicotínico. Nenhuma das outras condições listadas é acompanhada de ataxia. *(Behrman:353)*

44. (C) A erupção é a de uma dermatite de contato, mais provavelmente causado por hera venenosa. As lesões, pápulas e vesículas, são intensamente pruriginosas. A restrição da erupção às pernas é também característica da hera venenosa. Embora a erupção da púrpura Henoch-Schönlein seja em geral restringida abaixo da cintura, é purpúrica em vez de pruriginosa. *(Rudolph CD:1180)*

45. (A) O vômito bilioso no neonato pode representar qualquer obstrução gastrintestinal distal à entrada do ducto comum no duodeno e requer avaliação imediata e tratamento. Neste caso, o aspecto de "bico de ave" do duodeno distal é diagnóstico de vólvulo do mesogástrio, provavelmente secundário à má rotação. O resultante estrangulamento da artéria mesentérica superior pode induzir a uma total destruição do jejunoíleo. *(Klaus:185; Rudolph CD:1376)*

46. (D) O pâncreas anular é uma malformação congênita na qual o pâncreas cerca o duodeno. Esta anomalia pode passar assintomática ou pode causar obstrução duodenal parcial ou completa. A apresentação mais freqüente é o vômito. *(Rudolph CD:1002)*

47. (C) Na atresia duodenal o sinal radiológico clássico é a dilatação do estômago e do duodeno proximal - o chamado "sinal da dupla bolha". Este sinal pode ser também observado no pâncreas anular e, ocasionalmente, na má rotação. Lembre-se que 40% dos neonatos com atresia duodenal têm trissomia 21. *(Klaus:185; Rudolph CD:1403)*

48. (B) Durante o primeiro ano de vida, um lactente normal cresce cerca de 25 cm. Isto é, ele cresce de 51 cm ao nascer para cerca de 75 cm no primeiro aniversário. Por outro modo de expressar é o de que, no fim do primeiro ano, o tamanho de nascimento aumentou em 50%. *(Rudolph CD:5)*

49. (C) Os lactentes tipicamente duplicam seu peso de nascimento com aproximadamente quatro meses de idade e triplicam aproximadamente aos 12 meses. Isto contrasta com o comprimento. Uma criança duplica o comprimento do nascimento aos quatro anos de idade e triplica aos 13 anos. *(Rudolph CD:5)*

50. (B) O quadro descrito é mais sugestivo de insensibilidade do órgão-alvo aos hormônios androgênicos (feminilização testicular), distúrbio que é recessivo ligado ao X. Embora a deficiência da 20, 22-desmolase possa causar pseudo-hermafroditismo mas-

culino, a insuficiência adrenal associada é rapidamente fatal no lactente, exceto quando diagnosticada e tratada. Todas as outras formas de hiperplasia adrenal congênita são virilizantes, e não feminilizantes. O hermafroditismo verdadeiro é muito raro e requer a presença tanto de tecido ovariano quanto de testicular. Nenhuma evidência disto é apresentada neste caso. *(Rudolph CD:2011, 2085)*

51. (C) Ao nascimento a termo, a média da hemoglobina é de 17 g/dl. Em seguida cai rapidamente nos 2-3 meses seguintes para cerca de 11 g/dl. Os teores da hemoglobina sobem depois gradualmente, para ao final alcançarem os teores normais do adulto no início da puberdade. *(Rudolph CD:1519-1521)*

52. (E) As convulsões com suspensão respiratória ("tomada do choro") sempre terminam espontaneamente e nunca são fatais; não têm qualquer relação com a síndrome da morte súbita infantil. São comuns na primeira infância, alcançam o pico da incidência entre os 12 e 18 meses e em geral desaparecem aos cinco anos de idade. Nem o mecanismo nem a etiologia exata são conhecidos. Embora muitas crianças possam reter a respiração ao ponto de cianose e síncope ou convulsão, nada sugere que esses episódios representem um tipo de epilepsia. Ao contrário, a síncope e a convulsão são secundárias à hipoxia cerebral. *(Behrman:1829-1830)*

53. (D) A principal manifestação da infestação por oxiúros (*Enterobius vermicularis*) é o prurido retal ou perirretal. A fêmea do verme sai do reto à noite para por seus ovos área perineal e morre logo depois. Nos ambientes fechados, os ovos permanecem viáveis e infectantes por 2-3 semanas. *(Red Book:486-487)*

54. (D) Embora todos os casos listados como possíveis respostas sejam acompanhados de lesões bolhosas, o mais ajustado é a epidermólise bolhosa (EB) e deve situar-se mais alto no diagnóstico diferencial. Existem pelo menos quinze formas conhecidas da EB, que variam na gravidade e na idade de apresentação. Muitas estão presentes no período de nascimento, com lesões na maioria das áreas de fricção ou trauma como descrito nesse paciente. A indução de drogas tóxicas na epiderme necrosada (rara em neonatos) e a síndrome da pele esfafilocócica-escaldada (comum nos neonatos) são associadas mais ao eritema generalizado e lesões do que o descrito nesse paciente. Nem as lesões impetigo bolhosas nem as lesões da sífilis congênita são relatadas em áreas de trauma; a última tem especial predileção por palmas e solas. *(Rudolph CD:1173, 1187)*

55. (C) Os pólipos juvenis são mais comumente encontrados no reto. São hamartomas com infiltração inflamatória. Não são pólipos adenomatosos, não são malignos nem pré-malignos. Apresentam-se em geral nos primeiros cinco anos de vida, expressando-se por eliminação de raias de sangue vivo nas fezes. *(Rudolph CD:1453-1455)*

56. (D) A elevação dos leucócitos e a baixa da glicose no líquido cérebroespinhal são mais sugestivos de um patógeno bacteriano, dos quais a maior probabilidade deverá ser o *Streptococcus* grupo B. Embora a coloração Gram do LCR forneça evidência presuntiva na avaliação da meningite, freqüentemente é duvidosa. O padrão-ouro para o diagnóstico do patógeno bacteriano é a cultura do líquido espinhal. *(Red Book:585-586; Hay:719)*

57. (E) O leite humano e o leite de vaca têm muitas diferenças na composição. O leite de vaca tem um conteúdo mais alto de proteínas (32 *vs.* 10,6 g/l) e o leite humano tem conteúdo mais alto de gordura (45 *vs.* 38 g/l) e de carboidratos (71 *vs.* 47 g/l). O leite de vaca é também mais rico em sódio e em cálcio. Exceto quanto ao colostro – leite produzido durante os primeiros dias depois do parto – em que o leite humano fornece mais calorias (747 kcal/l) do que o de vaca (701 kcal/l). *(Behrman:156)*

58. (E) As hérnias umbilicais são muito comuns, especialmente no prematuro e nas crianças negras. Embora exista uma incidência maior de hérnias umbilicais em lactentes com uma variedade de síndromes (p. ex., de Beckwith-Wiedemann) e de doenças (p. ex., hipotireoidismo), a maioria ocorre em crianças normais sob outros aspectos. A maioria se cura espontaneamente e não é necessário nenhum tratamento, exceto nos raros casos de encarceramento. A ultra-sonografia abdominal *só* deverá ser feita se houver evidência clínica de massa abdominal ou de

ascite. O enfaixamento ou as fitas de esparadrapo são ineficazes e irritantes, não devendo ser aconselhadas. *(Behrman:528)*

59. (B) A ascite quilosa é caracterizada por uma alta concentração de lipídios no líquido ascítico. A maioria dos casos na primeira infância é decorrente de malformação congênita dos canais linfáticos; casos ocasionais são devidos à obstrução do canal torácico, tumor, inflamação, ou obstrução intestinal. A perda de albumina, de gamaglobulina e de linfócitos no líquido ascítico induz à depleção desses elementos no sangue. O prognóstico é reservado, mesmo com tratamento. Têm sido relatadas resoluções espontâneas, porém representam mais a exceção do que a regra. *(Rudolph:1497, 1515)*

60. (A) O quadro clínico descrito é típico da pancreatite aguda e pode ser o resultado de cada uma das patologias listadas. Entretanto, entre essas, o trauma abdominal difuso (incluindo abuso infantil) deverá ser a causa mais comum. *(McMillan:1711)*

61. (D) Embora a escoliose idiopática possa se apresentar em qualquer estágio do crescimento, é mais comumente manifestada durante, ou logo depois da adolescência. É consideravelmente mais freqüente em meninas do que em meninos. Essas crianças são mental e intelectualmente normais. Esta anormalidade nunca é dolorosa e em geral é detectada no exame físico de rotina. O diagnóstico é feito em bases clínicas, usando-se o exame físico e o inclinômetro. Quando a escoliose excede 6 ou 7 graus no inclinômetro, deverão ser usados os raios X para uma avaliação mais precisa. *(McMillan:2118)*

62. (A) A síndrome de Wiskott-Aldrich, um distúrbio ligado ao X, apresenta-se tipicamente durante os primeiros seis meses de vida com infecções recidivantes ou episódios de sangramento. O aspecto incomum da trombocitopenia é o de que os trombócitos são muito pequenos e por isso conhecidos como microtrombócitos. Essas pequenas plaquetas não são comuns em qualquer outra doença trombocitopênica. O tratamento de escolha é pelo transplante de medula óssea HLA compatível *(McMillan:2098)*

63. (B) A torção testicular é na verdade uma torção do canal espermático e uma verdadeira emergência cirúrgica, porque poderá ocorrer alteração irreversível nos testículos dentro de 4-6 horas e, depois de vinte e quatro horas, a regra é o infarto. Esta ocorrência incide em 1 entre 4.000 homens nas idades de 25 anos e mais jovens e atingem o pico no grupo etário pré-adolescente. *(Rudolph CD:1740)*

64. (B) As diminutas estruturas inseridas aos cabelos são provavelmente lêndeas, os ovos do piolho do couro cabeludo (*pediculosis capitis*). O tratamento mais seguro e eficaz contra os piolhos é a aplicação tópica de um creme de permetrim a 1%. A griseofulvina é útil para certas infecções fúngicas, porém não é eficaz contra a pediculose.*(Red Book:464)*

65. (B) A manifestação mais comum da intoxicação por hidrocarbonetos, tais como o querosene, é a pneumonite química, que pode resultar da aspiração de quantidades mínimas. As alterações do sistema nervoso central são menos comuns, mas podem ser observadas. *(Rudolph CD:366-367, 1988)*

66. (B) O hipotireoidismo congênito pode estar acompanhado de uma hiperbilirrubinemia neonatal prolongada, que pode ser indireta ou mista. A hiperbilirrubinemia indireta é causada por uma perturbação da glucoronidação da bilirrubina hepática e do favorecimento da circulação êntero hepática da bilirrubina secundariamente a um decréscimo da motilidade intestinal. O mecanismo da hiperbilirrubinemia mista é incerto. O hipotireoidismo pode estar também acompanhado de anemia e de perturbação da função renal, porém essas complicações são leves. *(Klaus:334)*

67. (B) A laringomalacia é uma condição de excessiva complacência ou amolecimento da cartilagem da laringe. Presume-se que seja um problema de maturação e não uma anomalia congênita, e é a causa mais comum de estridor respiratório permanente do pequeno lactente. Os sintomas começam geralmente no primeiro mês de vida, agravam-se durante a agitação e na posição supina, e geralmente cessam, quase sempre nas proximidades de um ano. A

aspiração de corpo estranho é uma causa importante de estridor persistente no latente mais velho e no pré-escolar, porém deverá ser muito incomum nesta idade. *(Rudolph CD:1271)*

68. **(B)** Uma hipercalciúria tem sido encontrada em um número muito significante com hematúria macroscópica ou microscópica inexplicáveis. Na maioria dos casos não está associada a cálculos renais nem precede à formação de cálculos por muitos anos. Nesses pacientes, o nível sérico do cálcio é normal. *(Rudolph:1663)*

69. **(B)** A radiografia de tórax revela retenção de ar no pulmão esquerdo com desvio do coração e do mediastino para a direita. Isto é mais sugestivo de corpo estranho no brônquio-fonte esquerdo. No caso do enfisema lobar infantil, este achado poderá estar presente nos primeiros meses de vida e poderá não causar o início súbito de sibilos aos quatro anos de idade. Por outra parte, nesta patologia, apenas um lobo, e não todo o pulmão, deverá estar superdistendido. A asma é associada a uma retenção bilateral de ar, não unilateral. *(McMillan:570-571)*

70. **(B)** O crescimento desigual da perna e a assimetria dos cavados cutâneos inguinal (anterior) e da coxa (posterior) são indicativos de grave displasia evolutiva do quadril. A artrogripose é associada a graves contraturas articulares. *(Rudolph CD:2434-2436)*

71. **(E)** Qualquer criança com uveíte envolvendo primariamente a artrite reumatóide juvenil (ARJ). A associação é mais forte em meninas com a forma pauciarticular da ARJ, especialmente nas que apresentam anticorpos antinucleares positivos. A toxoplasmose e o toxocara têm mais probabilidade de estarem associados à uveíte *posterior*. Nem a leucemia nem o hipoparatireoidismo são acompanhados de uveíte. *(Rudolph CD:837, 2382)*

72. **(E)** O encurvamento para dentro é um problema pediátrico muito comum e na maioria dos casos representa um processo de desenvolvimento que é autolimitado. A anteversão femoral é observada em pré-escolares e tipicamente cessa nas proximidades dos oito anos. A torção tibial apresenta-se tipicamente em crianças de 2-3 anos e é diagnosticada com a criança em posição sentada com as pernas em 90 graus em relação à mesa. O metatarso aducto é observado mais comumente em lactentes, e envolve o pé. *(Rudolph CD:2422-2425)*

73. **(E)** Existem muitos fatores a ser considerados na decisão de coletar raspados de espécimes da garganta para exame de SGA. O teste não é recomendado em crianças com sinais e sintomas, tais como coriza, conjuntivite, rouquidão, estomatite anterior, diarréia e lesões ulcerativas esparsas que sejam altamente sugestivas de síndromes virais.O teste não é também recomendado em crianças com menos de três anos de idade, porque o risco de febre reumática é muito remoto. O teste é recomendado somente para os contatos domésticos sintomáticos com pacientes portadores de documentada faringite por SGA, e é recomendado para todos os contatos domésticos com documentada febre reumática ou com glomerulonefrite estreptocócica. *(Red Book:577)*

74. **(A)** A tireoidite linfocítica (tireoidite Hashimoto) é um distúrbio auto-imune e, na maioria dos pacientes podem ser demonstrados anticorpos antitireóides circulantes. Entretanto, em apenas uma pequena *minoria* de pacientes, ocorrem outros distúrbios auto-imunes, incluindo diabete melito, insuficiência adrenal, hipoparatiroidismo e anemia perniciosa. A glândula tireóide é invariavelmente aumentada, muitas vezes de modo irregular. A maioria dos pacientes é eutireoideano, alguns são hipotireoideanos, e poucos são hipertireoideanos. *(Rudolph CD:1811)*

75. **(B)** Antes da década de 1970, a deficiência de zinco não era conhecida como causadora deste estado devastador conhecido como acrodermatite enteropática. Os lactentes amamentados ao seio estão em risco de deficiência de zinco quando os níveis são baixos, e os vegetarianos estão em risco de deficiência de zinco porque a biodisponibilidade do zinco de fonte vegetal é baixa. Por este motivo, este lactente estava em risco. Os pacientes que estão recebendo NPT estão também predispostos a esta carência e deverão receber suplementação e monitoração. *(Rudolph CD:1338; McMillan:708)*

76. (E) A hemossiderose pulmonar primária é uma doença incomum de origem desconhecida, caracterizada por hemorragias pulmonares repetidas. O quadro clínico de episódios recidivantes de febre, tosse e infiltrados radiográficos é muitas vezes interpretado de modo errôneo como pneumonia recorrente, especialmente em lactentes e em crianças pequenas que não expectoram, e nas quais uma hemoptise pode passar não-detectada. Com freqüência, o primeiro indício é uma anemia grave por deficiência de ferro. Alguns desses lactentes ou crianças apresentam melhoras nas manifestações pulmonares quando o leite de vaca é eliminado da sua dieta. A hemangiomatose pulmonar difusa e a eritropoiese extramedular pulmonar são não-entidades. *(Rudolph CD:1997-1998)*

77. (B) A condromalacia da patela (também conhecida como dor patelofemoral ou síndrome da compressão patelar) é produzida por estresse de traumas repetidos resultantes de atrito entre o sulco femoral e a rótula decorrentes de altas pressões geradas por esportes e saltos. Tal como ocorre em outros estados conseqüentes ao excesso de uso ou à repetição, a dor cessa pelo repouso. Nesta situação, a dor noturna ou incessante deve sempre exigir avaliação mais profunda. *(Rudolph CD:2432-2433)*

78. (D) A fontanela anterior fecha-se normalmente entre nove e 18 meses de idade. Todas as escolhas listadas, exceto a craniossinostose, são acompanhada de *atraso* do fechamento da fontanela anterior. A craniossinostose é o fechamento prematuro das suturas cranianas, resultando em anormalidades da forma calvarial e ocorre em cerca de 1 em 2.000 nativivos. A forma mais comum de sutura de fusão de sutura isolada é a sinostose sagital. Embora a maioria dos casos de craniossinostose seja diagnosticada no período de recém-nascido, o fechamento precoce das fontanelas levanta a suspeita para este diagnóstico, e com um cuidadoso exame você poderá ser capaz de palpar a elevação da sutura fundida prematuramente. *(Hay:5; Behrman:455; Rudolph CD:755)*

79. (E) A erupção descrita nesta questão é semelhante à urticária, para a qual existem muitas causas. Embora a alergia aos alimentos, às drogas, ou às substâncias químicas seja alta na lista, na maioria dos casos não é encontrada uma causa específica. Alguns casos são ligados a infecções causadas por vírus de hepatites ou por *Streptococcus* do grupo A. Poucos casos são devidos a doenças colágeno-vasculares ou à malignidades. A deficiência hereditária do inibidor da C1-esterase (extremamente rara) é em geral acompanhada de edema e não de urticária. *(Rudolph:1195)*

80. (C) O cariótipo XYY é relativamente comum, ocorrendo em cerca de 1 em 1.000 homens. Os pacientes com este cariótipo são geralmente altos. É discutido se o cariótipo XYY é ou não associado a maior risco de impulsividade, de comportamento anti-social e de personalidade psicopática. Entretanto, seja ou não verdade, a *maioria* dos indivíduos XYY tem comportamentos normais, embora o QI e o desenvolvimento da fala tendam a estar abaixo do normal. *(Jones:70-71, 707)*

81. (A) Trombocitopenia com plaquetas gigantes em um recém-nascido com aparência normal, representa mais provavelmente destruição de plaquetas secundária à transmissão transplacentar de auto-anticorpos IgG antiplaquetários maternos. Poderia ser prevista uma trombocitopenia materna, se este fosse o caso. Se os trombócitos maternos estiverem normais e ela não tiver história de doença auto-imune, o provável diagnóstico é o de trombocitopenia aloimune. Esta poderá resultar da passagem transplacentar de um anticorpo materno que reconheceu especificamente um antígeno nas plaquetas do neonato, e que este herdou do pai. *(Klaus:475)*

82. (C) A coqueluche é mais mortal para pequenos lactentes. As complicações consistem de pneumonia, convulsões, encefalopatia e apnéia. A taxa de casos de fatalidade nos Estados Unidos é de 1% para os lactentes com menos de dois meses de idade. Em adolescentes, a doença tem mais probabilidade de ser apenas uma tosse persistente. Para os pacientes que estão entre esses grupos etários, é observado o quadro mais clássico: paroxismos de 10-30 abalos de tosse ininterruptos em *staccato*, seguidos por uma longa e ruidosa inspiração conhecida como "guincho", e que é acompanhada laboratorialmente por uma linfocitose absoluta. *(Red Book:472-475)*

83. (A) No pseudo-hipoparatiroidismo a anormalidade é um defeito na resposta do órgão-alvo (rins e ossos) ao hormônio paratireóide. Os níveis do hormônio paratireóide no soro estão normais ou elevados. A baixa estatura e as anormalidades esqueléticas, incluindo desmineralização, são comuns. Os dedos são curtos e largos (braquimetacarpianos). *(Rudolph CD:2001)*

84. (B) A doença de von Willebrand, também chamada pseudo-hemofilia, é caracterizada por um tempo de sangria prolongado. Existe uma *variável* deficiência ou anormalidade molecular do fator VIII, dando origem a uma PTT *variavelmente* anormal. A contagem de plaquetas, o nível do fator XII e o nível da protrombina, mostram-se normais. A localização para a codificação do fator von Willebrand está no cromossomo 12. As crianças com a doença de von Willebrand poderão mais comumente apresentar uma história de epistaxes e de fáceis contusas. *(Rudolph CD:200)*

85. (A) A causa mais comum do hipotireoidismo congênito é a disgenesia (aplasia, displasia, hipoplasia) da glândula tireóide. Os erros metabólicos inatos da síntese da tireóide são muito menos freqüentes. A ingestão materna de iodetos (como em expectorantes) é uma causa reconhecida de hipotireoidismo congênito, porém é atualmente rara. *(Rudolph CD:2066, 2068-2069)*

86. (E) Cisticercose é uma invasão tecidual generalizada pela larva da *Taenia solium* e resulta da ingestão dos ovos deste parasita que contaminaram o alimento ou os instrumentos de cozinha. A ingestão do verme encistado na carne de porco malcozida significa a ingestão do verme encistado, que causa uma infestação intestinal pela tênia ("solitária") e não a cisticercose. A cisticercose é endêmica no México e é uma das causas mais comuns de convulsões em crianças naquela população. Nos Estados Unidos é observada principalmente nas áreas com grandes populações de imigrantes latino-americanos. O órgão-alvo mais comum é o sistema nervoso central, e a queixa de apresentação mais freqüente são as convulsões. *(Feigin:2526; Red Book:608-609)*

87. (E) Aproximadamente 40% dos adultos com fibrose cística têm diabete melito. É admitido que este resulte da obstrução crônica do fluxo ductal pelas secreções espessadas que resultam em fibrose pancreática e em destruição das células beta. Esta forma clínica comporta-se como o diabete melito de início adulto, com pouca tendência para a cetoacidose. Quando uma criança mais velha com fibrose cística perde peso, deve ser sempre considerada a possibilidade de diabete melito. *(Rudolph CD:2114)*

88. (A) Nos pacientes com fibrose cística (FC), um achado quase universal é a elevação das concentrações do cloro no suor. Mesmo na era atual dos diagnósticos moleculares, o diagnóstico da fibrose cística envolve mais freqüentemente uma prova do suor. As crianças normais têm uma concentração do cloreto no suor abaixo de 40 meq/l, enquanto os pacientes com FC apresentam concentrações acima de 60 meq/l. É fortemente recomendado que as provas de suor sejam executadas somente nos centros de FC estabelecidos,porque as provas feitas fora desses centros apresentam taxas inaceitavelmente altas de resultados falso-positivos e falso-negativos. *(Rudolph CD:1972)*

89. (D) A otite média aguda (OMA) cura-se espontaneamente em cerca de 80% dos casos. Ademais, 60% dessas crianças estão livres de dor dentro de 24 horas do início, com ou sem tratamento antibiótico. Entretanto, nos Estados Unidos, o procedimento comum é o de tratar a OMA sintomática com antibióticos, para aliviar os sintomas e decrescer a incidência de complicações, tais como mastoidite e perda da audição. Para escolher o antibiótico, você deverá conhecer o agente etiológico e seu antibiograma. Nos Estados Unidos, as bactérias mais comumente envolvidas na otite média aguda na infância são o *Streptococcus pneumoniae* (causa 40% das OMAs, 40% são resistentes à penicilina), o *Haemophilus influenzae* (causa 25% das OMAs, 25% são produtores de beta-lactamase) e a *Moraxella catarrhalis* (causa 12% das OMAs, 100% são produtores de beta-lactamase). A maioria dos técnicos concorda que a amoxicilina persiste como a droga de escolha inicial e que, considerando a resistência dos tipos anteriores, é indicada uma dose maior (80 mg/kg/dia). *(Rudolph CD:1249-1252)*

90. (A) As hérnias inguinais não são de todo raras em lactentes femininos, e a grande maioria desses lactentes é geneticamente feminino e normal sob outros aspectos. Essas hérnias podem encerrar intestino ou um ovário, qualquer deles podendo encarcerar. É indicada a pronta intervenção cirúrgica. A maioria das hérnias inguinais em lactentes, sejam masculinos ou femininos, é do tipo indireto. *(Rudolph CD:1742; McMillan:1640-1642)*

91. (B) Os grandes defeitos septais ventriculares (DSV) são em geral associados a desvio do eixo elétrico esquerdo e evidência de hipertrofia ventricular esquerda no eletrocardiograma, embora não sejam incomuns os sinais de hipertrofia ventricular combinada. É comum o aumento do coração, porém a vasculatura pulmonar está aumentada, não diminuída. O sopro de um DSV é sistólico, e não contínuo. Nos grandes *shunts* de esquerda-para-direita e alto fluxo pulmonar poderá também haver um rumor mesodiastólico, que também não é um sopro contínuo. *(Rudolph CD:1354-1356)*

92. (C) A apresentação mais comum é a convulsão. Todas as outras escolhas listadas são manifestações do hipoparatiroidismo, cuja marca é a hipocalcemia e a hiperfosfatemia, com a resultante neuroinstabilidade. *(Rudolph CD:1768)*

93. (D) Quase 60% das adolescentes têm dismenorréia. Esta é a principal causa do absenteísmo escolar entre essas mulheres jovens. A maioria dos casos é de dismenorréia primária (menstruações dolorosas sem patologia pélvica) e é acompanhada de altos níveis de prostaglandinas, que se correlacionam com a severidade dos sintomas. Para essas jovens, os agentes antiinflamatórios não-esteróides são em geral muito eficazes. Os anticoncepcionais orais são uma boa opção terapêutica, porque em 80-90% dos casos tratam com sucesso a dismenorréia. *(McMillan:541-542)*

94. (D) Esta criança preenche os critérios diagnósticos da doença de Kawasaki. Para estabelecer este diagnóstico o paciente deverá ter tido cinco dias de febre, depois apresentar pelo menos quatro entre os cinco critérios diagnósticos: (1) congestão conjuntival bulbar bilateral sem exsudatos; (2) alterações da mucosa oral incluindo boca e faringe eritematosos, língua de morango, lábios vermelhos e rachados; (3) eritema generalizado e que é polimorfo, sendo morbiliforme, maculopapuloso, escarlatiniforme, ou semelhante ao eritema multiforme; (4) alterações na periferia das extremidades consistindo em enduração das mãos e dos pés, eritema palmoplantar, ou descamação periungueal; (5) adenopatia cervical aguda não supurada, com pelo menos um dos nodos medindo 1,5 cm. Em cerca de 25% dos pacientes não-tratados ocorre a complicação de aneurisma da artéria coronária. Esta, que declina para 3-6% pelo tratamento com a gamaglobulina intravenosa. O tratamento deve ser iniciado logo que é feito o diagnóstico. *(Red Book:392-393; Rudolph CD:844-845)*

95. (A) A síndrome de Fanconi é um distúrbio do transporte tubular proximal que induz hipofosfatemia, hipocalemia e acidose metabólica hiperclorêmica. A causa hereditária mais comum é a cistinose, um distúrbio no qual a cistina se acumula nos lisossomas, induzindo finalmente à destruição celular. As crianças com esta doença mostram-se tipicamente sadias durante os primeiros meses de vida, e depois manifestam os sintomas. As duas outras escolhas, tirosinemia e doença do acúmulo glicogênico são também associadas à síndrome de Fanconi. *(Rudolph CD:1708)*

96. (A) Pitiríase rósea (PR) é uma dermatose comum. É caracterizada por uma erupção progressiva de dúzias de placas planas de 2 mm e cor salmão, com um perímetro escamoso. As lesões podem ser intensamente pruriginosas. As lesões seguem caracteristicamente as linhas da pele e, no dorso, criam o tipo conhecido como "árvore de Natal". Esta erupção generalizada pode ser precedida por diversas semanas de uma placa-anúncio, uma lesão maior e bem circunscrita nas extremidades e no tronco. Em qualquer paciente que também apresente lesões palmoplantares ou nas mucosas e que sejam sexualmente ativos, é indicado o teste sorológico para a sífilis. As evidências epidemiológicas há muito tempo vêm apoiando a idéia de que exista uma etiologia infecciosa. Recentemente têm sido descritos casos de PR em pacientes com infecção ativa pelo herpesvírus 6 humano e pelo herpesvírus 7 humano. *(Rudolph CD:1181; J Investig Dermatol 119: 779-780, 2002)*

97. (B) Entre os pacientes com retinoblastoma, em mais de 60% o sinal de apresentação é a leucocoria, ou pupila branca. Muitas vezes esta é notada durante um exame de rotina de puericultura. Este paciente representa a idade média de diagnóstico, 18 meses. Em 30-35% o tumor é bilateral. Nos pacientes com pequenos tumores unilaterais, quando rapidamente tratados, há uma taxa de 90% de sobrevida. *(Rudolph CD:2396)*

98. (C) Existe uma grave disparidade em relação às taxas mortalidade neonatal infantil entre os afro-americanos e as outras raças. Embora os partos pré-termo sejam mais comuns entre mães afro-americanas, isto não explica completamente as taxas quase duplas de mortalidade infantil em comparação com as brancas. *(Rudolph CD:57)*

99. (D) As crianças com retardamento constitucional do crescimento não têm doença endócrina, porém mantêm um hiato com seus companheiros, tanto no crescimento quanto na maturidade fisiológica. Essas crianças são pequenas para sua idade. A idade óssea está também atrasada e, por isso, está proporcional com a altura. A puberdade é retardada, e conseqüentemente o crescimento prossegue por um período de tempo maior do que o normal, resultando em estatura de adulto que é normal. *(Rudolph CD:2103)*

100. (B) A púrpura Henoch-Schönlein (HSP) é a forma mais comum de vasculite sistêmica na infância. O sinal mais consistente é a presença de um exantema purpúrico nas extremidades inferiores. Este exantema não se desenvolve necessariamente no início da doença Freqüentemente a criança é examinada por apresentar artrite ou dor abdominal em 1-2 dias antes de o início do exantema tornar aparente o diagnóstico. A doença renal associada à HSP é tipicamente variável, a maioria das crianças alcançando a cura completa. Entretanto, 3-4% das crianças poderão chegar ao estágio terminal da doença renal. *(Rudolph CD:842, 1689)*

101. (B) Esta criança tem mais probabilidade de sinovite transitória do quadril, um processo inflamatório agudo, geralmente autolimitado. O mais importante é que seja distinguida do quadril séptico, que tipicamente se apresenta em pacientes mais jovens e é acompanhada de febre e evidência laboratorial, tais como leucocitose, aumento do número de plaquetas, ou aceleração da sedimentação dos eritrócitos. No caso, seu amigo é o acompanhamento. Esta criança deve ser estritamente observada e examinada novamente dentro de 24 horas; ainda mais cedo se existir preocupação dos pais e o agravamento dos sintomas. *(Hay:807)*

102. (B) A acondroplasia, um distúrbio seletivo do crescimento esquelético, resulta em extremidades muito curtas. Nas extremidades, os ossos proximais são ainda mais desproporcionalmente encurtados em relação aos ossos distais. Os dedos são curtos e grossos. Ocasionalmente é observada hidrocefalia, talvez relacionada a um pequeno forame magno. A estatura global, sem dúvida, é acentuadamente menor. Esses pacientes têm caracteristicamente a cabeça relativamente grande, abaulamento da fronte e depressão da raiz nasal. O diagnóstico é confirmado pelas radiografias do esqueleto. A maioria dos casos deriva de uma nova mutação no *FGFR3* códon 380 de pais normais. Entretanto, a acondroplasia, quando herdada, comporta-se como um traço autossômico-dominante. *(Lissauer:288)*

103. (D) O leite de cabra, em comparação com o leite humano e o de vaca, é pobre em folato e em ferro. Lactentes alimentados exclusivamente com leite de cabra são suscetíveis à anemia megaloblástica por deficiência de folato e de B_{12}. Adicionalmente, se o leite de cabra for fresco e não-fervido, os lactentes estão em risco de brucelose. *(Behrman:156-157)*

104. (E) Nos Estados Unidos, a causa mais comum de diarréia no inverno é o rotavírus, que é a causa principal de morte de crianças nos países em desenvolvimento. Obviamente, o desenvolvimento de uma vacina oral segura é o ideal, e está em andamento. A desidratação hipernatrêmica (sódio sérico > 150 meq/l) é freqüentemente observada em lactentes hospitalizados com infecção pelo rotavírus. *(Red Book:534-537)*

105. (A) Nos Estados Unidos, os acidentes com veículos motorizados induzem aproximadamente 5.500 mortes de adolescentes por ano. O homicídio e a intervenção legal resultam na morte de quase 3.000 adolescentes por ano, tornando-se a causa mais comum de morte neste grupo etário. Entre essas 3.000 mortes, 2.500 são relacionadas a armas de

fogo. A importância das armas de fogo nessas mortes é evidente. Um adicional de 1.200 mortes por suicídio são relacionadas a armas de fogo anualmente. *(MacMillan:9)*

106. (E) Apesar do efeito devastador que a infecção congênita pelo citomegalovírus pode exercer sobre o feto e o recém-nascido, a maioria das infecções congênitas é assintomática. Entretanto, se existirem sintomas da infecção ao nascer, a maioria deverá determinar graves incapacidades neuroevolutivas, tais como paralisia cerebral, epilepsia, perda auditiva sensorioneural e dificuldades de aprendizado. A maioria dos efeitos mais severos é observada em neonatos cuja infecção fetal ocorreu durante a primeira metade da gravidez. *(Lissauer:73-74; McMillan:449-450)*

107. (D) A síndrome da secreção não-proporcional do hormônio antidiurético (SIADH) é complicação comum de uma variedade de problemas do sistema nervoso central, incluindo a meningite bacteriana. A SIADH cede à medida que a meningite é tratada, mesmo quando existe uma efusão subdural. *(McMillan:857, 861, 2207)*

108. (B) Teoricamente, a síndrome da secreção não-apropriada do ADH deveria ser mais acuradamente diagnosticada pela medida do ADH no soro. Entretanto, este ensaio para o hormônio antidiurético não é rapidamente disponível. Por este motivo, o diagnóstico é em geral confirmado pela demonstração de uma baixa excreção urinária e uma não apropriadamente elevada osmolalidade da urina em presença de uma baixa osmolalidade do soro. *(McMillan:857, 861, 2207)*

109. (D) Os pacientes com secreção inadequada de ADH têm um decréscimo da excreção urinária e são hipervolêmicos. Não são hipotensos nem alcalóticos. Um dos critérios para o diagnóstico da SIADH é o elevado peso específico da urina. *(McMillan:857, 861, 2207)*

110. (B) A terapia da secreção não-apropriada do ADH consiste principalmente na restrição de fluidos e, sem dúvida, no tratamento da patologia subjacente, neste caso, a meningite bacteriana. As tentativas para corrigir a hiponatremia pela administração de sódio geralmente resultam em maior retenção de água e aumento da hipervolemia e edema. A administração intravenosa de salino hipertônico só poderá ser indicada se estiver sendo tratada a hiponatremia. Deve ser administrada a quantidade de manutenção do sódio. Na SIADH, os diuréticos não são muito eficazes. *(McMillan:857, 861, 2207)*

111. (B) Os achados no líquido cérebroespinhal, especialmente a aparência xantocrômica depois da centrifugação, indicam uma hemorragia intracraniana. O sangramento é primariamente subaracnóideo ou, pelo menos, houve extensão do sangramento para o espaço subaracnóideo. A hemorragia intraventricular é incomum, exceto no pequeno neonato prematuro. Nos pacientes com hemorragia intracraniana observa-se febre. *(Rudolph CD:2196, 2238)*

112. (C) Entre as anormalidades listadas, somente a malformação arteriovenosa (MAV) cerebral e o aneurisma predispõem à desastres hemorrágicos. Em crianças, a causa mais comum de hemorragia intracraniana espontânea são as MAVs cerebrais. As hemorragias intracranianas em crianças, diferentemente da situação em adultos, raramente são decorrentes da ruptura de um aneurisma. *(Rudolph CD:2196, 2238)*

113. (A) Neste ponto, o manuseio mais apropriado deverá ser a obtenção de uma TC do crânio, seguida, *se necessário*, por outras imagens. Não teria sido irracional executar a TC antes da punção lombar. É uma questão de juízo clínico quanto a probabilidade de meningite nesta criança com apenas febre baixa. A hemorragia intracraniana raramente é acompanhada de depleção de volume ou da necessidade de transfusão. Na ausência de evidência de um distúrbio hemorrágico, não há indicação para a administração de plasma fresco congelado. *(Rudolph CD:2196, 2238)*

114. (C) O quadro clínico descrito é quase patognomônico da estenose hipertrófica pilórica infantil, que poderá ser mais bem confirmada pela ultra-sonografia abdominal. *(McMillan:80, 311)*

115. (E) A maioria dos lactentes com estenose hipertrófica do piloro desenvolve alcalose metabólica hipoclorêmica secundária à perda de íons hidrogênio e cloro pelo vômito, que nesta anomalia é essencialmente secreção gástrica pura. A alcalose metabólica hipoclorêmica ocorre tão regularmente neste distúrbio que muitas vezes é usada como uma característica diagnóstica. *(McMillan:80, 311)*

116. (B) Os sinais físicos sugerem que a criança está moderadamente desidratada. A glicose em água nunca é o hidratante apropriado nem a solução de manutenção para um lactente ou criança pequena. O bicarbonato não deve ser administrado a esta criança descrita como sendo aparentemente acidótica e que muito provavelmente tem uma alcalose metabólica secundária ao vômito prolongado. Na verdade, a freqüência respiratória de 12 é um tanto lenta para um lactente desta idade e poderia ser explicada na base de compensação respiratória para a alcalose metabólica. Embora a criança possa estar hipocalêmica secundariamente à alcalose prolongada, há também a possibilidade de hipercalemia secundária à desidratação e à azotemia pré-renal. O fluido hidratante inicial mais apropriado é o salino normal até que sejam documentados os eletrólitos do soro. *(Behrman:1131)*

117. (E) Este cenário clínico de urina positiva para hemoglobina na prova da gota, porém negativa para eritrócitos no exame microscópico provavelmente representa mioglobinúria. Isto poderá ser presuntivamente confirmado por uma elevação da creatinocinase no soro. *(McMillan:1985)*

118. (D) A mioglobinúria aguda pode induzir lesão tubular e insuficiência renal aguda. Nesses casos, devem ser avaliados os eletrólitos do soro e a função renal. *(McMillan:1985)*

119. (A) A mioglobinúria aguda é causada pelos vírus influenza A e B, coxsackievírus B5, echovírus 9, adenovírus 21, vírus herpes simples, vírus Epstein-Barr. Este paciente mais provavelmente tem infecção pelo vírus influenza. *(McMillan:1985)*

120. (D) Esta criança tem mais provavelmente larva migrans visceral, que neste país é causada pelo *Toxacara canis*, ou pelo *Toxacara cati*, os áscaris do cão e do gato, respectivamente. O diagnóstico pode ser estabelecido por biópsia de um órgão envolvido, tal como o pulmão ou o fígado. Uma vez que o homem é um hospedeiro não-natural, o parasita não completa seu ciclo vital e por isso os ovos e os vermes não aparecem nas fezes nem no líquido duodenal. O diagnóstico não pode ser estabelecido pelo exame da medula óssea nem por uma lâmina de sangue. Os testes sorológicos são úteis. A maioria dos pacientes, se não for do tipo sanguíneo AB, tem títulos de anticorpos isoemaglutinina anti-A e anti-B acentuadamente elevados. Muitas vezes o diagnóstico é feito na base dos dados clínicos, hematológicos e sorológicos, sem biópsia hepática. [*Nota*: A pergunta indaga qual dos procedimentos listados poderá ter mais probabilidade de estabelecer o diagnóstico, e não se o processo era necessário ou indicado.] *(Rudolph CD:1110-1111)*

121. (B) A infecção pelo *Toxocara canis* é em geral contraída por ingestão de terra contaminada com fezes de cão. Os ovos do *T. canis* que são eliminados nas fezes do cão não são diretamente infecciosos, porém no chão os ovos se desenvolvem em ovos infecciosos contendo o segundo estágio da larva. Por isso, a infecção provavelmente não é contraída pelo contato direto com o animal, mas somente pelo contato com o solo infectado, em geral como resultado de geofagia. *(Rudolph CD:1110-1111)*

122. (A) Se você mentaliza o quadro de pré-escolares brincando no chão com cachorrinhos em todos os Estados Unidos, poderá começar a lembrar da epidemiologia desta infecção. Esta infecção parasitária é mais comum nos Estados Unidos do que nos países em desenvolvimento e é igualmente prevalente nas populações urbanas e rurais. Na espécie humana, é mais freqüentemente descrita em crianças de um a quatro anos de idade. A vasta maioria dos cachorrinhos recém-nascidos está infectada. *(Rudolph CD:1110-1111)*

123. (D) O diagnóstico mais provável é o de síndrome da imunodeficiência combinada severa (SIDCS). Tanto a síndrome de Wiskott-Aldrich quanto a agamaglobulinemia hereditária são doenças ligadas ao X recessivas e, portanto, improváveis neste lactente feminino. A maioria dos lactentes de três meses tem níveis baixos, porém detectáveis de IgA e de IgM (faixa normal para os três meses: 3-90 e 115-120 mg/dl, respectivamente). A IgG é de origem materna. Os pacientes com AIDS têm geralmente altos níveis de imunoglobulinas. Por outra parte, os lactentes não se mostram inicialmente graves, porém os portadores de SIDCS assim se

apresentam. Os portadores de hipogamaglobulinemia transitória da primeira infância em geral não estão tão graves quanto este, e a infecção geralmente não se inicia já com seis semanas. Entre os diagnósticos listados, somente a SIDCS explica todos os sinais, incluindo a linfopenia. *(Rudolph CD:793-796, 799)*

124. (C) A imunodeficiência combinada severa é acompanhada de ausência ou escassez de plasmócitos na medula óssea, ausência ou escassez de tecido linfóide superficial e ausência de sombra tímica na radiografia de tórax. As reações cutâneas aos vários antígenos comuns é também ausente. Em uma criança normal, mas com uma infecção por *Candida* pode-se esperar encontrar uma reação positiva ao teste intradérmico ao antígeno da *Candida*. Em uma criança com imunodeficiência combinada severa existe uma anergia global, e todos os testes cutâneos são não-reativos. *(Rudolph CD:793-796, 799)*

125. (B) O quadro radiográfico descrito é típico da infecção pelo *Pneumocystis carinii*, ao qual esses lactentes são muito suscetíveis. Os vírus, tais como o citomegalovírus, podem provocar um quadro semelhante, porém não estão listados como escolhas. A linfangiectasia é uma lesão congênita do pulmão, não relacionada a distúrbios imunológicos. Nem a pneumonia pneumocócica nem a hemorragia pulmonar têm probabilidade de ser tão protraídas e indolentes. A tuberculose miliar é uma possibilidade, mas em geral não produz esta doença extensiva bilateral nem radiograficamente uma aparência de vidro-fosco. É também incomum em pacientes jovens como este. *(Rudolph CD:793-796)*

126. (C) Entre os estados listados, o mais provável é o hematoma subdural, e poderá explicar melhor todos os sinais clínicos. A meningite tuberculosa pode causar hidrocefalia obstrutiva e um aumento da cabeça, porém a febre e as anormalidades dos nervos cranianos são evidentes ao exame físico. A mastoidite é em geral acompanhada de febre e, por si mesma, não poderá explicar os sinais neurológicos. O pseudotumor cerebral é relativamente benigno e não é associado à convulsões. Todas as três condições - meningite tuberculosa, mastoidite e pseudotumor são incomuns nos primeiros meses de vida. Na toxoplasmose congênita, estão provavelmente presentes outros sinais e um retardamento do desenvolvimento psicomotor. *(Rudolph CD:465, 953, 2398)*

127. (C) Nos hematomas subdurais, em até 40% dos casos podem ser encontradas hemorragias retinianas, em geral indicativas da lesão de abalos, atualmente designadas síndrome do bebê/impacto. O abalo forçado de crianças cria forças de cisalhamento no cérebro e na retina, resultando em sangramento em ambos os órgãos. A toxoplasmose congênita é acompanhada de coriorretinite e não de hemorragia. *(Behrman:1937; Rudolph CD:465)*

128. (C) A apresentação deste lactente exige uma cintigrafia TC do crânio para começar a definir a extensão das lesões intracranianas. Os traumas da cabeça persistem como a causa mais comum de morte de crianças que foram vítimas de abuso. *(Rudolph:469)*

129. (G) Em qualquer criança com elevação do nível do chumbo, a intervenção mais importante é a de sustar maior exposição da criança à fonte da intoxicação. As crianças que apresentam níveis sanguíneos de 45/69 μg/dl devem receber a terapia de quelação. Para as crianças que não apresentam sinais da intoxicação sintomática pelo chumbo, deve ser considerada a quelação com o ácido meso-1,3-dimercapto-succinico (DMSA). Para as crianças com intoxicação plúmbica sintomática, ou com intoxicação grave envolvendo o sistema nervoso central, ou qualquer criança com o nível do chumbo no soro em $\geq$ 70 μg/dl, o agente de escolha para a quelação é o EDTA. *(Rudolph CD:370)*

130. (E) A criança com intoxicação aguda pelo ferro ou com sobrecarga crônica por este metal deve ser tratada com o agente quelante deferoxamina. No caso de ingestão aguda, a droga é em geral administrada intravenosamente. *(Rudolph CD:368)*

131. (A) Se o tratamento começou cedo (idealmente dentro de 24 horas da ingestão) a acetilcisteína pode evitar a lesão hepática provocada pelo acetaminofen. O acetaminofen, por si mesmo, não é hepatotóxico, porém alguns dos seus metabólitos são lesivos. Esses metabólitos hepatotóxicos são comumente inativados pelo glutatião logo que são formados. Grandes doses de acetaminofen determinam depleção das reservas do glutatião hepático, protegendo o fígado

contra os subprodutos tóxicos do metabolismo do acetaminofen. *(Rudolph CD:360; Hay:341)*

132. (B) No tratamento da intoxicação pelos organofosforados, a atropina exerce um papel importante. Embora tenha pouca influência nos efeitos do organofosforado no sistema nervoso central, a atropina poderá controlar as secreções respiratórias e outros efeitos colinérgicos. Para reverter a debilidade muscular, poderá ser necessária a pralidoxima, uma oxima regenerante da colinesterase. *(Rudolph CD:373-374)*

133. (T) O estramônio, devido às suas propriedades alucinogênicas, é ingerido tipicamente por adolescentes. Os sintomas anticolinérgicos causados por esta substancia química incluem o clássico "vermelho como a beterraba, maluco como um chapeleiro, quente como uma lebre, cego como um morcego, seco como um osso". A fisostigmina, que se liga competitivamente com a acetilcolinesterase na sinapse, pode reverter os sintomas anticolinérgicos. *(Tobias:424; Rudolph CD:359)*

134. (H) O etilenoglicol é o principal componente do anticongelante. Os ácidos orgânicos formados pelo metabolismo do etilenoglicol são mais tóxicos do que o composto-pai e são responsáveis pela maior parte da grande toxicidade. O etanol, um antídoto eficaz, funciona competindo quanto à enzima álcool desidrogenase que cataliza o primeiro passo no metabolismo do etilenoglicol. A mesma enzima inicia a via metabólica para o metanol e para o ácido isopropílico e, por isso, o etanol é também útil para tratar as intoxicações por essas substâncias. Alguns preferem o fomepizol como uma alternativa. *(Rudolph CD:359; Tobias:423)*

135. (O) A naloxona é um antagonista competitivo para os opiáceos, influindo a morfina. A droga é mais bem administrada intravenosamente. A dose comum é de 0,03 mg/kg, porém, se não houver resposta, poderá ser administrada uma segunda dose maior (0,1 mg/kg). A naloxona não é por si mesma um depressivo, e é uma droga muito segura. *(Rudolph CD:359, 372)*

136. (X) Os antidepressivos cíclicos persistem como a causa principal de morte por ingestão de agentes farmacêuticos. Essas mortes ocorrem principalmente em dois grupos etários: crianças de 2-3 anos que não têm conhecimento, e adolescentes que tentam se autodestruir. O tratamento da toxicidade cardiovascular que é observada nesta overdose é a administração de bicarbonato de sódio. O efeito terapêutico da alcalinização é provavelmente multifatorial. *(Rogers:1375-1377; Rudolph CD:359)*

137. (Q) A causa mais comum de morte por intoxicação é a inalação do monóxido de carbono. As causas mais freqüentes são os aquecedores de casa e a exposição incompleta aos combustíveis de carvão. Quando a fonte é inalação de fumaça, a maioria das vítimas da intoxicação fatal pelo CO morre antes da chegada ao hospital. Entretanto, a intoxicação pelo CO é tratada como o antídoto 100% de oxigênio. Em muitos centros é usado o oxigênio hiperbárico. *(Rudolph CD:359, 363)*

138. (E) A maioria das crianças já é capaz de executar as tarefas descritas. O modo de pegar como pinça está adquirido na média aos 10,5 meses de idade. *(Lissauer:15)*

139. (H) As crianças são tipicamente capazes de copiar um círculo na idade de três anos, e copiar uma cruz aos quatro anos. Saltar em um pé é geralmente possível aos quatro anos de idade. *(Lissauer:17)*

140. (A) Essas etapas são observadas na avaliação da criança em posição supina (6-8 semanas de idade). Um lactente de oito semanas que não demonstra resposta ao sorriso social deve ser mais bem avaliado. *(Lissauer:14)*

141. (G) Uma criança de dois anos está no fim da fase da mobilidade e espera-se que possa andar com marcha normal, e seja capaz de chutar uma bola. Embora a maioria das crianças de vinte meses seja capaz de combinar duas diferentes palavras, tem maior probabilidade de chegar aos 24 meses para ser capaz de construir uma torre com cubos de 2,5 cm. *(Lissauer:16)*

142. (D) A criança que fica sentada sem apoio aos 6-9 meses de idade, tipicamente manifestará a capacidade de se manter em pé na idade de nove meses e de balbuciar inespecificamente, porém muito alegremente, aos 9-10 meses. O agarrar com as palmas das mãos é predominante aos seis meses de idade e segurar em forma de pinça desenvolve-se entre dez e onze meses. *(Lissauer:15)*

143. (A) Os recém-nascidos devem estremecer pelos ruídos fortes e altos, de modo que a melhor escolha é aos dois meses de idade. *(Lissauer:14)*

144. (I) A maioria das crianças de cinco anos é capaz de copiar um triângulo. (Lembre-se: a maioria é capaz de copiar um círculo aos três anos, uma cruz aos quatro anos, e um triângulo aos cinco anos de idade. A capacidade de copiar um quadrado é demonstrada entre os quatro e os cinco anos). O pretérito passado é tipicamente usado na linguagem aos quatro anos de idade, e o futuro aos cinco. *(Lissauer:17; Behrman:43)*

145. (A) Entre as crianças com a síndrome de Down e cardiopatia congênita, 40% têm defeito atrioventricular, 30% têm defeito septal ventricular, e 20% tem defeito septal atrial. Aproximadamente 5% deverá ter tetralogia de Fallot. *(Lissauer:174)*

146. (C) A síndrome de Williams, também conhecida como hipercalcemia infantil idiopática, exibe atraso do crescimento, retardamento mental, aspectos faciais característicos, íris estrelada e estenose aórtica supravalvular. Uma característica muito interessante das crianças com a síndrome de Williams é o seu palavreado peculiar, designado como "conversa de coquetel". *(Rudolph CD:740, 1805)*

147. (B) Na síndrome de Marfan pode ser demonstrada a presença de prolapso da válvula mitral em cerca de 80% dos pacientes. A manifestação cardiovascular mais importante, dilatação progressiva da raiz aórtica e da aorta ascendente, não foi listada como escolha. *(Rudolph CD:1797)*

148. (D) A síndrome de Turner (45X) ocorre em cerca de 1/2.500 nativivos. Os aspectos clínicos incluem baixa estatura, dobras cervicais, disgenesia ovariana com infertilidade, defeitos cardíacos e desenvolvimento intelectual normal. Nesta síndrome, o defeito cardíaco mais comum é a coarctação da aorta. Um terço das portadoras da síndrome de Turner têm válvula aórtica bicúspide. *(Lissauer:56; Rudolph CD:1781)*

149. (E) As crianças com a síndrome de Noonan apresentam uma alta incidência de estenose valvular pulmonar. *(Smith:122; Rudolph CD:1810)*

150. (C) A dermatomiosite é uma doença inflamatória crônica que afeta principalmente a pele e os músculos esqueléticos. O sinal heliotrópio é uma coloração purpúrea da pele periorbitária que é freqüentemente encontrada em crianças (tipicamente em idade escolar) com dermatomiosite. *(Rudolph CD:1109)*

151. (A) As características da doença de Werdnig-Hoffmann ou atrofia muscular espinal tipo 1 são a profunda debilidade muscular, hipotonia, fasciculações da língua e disfunção da deglutição. Esta doença apresenta-se *tipicamente* antes dos seis meses de idade e é fatal aos dois anos. Os lactentes afetados têm inteligência normal e capacidade social normal, tornando seu lento falecimento mais difícil para os que estão envolvidos. *(Rudolph CD:2002, 2279)*

152. (E) A síndrome hemolítico-urêmica é diagnosticada pela anemia hemolítica microangiopática, trombocitopenia e insuficiência renal. A maioria das crianças afetadas poderá apresentar uma precedente infecção intestinal por *Escherichia coli* que produz uma toxina *Shigella*-símile. *(Rudolph CD:1696)*

153. (B) O sinal de Gower, ou manobra de Gower, reflete uma debilidade quadril-cintura e é mais comumente associada à distrofia muscular Duchenne, podendo ser também observada na atrofia muscular espinhal e em alguns casos de dermatomiosite. A manobra de Gower possibilita à criança portadora de debilidade muscular proximal mobilizar-se da posição prona para a de pé e envolve primeiro a movimentação dos pés antes das mãos, depois colocando as mãos nas pernas para impulsionar o tronco para a posição ereta. *(Rudolph CD:2278, 2289)*

154. (D) A púrpura de Henoch-Schönlein é a forma mais comum de vasculite sistêmica em crianças. Quase 100% das crianças com este distúrbio deverão manifestar púrpura com contagem normal de plaquetas. *(Rudolph CD:842)*

155. (H) Este cenário representa mais provavelmente uma infecção bacteriana após a mordida do gato. As mordidas de gato são particularmente predispostas a infecções secundárias, porque os dentes muito longos e finos deste animal inoculam sua flora oral profundamente nos tecidos. Entre as

escolhas apresentadas, o agente causal mais provável e a *Pasteurella multocida*. A droga de escolha para o tratamento é a penicilina. Entretanto, em razão da possibilidade de uma infecção polimicrobiana incluindo pelo *Staphylococcus aureus*, a droga mais freqüentemente escolhida neste cenário é a amoxicilina-clavulanato ou a ampicilina-sulbactam sódica intravenosa. *(Red Book:462)*

156. (C) Este quadro clínico é mais compatível com o de ehrlichiose monocítica humana, mais comumente observada nas regiões sudoeste e na central-sul dos Estados Unidos. Os sinais clínicos lembram estreitamente os da febre maculosa das Montanhas Rochosas, outra infecção transmitida por carrapatos. Ambas são tratadas com a doxiciclina. *(Red Book: 266-268)*

157. (A) A febre faringoconjuntival é uma doença viral aguda observada tipicamente em surtos no verão, e manifesta-se com febre, conjuntivite e faringite. O agente etiológico é o adenovírus. *(McMillan:1318)*

158. (G) A roséola (sexta doença) apresenta-se em crianças com menos de 24 meses de idade. A febre é caracteristicamente alta e persiste por 3-6 dias. Na maioria das vezes a febre cessa com o início do exantema. Em 10-15% dos casos ocorrem convulsões febris. *(Red Book:356-357)*

159. (I) A maioria dos casos de crupe (laringotraqueobronquite) é causada por infecção pelo parainfluenza. Entre outras, as infecções pelos adenovírus, pelos vírus influenza e pelo vírus do sarampo podem também causar crupe. *(Red Book:454-455)*

160. (K) A febre de dentada de rato é causada pelo *Streptobacillus moniliformis* ou pelo *Spirillum minus*. A febre não começa no momento da dentada, mas se manifesta alguns dias mais tarde, quando a cicatriz parece estar curando. *(Red Book:520-521)*

161. (C) Doença de Sturge-Weber, também chamada angiomatose encefalofacial, é a mais peculiar das patologias neurocutâneas listadas. Não tem um tipo claro de herança, carece de pigmentação cutânea e não comporta maior risco de tumores. É uma doença progressiva e pode estar acompanhada de retardamento mental, convulsões, hemiparesia e perturbações visuais. Para as crianças menos gravemente afetadas, a deterioração depois da idade dos cinco anos é incomum, porém as dificuldades do aprendizado e as convulsões podem persistir. O nevo flamíneo (vinho-do-porto) geralmente se localiza na distribuição do nervo trigêmeo. *(McMillan:2025; Lissauer:310)*

162. (B) A neurofibromatose tipo 1 (doença de von Recklinghausen) é uma doença neurocutânea autossômico-dominante, tendo como marcos a presença de manchas café-com-leite. Essas manchas manifestam-se durante o primeiro ano de vida e aumentam de tamanho e de número durante os primeiros anos de vida. Na neurofibromatose encontra-se estreitamente associadas sardas axiliares. Os neurofibromas cutâneos freqüentemente não são aparentes senão na puberdade. Embora a herança seja autossômico-dominante, a metade dos casos é resultado de novas mutações. *(McMillan:2019-2021)*

BIBLIOGRAFIA

American Academy of Pediatrics Committee on Infectious Diseases. *2003 Red Book, Report of the Committee on Infectious Diseases*, 26th ed. Elk Grove, IL: American Academy of Pediatrics, 2003.

American Academy of Pediatrics Section on Hematology/Oncology, Committee on Genetics. Health supervision for children with sickle cell disease. *Pediatrics* 2002;109:526-535.

American Academy of Pediatrics Task Force on Sleep Position and Sudden Infant Death Syndrome. Changing concepts of sudden infant death syndrome. *Pediatrics* 2000;105:650-656.

Behrman RE, Kliegman RM, Arvin AM. *Nelson Textbook of Pediatrics*, 16th ed. Philadelphia, PA: W.B. Saunders, 1999.

Feigin RD, Cherry JD. *Textbook of Pediatric Infectious Diseases*, 4th ed. Philadelphia, PA: W.B. Saunders, 1998.

Gershel JD, Goldman HS, Stein RE, et al. The usefulness of chest radiographs in first asthma attacks. *N Engl J Med* 1983;309:336-339.

Hay WW, Hayward AR, Levin MJ, Sondheimer JM. *Current Pediatric Diagnosis & Treatment*, 16th ed. New York, NY: McGraw-Hill, 2003.

Jones K. *Smith's Recognizable Patterns of Human Malformations*, 5th ed. Philadelphia, PA: W.B. Saunders, 1997.

Klaus MH, Fanaroff AA. *Care of the High-risk Neonate*, 5th ed. Philadelphia, PA: W.B. Saunders, 2001.

Lissauer T, Clayden G. *Illustrated Textbook of Pediatrics*. London, England: Times Mirror International Publishers Ltd., 1997.

McMillan JA, DeAngelis CD, Feigin RD, Warshaw JB. *Oski's Pediatrics: Principles and Practice*, 3rd ed. Philadelphia, PA: JB Lippincott, 1999.

Rogers MC. *Textbook of Pediatric Intensive Care*, 3rd ed. Baltimore, MD: Williams & Wilkins, 1996.

Rudolph CD, Rudolph AM, Hostetter MK, et al. *Rudolph's Pediatrics*, 21st ed. New York, NY: McGraw-Hill, 2003.

Tobias JD. *Pediatric Critical Care: The Essentials*. Armonk, NY: Futura Publishing Co., 1999.

Watanabe T, Kawamura T, Jacob SE, Aquilino EA, et al. Pityriasis rosea is associated with systemic active infection with both human herpesvirus 7 and human herpesvirus 6 *J Investig Dermatol* 2002;119(4):793-797.

Índice Remissivo

A

B

D

E

F

G

H

I

K

L

M

N

O

P

Q

R

S